全国高等医学教育课程创新
"十三五"规划教材

供临床、预防、基础、急救、全科医学、口腔、麻醉、影像、药学、检验、护理、法医、生物工程等专业使用

系统解剖学

主　编	刘跃光　王玉孝　胡煜辉
副主编	吴仲敏　高　尚　曹妍群　潘爱华
编　者	（以姓氏笔画排序）
王玉孝	厦门医学院
田忠富	厦门医学院
冯　旭	厦门医学院
刘跃光	牡丹江医学院
孙　成	牡丹江医学院
李　芳	中南大学
李明秋	牡丹江医学院
李艳伟	邵阳学院
李美秀立	邵阳学院
吴仲敏	台州学院
张大伟	牡丹江医学院
范春玲	中南大学
郑　伟	河南科技大学
胡煜辉	井冈山大学
高　尚	内蒙古医科大学
曹妍群	邵阳学院
曾乐平	中南大学
蔡　艳	中南大学
潘爱华	中南大学

华中科技大学出版社
http://www.hustp.com
中国·武汉

内 容 简 介

本书是全国高等医学教育课程创新"十三五"规划教材。

本书分五篇,共十七章,包括运动系统、内脏学、脉管系统、感觉器、神经系统的解剖学内容,并设有学习要点、知识链接、案例思考、能力检测模块。本书配套网络增值服务。

本书可供临床、预防、基础、急救、全科医学、口腔、麻醉、影像、药学、检验、护理、法医、生物工程等专业使用。

图书在版编目(CIP)数据

系统解剖学/刘跃光,王玉孝,胡煜辉主编. —武汉:华中科技大学出版社,2018.8(2024.9重印)
全国高等医学教育课程创新"十三五"规划教材
ISBN 978-7-5680-4292-5

Ⅰ. ①系… Ⅱ. ①刘… ②王… ③胡… Ⅲ. ①系统解剖学-高等学校-教材 Ⅳ. ①R322

中国版本图书馆 CIP 数据核字(2018)第 191460 号

系统解剖学
Xitong Jiepouxue

刘跃光　王玉孝　胡煜辉　主编

策划编辑:周　琳
责任编辑:张　琴　罗　伟
封面设计:原色设计
责任校对:李　弋
责任监印:周治超
出版发行:华中科技大学出版社(中国·武汉)　　电话:(027)81321913
　　　　　武汉市东湖新技术开发区华工科技园　　邮编:430223
录　　排:华中科技大学惠友文印中心
印　　刷:武汉雅美高印刷有限公司
开　　本:880mm×1230mm　1/16
印　　张:23.5
字　　数:653千字
版　　次:2024 年 9 月第 1 版第 7 次印刷
定　　价:59.80 元

全国高等医学教育课程创新"十三五"规划教材
编委会

网络增值服务使用说明

欢迎使用华中科技大学出版社医学资源服务网yixue.hustp.com

1.教师使用流程

（1）登录网址：http://yixue.hustp.com （注册时请选择教师用户）

注册 ▶ 登录 ▶ 完善个人信息 ▶ 等待审核

（2）审核通过后，您可以在网站使用以下功能：

管理学生

建立课程　　　　　　布置作业

下载教学资源　　　教师　　　查询学生学习记录等

2.学员使用流程

建议学员在PC端完成注册、登录、完善个人信息的操作。

（1）PC端学员操作步骤

①登录网址：http://yixue.hustp.com （注册时请选择普通用户）

注册 ▶ 登录 ▶ 完善个人信息

② 查看课程资源

如有学习码，请在个人中心-学习码验证中先验证，再进行操作。

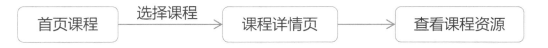

首页课程 ——选择课程—→ 课程详情页 ——→ 查看课程资源

（2）手机端扫码操作步骤

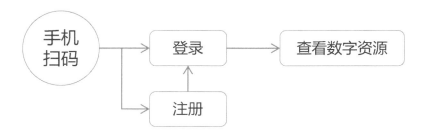

手机扫码 → 登录 → 查看数字资源
　　　　 → 注册 → 登录

总序

Zongxu

《国务院办公厅关于深化医教协同进一步推进医学教育改革与发展的意见》指出："医教协同推进医学教育改革与发展，加强医学人才培养，是提高医疗卫生服务水平的基础工程，是深化医药卫生体制改革的重要任务，是推进健康中国建设的重要保障""始终坚持把医学教育和人才培养摆在卫生与健康事业优先发展的战略地位。"我国把质量提升作为本科教育改革发展的核心任务，发布落实了一系列政策，有效促进了本科教育质量的持续提升。而随着健康中国战略的不断推进，加大了对卫生人才培养支持力度。尤其在遵循医学人才成长规律的基础上，要求不断提高医学青年人才的创新能力和实践能力。

为了更好地适应新形势下人才培养的需求，按照《国务院办公厅关于深化医教协同进一步推进医学教育改革与发展的意见》《国家中长期教育改革和发展规划纲要（2010—2020 年）》《国家中长期人才发展规划纲要（2010—2020 年）》等文件精神要求，进一步出版高质量教材，加强教材建设，充分发挥教材在提高人才培养质量中的基础性作用，培养医学人才。在认真、细致调研的基础上，在教育部相关医学专业专家和部分示范院校领导的指导下，我们组织了全国 50 多所高等医药院校的近 200 位老师编写了这套全国高等医学教育课程创新"十三五"规划教材，并得到了参编院校的大力支持。

本套教材充分反映了各院校的教学改革成果和研究成果，教材编写体系和内容均有所创新，在编写过程中重点突出以下特点：

（1）教材定位准确，突出实用、适用、够用和创新的"三用一新"的特点。

（2）教材内容反映最新教学和临床要求，紧密联系最新的教学大纲、临床执业医师资格考试的要求，整合和优化课程体系和内容，贴近岗位的实际需要。

（3）以强化医学生职业道德、医学人文素养教育和临床实践能力培养为核心，推进医学基础课程与临床课程相结合，转变重理论而轻临床实践，重医学而轻职业道德和人文素养的传统观念，注重培养学生临床思维能力和临床实践操作能力。

（4）问题式学习（PBL）与临床案例进行结合，通过案例与提问激发学生学习的热情，以学生为中心，利于学生主动学习。

本套教材得到了专家和领导的大力支持与高度关注，我们衷心希望这套教材能在相关课程的教学中发挥积极作用，并得到读者的青睐。我们也相信这套教材在使用过程中，通过教学实践的检验和实际问题的解决，能不断得到改进、完善和提高。

全国高等医学教育课程创新"十三五"规划教材
编写委员会

前言

Qianyan

　　根据教育部鼓励编写、出版适应不同类型高等学校教学需要的不同风格和特色的教材的精神，为进一步出版高质量医学教材，加强医学教材建设，充分发挥医学教材在提高医学人才培养质量中的基础性作用，培养应用型医学人才，华中科技大学出版社决定组织编写"全国高等医学教育课程创新'十三五'规划教材"。

　　本教材突出实用、适用、够用和创新的"三用一新"的特点，紧密联系最新的教学大纲、执业医师资格考试的要求，整合和优化课程体系和内容，反映最新教学和临床要求，推进医学基础课程与临床课程相结合，引入临床案例来激发学生学习的热情，注重培养学生临床思维能力和临床实践操作能力。

　　本教材是按人体九大系统进行编写的，共十七章。与同类教材相比，进行了如下的创新和探索：①每章前配有"学习要点"，使学生对每一章的重点知识能够一目了然；②每章配有相关内容的"知识链接"，以开阔学生的视野；③每章后还配有临床案例，提高学生临床思维能力，学以致用；④每章还适当地配有一些习题，加深学生对相关知识的理解和记忆。

　　本教材主要适用于医学院校本科临床、影像、麻醉、预防、护理和口腔等各个专业的医学生，也可供高等医学专科学校的学生使用；既适合于继续医学教育和各类人员的自学使用，又适合作为临床医生的重要参考书。

　　在教材的编写过程中，所有编者都非常认真和投入，配合默契，力争做到尽善尽美、精益求精，为本教材编写工作顺利完成，付出了辛勤的劳动。本教材的编写得到了华中科技大学出版社的大力支持和帮助。在此，我们一并表示诚挚的谢意。由于编者水平有限，教材中难免会有不妥和疏漏之处，恳请广大使用者不吝赐教，使教材日臻完善。

刘跃光　王玉孝　胡煜辉

目录

Mulu

第三篇　脉管系统

第四篇　感　觉　器

第五篇　神　经　系　统

绪　　论

▶▶ ▶

 学习要点 ┃……

1. 系统解剖学的概念。
2. 解剖学的方位术语。

一、系统解剖学的定义、地位及解剖学的分科

系统解剖学(systematic anatomy)是按照人体的器官功能系统来阐述各器官形态结构、相关功能及其发生发展规律的科学,隶属于生物学科的形态学范畴。

系统解剖学是医学课程中的重要组成部分,是重要的基础医学课,也是临床医学课的基础,是医学生的必修课。只有通过对系统解剖学的学习,在正确地认识、掌握和理解人体各系统各部位器官的形态结构特点及其相互间的关系的基础上,才能判断和辨认正常与异常,区别生理与病理过程,从而对临床疾病进行正确的诊断和治疗。据统计,医学中应用的名词、术语中有 20%～25% 来源于解剖学。系统解剖学作为医学生的一门始学课程,足见其对学习其他基础医学课程和临床医学课程的重要作用。

解剖学的分科方法很多,根据研究的方法和目的不同,可分为系统解剖学、局部解剖学、断层解剖学以及麻醉解剖学、运动解剖学、表面解剖学、外科解剖学、临床应用解剖学、功能解剖学等。例如,系统解剖学按人体器官功能系统来阐述人体器官的形态结构,可将人体分为运动系统、消化系统、呼吸系统、泌尿系统、生殖系统、脉管系统、内分泌系统、感觉器和神经系统九大系统。局部解剖学对人体的某一局部,由浅入深来研究其组成器官的形态以及相互位置关系,可将人体分为头部、颈部、胸部、腹部、盆部、会阴、脊柱区、上肢和下肢等区域。

二、解剖学发展简史

解剖学是一门历史悠久的科学,关于解剖学方面的记载可追溯到古代中国、埃及和希腊的论著中。在战国时期,中国最早的医学典籍《黄帝内经》中,就已有"解剖"的记载,提出了许多沿用至今的脏器名称。在古希腊时代,被西方尊为"医学之父"的希波克拉底(Hippocrates)进行过动物实体解剖,并有论著。

1247 年,南宋人宋慈(1186—1249 年)编成世界上现存第一部系统的法医学专著《洗冤集录》。宋慈开创了"法医鉴定学",因此,被尊为世界法医学鼻祖。

1543 年,近代解剖学的创始人,比利时人维萨里(Andreas Vesalius,1514—1564 年)出版了解剖学巨著《人体构造》,建立了真正的人体解剖学。

1628 年,英国人哈维(William Harvey,1578—1657 年)出版了不朽的著作《心与血的运动》,发现了血液循环和心脏的功能。

1830 年,清朝人王清任(1768—1831 年)精心观察人体的构造,并绘制图形,著成《医林改错》,纠正前人错误。

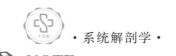
进入 21 世纪,随着 CT、MRI、电子显微镜、三维重建的虚拟技术以及 3D 打印等研究技术与方法的不断应用,解剖学将会进一步发展与进步。

三、人体的结构与器官系统

细胞(cell)是人体结构和功能的基本单位。形态相似和功能相关的细胞借细胞间质结合起来构成组织(tissue)。人体的组织有四种:上皮组织、结缔组织、肌组织和神经组织。几种不同的组织构成具有一定形态、执行一定功能的结构,称器官,如肝、肾、心、肺、胃等。若干个功能相关的器官组合起来,完成某一方面的生理功能,构成系统。人体有运动系统、消化系统、呼吸系统、生殖系统、泌尿系统、内分泌系统、脉管系统、感觉器和神经系统九大系统。人体各系统在神经体液的调节下,彼此联系,相互协调,共同完成统一的生命活动。

人体结构虽然基本相同,由于遗传、环境、社会、营养、职业和锻炼等各不相同,因此每个人的躯体大小、高矮,脏器的形态也可有差别,这些特点在人体上的综合表现称为体型。通常可将人体的体型分为三型:①矮胖型:体态粗短坚实,头部和躯干较大,四肢和颈部相对地短小,腹围大于胸围,俗称五短身材。②瘦长型:体态细长瘦弱,四肢相对较长,胸围大于腹围。③适中型:各部比例介于矮胖型与瘦长型之间。了解人体的体型不仅对了解其发育情况有帮助,对临床诊断也很有意义。

解剖学书本中描述的器官形态结构、位置、血管及神经的分支、分布和走行等属于正常形态(即大多数的形态)。其他少数形态与正常形态有所不同,而对功能无明显影响者,称为变异。如果超出一般变异范围,甚至于影响功能者,称为异常或畸形。

四、解剖学常用的方位术语

人体的结构十分复杂,为了准确描述人体器官结构的位置关系,必须使用公认的统一标准和描述用的术语,才能统一认识,避免混淆与误解。

(一)解剖学姿势

解剖学姿势是指身体直立,两眼平视正前方,上肢自然下垂于躯干两侧,手掌向前,两足并拢,足尖向前的姿势。在描述和观察人体各部位结构的相互关系时,均应以解剖学姿势为标准。

(二)方位术语

方位术语是指以解剖学姿势为准规定的一些表示方位的名词。最常用的有:

1. 上(superior)和下(inferior) 靠近头者为上或颅侧,近足者为下或尾侧。

2. 前(anterior)和后(posterior) 近腹者为前或腹侧(ventral),靠近背者为后或背侧(dorsal)。

3. 内(internal)和外(external) 表示器官结构与空腔相互位置关系的术语。靠近内腔者为内,远离内腔者为外。

4. 浅(superficial)和深(profundal) 以体表为准,靠近体表者为浅,离体表远者为深。

5. 内侧(medial)和外侧(lateral) 以身体正中矢状面为准,靠近正中矢状面者为内侧,远离正中矢状面者为外侧。

以下方位术语主要用来描述四肢的器官结构。

6. 近侧(distal)和远侧(proximal) 距肢体根部较近者称近侧,距肢体根部较远者称远侧。

7. 尺侧(ulnar)和桡侧(radial) 前臂的内侧和外侧。

8. 胫侧(tibial)和腓侧(fibular) 小腿的内侧和外侧。

此外，还有一些与一般概念相同的方位术语，如左（left）、右（right）、水平（horizontal）、垂直（vertical）和中央（central）等。

（三）轴与面

1. 轴　在解剖学姿势条件下，人体有三种相互垂直的轴（图 0-1）。

（1）矢状轴（sagittal axis）：为前后方向的水平轴，是与人体的长轴和冠状轴都互相垂直的水平线。

（2）冠状轴（frontal axis）：为左右方向的水平轴，是与人体的长轴和矢状轴都互相垂直的水平线。

（3）垂直轴（vertical axis）：为上下方向，是与人体的长轴平行，且与水平线垂直的线。

2. 面　在解剖学姿势条件下，人体有三种相互垂直的面（图 0-1）。

（1）矢状面（sagittal plane）：是指在前后方向上，沿矢状轴并与冠状面和水平面相垂直将人体分成左、右两部分的纵切面。通过人体正中的矢状面为正中矢状面，可将人体分为左右相等的两半。

（2）冠状面（frontal plane）：是指在左右方向上，沿冠状轴并与矢状面和水平面相垂直将人体分成前、后两部分的切面。

（3）水平面（horizontal plane）：是指与地面平行，与矢状面、冠状面相垂直将人体分为上、下两部分的切面。

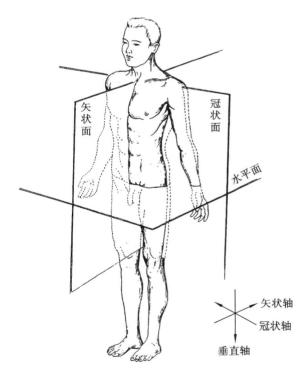

图 0-1　人体的轴和面

五、学习解剖学必须具备的观点

学习人体解剖学及组织胚胎学必须以辩证唯物主义的观点，运用理论联系实际的方法，正确理解人体形态结构及其演变规律。

（一）理论联系实际的观点

理论联系实际的原则，体现了认识与实践相统一。解剖学是一门形态学科，结构复杂、名词较多、偏重于记忆是其特点。因此,学习解剖学必须重视实验,把书本知识与对解剖标本和模型的观察相结合,注重活体的观察和触摸,学会运用图谱,这是学习解剖学最重要的方法。学以致用,基础是为临床服务的,因此,要学会把解剖学的理论知识与必要的临床应用联系起来,提高对解剖学的学习兴趣,进一步掌握和巩固解剖学理论知识。

(二)形态和功能相互联系的观点

人体各个器官都有其特定的形态结构和功能,形态结构是器官功能的物质基础,如肌肉具有运动功能。功能的改变又可影响该器官形态结构的发展和变化。如加强锻炼可使肌肉发达,长期卧床可使肌肉萎缩。因此,形态结构与其功能是相互依赖又相互影响的。

(三)局部和整体统一的观点

人体是由许多器官或局部组成的一个有机整体,任何一个器官或局部都是有机整体不可分割的一部分。人体各部之间既互相依存又互相影响,在神经、体液的调节下,彼此协调,形成一个完整的统一体。学习解剖学时要从一个器官或局部入手,但必须始终注意器官或局部与整体之间、局部之间或器官之间,在结构和功能上是互相联系又互相影响的,局部的损伤不仅可影响邻近的局部,而且可影响到整体,防止片面、孤立地认识器官与局部。

(四)进化发展的观点

人类是由灵长类的古猿经过长期进化发展而来的,是种系发生的结果。尽管拥有劳动、语言和思维的现代人与动物有着本质上的差异,但人体的形态结构至今保留着许多与脊椎动物类似的基本特征。从宏观的器官组织到微观的细胞,反映出种系发生的相似性,并且说明人体由低级到高级,由简单到复杂的演变过程。人出生以后仍在不断发展,不同的年龄、不同的社会生活、不同的劳动条件等,均可影响人体形态结构的发展;不同的性别、不同的地区、不同的种族的人,以至于每一个体均可有差异,这些是正常的普遍的现象。用进化发展的观点研究人体的形态结构,可以更好地认识人体。

能力检测答案

能力检测

1. 简述系统解剖学的定义。
2. 熟记解剖学的方位术语。

(刘跃光)

第一篇 运动系统

第一章 骨 学

学习要点

> 1. 骨的形态、分类及构造。
> 2. 躯干骨的组成,椎骨的一般形态,颈椎、胸椎、腰椎及骶骨的形态特征,胸骨的基本形态结构及胸骨角的特征和意义,肋骨的一般形态结构,躯干骨的重要骨性标志。
> 3. 颅骨的名称及颅的整体观,眶、骨性鼻腔的位置、形态结构和鼻旁窦位置及开口部位,颅骨的重要骨性标志,新生儿颅特征。
> 4. 上、下肢骨的组成及配布,肩胛骨、锁骨、肱骨、尺骨、桡骨、髋骨、股骨、胫骨、腓骨、髌骨的形态、位置和主要结构,四肢骨重要的体表标志。

运动系统(locomotor system)由骨、骨连结和骨骼肌组成,形成人体的基本轮廓,具有支持、保护和运动的功能。全身各骨借不同的骨连结形式相连形成骨骼,构成人体的支架,支持体重,形成人体基本形态。骨骼肌跨过一个或多个关节附着于骨骼上,在神经系统的支配下,牵拉骨骼完成各种运动。在运动中,骨起杠杆作用,关节是运动的枢纽,而骨骼肌则是动力器官。骨和关节是运动系统的被动部分,骨骼肌是运动系统的主动部分。

第一节 概 述

骨(bone)是一种器官,由骨组织(骨细胞、胶原纤维和基质)为主体构成,具有一定形态和构造,坚硬而有弹性,外被以骨膜和软骨,内有骨髓,有丰富的血管和神经,能不断进行新陈代谢和生长发育,并具有改建、修复和再生的能力。骨还是重要的造血器官,具有储备钙和磷的作用。

一、骨的形态和分类

成人的骨共 206 块,除 6 块听小骨属于感觉器外,按部位可分为颅骨、躯干骨和四肢骨(图 1-1),前两者合称中轴骨。按形态,骨可分为长骨、短骨、扁骨和不规则骨四类(图 1-2):

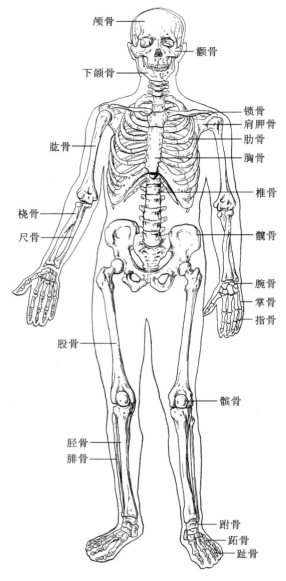

图 1-1　全身骨骼(前面观)

（一）长骨

长骨(long bone)呈长管状,分一体两端,分布于四肢。体又称骨干(diaphysis),内有管状空腔称为骨髓腔(medullary cavity),容纳骨髓(bone marrow)。体的表面有 1～2 个血管出入的孔,称滋养孔(nutrient foramen)。两端膨大部分称骺(epiphysis),有光滑关节面(articular surface),被覆有关节软骨,与相邻关节面构成关节。骨干与骺相连结的部分称干骺端(metaphysis)。

（二）短骨

短骨(short bone)一般呈立方形,内无骨髓腔,能承受较大的压力,多成群分布于连结牢固且运动灵活的部位,如腕骨和跗骨。短骨常有多个关节面。

（三）扁骨

扁骨(flat bone)呈板状,主要构成颅腔、胸腔和盆腔的壁,起保护作用,如顶骨、胸骨、肋骨等。

（四）不规则骨

不规则骨(irregular bone)形状不规则,主要分布于躯干、颅底和面部,如椎骨、颞骨和筛骨等。有些不规则骨内有与外界相通的腔,称含气骨(pneumatic bone),如蝶骨、上颌骨。

此外,某些肌腱内含有扁圆形的小骨块,称籽骨(sesamoid bone)。籽骨在运动中起减少摩擦和转变肌牵引方向的作用。髌骨是人体中最大的籽骨。

二、骨的构造

骨由骨质、骨膜、骨髓三部分组成(图 1-3)。

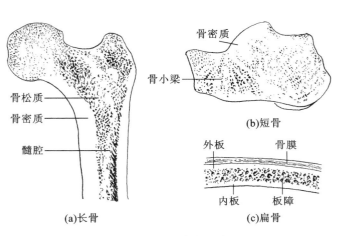

图 1-2　骨的内部构造

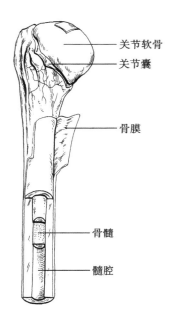

图 1-3　长骨的构造

（一）骨质

骨质(substance of bone)由骨组织构成,是骨的主要组成部分。骨质按结构可分为骨密质和骨松质两种(图 1-2)。骨密质(compact bone)结构致密坚硬,抗压、抗扭曲力强,分布于骨的外层,临床又称骨皮质(cortex of bone)。骨松质(spongy bone)呈海绵状,由许多片状的骨小梁交织排列而成,配布于骨的内部,骨小梁(trabecula)的排列方向与各骨承受的压力以及相应的张力方向一致,以承受较大的重量。颅盖骨表层的骨密质分别称外板和内板,外板厚而坚韧,富有弹性,内板薄而松脆,故颅盖骨骨折多发生于内板。两板之间的骨松质称板障(diploe),有板障静脉通过。

（二）骨膜

骨膜(periosteum)由致密结缔组织构成,包被于除关节面以外的骨表面,富含血管和神经,对骨有营养、再生及感觉等重要作用。骨膜分为内、外两层,外层厚而致密,有许多胶原纤维束穿入骨质,使其固着于骨面;内层疏松。紧贴骨表面有成骨细胞和破骨细胞,分别具有产生新骨质和破坏旧骨质的功能,参与骨的发生、生长、改造和修复,故临床手术时要尽量保护骨膜,避免因骨膜剥离太多或损失太大而导致发生骨的坏死和骨的延迟愈合。骨髓腔内面和骨松质小梁表面有一层菲薄的结缔组织膜,称骨内膜,也含有成骨细胞和破骨细胞(图 1-3)。

（三）骨髓

骨髓(bone marrow)充填于骨髓腔和骨松质的间隙内,分红骨髓和黄骨髓。在胎儿和幼儿期,骨髓内含不同发育阶段的红细胞和其他幼稚型血细胞,呈红色,称红骨髓(red bone marrow),具有造血功能。约 5 岁以后,骨髓腔内的红骨髓逐渐被脂肪组织代替,呈黄色,称黄骨髓(yellow bone marrow),失去造血功能。当慢性失血过多或重度贫血时,黄骨髓可在一定程度上转化为红骨髓,恢复造血功能,这是造血功能的代偿现象。在髂骨、椎骨、长骨的骺、短骨和扁骨的骨松质中终身保留红骨髓。因此,临床怀疑造血功能有问题时,常在髂骨进行骨髓穿刺取样检查骨髓象以诊断某些血液系统疾病。

三、骨的化学成分和物理特性

骨由有机质和无机质构成。有机质主要是骨胶原纤维和黏多糖蛋白等,构成骨的支架,使骨具有韧性和弹性;无机质主要是磷酸钙,赋予骨硬度和脆性。如果用酸脱去骨的无机质,柔软有弹性,称脱钙骨;骨燃烧后可去掉有机质,易破碎,称煅烧骨。

随年龄的增长其物理性质亦随之发生变化。幼儿有机质和无机质各占一半,故弹性较大而柔软,易发生变形,在外力作用下不易骨折或折而不断,称青枝骨折。成年人骨有机质和无机质的比例约为3∶7,最为合适,使骨既具有较大硬度又有一定的弹性。老年人的骨无机质所占比例更大,故韧性差,脆性较大,易发生骨折。

四、骨的发生、发育和可塑性

骨由胚胎时期的间充质发生,出生后仍继续生长发育,直到成年才停止加长和增粗,但骨的内部改建一直持续。骨的发生有两种方式:膜化骨是由间充质分化形成胚胎性结缔组织膜衍化为骨,如颅顶骨和面颅骨;软骨化骨(图 1-4)是由间充质形成软骨雏形衍化为骨,如颅底骨、四肢骨(除锁骨外)和躯干骨。

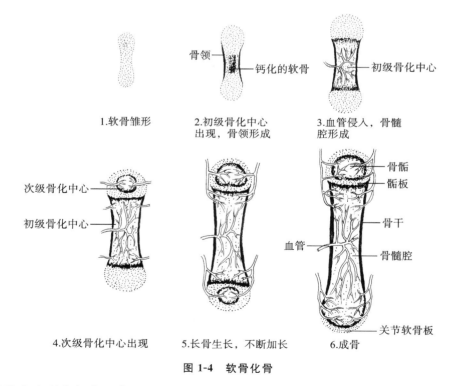

1.软骨雏形　　2.初级骨化中心出现,骨领形成　　3.血管侵入,骨髓腔形成

4.次级骨化中心出现　　5.长骨生长,不断加长　　6.成骨

图 1-4　软骨化骨

骨的发育表现在长度和直径两个方面。以长骨为例,骨干和骨骺之间的骺软骨通过不断生长并替换成骨组织而实现骨干端不断骨化,使骨得以不断加长,近成年时,骺软骨也全部骨化并形成一条粗糙的骺线,骨的长度不再增加,骨骺表面始终保留薄层透明软骨,形成关节软

骨,终身不骨化;另一方面是骨膜内层不断地层层造骨与改建,其内部骨髓腔也不断造骨、破骨与改建,从而使骨干不断增粗、骨髓腔也不断地扩大。

骨的形态构造在整个生长发育过程中由遗传因素调控并受神经、内分泌、营养、疾病及其他物理、化学因素等影响,不断发生变化,称为骨的可塑性。内分泌对骨的发育有很大影响,如果成年以前,垂体生长激素分泌亢进,促使骨过快过度生长则可出现巨人症;若分泌不足,则发育停滞成为侏儒。若成年人垂体分泌生长激素亢进,则出现肢端肥大症。维生素 D 促进肠管对钙、磷的吸收,缺乏时会导致体内钙、磷减少,影响骨的钙化,在儿童期可造成佝偻病,在成年人则导致骨质软化。此外,如儿童姿势不正确可引起骨变形。骨折愈合的初期,骨痂很不规则,但经过一定时间的吸收和改建,骨可基本恢复原有的形态结构。

知识链接 1-1

第二节 中 轴 骨

人体的中轴骨包括躯干骨和颅骨。

一、躯干骨

成人躯干骨共 51 块,包括 24 块椎骨(颈椎 7 块、胸椎 12 块、腰椎 5 块),1 块骶骨,1 块尾骨,1 块胸骨和 12 对肋骨。

(一)椎骨

椎骨(vertebrae)幼年时为 32 或 33 块,即颈椎 7 块,胸椎 12 块,腰椎 5 块,骶椎 5 块,尾椎 3～4 块。随着年龄的增加,5 块骶椎融合成 1 块骶骨,3～4 块尾椎融合成 1 块尾骨。

1. 椎骨的一般形态(图 1-5) 椎骨由椎体(vertebral body)和椎弓(vertebral arch)两部分构成。椎体位于椎骨的前部,呈短圆柱形,是椎骨负重的主要部分。椎体表面的密质较薄,内部充满松质,上、下面皆粗糙,借椎间盘与邻近椎骨相连。椎体受暴力外伤时,可被压缩,形成压缩性骨折。椎弓是附在椎体后方的弓状骨板,椎体和椎弓围成椎孔(vertebral foramen),所有椎骨的椎孔相连形成椎管(vertebral canal),容纳脊髓。椎弓与椎体相接的部分较细,称椎弓根(pedicle of vertebral arch),其上缘有较浅的椎上切迹,下缘有较深的椎下切迹,相邻椎骨的上、下切迹围成椎间孔(intervertebral foramina),有脊神经和血管从中通过。椎弓的后部较宽扁,称椎弓板(lamina of vertebral arch)。自椎弓板发出 7 个突起,即正中向后或后下方伸出的一个突起称棘突(spinous process),向两侧伸出的一对称横突(transverse process),伸向上方和下方的各一对突起分别称上关节突(superior articular process)和下关节突(inferior articular process)。

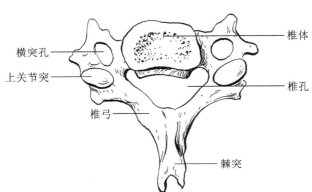

横突孔
椎体
上关节突
椎孔
椎弓
棘突

图 1-5 颈椎(上面观)

NOTE

2.各部椎骨的主要特征

（1）颈椎（cervical vertebrae）（图1-5）：椎体相对较小，椎体横断面呈椭圆形。椎孔相对较大，呈三角形。上、下关节突的关节面近似水平面。横突根部有横突孔（transverse foramen），内有椎动、静脉通过（第7颈椎横突孔仅椎静脉通过）。第2～6颈椎棘突短，末端分叉。成年人第3～7颈椎椎体上面两侧有向上的突起，称椎体钩（uncus corporis vertebrae），常与上位颈椎椎体下面的两侧唇缘相接形成钩椎关节，又称Luschka关节。钩椎关节如过度增生肥大，可使椎间孔狭窄，压迫脊神经，产生症状，为颈椎病的病因之一。第6颈椎横突末端前方的结节特别隆起，称颈动脉结节，有颈总动脉经其前方。当头部出血时，可用手指将颈总动脉压于此结节，进行暂时性止血。

第1颈椎又称寰椎（atlas）（图1-6），呈环状，无椎体、棘突和关节突。由前弓、后弓和两个侧块组成。前弓短，其后面正中部有一小关节面，称齿突凹（dental fovea）。侧块上、下各有一关节面，上关节面较大，与枕髁形成寰枕关节。

第2颈椎又称枢椎（axis）（图1-7），在椎体上方伸出一个突起，称齿突（dens），与寰椎前弓后面的齿突凹相关节。

第7颈椎又称隆椎（vertebrae prominens）（图1-8），隆椎棘突较长，末端不分叉，低头时，在颈后正中线上易于看到和摸到，临床上可作为计数椎骨序数的骨性标志。

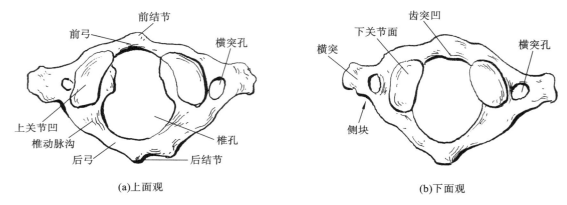

(a)上面观　　　　　　　　　　　　(b)下面观

图1-6　寰椎

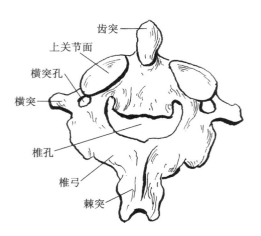

图1-7　枢椎（上面观）

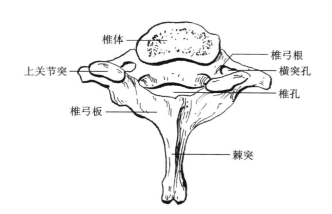

图1-8　第7颈椎（上面观）

（2）胸椎（thoracic vertebrae）（图1-9）：椎体横断面呈心形，椎孔较小。椎体两侧有半圆形的上、下肋凹，与肋骨头相关节；横突末端的前面有横突肋凹，与肋结节相关节。棘突较长，斜向后下方，呈叠瓦状排列。关节突关节面几乎呈冠状位。

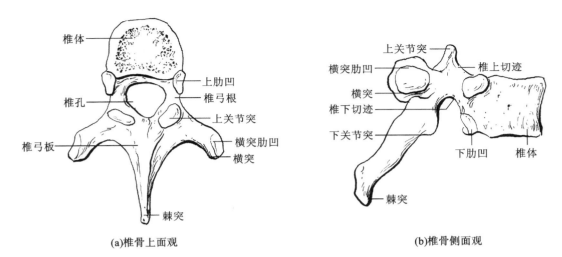

(a)椎骨上面观   (b)椎骨侧面观

图 1-9 胸椎

（3）腰椎（lumbar vertebrae）（图 1-10）：在全部椎骨中椎体最大，椎弓发达，椎孔较大呈三角形。椎体粗壮，棘突宽厚呈板状，水平后伸。棘突间空隙较宽，临床上常在下位腰椎棘突之间行腰椎穿刺。关节突关节面几乎呈矢状位。

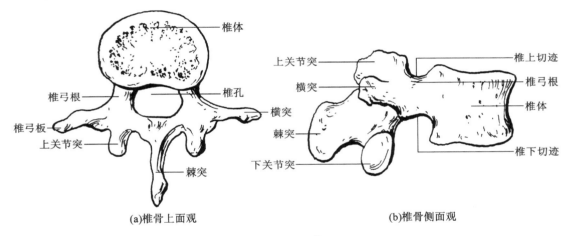

(a)椎骨上面观   (b)椎骨侧面观

图 1-10 腰椎

（4）骶骨（sacrum）（图 1-11）：由五块骶椎融合而成，呈三角形，骶骨底向上，底的前缘中部向前突出，称岬（promontory）。骶骨尖向下，接尾骨。骶骨前面（盆面）光滑，有 4 对骶前孔。背面粗糙隆凸，沿中线有棘突融合而成的骶正中嵴，其外侧有 4 对骶后孔。骶前、后孔分别有骶神经的前支和后支通过。

骶正中嵴下端有形状不整齐的开口，称骶管裂孔（sacral hiatus），此孔向上通骶管，其两侧有明显的突起，称骶角（sacral cornu），可作为骶管裂孔的定位标志。临床上经骶管裂孔进行骶管麻醉。骶骨外侧部上宽下窄，上份有耳状面，与髂骨的耳状面构成骶髂关节，耳状面后方骨面凹凸不平，称骶粗隆。

（5）尾骨（coccyx）（图 1-11）：由 3～4 块退化的尾椎融合而成，略呈三角形，底与骶骨相接，尖向前下游离。

（二）胸骨

胸骨（sternum）（图 1-12）为位于胸前壁正中的扁骨，从上而下可分为胸骨柄（manubrium sterni）、胸骨体（body of sternum）和剑突（xiphoid process）三部分。胸骨柄呈四边形，柄上缘

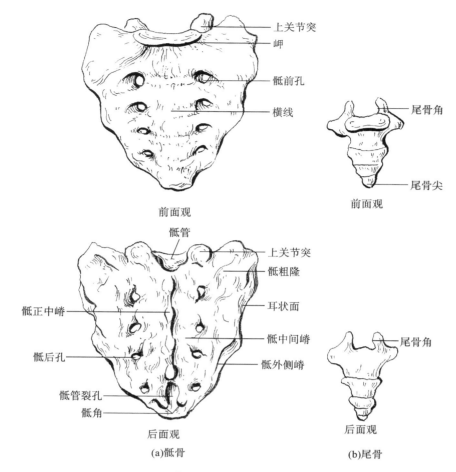

前面观

前面观

骶管

上关节突
骶粗隆
耳状面

骶正中嵴

骶中间嵴
骶后孔
骶外侧嵴

骶管裂孔

骶角

后面观

后面观

(a)骶骨

(b)尾骨

图 1-11 骶骨和尾骨

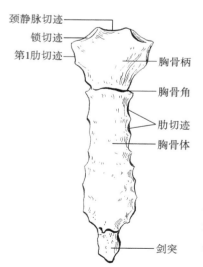

颈静脉切迹
锁切迹
第1肋切迹

胸骨柄

胸骨角

肋切迹
胸骨体

剑突

图 1-12 胸骨(前面观)

中部有颈静脉切迹(jugular notch),其两侧有锁切迹与锁骨相连结。胸骨体为长方形的骨板,外侧有肋切迹与第 2～7 肋软骨相连结。剑突窄而薄,末端游离,形态变化较大。胸骨柄与胸骨体连结处微向前突,称胸骨角(sternal angle),两侧接第 2 肋软骨。胸骨角在活体可触及,是临床计数肋的重要标志。

(三) 肋

肋(ribs)共 12 对,由肋骨和肋软骨构成。肋骨前端接肋软骨,第 1～7 对肋前端与胸骨连接,称真肋;第 8～12 对肋称假肋,其中第 8～10 对肋前端借肋软骨与上位肋软骨连接,形成肋弓(costal arch);第 11、12 对肋前端游离于腹壁肌层中,称浮肋。

1. 肋骨(costal bone)(图 1-13) 呈弯弓形的扁骨,分为头、颈和体三部分。肋骨后端稍膨大,称肋头(costal head),与胸椎体的肋凹相关节。肋体(shaft of rib)扁薄,分内、外面和上、下缘。下缘的内面有一浅沟,称肋沟(costal groove),有肋间神经和血管经过。肋体后份急转弯处形成肋角(costal angle)。肋头与肋体之间为较细的肋颈(costal neck),其外侧有粗糙的突起,称肋结节(costal tubercle),与胸椎的横突肋凹相关节。肋体前端与肋软骨相连结。

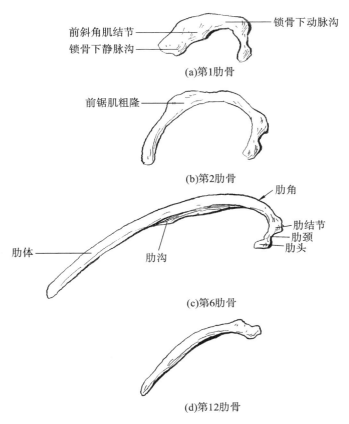

前斜角肌结节 ── 锁骨下动脉沟
锁骨下静脉沟

(a)第1肋骨

前锯肌粗隆

(b)第2肋骨

肋角
肋结节
肋颈
肋头
肋体 ── 肋沟

(c)第6肋骨

(d)第12肋骨

图 1-13　肋骨

第一肋骨形状稍异,扁平而宽,分为上、下面和内、外缘,上面内缘前部有一结节,称前斜角肌结节,前斜角肌附着于此。前斜角肌结节前、后各有一浅沟,分别为锁骨下静脉沟和锁骨下动脉沟,有同名血管经过。第 11、12 肋骨无肋结节、肋颈及肋角。

2. 肋软骨(costal cartilage)　由透明软骨构成,连于肋骨前端。

二、颅骨

颅骨(cranial bones)共 23 块(中耳的 3 对听小骨未计入),彼此借关节形成颅(skull),保护与支持脑、感觉器以及构成消化和呼吸系统的起始部。以眶上缘、外耳门上缘和枕外隆凸的连线为界将颅分为后上部的脑颅和前下部的面颅。

(一) 脑颅骨

脑颅骨共 8 块,包括成对的颞骨和顶骨,不成对的额骨、筛骨、蝶骨和枕骨。它们围成颅腔。颅腔的顶是穹窿形的颅盖(calvaria),由额骨、枕骨和顶骨构成。颅腔的底由蝶骨、枕骨、颞骨、额骨和筛骨构成。

1. 额骨(frontal bone)　位于颅的前上份,分额鳞、眶部和鼻部。额鳞呈贝壳形;眶部为后伸的平位薄骨板,构成眶上壁;鼻部位于两侧眶部之间,呈马蹄铁形,缺口处为筛切迹。额骨内的额窦开口于鼻腔(图 1-14)。

2. 筛骨(ethmoid bone)　在冠状面上呈"巾"字形,位于鼻腔上方,两眶之间,是一块脆弱的含气骨,分筛板、垂直板和筛骨迷路三部分。筛板多孔,呈水平位。垂直板居正中矢状位,向上突向颅腔,称鸡冠,向下构成骨性鼻中隔的上部。筛骨迷路位于垂直板两侧,内有许多小腔隙,称筛窦;迷路外侧壁极薄,参与构成眶的内侧壁;迷路内侧壁有上、下两个卷曲的小骨片,即上鼻甲和中鼻甲(图 1-15)。

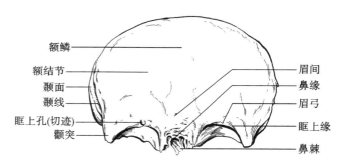

图 1-14　额骨(前面观)

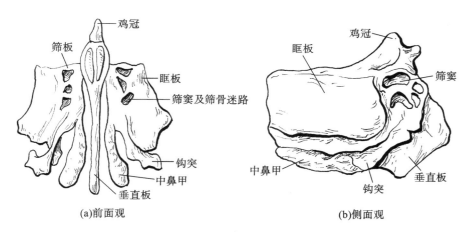

(a)前面观　　　　　　　　　　　　　　(b)侧面观

图 1-15　筛骨

3. 蝶骨(sphenoid bone)　位于颅底中央,形似蝴蝶,分为体、大翼、小翼和翼突 4 部分。蝶骨体居中,内有空腔,称蝶窦。其上面呈鞍状,称蝶鞍,中央凹陷处为垂体窝(hypophysial fossa)。由体向两侧伸出一对大翼(greater wing)和一对小翼(lesser wing)。大翼根部由前内向后外有圆孔(foramen rotundum)、卵圆孔(foramen ovale)和棘孔(foramen spinosum),分别有重要的神经和血管通过。小翼与体的交界处有视神经管(optic canal)。小翼与大翼间的裂隙称眶上裂(superior orbital fissure)。自体与大翼的交界处向下伸出一对翼突(pterygoid process),翼突向后敞开形成内侧板和外侧板。翼突根部有呈矢状方向贯通的翼管(pterygoid canal),向前通翼腭窝(图 1-16)。

4. 颞骨(temporal bone)　参与构成颅底和颅腔侧壁,以外耳门为中心分为鳞部、鼓部和岩部(图 1-17):

(1)鳞部(squamous part):位于外耳门的前上方,呈鳞片状。内面有脑回的压迹和脑膜中动脉沟;外面光滑,前下部有伸向前的颧突与颧骨的颞突构成颧弓。颧突根部下面的深窝称为下颌窝(mandibular fossa),窝的前缘为横行突起,称关节结节(articular tubercle)。

(2)鼓部(tympanic part):位于下颌窝的后方,为弯曲的骨片。从前、下、后三面围绕外耳道。

(3)岩部(petrous part):呈三棱锥形,尖指向前内,与蝶骨体相邻,底与鳞部相接。前面朝向颅中窝,中央有弓状隆起,隆起外侧较薄的部分,称鼓室盖,近尖端处有光滑的三叉神经压迹。后面中央部有一孔通内耳道,即内耳门(internal acoustic pore)。下面凹凸不平,中央有颈动脉管外口,向上通入颈动脉管(carotid canal)。颈动脉管先垂直上行,继而折向前内,开口于岩尖,称颈动脉管内口。颈动脉管口后方的深窝是颈静脉窝,后外侧的细长骨突为茎突(styloid process)。在外耳门的后方,岩部向下伸出的突起称乳突(mastoid process),内有许

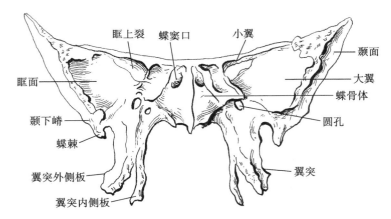

(a)前面观

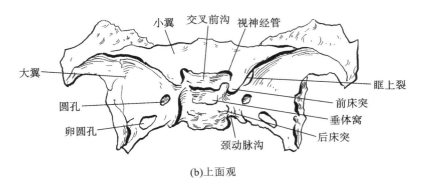

(b)上面观

图 1-16　蝶骨

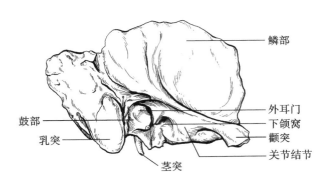

(a)外面观

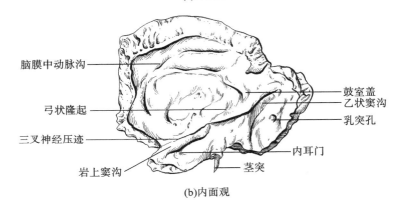

(b)内面观

图 1-17　颞骨

NOTE

多腔隙,称乳突小房,茎突根部后方的小孔为茎乳孔(stylomastoid foramen)。

5. 顶骨(parietal bone) 位于颅顶中部,呈四边形,左右各一。

6. 枕骨(occipital bone) 位于颅的后下部,呈勺状。前下部有枕骨大孔(foramen magnum)。孔的前方为基底部,后方为枕鳞,两侧为侧部。侧部的下方有椭圆形的隆起,称枕髁。

（二）面颅骨

面颅骨有15块,其中成对的有鼻骨、泪骨、颧骨、上颌骨、下鼻甲和腭骨,不成对的有犁骨、下颌骨和舌骨。面颅骨参与构成眶腔、骨性鼻腔和骨性口腔。

1. 下颌骨(mandible) 是最大的面颅骨,位于面部的前下份,状似蹄铁形,分一体两支(图1-18)。

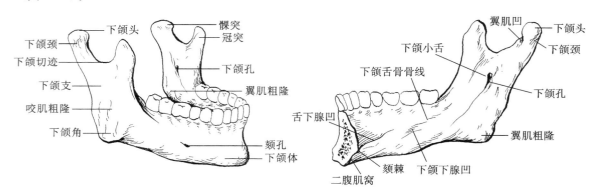

图1-18 下颌骨

（1）下颌体:呈弓形,分内、外面和上、下缘。上缘构成牙槽弓,有容纳下牙根的牙槽。下缘圆钝,称下颌底。体外面正中凸向前,为颏隆凸;其前外侧有一对小孔称颏孔(mental foramen);其内面正中有两个小棘,称颏棘,为肌肉附着处。

（2）下颌支(ramus of mandible):为下颌体后上方的方形骨板,其上端有两个突起,前方的称冠突,后方的称髁突,两突之间的凹陷为下颌切迹。髁突的上端膨大为下颌头(head of mandible),与下颌窝相关节,其下方较细处是下颌颈(neck of mandible)。下颌支后缘与下颌底相交处,称下颌角(angle of mandible)。下颌支内面中央有下颌孔(mandibular foramen),它经下颌管通向颏孔,孔的前缘有伸向上后的骨片,称下颌小舌。

2. 舌骨(hyoid bone) 居下颌骨下后方,喉的上方,呈马蹄铁形。舌骨中部较宽厚为舌骨体,自体向后伸出一对大角,体和大角结合处向后上伸出一对小角。舌骨体和大角都可在体表摸到(图1-19)。

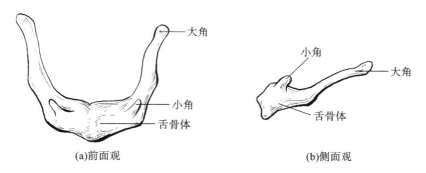

(a)前面观   (b)侧面观

图1-19 舌骨

3. 犁骨(vomer) 为斜方形骨板,组成骨性鼻中隔的后下份。

4．鼻骨（nasal bone）　成对，位于鼻背的长条形小骨片，上窄下宽，构成鼻背的基础。

5．泪骨（lacrimal bone）　成对，为菲薄的小骨片，位于眶内侧壁的前份。前接上颌骨，后连筛骨迷路眶板。

6．下鼻甲（inferior nasal concha）　成对，为薄而卷曲的小骨片，附着于骨性鼻腔外侧壁的下部。

7．颧骨（zygomatic bone）　成对，位于眶的外下方，呈菱形，形成面颊部的骨性突起。

8．腭骨（palatine bone）　成对，位于上颌骨腭突与蝶骨翼突之间，呈"L"形，分水平板和垂直板两部，水平板组成骨腭的后份，垂直板构成鼻腔外侧壁的后份（图 1-20）。

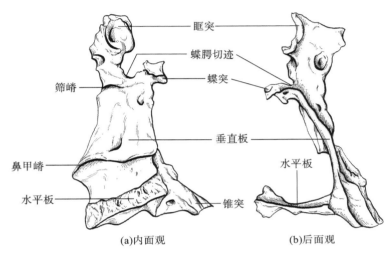

(a)内面观　　(b)后面观

图 1-20　腭骨

9．上颌骨（maxilla）　成对，构成面颅的中央，与大部分面颅骨相接，可分一体和四突。上颌体内的空腔称上颌窦；体的前面上份有眶下孔（infraorbital foramen）。4 个突起即额突（frontal process）、颧突（zygomatic process）、腭突（palatine process）和牙槽突（alveolar process）。额突上接额骨；颧突外接颧骨；腭突水平内伸，在中线与对侧者会合，构成骨腭的前部；牙槽突向下方突出，与对侧者合成牙槽弓，其下缘有牙槽，容纳上颌牙根（图 1-21）。

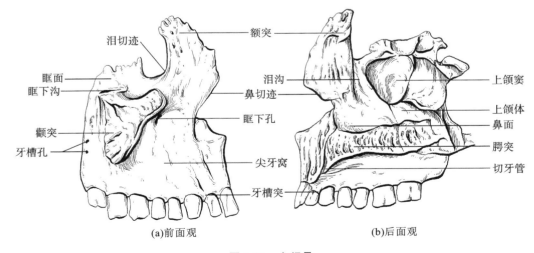

(a)前面观　　(b)后面观

图 1-21　上颌骨

（三）颅的整体观

1．顶面观　呈卵圆形，前窄后宽，光滑隆凸。额骨与两顶骨连结处是冠状缝（coronal

suture）；位于正中两顶骨之间的称矢状缝（sagittal suture）；后方顶骨与枕骨之间的称人字缝（lambdoid suture）。顶骨最隆凸处称顶结节。

2. 侧面观 由额骨、蝶骨、顶骨、颞骨及枕骨构成，还可见到面颅的颧骨和上、下颌骨。侧面中部有外耳门，向内通外耳道，自外耳门向前有一骨梁，称颧弓。外耳门后方向下的突起称乳突。颧弓将颅侧面分为上方的颞窝和下方的颞下窝（图1-22）。

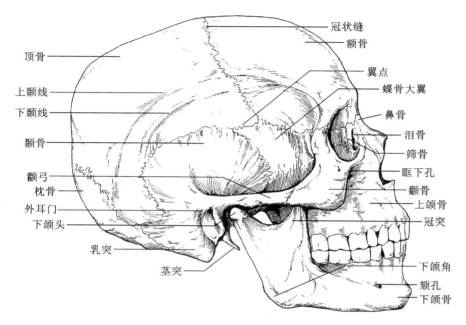

图 1-22 颅的侧面观

（1）颞窝（temporal fossa）：在颞窝前下部，额骨、顶骨、颞骨和蝶骨相交处呈"H"形的部位称翼点（pterion），其内面有脑膜中动脉前支通过，此处骨质薄弱，受到暴力打击时很容易形成骨折而损伤该血管，引起颅内血肿而危及生命。中医经络学上所称的"太阳穴"即指此处。

（2）颞下窝（infratemporal fossa）：是上颌骨体和颧骨后方的不规则间隙，容纳咀嚼肌和血管、神经等，向上通颞窝。窝前壁为上颌骨体和颧骨，内壁为翼突外侧板，外壁为下颌支，下壁与后壁空缺。此窝向上借卵圆孔和棘孔通颅中窝，向前借眶下裂通眶，向内借上颌骨与蝶骨翼突之间的翼上颌裂通翼腭窝。

（3）翼腭窝（pterygopalatine fossa）：为上颌骨体、蝶骨翼突和腭骨之间的狭窄间隙，深藏于颞下窝内侧，有血管、神经通过。此窝向外通颞下窝，向前借眶下裂通眶，向内借腭骨与蝶骨围成的蝶腭孔通鼻腔，向后借圆孔通颅中窝，借翼管通颅底外面，向下移行于腭大管，经腭大孔通口腔（图1-23）。

3. 前面观 颅的前面自上而下分为额区、眶、骨性鼻腔及骨性口腔（图1-24）。

（1）额区：为眶以上的部分，由额鳞组成。两侧的隆起为额结节，眶上缘上方的弧形隆起称眉弓。两侧眉弓间的平坦部为眉间。

（2）眶（orbit）：成对，呈四棱锥体形，容纳视器。分一尖一底和上、下、内侧、外侧四壁。眶尖朝向后内，有视神经管通颅中窝。底即眶口，略呈四边形，其上、下缘分别称眶上缘、眶下缘。眶上缘中、内1/3交界处有眶上孔（或眶上切迹），眶下缘中点下方有眶下孔。上壁由额骨眶部及蝶骨小翼构成，与颅前窝相隔，其前外侧有泪腺窝，容纳泪腺。外侧壁较厚，由颧骨和蝶骨构成。上、外侧壁交界处的后份有眶上裂，通颅中窝。下壁是上颌体的上面，与上颌窦相隔，其中份有眶下沟前行，经眶下管向外开口于眶下孔。下、外侧壁交界处的后份有眶下裂（inferior orbital fissure），向后与颞下窝和翼腭窝相通。内侧壁最薄，主要由泪骨和筛骨眶板构成，与筛

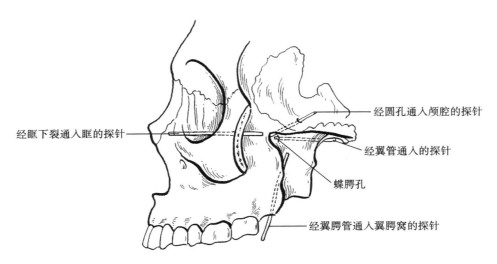

经眶下裂通入眶的探针

经圆孔通入颅腔的探针
经翼管通入的探针
蝶腭孔

经翼腭管通入翼腭窝的探针

图 1-23　翼腭窝

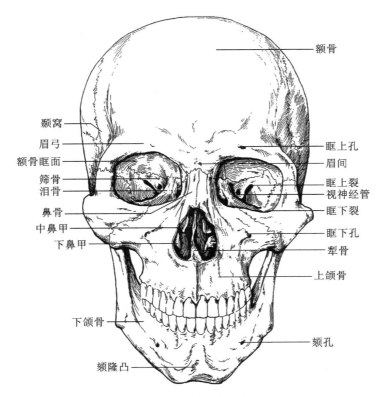

额骨

颞窝
眉弓
额骨眶面
筛骨
泪骨
鼻骨
中鼻甲
下鼻甲

眶上孔
眉间
眶上裂
视神经管
眶下裂
眶下孔
犁骨
上颌骨

下颌骨

颏孔

颏隆凸

图 1-24　颅的前面观

窦和鼻腔相隔,前下方有泪囊窝,经鼻泪管(nasolacrimal canal)通入鼻腔(图 1-25)。

(3) 骨性鼻腔(bony nasal cavity):位于面颅中央,被骨性鼻中隔(由筛骨垂直板和犁骨构成)分为左、右两部。鼻腔前方的开口称梨状孔,后方借鼻后孔与咽相通。鼻腔顶的前部为鼻骨,后部为筛骨筛板和蝶骨体。鼻腔底由上颌骨和腭骨构成,前端有切牙管通口腔。鼻腔外侧壁上有 3 个向下卷曲的突出骨片,依次为上鼻甲、中鼻甲和下鼻甲。每个鼻甲下方为相对应的上、中、下鼻道,各鼻甲与鼻中隔之间的共同狭窄空间称总鼻道。上鼻甲后上方与蝶骨之间的浅窝称蝶筛隐窝。

鼻腔周围有些颅骨内有含气的空腔,与鼻腔相通,称鼻旁窦(paranasal sinuses),又称副鼻

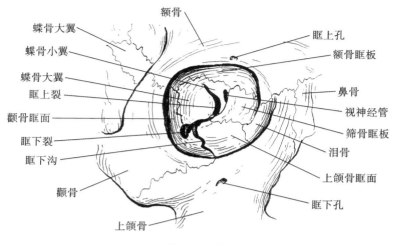

图 1-25　眶

窦,共有 4 对,起发音共鸣和减轻颅骨重量的作用。额窦(frontal sinus)位于额骨眉弓深面,左右各一,开口于中鼻道。蝶窦(sphenoidal sinus)位于蝶骨体内,被内板隔成左、右两腔,开口于蝶筛隐窝。筛小房(ethmoidal sinus)位于筛骨迷路内,呈蜂窝状,分前、中、后三群,前、中群开口于中鼻道,后群开口于上鼻道。上颌窦(maxillary sinus)最大,位于上颌骨体内,向内侧借上颌窦裂孔开口于中鼻道,因其窦口高于窦底,故直立时不易引流。上颌窦的底为牙槽突,仅以薄层骨板与牙槽相隔(图 1-26～图 1-28)。

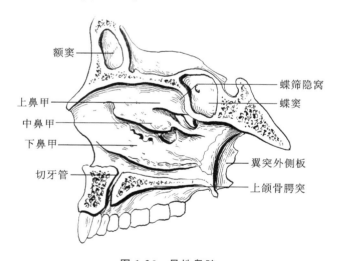

图 1-26　骨性鼻腔

　(4) 骨性口腔(oral cavity):由上颌骨、腭骨和下颌骨围成。顶为骨腭,由两侧上颌骨腭突和腭骨水平板组成,前方正中有切牙孔,后方两侧有腭大孔和腭小孔。前壁和外侧壁由上颌骨的牙槽突、下颌骨围成。

　4. 后面观　可见枕鳞和人字缝。枕鳞中央最凸出处为枕外隆凸,由此向两侧延伸至乳突根部的骨嵴称上项线,其下方与之平行的是下项线。

　5. 内面观　颅盖内面光滑但不平坦,有许多脑回及血管分支的压迹。沿正中线有一条浅沟为上矢状窦沟,沟两侧有一些小的凹陷,称颗粒小凹,为蛛网膜颗粒的压迹。颅底内面高低不平,与脑底面形态一致,分为颅前窝、颅中窝及颅后窝(图 1-29)。

　(1) 颅前窝(anterior cranial fossa):小而浅,由筛板、额骨眶部及蝶骨小翼构成。主要承托端脑额叶,下方与鼻腔及眶腔相邻。窝的正中线上由前往后有额嵴、盲孔和鸡冠,两侧的水

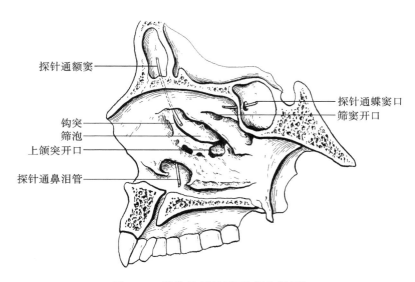

图 1-27 鼻腔外侧壁（切除部分鼻甲）

探针通额窦
探针通蝶窦口
筛窦开口
钩突
筛泡
上颌突开口
探针通鼻泪管

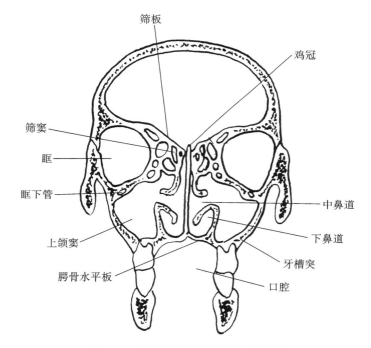

筛板
鸡冠
筛窦
眶
眶下管
中鼻道
下鼻道
上颌窦
牙槽突
腭骨水平板
口腔

图 1-28 颅的冠状切面（经第 3 磨牙）

平骨板为筛板，筛板上有许多小孔即筛孔通鼻腔。

（2）颅中窝（middle cranial fossa）：较深，由蝶骨体、蝶骨大翼和颞骨岩部构成。主要承托端脑颞叶及部分间脑等。中间狭窄，两侧宽广。中央为蝶鞍，上有垂体窝，窝前方的横行浅沟称前交叉沟，前外侧有视神经管通眶腔。管口的外侧有向后的突起，称前床突。蝶鞍后方横位的骨嵴称鞍背，鞍背两侧向上的突起称后床突。蝶鞍两侧的浅沟称颈动脉沟，其后端有破裂孔（foramen lacerum），颈动脉管内口亦开口于此。两侧部较为深陷，在蝶骨大、小翼之间的裂隙称眶上裂。大翼内侧由前内向后外依次有圆孔、卵圆孔和棘孔。颞骨岩部尖端前面有三叉神经压迹，岩部中央的骨隆起为弓状隆起，其外侧为鼓室盖。

（3）颅后窝（posterior cranial fossa）：大而深，位置最低，主要由枕骨及颞骨岩部构成，承托脑干及小脑。中央有枕骨大孔，孔前上方的平坦斜面称斜坡；前外侧缘有舌下神经管内口；

NOTE

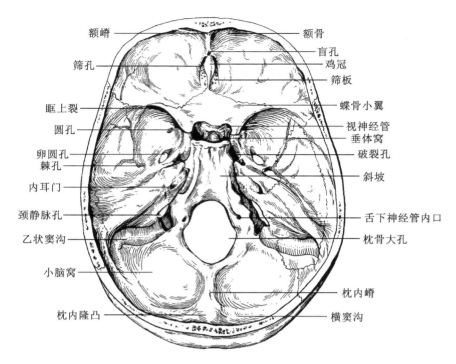

图 1-29　颅底内面观

后方十字形隆起的交会处称枕内隆凸（internal occipital protuberance），由此向外侧的浅沟称横窦沟，转而向下续于乙状窦沟，终于颈静脉孔（jugular foramen）。颞骨岩部的后面有内耳门，通向内耳道。

6. 下面观（颅底外面观）　颅底外面高低不平，有很多神经、血管通过的孔裂。由前往后可见如下结构：由两侧牙槽突合成的牙槽弓和由上颌骨腭突与腭骨水平板构成的骨腭。骨腭正中有腭中缝，其前端有切牙孔，通入切牙管。近后缘两侧有腭大孔。骨腭以上，可见被鼻中隔后缘（犁骨）分隔的一对鼻后孔。鼻后孔两侧的垂直骨板即翼突内侧板。翼突外侧板根部后外方可见卵圆孔和棘孔。鼻后孔后方中央可见枕骨大孔，孔前方为枕骨基底部，与蝶骨体直接结合（25 岁以前借软骨结合）；孔两侧有椭圆形的枕髁，髁前外侧稍上有舌下神经管外口；髁后方有髁窝和髁管。枕髁外侧，枕骨与颞骨岩部交界处有一不规则的孔，称颈静脉孔，其前方的圆形孔为颈动脉管外口。颈静脉孔的后外侧有细长的茎突，茎突根部后方有茎乳孔。颧弓根部后方有下颌窝，与下颌头相关节。下颌窝前缘的隆起称关节结节。蝶骨、枕骨基底部和颞骨岩部会合处有一不规则的孔称破裂孔，活体为软骨所封闭（图 1-30）。

（四）新生儿颅骨的特征及生后变化

新生儿脑颅大于面颅，面颅仅为脑颅的 1/8，而成人为 1/4。新生儿颅骨尚未发育完全，骨与骨之间的间隙较大，由纤维结缔组织膜连结，在多骨的交汇处，间隙较大，称颅囟（cranial fontanelles）。较大的位于矢状缝前后，分别称前囟和后囟。前囟一般在 1 岁半左右才闭合，其余各囟均于生后不久即闭合。前囟闭合的早晚可作为婴儿发育的观察标志。

出生后至 7 岁是颅的生长期，由于牙的萌出和鼻旁窦的出现，使面颅迅速扩大，是颅发育最快的时期。从 7 岁至性成熟是相对静止期，颅生长缓慢，但已逐渐呈现性别差异。老年人的颅骨则因骨质的退行性变被吸收，变得轻而薄，且随着牙的脱落和牙槽变平，其面颅又变得短小（图 1-31）。

知识链接 1-2

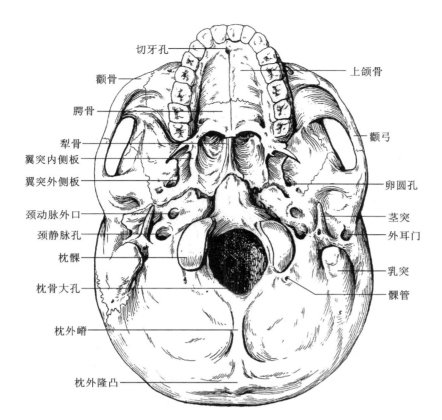

图 1-30 颅底外面观

切牙孔
颧骨
腭骨
犁骨
翼突内侧板
翼突外侧板
颈动脉外口
颈静脉孔
枕髁
枕骨大孔
枕外嵴
枕外隆凸
上颌骨
颧弓
卵圆孔
茎突
外耳门
乳突
髁管

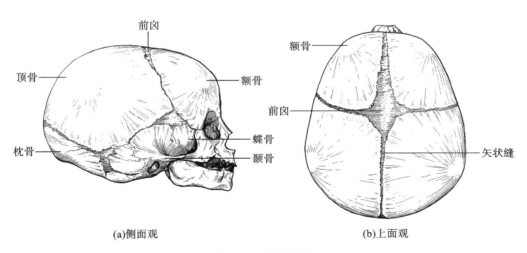

前囟
顶骨
额骨
枕骨
蝶骨
颞骨

(a)侧面观

额骨
前囟
矢状缝

(b)上面观

图 1-31 新生儿颅

第三节 附 肢 骨

附肢骨包括上肢骨和下肢骨。上、下肢骨分别由与躯干相连结的肢带骨和能自由活动的自由肢骨两部分组成。上肢骨每侧 32 块,共 64 块;下肢骨每侧 31 块,共 62 块。

一、上肢骨

（一）上肢带骨

1. 锁骨（clavicle）　位于胸廓前上方，全长均可在体表摸到。锁骨上面平滑，下面粗糙，分两端一体。内侧端粗大，称胸骨端，与胸骨柄相连形成胸锁关节。外侧端扁平称肩峰端，与肩峰相连形成肩锁关节。锁骨体呈"～"形，内侧 2/3 凸向前方，其断面呈三棱形；外侧 1/3 为扁平状，凸向后。锁骨的外、中 1/3 交界处较为缩细，易发生骨折。锁骨具有固定上肢、支持肩胛骨、方便上肢灵活运动的重要作用（图 1-32）。

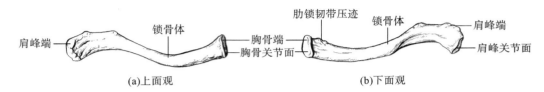

图 1-32　锁骨

2. 肩胛骨（scapula）　位于胸廓后外侧上方，为三角形的扁骨，可分两面、三缘和三个角。肩胛骨的前面（肋面）为一大而浅的窝，称肩胛下窝（subscapular fossa）。肩胛骨的后面有一斜向外上方的骨嵴，称肩胛冈（spine of scapula），冈的外侧端扁平，称肩峰（acromion），是肩部的最高点。肩胛冈的上、下各有一窝，分别称冈上窝（supraspinous fossa）和冈下窝（infraspinous fossa）。上缘短而薄，近外侧有一小切迹，称肩胛切迹，切迹外侧有一向前突出的指状突起，称喙突（coracoid process）。外侧缘较厚，邻近腋窝，又名腋缘。内侧缘薄而长，邻近脊柱又名脊柱缘，当上肢上举时，此缘正是肺斜裂的体表投影。肩胛骨的上角和下角分别平对第 2 肋和第 7 肋，易于摸到，是计数肋骨的重要体表标志。外侧角膨大，有一梨形的浅窝关节面，称关节盂（glenoid cavity），盂的上、下各有一小突起，分别称盂上结节和盂下结节（图 1-33）。

（二）自由上肢骨

1. 肱骨（humerus）　位于臂部，分一体两端。上端膨大，有朝向上后内方的半球形肱骨头（head of humerus），与肩胛骨的关节盂组成肩关节。肱骨头周围的环状浅沟称解剖颈（anatomical neck）。肱骨头的外侧和前方有隆起的大结节（greater tubercle）和小结节（lesser tubercle），向下各延伸一嵴，分别称大结节嵴和小结节嵴。两个结节之间的纵沟称结节间沟。上端与体交界处稍细，称外科颈（surgical neck），此处是骨折的好发部位。肱骨干中部外侧面有粗糙的三角肌粗隆（deltoid tuberosity），是三角肌的附着处。在粗隆的后内侧有一自内上斜向外下的螺旋状浅沟，称桡神经沟（sulcus for radial nerve），桡神经和肱深动脉沿此沟紧贴肱骨干下行，肱骨中段骨折时易损伤桡神经。肱骨下端宽扁，略向前弯曲。末端有两个关节面，内侧的形如滑车，称肱骨滑车（trochlea of humerus），外侧有呈半球形的肱骨小头（capitulum of humerus）。滑车与小头前上方各有一窝，分别称冠突窝和桡窝。肱骨滑车后面上方有一个深窝，称鹰嘴窝。肱骨下端两侧各有一突起，分别称内上髁（lateral epicondyle）和外上髁（medial epicondyle），二者都是上肢重要的骨性标志，易于摸到。内上髁后面为尺神经沟，其中有尺神经经过，肱骨内上髁骨折时易损伤尺神经（图 1-34）。

2. 尺骨（ulna）　位于前臂的内侧，分一体两端，上端粗大，下端细小，中部为尺骨体。上端前面有一半圆形深凹，称滑车切迹（trochlear notch），与肱骨滑车相关节。在切迹的前下方和后上方各有一突起，分别称为冠突（coronoid process）和鹰嘴（olecranon）。冠突外侧面有一关节面，称桡切迹，与桡骨头相关节；冠突前下面的粗糙隆起称尺骨粗隆（ulnar tuberosity）。尺骨体稍弯曲，上段粗，呈三棱柱状；下段细，呈圆柱形；外缘锐利，称骨间嵴；与桡骨相对，为前

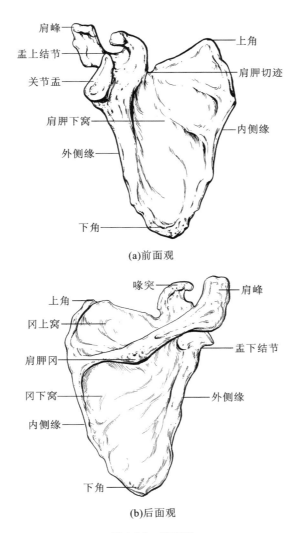

图 1-33　肩胛骨

（a）前面观

肩峰
孟上结节
关节孟
肩胛下窝
外侧缘
上角
肩胛切迹
内侧缘
下角

（b）后面观

喙突
肩峰
上角
冈上窝
肩胛冈
盂下结节
冈下窝
内侧缘
外侧缘
下角

臂骨间膜的附着处。下端为尺骨头（head of ulna），其前、外、后有环状关节面与桡骨的尺切迹相关节，下面光滑，借三角形的关节盘与腕骨隔开。尺骨头后内侧向下的锥状突起称尺骨茎突（styloid process）（图 1-35）。

　　3. 桡骨（radius）　位于前臂外侧，分一体两端，上端比下端细小。上端稍膨大，称桡骨头（head of radius），头的上面有凹陷的关节面，与肱骨小头形成肱桡关节。桡骨头的周围有环状关节面与尺骨的桡切迹形成桡尺近侧关节。桡骨头下方变细的部分称桡骨颈（neck of radius）。颈的内下侧有突起的桡骨粗隆（radial tuberosity）。桡骨体呈三棱柱形，内侧缘为薄锐的骨间嵴与尺骨的骨间嵴相对。下端前凹后凸，外侧向下突出的部分称桡骨茎突（styloid process）。下端内面有关节面，称尺切迹，与尺骨头形成桡尺远侧关节。下面有光滑的腕关节面与近侧列腕骨相关节。桡骨、尺骨并列但不平齐，尺骨偏上，桡骨偏下。鹰嘴、桡骨头、桡骨茎突及尺骨茎突在体表均可扪及（图 1-35）。

　　4. 手骨（bones of hand）　由 8 块腕骨、5 块掌骨、14 块指骨组成（图 1-36）。

　　（1）腕骨（carpal bones）：属于短骨，排成两列，每列 4 块，均以其形状命名。近侧列由桡侧向尺侧分别为手舟骨（scaphoid bone）、月骨（lunate bone）、三角骨（triquetral bone）和豌豆骨（pisiform bone）；远侧列由桡侧向尺侧分别为大多角骨（trapezium bone）、小多角骨（trapezoid bone）、头状骨（capitate bone）和钩骨（hamate bone）。近侧列腕骨（除豌豆骨外）共同形成一椭

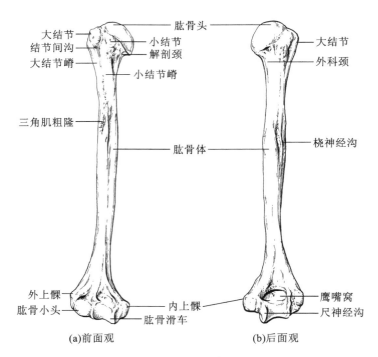

图 1-34 肱骨

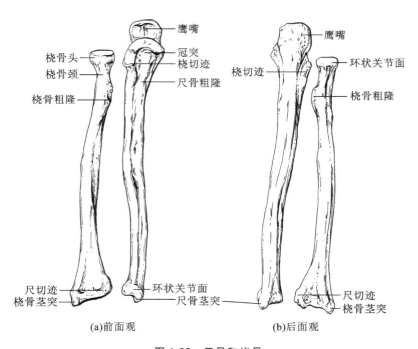

图 1-35 尺骨和桡骨

圆形的关节面,与桡骨腕关节面及尺骨下端的关节盘构成桡腕关节。8块腕骨并列,后方凸,前方凹陷构成一掌面凹陷的腕骨沟。各骨相邻的关节面形成腕骨间关节。

（2）掌骨(metacarpal bones)：属长骨,共5块。由桡侧向尺侧依次为第1～5掌骨。掌骨的近端为掌骨底,与远侧列腕骨相关节;远端呈滑车状,为掌骨头,与指骨相关节。中间为掌骨体。第1掌骨短而粗,其底有鞍状关节面,与大多角骨相关节。

（3）指骨(phalanges of fingers)：为小型长骨,共14块。拇指2节,其余各指为3节,由近侧向远侧分别为近节指骨、中节指骨和远节指骨。每节指骨的近端称指骨底,中间部称指骨

NOTE

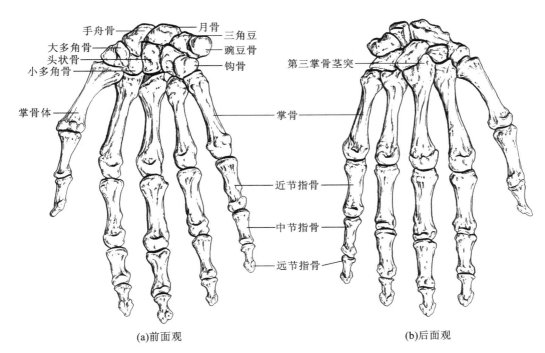

图 1-36 手骨

(a)前面观   (b)后面观

体,远端为指骨滑车。远节指骨远端掌面粗糙,称远节指骨粗隆。

二、下肢骨

下肢骨由下肢带骨和自由下肢骨组成,两侧共 62 块。

(一)下肢带骨

髋骨(hip bone) 为不规则骨,由髂骨、耻骨和坐骨组成,左右各一。左右髋骨与骶、尾骨共同组成骨盆。幼年时髂骨、耻骨和坐骨三骨之间由软骨连结,至 16 岁左右软骨完全骨化后三骨合为一块骨。髋骨下外侧有一大而深的窝,称髋臼(acetabulum),与股骨头相关节。髋臼底部中央粗糙,称为髋臼窝。窝的周围骨面光滑呈半月形,称月状面,其前下缘缺如,称髋臼切迹。髋臼下部有一大孔,称闭孔(obturator foramen)(图 1-37,图 1-38)。

(1)髂骨(ilium):位于髋骨的后上部,分为肥厚的髂骨体和扁阔的髂骨翼两部。髂骨体构成髋臼的后上 2/5。髂骨翼在体的上方,为宽阔的骨板,其上缘肥厚,称髂嵴(iliac crest)。髂嵴前、后端分别称为髂前上棘(anterior superior iliac spine)和髂后上棘(posterior superior iliac spine)。在它们的下方各有一小突起,分别称髂前下棘和髂后下棘。髂前上棘后方 5~7 cm 处髂嵴向外侧突出的部分称髂结节(tubercle of iliac crest),是重要的骨性标志,临床上常在此处进行骨髓穿刺,抽取红骨髓检验其骨髓象。两侧髂嵴最高点的连线约平对第 4 腰椎棘突,是确定脊柱下部椎骨序数的骨性标志,临床上腰椎穿刺或麻醉多依此定位。髂后下棘下方有深陷的坐骨大切迹(greater sciatic notch)。髂骨翼内面的平滑浅窝称髂窝(iliac fossa),髂窝下界的圆钝骨嵴称弓状线(arcuate line)。髂骨翼后下方粗糙的骨面称耳状面,与骶骨耳状面构成骶髂关节。耳状面后上方有一粗糙骨面,称髂粗隆,与骶骨借韧带相连结。髂骨翼外面称为臀面,有臀肌附着。

(2)坐骨(ischium):位于髋骨的后下部,分为坐骨体和坐骨支两部。坐骨体组成髋臼的后下部 2/5,肥厚粗壮,后缘有一向后伸出的三角形突起,称坐骨棘(ischial spine),棘下方有坐骨小切迹(lesser sciatic notch)。棘上方与髂后下棘之间即为坐骨大切迹,坐骨大切迹具有明

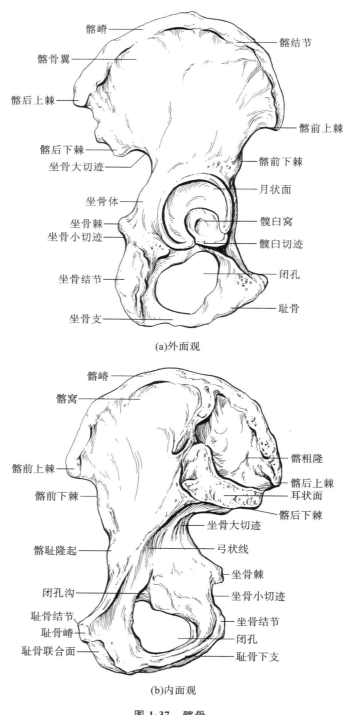

(a)外面观

髂嵴
髂骨翼
髂后上棘
髂后下棘
坐骨大切迹
坐骨体
坐骨棘
坐骨小切迹
坐骨结节
坐骨支

髂结节
髂前上棘
髂前下棘
月状面
髋臼窝
髋臼切迹
闭孔
耻骨

(b)内面观

髂嵴
髂窝
髂前上棘
髂前下棘
髂耻隆起
闭孔沟
耻骨结节
耻骨嵴
耻骨联合面

髂粗隆
髂后上棘
耳状面
髂后下棘
坐骨大切迹
弓状线
坐骨棘
坐骨小切迹
坐骨结节
闭孔
耻骨下支

图 1-37 髋骨

显的性别差异,即男性的窄而深,女性的宽而浅。坐骨体下后部为较细的坐骨支,其末端与耻骨下支结合。坐骨体与坐骨支移行处的后部为粗糙厚实的隆起,称坐骨结节(ischial tuberosity)。

（3）耻骨(pubis):位于髋骨的前下部,分为一体两支。耻骨体构成髋臼前下 1/5,与髂骨体的结合处粗糙突起的骨面称髂耻隆起。耻骨体向前内伸出耻骨上支,其末端急转向下,成为耻骨下支。耻骨上支上面有一条锐嵴,称耻骨梳(pecten pubis),向后移行于弓状线,向前终于耻骨结节(pubic tubercle),是重要的体表标志。耻骨结节到中线的上缘粗钝,称耻骨嵴。耻骨上、下支相互移行处内侧为一椭圆形粗糙面,称耻骨联合面(symphysial surface),两侧联合面借软骨相接,构成耻骨联合。

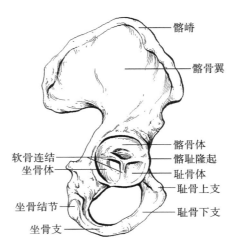

图 1-38 6 岁幼儿髋骨

（二）自由下肢骨

1. 股骨(femur) 位于股部,是人体最长的长骨,约占身高的 1/4,分一体和两端。上端朝向内上方,包括股骨头、股骨颈及大、小转子。股骨头(femoral head)呈球形,与髋臼相关节。在股骨头近关节面中心处有一小凹,称股骨头凹,为股骨头韧带的附着处。头的外下方较细部分为股骨颈(neck of femur),颈与体之间形成的夹角称颈干角,正常为 110°～140°,男性平均为 132°,女性平均为 127°。颈与体的交界处有两个隆起,上外侧的大隆起为大转子(greater trochanter),是重要的体表标志;内下侧的小隆起为小转子(lesser trochanter)。大、小转子之间,在前方称转子间线,在后方为隆起的转子间嵴。

股骨体粗壮略向前凸,上段呈圆柱形,中段呈三棱形,下段前后略扁。股骨体的前面光滑,在其后面有纵行骨嵴,称粗线(linea aspera)。粗线向上外延续于粗糙的臀肌粗隆(gluteal tuberosity)。粗线向下逐渐分离为内、外两线,两线间的骨面为腘面。

股骨下端有两个向后下方的膨大突起,分别称为内侧髁(medial condyle)和外侧髁(lateral condyle)。内、外侧髁的前面、下、后面都是光滑的关节面。两髁前方的关节面彼此相连,形成髌面,与髌骨相接。两髁之间的深窝称髁间窝(intercondylar fossa)。两髁侧面最突起处,分别为内上髁(medial epicondyle)和外上髁(lateral epicondyle),内上髁上方的小突起称收肌结节。它们都在体表易于摸到,是重要的骨性标志(图 1-39)。

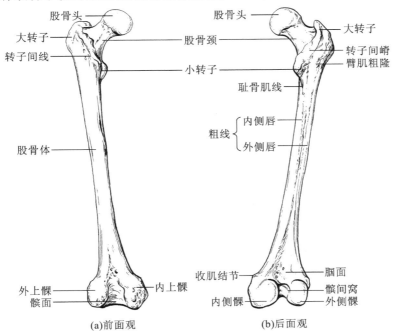

(a)前面观　　　　(b)后面观

图 1-39 股骨

2. 髌骨（patella） 位于股骨下端前面,包埋于股四头肌腱内,是全身最大的籽骨。前面粗糙,后面为光滑的关节面,与股骨的髌面相对,参与膝关节的构成。髌骨可在体表摸到（图 1-40）。

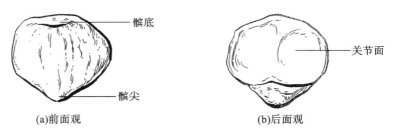

图 1-40 髌骨

3. 胫骨（tibia） 位于小腿内侧,为承重的粗大长骨,分为一体两端。上端膨大,稍向后倾,形成内侧髁和外侧髁。两髁面之间的向上的粗糙小隆起称髁间隆起（intercondylar eminence）。外侧髁后下方有腓关节面,与腓骨头相关节。上端前面的粗糙隆起称胫骨粗隆（tibial tuberosity）。内、外侧髁和胫骨粗隆于体表可扪到。胫骨体呈三棱柱形,其前缘锐利,皮肤表面可以摸到。外侧缘称骨间缘,有小腿骨间膜附着。胫骨体的内侧面光滑平坦无肌肉覆盖,在皮下可触及。后面上份有斜向下内的比目鱼肌线。下端稍膨大,向内下方伸出一突起,称内踝（medial malleolus）。下端下面和内踝外侧面有关节面,与距骨滑车关节面相关节。胫骨下端的外侧面有腓切迹与腓骨相接（图 1-41）。

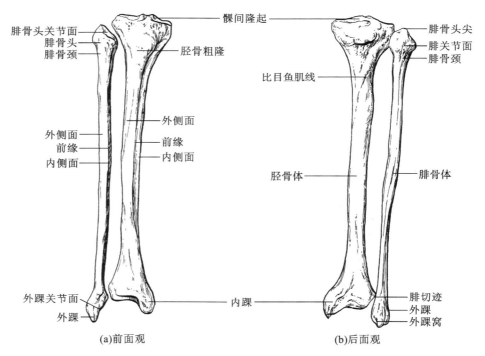

图 1-41 胫骨和腓骨

4. 腓骨（fibula） 居小腿的外侧,细而长,分为一体两端。上端稍膨大,称腓骨头（fibular head）,其内侧有关节面与胫骨相关节。腓骨头下方缩窄处称腓骨颈（neck of fibula）。腓骨体内侧缘锐利,称骨间缘,有小腿骨间膜附着,与胫骨骨间缘相对。下端稍膨大形成外踝（lateral malleolus）,其内侧有外踝关节面,和胫骨下端的关节面共同构成关节窝,与距骨相关节。腓骨头和外踝都可在体表扪及（图 1-41）。

5. 足骨　由 7 块跗骨、5 块跖骨和 14 块趾骨组成(图 1-42)。

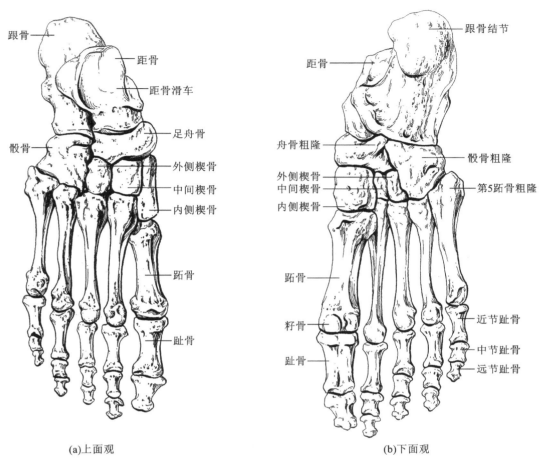

(a)上面观　　　　　　　　　　　　　　(b)下面观

图 1-42　足骨

（1）跗骨(tarsal bones)：位于足骨的近侧部，属短骨，共 7 块，排列成前、中、后 3 列。后列为上方的距骨(talus)和下方的跟骨(calcaneus)，跟骨后端隆突，称跟骨结节。距骨前方的足舟骨位于中列。前列则有从内向外排列的内侧楔骨、中间楔骨、外侧楔骨和跟骨前方的骰骨。距骨上面有前宽后窄的关节面，称距骨滑车，与内、外踝和胫骨的下关节面相关节。距骨下方与跟骨相关节。足舟骨前方与 3 块楔骨相关节，外侧的骰骨与跟骨相接。

（2）跖骨(metatarsal bones)：小型长骨，共 5 块，其形状大致与掌骨相当，比掌骨粗长。由内向外依次为第 1～5 跖骨。每一跖骨均分为后端的跖骨底、中部的跖骨体和前端的跖骨头三部分。第 5 跖骨底的外侧突向后，称第 5 跖骨粗隆。体重的传导主要至第 1 和第 5 跖骨，着力点均在跖骨头部。

知识链接 1-3

（3）趾骨(phalanges of toes)：共 14 块，踇趾为 2 块，其余各趾为 3 块。形态和命名与指骨相同。踇趾骨粗大，其余趾骨细小。临床常截取第 2 趾骨代替手的拇指再造。

案例思考

　　患者，女，55 岁，一周前突感右上肢疼痛酸胀，咳嗽、喷嚏时加重，手部不适，自觉握力减退，检查发现该患者颈部肌肉僵硬，向左侧倾斜，颈部活动受限，头颈后仰及向右侧旋转时疼痛加剧，颈部 C_3～C_5 有压痛，压顶试验（＋），臂丛神经牵拉试验（＋），右侧肩胛骨内侧缘、肩胛区与肩部均有压痛，并向右侧上肢放射。X 线平片发现颈曲有轻度侧弯，椎间孔变窄。

案例思考 1-1
问题解析

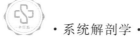

提问：

1. 本病例疼痛的原因是什么？同椎间孔变窄有什么关系？哪些因素会引起这样的椎间孔变窄？

2. 描述颈椎的结构。

3. 如何预防颈椎病的发生？

能力检测答案

能力检测

1. 关于骨膜的说法正确的是（　　　　）。

A. 覆盖于新鲜骨的表面　　　　　　B. 由疏松结缔组织构成

C. 对骨的营养和再生有重要作用　D. 只有在骨外膜中才有成骨细胞和破骨细胞

E. 只有在骨内膜中才有成骨细胞和破骨细胞

2. 试述椎骨的共同特征。颈椎、胸椎和腰椎有何差异？

3. 简述颅中窝的孔裂及通过这些孔裂的主要结构。

4. 从体表如何确定棘突和肋骨的序数？

5. 请用解剖学知识解释颈椎病的分型和临床表现。

（胡煜辉）

第二章 关 节 学

学习要点

1. 骨连结的分类,滑膜关节的基本结构和辅助结构。

2. 椎间盘、前纵韧带、后纵韧带、黄韧带、棘间韧带和棘上韧带,脊柱 4 个生理弯曲,胸廓的构成及整体观。

3. 颞下颌关节的构成。

4. 肩关节、肘关节、腕关节和喙肩韧带,骶结节韧带、骶棘韧带,坐骨大、小孔的境界,耻骨联合,大、小骨盆的构成及界线的概念;骨盆下口的构成,髋关节、膝关节、距小腿关节的构成和足弓的构成。

第一节 概 述

骨与骨之间借纤维结缔组织、软骨和骨相连,形成骨连结。按骨连结的不同方式可分为直接连结和间接连结两种。

一、直接连结

骨与骨之间借纤维结缔组织、软骨或骨直接相连,其间无间隙,连结比较牢固,一般无活动或活动范围极小,根据连结组织不同,可分为纤维连结(fibrous joint)、软骨连结(cartilaginous joint)和骨性结合(synostosis)三种类型(图 2-1)。

(一)纤维连结

两骨之间借纤维结缔组织相连,常有两种连结形式。

1. 韧带连结(syndesmosis) 韧带(ligament)由致密结缔组织构成,多呈膜状、扁带状或束状,富有弹性。如椎骨棘突之间的棘间韧带,椎体之间的前、后纵韧带,桡尺骨之间的前臂骨间膜及胫腓骨之间的小腿骨间膜等。

2. 缝(suture) 有些骨与骨之间,两直线缘相对或互以齿状缘相嵌,中间有少量结缔组织纤维穿入两侧的骨质中,使连结极为紧密,称作缝。如颅骨的冠状缝和人字缝。

(二)软骨连结

骨与骨之间借软骨相连,形成软骨连结。软骨兼有弹性和韧性,可缓冲震荡,其强度不如纤维连结,这种连结可有两种形式。

1. 透明软骨结合(synchondrosis) 两骨间借透明软骨连结,形成透明软骨结合。如幼儿的蝶骨和枕骨之间的蝶枕结合、长骨干骺端的骺软骨,此种软骨发育到一定年龄即骨化,使软骨结合成为骨性结合。

2. 纤维软骨结合(symphysis) 两骨间借纤维软骨连结,形成纤维软骨结合。如相邻两椎

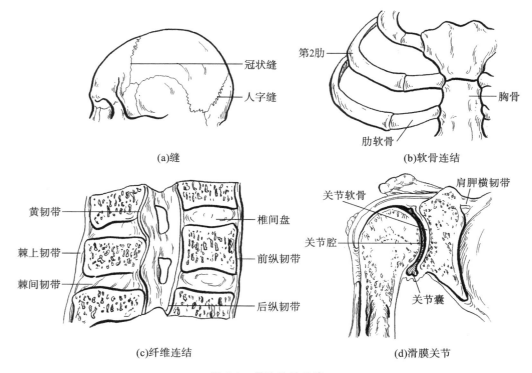

图 2-1　骨连结的分类

骨之间的椎间盘,以及两耻骨间的耻骨联合等,此纤维软骨一般终生不骨化。

（三）骨性结合

两骨之间借骨组织连结,形成骨性结合,使连结的两骨融合成一块。此骨组织一般由纤维结缔组织或透明软骨骨化而成,如颅骨缝的骨化,各骶椎之间的骨性结合,以及髂、耻、坐骨之间在髋臼处的骨性结合等。

二、间接连结

间接连结又称关节(articulation)或滑膜关节(synovial joint)(图 2-2),是骨连结的最高分化形式。其结构特点是骨与骨之间有腔隙,内充滑液,因而通常具有较大的活动性。

（一）关节的基本结构

关节的基本结构包括关节面、关节囊和关节腔。

1. 关节面(articular surface)　是构成关节的各骨的接触面,其中关节面凸者为关节头,关节面凹者为关节窝。关节面的表面被覆一薄层关节软骨(articular cartilage)。关节软骨多数为透明软骨,少数为纤维软骨。关节软骨非常光滑,且有一定的弹性,运动时可减少摩擦,缓减冲击和震荡。关节软骨无血管、神经和淋巴管,其营养成分从关节液中获得。

2. 关节囊(articular capsule)　由结缔组织构成的囊,附着于关节面周缘及其附近骨面上,封闭关节腔。其厚薄、松紧随关节的部位和运动的情况而不同。可分为内、外两层。外层为纤维膜(fibrous membrane),由致密结缔组织构成,厚而坚韧。纤维膜在某些部位增厚形成韧带,可增强关节的稳固性,并限制其过度运动。内层为滑膜(synovial membrane),由疏松结缔组织构成,薄而柔润,衬贴于纤维膜的内面,附着于关节软骨的周缘。滑膜富含血管网,可产生滑液(synovial fluid)。滑液为透明蛋白样黏液,量少呈弱碱性,正常情况下只有 0.13～2 mL,由于含有较多的透明质酸,故黏稠度较高,滑液不但为关节提供了液态环境,而且保持了

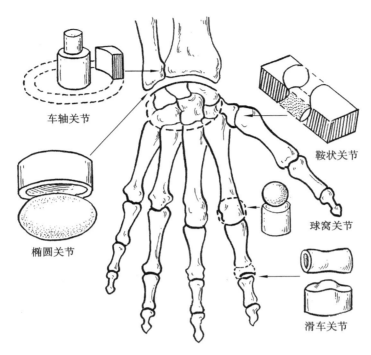

车轴关节

鞍状关节

椭圆关节

球窝关节

滑车关节

图 2-2　滑膜关节的构造

一定酸碱度,保证了关节软骨的新陈代谢,并增加滑润,减少摩擦,降低软骨的蚀损,促进关节的运动效能。

3. 关节腔(articular cavity)　由关节囊滑膜和关节面共同围成的密闭腔隙,内有少量透明的滑液。关节腔内呈负压,对维持关节的稳固性有一定的作用。

（二）关节的辅助结构

关节除上述基本结构外,一些关节为适应其功能还形成了特殊的辅助结构,这对增加关节的灵活性、稳固性及缓冲震荡等有重要作用。

1. 韧带　是连于构成关节各骨之间的致密结缔组织束。位于关节囊外者称囊外韧带(extracapsular ligament),有的囊外韧带为关节囊局部增厚,如髋关节的髂股韧带;有的与囊不相贴,分离存在,如膝关节的腓侧副韧带等;有的囊外韧带是关节周围肌腱的延续,如膝关节的髌韧带。位于关节囊内者称囊内韧带(intracapsular ligament),如膝关节内的交叉韧带。韧带有增加关节稳固性和限制关节过度运动的作用。当关节遭受暴力,产生非生理性活动,韧带被牵拉而超过其耐受力时,即会发生损伤。韧带和关节囊分布有丰富的感觉神经,损伤后极为疼痛。

2. 关节内软骨　为存在于关节腔内的纤维软骨,有关节盘、关节唇两种形态。

（1）关节盘(articular disc):位于两关节面之间的纤维软骨板,其周缘附于关节囊,多呈圆盘状,中间薄,周缘厚,把关节腔分隔为两部分。膝关节内的关节盘呈半月形,称半月板。关节盘使两个关节面更为适合,增加关节的稳定性和运动形式,扩大关节的运动范围,并减缓冲击和震荡。

（2）关节唇(articular labrum):为附着于关节窝周缘的纤维软骨环,可加深关节窝,增大关节面,增加关节的稳固性,如髋关节髋臼周围的髋臼唇。

（3）滑膜襞(synovial fold)和滑膜囊(synovial bursa):有些关节的滑膜表面积大于纤维层,以致滑膜重叠卷摺,并突向关节腔而形成滑腹襞,其内含脂肪和血管,即成为滑膜脂垫,在关节运动时,关节腔的形状、容积、压力发生改变,滑膜脂垫可起调节或充填作用,同时也扩大了滑膜的面积,有利于滑液的分泌和吸收。在某些部位,滑膜从纤维膜缺如处或薄弱处做囊状膨出,充填于肌腱与骨面之间,则形成滑膜囊,可减少肌肉活动时与骨面之间的摩擦。

（三）关节的运动

滑膜关节的关节面的形态,运动轴的多少与方向,决定着关节的运动形式和范围,其运动形式基本上为沿三个互相垂直的轴做三组拮抗性的运动。

1. 屈（flexion）和伸（extension）　是关节沿冠状轴进行的一组运动。运动时,两骨之间的角度发生变化,角度变小称为屈;相反,角度增大称为伸。一般来说,关节的屈指的是向腹侧面成角,而膝关节则相反,小腿向后贴近大腿的运动称作膝关节的屈,反之则称为伸。在足部,足上抬,足背向小腿前面靠拢为踝关节的伸,亦称背屈;足尖下垂为踝关节的屈,亦称跖屈。

2. 收（adduction）和展（abduction）　是关节沿矢状轴进行的一组运动。运动时,骨向正中矢状面靠拢为收;反之为展。但手指的收、展则以中指为中轴,足趾的收、展以第二趾为中轴,向中轴靠拢为收,反之为展。

3. 旋转（rotation）　是关节沿垂直轴所做的一组运动。骨的前面转向内侧称旋内（medial rotation）;反之称旋外（lateral rotation）。在前臂,旋内又称旋前（pronation）,即将手背转向前方的运动;旋外又称旋后（supination）,即手掌恢复到向前而手背转向后方的运动。

4. 环转（circumduction）　有些关节还可进行环转运动,即关节头在原位转动,骨的远侧端做圆周运动,运动时全骨描绘出一圆锥形的轨迹。能沿两轴以上运动的关节均可做环转运动,实际为屈、外展、伸和内收的依次连续运动,如肩、髋、桡和腕关节等。

5. 移动（translation）　是最简单的一个骨关节面在另一个骨关节面的滑动,可见于跗跖关节、腕骨间关节等。

（四）关节的分类

滑膜关节可按构成关节的骨数、关节面的形态、运动轴的数目以及运动方式进行分类（图 2-3）。

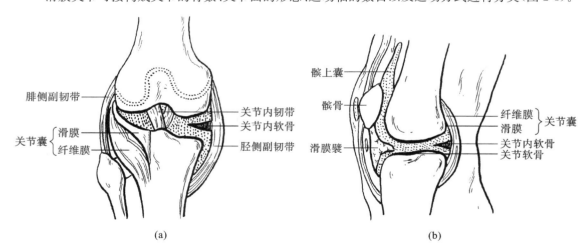

腓侧副韧带　　　　　　　　　　关节内韧带
　　　　　　　　　　　　　　　关节内软骨
关节囊｛滑膜　　　　　　　　　　胫侧副韧带
　　　纤维膜

髌上囊　　　　　　　　　　　　纤维膜｝关节囊
髌骨　　　　　　　　　　　　　滑膜
　　　　　　　　　　　　　　　关节内软骨
滑膜襞　　　　　　　　　　　　关节软骨

　　　（a）　　　　　　　　　　　　　（b）

图 2-3　关节的类型

1. 按构成关节的骨数　由两块骨构成的关节称单关节,如肩关节;由两块以上骨构成的关节称复关节,如肘关节。

2. 按能否单独运动　一个关节可独立运动,称单动关节,如肩关节;两个或多个独立的关节必须同时运动,则称联动关节（联合关节）,如颞下颌关节。

3. 按运动轴的数目　可分为三类:单轴关节、双轴关节和多轴关节。

1）单轴关节　具有一个运动轴,关节仅能沿此轴做一组运动,包括两种形式。

（1）屈戍关节:又名滑车关节。关节头呈滑车状,另一骨有与其相适应的关节窝。通常是

NOTE

只能在冠状轴上做屈伸运动,如手指间关节。

（2）车轴关节:关节头的关节面呈圆柱状,关节窝常由骨和韧带连成的环构成,可沿垂直轴做旋转运动,如桡尺近、远侧关节和寰枢正中关节等。

2）双轴关节　有两个相互垂直的运动轴,关节可沿此二轴做两组运动,也可进行环转运动。包括两种形式。

（1）椭圆关节:关节头呈椭圆形凸面,关节窝里相应凹面,可沿冠状轴做屈、伸运动,沿矢状轴做收、展运动,并可做环转运动,如桡腕关节。

（2）鞍状关节:相对两关节面都呈鞍状,互为头和窝,可沿两轴做屈、伸、收、展和环转运动,如拇指腕关节。

3）多轴关节　具有三个相互垂直的运动轴,可做各种方向的运动。也包括两种形式。

（1）球窝关节:关节头呈球形,较大,关节窝浅小,其面积不及关节头的 1/3,如肩关节。可做屈伸、收展、旋转和环转运动。有的关节窝特深,包绕关节头 1/2 以上,称杵臼关节,亦属球窝关节,如髋关节,但运动幅度受到一定限制。掌指关节亦属球窝关节,但因其侧副韧带较强,旋转运动受限。

（2）平面关节:关节窝接近平面,但仍具有一定弧度,也可列入多轴关节,可做多轴性滑动,如肩锁关节和腕骨间关节等。

知识链接 2-1

第二节　中轴骨的连结

中轴骨的连结包括躯干骨的连结和颅骨的连结。

一、躯干骨的连结

（一）脊柱

24 块椎骨、1 块骶骨和 1 块尾骨借骨连结形成脊柱（vertebral column）,构成人体的中轴,上承托颅,下接下肢带骨,并参与胸腔、腹腔及盆腔后壁的构成。脊柱内有椎管,容纳脊髓。

1. 椎骨间的连结　各椎骨之间,借韧带、软骨和滑膜关节相连,可分为椎体间的连结和椎弓间的连结。

1）椎体间的连结　相邻各椎体之间借椎间盘、前纵韧带和后纵韧带相连。

（1）椎间盘（intervertebral discs）（图 2-4）:是连结相邻两个椎体的纤维软骨盘（第 1、2 颈椎间除外）,由两部分构成,中央部为髓核（nucleus pulposus）,是柔软而富有弹性的胶状物质,为胚胎时脊索的残留物。周围部为纤维环（anulus fibrosus）,由多层纤维软骨环按同心圆排列组成,富于坚韧性,牢固连结各椎体上、下面,保护髓核并限制髓核向周围膨出。椎间盘既坚韧,又富有弹性,承受压力时被压缩,除去压力后又复原,具有"弹性垫"样缓冲作用,并允许脊柱做各个方向的运动。当脊柱前屈时,椎间盘的前份被挤压变薄,后份增厚;脊柱伸直时又恢复原状。成人 23 个椎间盘的厚薄不同,其中胸部最薄,颈部较厚,腰部最厚,所以颈、腰椎活动度较大。颈腰部的纤维前厚后薄,胸部反之,与整个脊柱的弯曲度相适应。脊柱过度劳损或猛然的屈转及暴力撞击,可能导致纤维环破裂,髓核膨出,压迫脊髓或脊神经根引起牵涉痛,临床称为椎间盘脱出症,腰部多见。

（2）前纵韧带（anterior longitudinal ligament）:位于椎体和椎间盘前面的纵长韧带,宽而坚韧,上至枕骨大孔前缘,下达第 1 或第 2 骶椎体,其纤维与椎体及椎间盘牢固连结,有防止脊柱过度后伸和椎间盘向前脱出的作用（图 2-5）。

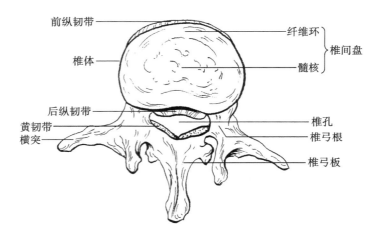

图 2-4　椎间盘

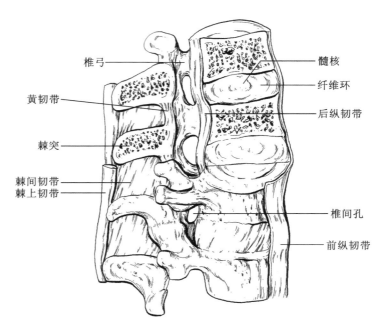

图 2-5　椎骨间的连结

（3）后纵韧带（posterior longitudinal ligament）：位于椎体和椎间盘后面的纵长韧带，窄而坚韧，起自枢椎并与覆盖枢椎体的覆膜相续，向下达骶管，与椎间盘纤维环及椎体上下缘紧密连结，而与椎体结合较为疏松，有限制脊柱过度前屈和防止椎间盘向后脱出的作用（图 2-5）。

2）椎弓间的连结　包括椎弓板、棘突、横突间的韧带连结和上、下关节突间的关节连结。

（1）黄韧带（ligamenta flava）（图 2-6）：连结相邻两椎弓板间的短韧带，由黄色的弹力纤维构成，坚韧且富有弹性。协助围成椎管后壁，并有限制脊柱过度前屈的作用。

（2）棘间韧带（interspinal ligaments）（图 2-5）：位于相邻各棘突之间，前接黄韧带，后方移行为棘上韧带和项韧带。

（3）棘上韧带（supraspinal ligament）（图 2-5）：连结胸、腰、骶椎各棘突尖之间的纵行韧带，其前方与棘间韧带融合，与棘间韧带都有限制脊柱前屈的作用。在颈部，从颈椎棘突尖向后扩展成三角形板状的弹性膜，称项韧带（ligamentum nuchae），起肌间隔作用，供肌肉附着，向上附着于枕外隆凸及枕外嵴，向下达第 7 颈椎棘突并续棘上韧带（图 2-7）。

（4）横突间韧带（intertransverse ligament）：连结相邻椎骨的横突之间的韧带。有限制脊

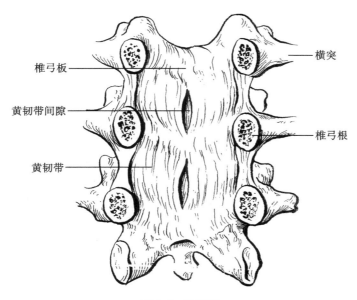

图 2-6 黄韧带

（标注）
椎弓板
黄韧带间隙
黄韧带
横突
椎弓根

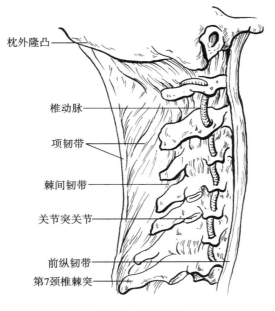

图 2-7 项韧带

（标注）
枕外隆凸
椎动脉
项韧带
棘间韧带
关节突关节
前纵韧带
第7颈椎棘突

柱过度侧屈的作用。

（5）关节突关节（zygapophysial joint）（图 2-7）：由相邻椎骨的上、下关节突的关节面构成，属平面关节，只能做轻微滑动，但各椎骨之间的运动总和却很大。两侧的关节突关节属联动关节。

3）寰枕关节和寰枢关节

（1）寰枕关节（atlantooccipital joint）（图 2-8）：由寰椎侧块的上关节面与枕髁构成，属联动关节，可使头做俯仰、侧屈和环转运动。

（2）寰枢关节（atlantoaxial joint）（图 2-8）：包括 3 个独立的关节。寰枢外侧关节（lateral atlantoaxial joint），左右各一，由寰椎侧块的下关节面与枢椎上关节面构成；寰枢正中关节（medial atlantoaxial joint），由枢椎齿突与寰椎前弓后面的齿突凹及寰椎横韧带构成，可使头连同寰椎进行旋转。寰椎横韧带位于齿突后方,连结寰椎左、右侧块,有限制齿突向后移位的作用。

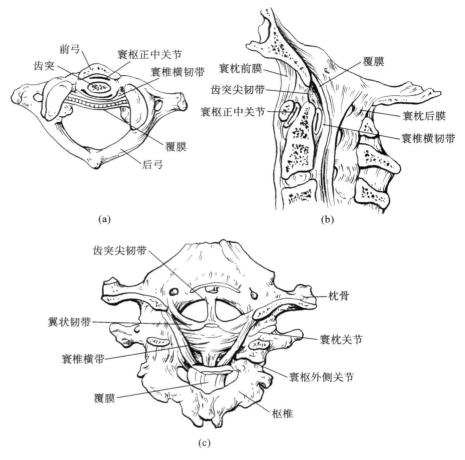

图 2-8 寰枕关节和寰枢关节

2. 脊柱的整体观及其运动

1) 脊柱的整体观 成人脊柱长约 70 cm,女性略短,其长度可因姿势不同而略有差异,静卧比站立时,可长出 2～3 cm,这是由于站立时椎间盘被压缩所致。椎间盘的总厚度约占脊柱全长的 1/4,老人因椎间盘变薄,骨质萎缩,脊柱可变短。

(1) 脊柱前面观:从前面观察脊柱,可见椎体自上而下逐渐加宽,到第 2 骶椎为最宽,这与椎体的负重逐渐增加有关,自骶骨耳状面以下,由于重力经髋骨传至下肢骨,椎体已无承重意义,体积也逐渐缩小。

(2) 脊柱后面观:从后面观察脊柱,可见所有椎骨棘突连贯形成纵嵴,位于背部正中线上。颈椎棘突短而分叉,近水平位。胸椎棘突细长,斜向后下方,呈叠瓦状。腰椎棘突呈板状,水平伸向后方。

(3) 脊柱侧面观:从侧面观察脊柱,可见成人脊柱有颈、胸、腰、骶 4 个生理性弯曲。颈曲和腰曲凸向前,胸曲和骶曲凸向后。脊柱的这些弯曲增大了脊柱的弹性,对维持人体的重心稳定和减轻震荡有重要意义。胸曲和骶曲,在胚胎时已形成;当婴儿开始抬头时,出现颈曲,婴儿开始坐起和站立时,出现腰曲(图 2-9)。

2) 脊柱的运动 可做屈、伸、侧屈、旋转和环转运动。脊柱各部的运动性质和范围不同,这主要取决于关节突关节的方向和形状、椎间盘的厚度、韧带的位置及厚薄等。同时也与年龄、性别和锻炼程度有关。在颈部,颈椎关节突的关节面略呈水平位,关节囊松弛,椎间盘较

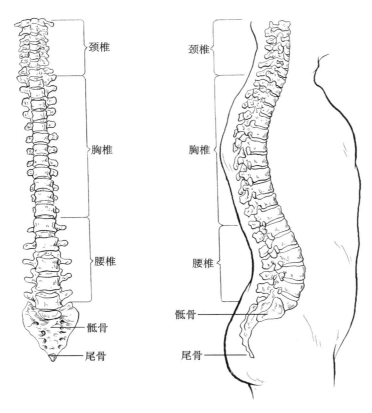

图 2-9　脊柱整体观

厚,故屈伸及旋转运动幅度较大。在胸部,胸椎与肋骨相连,椎间盘较薄,关节突关节面呈冠状位,棘突呈叠瓦状,这些因素限制了胸椎的运动,故活动范围较小。在腰部,椎间盘最厚,屈伸运动灵活,关节突关节面几乎呈矢状位,限制了旋转运动。由于颈、腰部运动灵活,故损伤多见于颈、腰部。

(二)胸廓

胸廓(thorax)由 12 块胸椎、12 对肋、1 块胸骨和它们之间的连结共同构成。构成胸廓的主要关节有肋椎关节和胸肋关节。

1. 肋椎关节(costovertebral joint)　包括肋头关节和肋横突关节(图 2-10)。这两个关节在功能上是联合关节,运动时肋骨沿肋头至肋结节的轴线旋转,使肋的前部上升或下降,以增

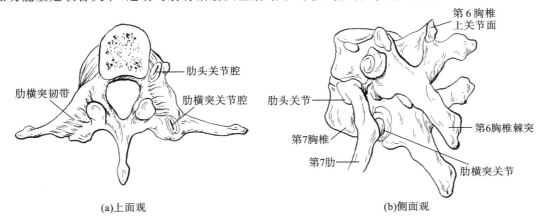

图 2-10　肋椎关节

大或缩小胸廓前后径和横径,从而改变胸腔的容积。

(1) 肋头关节(joint of costal head):由肋头的关节面与相应的胸椎体的肋凹构成,属于微动平面关节,且有短韧带加强。

(2) 肋横突关节(costotransverse joint):由肋结节关节面与相应的横突肋凹构成,亦属微动平面关节,有韧带加强。

2. 胸肋关节(sternocostal joints) 由第2~7肋软骨与胸骨相应的肋切迹构成,属微动关节。第1肋与胸骨柄之间为软骨结合,第8~10肋软骨的前端不直接与胸骨相连,而依次与上位肋软骨形成软骨连结,因此,在两侧各形成一个肋弓,第11和12肋的前端游离于腹壁肌肉之中(图2-11)。

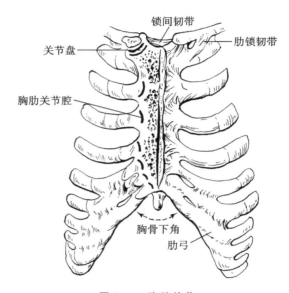

图 2-11 胸肋关节

3. 胸廓的整体观及其运动 成人胸廓近似圆锥形,前后径小于横径,上窄下宽,容纳胸腔脏器。胸廓有上、下两口和前、后、外侧壁。胸廓上口较小,由胸骨上缘、第1肋和第1胸椎体围成,是胸腔与颈部的通道。由于胸廓上口的平面与第1肋的方向一致,即向前下倾斜,故胸骨柄上缘约平对第2胸椎体下缘。胸廓下口宽而不整,由第12胸椎、第12及第11对肋前端、肋弓和剑突围成。两侧肋弓在中线构成向下开放的胸骨下角。剑突又将胸骨下角分成左、右剑肋角。剑突尖约平对第10胸椎下缘。胸廓前壁最短,由胸骨、肋软骨及肋骨前端构成,后壁较长,由胸椎和肋角内侧的部分肋骨构成;外侧壁最长,由肋骨体构成。相邻两肋之间的间隙称肋间隙(图2-12)。

胸廓除有保护、支持功能外,主要参与呼吸运动。吸气时,在肌的作用下,肋的前部抬高,伴以胸骨上升,从而加大了胸廓的前后径;肋上提时,肋体向外扩展,加大胸廓横径,使胸腔容积增大。呼气时,在重力和肌肉作用下,胸廓做相反的运动,使胸腔容积减小。胸腔容积的改变,促成了肺呼吸。

二、颅骨的连结

颅骨的连结可分为纤维连结、软骨连结和滑膜关节三种。

(一)颅骨的纤维连结和软骨连结

各颅骨之间,多借缝、软骨和骨相连结,彼此之间结合较为牢固。随着年龄的增长,趋于成年时都先后骨化而成为骨性结合。舌骨借韧带和肌与颅底相连。

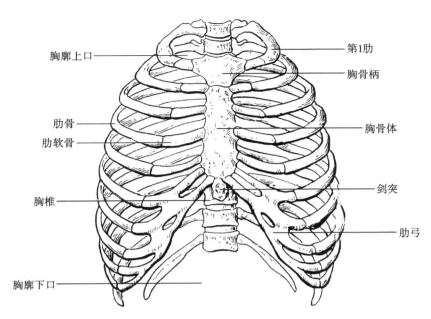

图 2-12 胸廓

胸廓上口 —— 第1肋
—— 胸骨柄
肋骨 —— 胸骨体
肋软骨 ——
—— 剑突
胸椎 ——
—— 肋弓
胸廓下口 ——

（二）颅骨的滑膜关节（颞下颌关节）

颞下颌关节（temporomandibular joint）又称下颌关节（mandibular joint）（图 2-13），由下颌骨的下颌头与颞骨的下颌窝和关节结节构成。关节囊松弛，上方附着于下颌窝和关节结节的周围，下方附着于下颌颈，囊外有从颧弓根部至下颌颈的外侧韧带予以加强。囊内有纤维软骨构成的关节盘，关节盘呈椭圆形，上面如鞍状，前凹后凸，周缘与关节囊相接，将关节腔分成上、下两部。关节囊的前部较薄弱，因此，下颌关节易向前脱位。

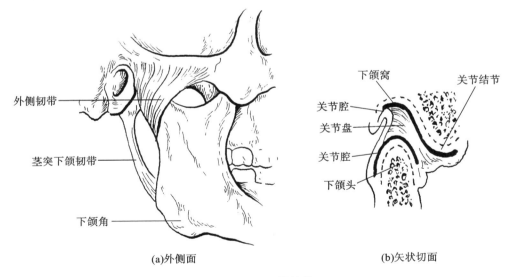

外侧韧带 ——

茎突下颌韧带 ——

下颌角 ——

(a)外侧面

下颌窝   关节结节
关节腔
关节盘
关节腔
下颌头

(b)矢状切面

图 2-13 颞下颌关节

关节的运动：两侧颞下颌关节必须同时运动，所以属于联动关节。下颌骨可做上提和下降、前进和后退以及侧方运动。其中，下颌骨上提和下降的运动发生在下关节腔，前进和后退的运动发生在上关节腔。侧方运动是一侧的下颌头对关节盘做旋转运动，而对侧的下颌头和关节盘一起对关节窝做前进的运动。张口是下颌骨下降并伴向前的运动，如张口过大，关节囊过分松弛时，下颌头可滑至关节结节的前方，而不能退回关节窝，造成下颌关节脱位。闭口则是下颌骨上提并伴有下颌头和关节盘一起滑回关节窝的运动。

第三节 附肢骨的连结

附肢的主要功能是运动,故其连结以滑膜关节为主。人类由于直立,上肢已从支持功能中解放出来,成为劳动的器官,因而上肢的关节以运动的灵活性为主;下肢还具有支持身体的重要作用,所以下肢的关节则以运动的稳定性为主。

一、上肢骨的连结

上肢骨的连结包括上肢带骨的连结和自由上肢骨的连结。

(一)上肢带骨的连结

1. 胸锁关节(sternoclavicular joint)(图 2-14) 是上肢与躯干连结的唯一关节,由锁骨的胸骨端与胸骨的锁切迹及第 1 肋软骨的上面构成,属于多轴关节。关节囊坚韧,周围被韧带增强,囊内有纤维软骨构成的关节盘,将关节腔分为外上和内下两部分。关节盘使关节头和关节窝相适应,由于关节盘下缘附着于第 1 肋软骨,所以能阻止锁骨向内上方脱位。胸锁关节允许锁骨外侧端向前、向后运动 20°～30°,向上、向下运动约 60°,并绕额状轴做微小的旋转和环转运动。胸锁关节的活动度虽小,但以此为支点,扩大了上肢的活动范围。

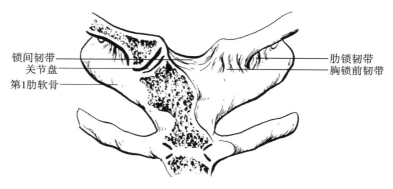

锁间韧带
关节盘
第1肋软骨
肋锁韧带
胸锁前韧带

图 2-14 胸锁关节

2. 肩锁关节(acromioclavicular joint) 由锁骨的肩峰端与肩峰的关节面构成,属于平面关节,是肩胛骨活动的支点。关节的上方有肩锁韧带增强,囊和锁骨下面有坚强的喙锁韧带连于喙突。囊内有时也有关节盘存在,关节活动度小。

3. 喙肩韧带(coracoacromial ligament) 为三角形的扁韧带,连于肩胛骨的喙突与肩峰之间,它与喙突、肩峰共同构成喙肩弓(coracoacromial arch),架于肩关节上方,有防止肱骨头向上脱位的作用。

(二)自由上肢骨的连结

1. 肩关节(shoulder joint)(图 2-15) 是典型的球窝关节,由肱骨头与肩胛骨关节盂构成。关节盂浅而小,虽然关节盂周缘有纤维软骨构成的盂唇,使之略为加深,但它仍仅容纳肱骨头的 1/4～1/3,因此,肩关节的运动幅度较大。

关节囊薄而松弛,其肩胛骨端附着于关节盂周缘,肱骨端附着于肱骨解剖颈,其内侧可达外科颈。在某些部位,滑膜层可形成滑液鞘或滑膜囊,以利于肌腱的活动。肱二头肌长头腱起于盂上结节,行于关节囊内,经结节间沟走出关节囊外,其在关节囊内的一段被滑膜包绕,形成结节间滑液鞘。

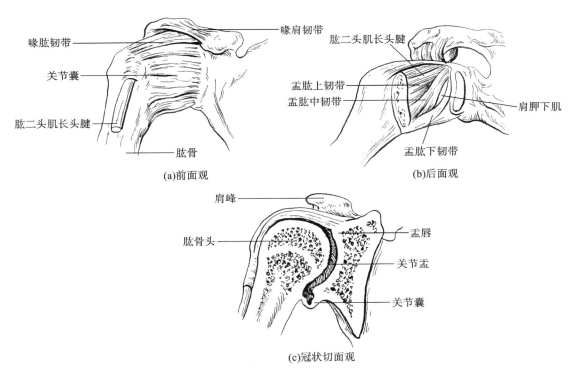

图 2-15　肩关节

喙肱韧带

关节囊

肱二头肌长头腱

肱骨

(a)前面观

喙肩韧带

肱二头肌长头腱

盂肱上韧带
盂肱中韧带

盂肱下韧带

肩胛下肌

(b)后面观

肩峰

肱骨头

盂唇

关节盂

关节囊

(c)冠状切面观

　　关节囊的韧带少且弱,囊的上壁有喙肱韧带(coracohumeral ligament),连结喙突至肱骨大结节,部分纤维编织于关节囊的纤维层,囊的前壁和后壁也有许多肌腱的纤维编入关节囊的纤维层,以增加关节的稳固性。囊的下壁没有肌腱和韧带加强,最为薄弱,故肩关节脱位时,肱骨头常从下壁脱出,发生前下方脱位。

　　肩关节为全身最灵活的关节,属球窝关节,可做三轴运动,即冠状轴上的屈、伸,矢状轴上的收、展,垂直轴上的旋内、旋外及环转运动。臂外展超过 40°,继续抬高至 180°时,常伴随着胸锁与肩锁关节的运动及肩胛骨的旋转运动。

　　2. 肘关节(elbow joint)　是由肱骨下端与尺、桡骨上端构成的复关节,包括三个关节(图 2-16)。

　　(1) 肱尺关节(humeroulnar joint):由肱骨滑车和尺骨滑车切迹构成。

　　(2) 肱桡关节(humeroradial joint):由肱骨小头和桡骨关节凹构成。

　　(3) 桡尺近侧关节(proximal radioulnar joint):由桡骨环状关节面和尺骨桡切迹构成。

　　上述 3 个关节包在一个关节囊内,关节囊前、后壁薄而松弛,两侧壁厚而紧张,并有韧带加强。桡侧副韧带位于囊的桡侧,由肱骨外上髁向下扩展,止于桡骨环状韧带。尺侧副韧带位于囊的尺侧,由肱骨内上髁向下呈扇形扩展,止于尺骨滑车切迹内侧线。桡骨环状韧带位于桡骨环状关节面的周围,两端附着于尺骨桡切迹的前、后缘,与尺骨桡切迹共同构成一个上口大下口小的骨纤维环,容纳桡骨头,防止桡骨头脱出。幼儿 4 岁以前,桡骨头尚在发育之中,环状韧带松弛,因此,在肘关节伸直位猛力牵拉前臂时,桡骨头被环状韧带卡住,发生桡骨小头半脱位。

　　肘关节的运动以肱尺关节为主,肱尺关节属滑车关节,主要行冠状轴上的屈、伸运动。伸前臂时,前臂偏向外侧,构成约 10°的外偏角,称提携角。肱桡关节虽属球窝关节,但因受肱尺关节的限制,只能做屈、伸和旋前、旋后运动。桡尺近侧关节与桡尺远侧关节联合,使前臂旋前和旋后。

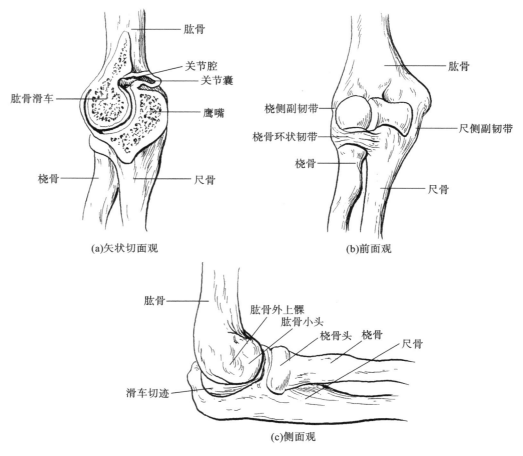

图 2-16　肘关节

肱骨内、外上髁和尺骨鹰嘴都易在体表扪及,当肘关节伸直时,此三点位于一条直线上,当肘关节屈至 90° 时,此三点的连线构成一尖端朝下的等腰三角形。肘关节发生后脱位时,鹰嘴向后上移位,三点位置关系发生改变。肱骨髁上骨折时,此三点位置关系不变。

3. 前臂骨连结　桡、尺骨借桡尺近侧关节、桡尺远侧关节和前臂骨间膜相连结(图 2-17)。

(1)前臂骨间膜(interosseous membrane of forearm):连结于尺骨和桡骨的骨间缘之间,是一坚韧的纤维膜,纤维的方向主要是从桡骨斜向下内达尺骨。当前臂处于旋前或旋后时,骨间膜松弛,前壁处于半旋前时,骨间膜最紧张,这也是骨间膜的最大宽度。因此,处理前臂骨折时,应将前臂固定于半旋前或半旋后位,以防骨间膜挛缩,影响愈后前臂的旋转功能。

(2)桡尺近侧关节:见肘关节。

(3)桡尺远侧关节(distal radioulnar joint):由尺骨头环状关节面构成关节头,由桡骨的尺切迹及自其下缘至尺骨茎突根部的关节盘共同构成关节窝。关节盘为一三角形纤维软骨板,将尺骨头与腕骨隔开。关节囊松弛,附着于关节面和关节盘周缘。桡尺近侧和远侧关节是联合关节,属于车轴关节。前臂可沿旋转轴做旋转运动。其旋转轴为通过桡骨头中心至尺骨头中心的连线,运动时,桡骨头在原位自转,而桡骨下端连同关节盘围绕尺骨头旋转,所以,实际上只是桡骨做旋转运动。当桡骨转至尺骨前方并与之相交叉时,手背向前,称为旋前。与此相反的运动,即桡骨转回到尺骨外侧,称为旋后。

4. 手关节(joints of hand)　包括桡腕关节、腕骨间关节、腕掌关节、掌骨间关节、掌指关节和手指间关节(图 2-18)。

(1)桡腕关节(radiocarpal joint):又称腕关节(wrist joint),是典型的椭圆关节,由桡骨的腕关节面和尺骨头下方的关节盘组成关节窝,手舟骨、月骨和三角骨的近侧关节面构成关节头。关节囊松弛,关节腔宽广,关节的前、后、两侧均有韧带加强,其中掌侧韧带较坚韧,因而腕后伸运动受到限制。桡腕关节可做屈、伸、展、收及环转运动。

(2)腕骨间关节(intercarpal joint):为相邻各腕骨之间构成的关节。可分为:①近侧列腕骨间关节;②远侧列腕骨间关节;③近侧列与远侧列腕骨之间的腕中关节。但各骨又借韧带连结成一整体,各关节腔彼此相通,属微动关节,只能做轻微的滑动和转动。实际生活中,腕骨间关节常和桡腕关节联合运动。

(3)腕掌关节(carpometacarpal joint):由远侧列腕骨与5个掌骨底构成。除拇指和小指的腕掌关节外,其余各指的腕掌关节运动范围极小。

拇指腕掌关节(carpometacarpal joint of thumb):由大多角骨与第1掌骨底构成,是典型的鞍状关节,为人类及灵长目所特有。关节囊松弛,可做屈、伸、收、展、环转和对掌运动。由于第1掌骨的位置向内侧旋转了近90°,故拇指的屈、伸运动发生在冠状面上。即拇指在手掌平面上向示指靠拢为屈,离开示指为伸;而拇指的收、展运动发生在矢状面上,即拇指在与手掌垂直的平面上离开示指为展,靠拢示指为收。换言之,如以手背平置于桌面,将拇指来回沿桌面伸向外侧并复原的运动是拇指的伸、屈运动;如将拇指提起对向房顶的运动则是展,反之,复原位则为收。对掌运动是拇指向掌心,拇指尖与其余四个指的掌侧面指尖相接触的运动,这一运动加深了手掌的凹陷,是人类进行握持和精细操作时所必需的主要动作。

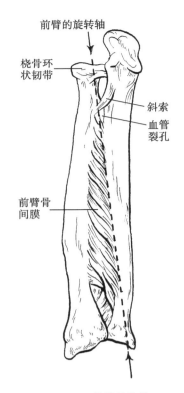

图 2-17　前臂骨连结

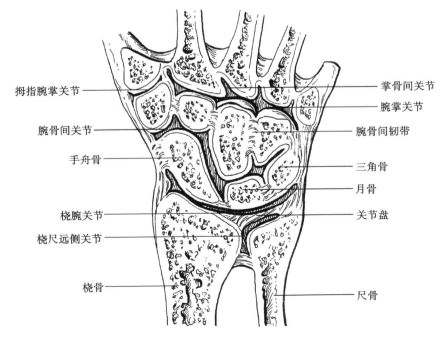

图 2-18　手关节(冠状切面)

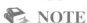

（4）掌骨间关节（intermetacarpal joint）：是第 2～5 掌骨底相互之间的平面关节，其关节腔与腕掌关节腔交通。

（5）掌指关节（metacarpophalangeal joint）：共 5 个，由掌骨头与近节指骨底构成。关节囊薄而松弛，其前、后有韧带增强，前面有掌侧韧带，较坚韧，并含有纤维软骨板；囊两侧有侧副韧带，从掌骨头两侧延向下附于指骨底两侧，此韧带在屈指时紧张，伸指时松弛。当指处于伸位时，掌指关节可做屈、伸、收、展及环转运动，旋转运动因受韧带限制，幅度甚微。当掌指关节处于屈位时，因掌骨头前面的关节面不是球形的，同时侧副韧带特别紧张，故仅允许做屈伸运动。手指的收展以通过中指的正中线为准，向中线靠拢为收，远离中线的运动是展。握拳时，掌指关节显露于手背的凸出处是掌骨头。

（6）指骨间关节（interphalangeal joint）：共 9 个，由各指相邻两节指骨的底与滑车构成，属典型的滑车关节。除拇指外，各指均有近侧和远侧两个手指间关节。关节囊松弛，两侧有韧带加强，只能做屈、伸运动，指屈曲时，指背凸出的部分是指骨滑车。

二、下肢骨的连结

下肢骨的连结包括下肢带骨的连结和自由下肢骨的连结。

（一）下肢带骨的连结

1. 骶髂关节（sacroiliac joint） 由骶骨和髂骨的耳状面构成，关节面凹凸不平，彼此结合很紧密。关节囊紧张，其前、后面均有韧带加强，分别称为骶髂前、后韧带。此外，后方尚有强厚的骶髂骨间韧带连于相对的骶、髂骨粗隆之间。骶髂关节结构牢固，活动性极小，适应下肢支持体重的功能。在妊娠后期其活动度可稍增大，以适应分娩功能。

2. 髋骨与脊柱间的韧带连结 髋骨与脊柱之间借下列韧带加固（图 2-19）。

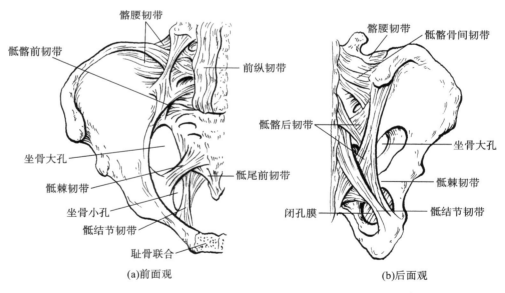

图 2-19　骨盆的韧带

（1）髂腰韧带（iliolumbar ligament）：强韧肥厚，由第 5 腰椎横突横行放散至髂嵴的后上部，有防止腰椎向下脱位的作用。

（2）骶结节韧带（sacrotuberous ligament）：位于骨盆后方，起自骶、尾骨的侧缘，呈扇形，集中附于坐骨结节内侧线。

（3）骶棘韧带（sacrospinous ligament）：位于骶结节韧带的前方，起自骶、尾骨侧缘，呈三角形，止于坐骨棘，其起始部为骶结节韧带所遮掩。

骶棘韧带与坐骨大切迹围成坐骨大孔(greater sciatic foramen),骶棘韧带、骶结节韧带和坐骨小切迹围成坐骨小孔(lesser sciatic foramen)。有肌肉、血管和神经等从盆腔经此二孔达臀部和会阴。

3. 耻骨联合(pubic symphysis)(图 2-20) 由两侧耻骨联合面借纤维软骨构成的耻骨间盘连结构成。耻骨间盘中往往出现一矢状位的裂隙,女性较男性的厚,裂隙也较大,孕妇和经产妇尤为显著。在耻骨联合的上方有连结两侧耻骨的耻骨上韧带,在下方有耻骨弓状韧带。耻骨联合的活动甚微,但在分娩过程中,可有轻度分离,以增大骨盆的径线。

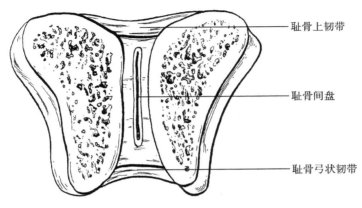

耻骨上韧带

耻骨间盘

耻骨弓状韧带

图 2-20 耻骨联合(冠状切面)

4. 髋骨的固有韧带 即闭孔膜(obturator membrane),封闭闭孔并供盆内外肌肉附着。膜上部与闭孔沟围成闭膜管(obturator canal),有神经、血管通过。

5. 骨盆(pelvis) 由左、右髋骨和骶、尾骨以及其间的骨连结构成。人体直立时,骨盆向前倾斜,两髂前上棘与两耻骨结节位于同一冠状面内,此时,尾骨尖与耻骨联合上缘居同一水平面上。骨盆以界线为界,分为上方的大骨盆和下方的小骨盆。界线(terminal line)是由骶骨的岬向两侧经弓状线、耻骨梳、耻骨结节至耻骨联合上缘构成的环形线,为大、小骨盆的分界。

大骨盆(greater pelvis)由界线上方的髂骨翼和骶骨构成。由于骨盆向前倾斜状,故大骨盆几乎没有骨性前壁。

小骨盆(lesser pelvis)即通常所说的骨盆,分为骨盆上口、骨盆下口和骨盆腔。骨盆上口由上述界线围成。骨盆下口由尾骨尖、骶结节韧带、坐骨结节、坐骨支、耻骨支和耻骨联合下缘围成,呈菱形。两侧坐骨支与耻骨下支连成耻骨弓,它们之间的夹角称为耻骨下角,男性为70°~75°,女性为90°~100°。骨盆上、下口之间的腔称骨盆腔,容纳直肠、膀胱及部分生殖器。骨盆腔是一前壁短、侧壁及后壁长的弯曲的管道,其中轴为骨盆轴,分娩时,胎儿循此轴娩出(图 2-21,图 2-22)。

骨盆具有传导重力和支持、保护盆腔脏器的作用,女性骨盆尚有孕育和娩出胎儿的功能,故性别差异显著(表 2-1)。

表 2-1 骨盆的性别差异

区别要点	男性	女性
骨盆形状	窄长	宽短
上口	心形	椭圆形
下口	较窄	较宽
盆腔	漏斗形	圆桶形
耻骨下角	70°~75°	90°~100°

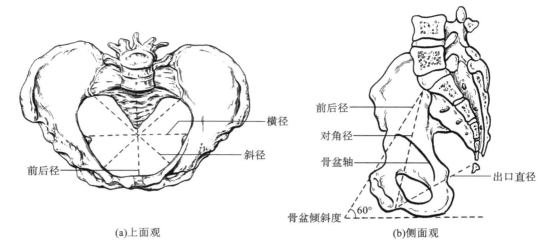

图 2-21　骨盆径线

(a)上面观　(b)侧面观

横径
斜径
前后径

前后径
对角径
骨盆轴
出口直径
骨盆倾斜度　60°

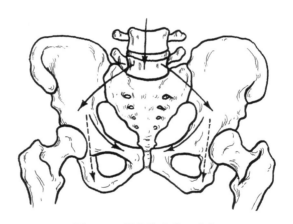

图 2-22　骨盆的力传导方向

（二）自由下肢骨的连结

1. 髋关节（hip joint）　由髋臼与股骨头构成，是典型的杵臼关节。髋臼的周缘附有纤维软骨构成的髋臼唇（acetabular labrum），以增加髋臼的深度。髋臼切迹被髋臼横韧带封闭，从而使髋臼内的半月形的关节面扩大为环形的关节面，增大了髋臼与股骨头的接触面。股骨头的关节面约为球形的 2/3，几乎全部纳入髋臼内，与髋臼的关节面接触，髋臼窝内充填有脂肪组织（图 2-23）。

关节囊紧张而坚韧，向上附着于髋臼周缘及横韧带，向下附着于股骨颈，前面达转子间线，后面仅包罩股骨颈的内侧 2/3，故股骨颈骨折可分为囊内、囊外骨折。关节囊周围有韧带加强：

（1）髂股韧带（iliofemoral ligament）：最为强健，起自髂前下棘，向下呈人字形，经关节囊前方止于转子间线。此韧带除增强关节囊外，还可限制大腿过伸，对维护人体直立姿势有很大作用。

（2）股骨头韧带（ligament of head of femur）：为囊内韧带，连结于股骨头凹和髋臼横韧带之间，为滑膜所包被，内含营养股骨头的血管（图 2-24）。

髋关节可做三轴运动：在冠状轴上的前屈、后伸，矢状轴上的内收、外展，垂直轴上的旋内、旋外以及环转运动。但由于股骨头深藏于髋臼内，关节囊紧张而坚韧，又受各种韧带的限制，故其运动幅度远不及肩关节，而具有较大的稳固性，以适应其承重和下肢行走的功能。关节囊

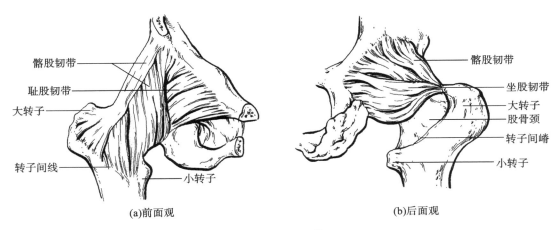

(a)前面观　　　　　　　　　　　　　(b)后面观

图 2-23　髋关节

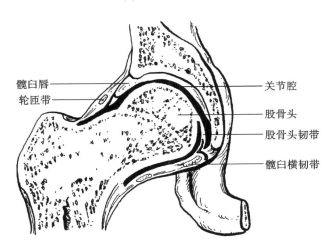

图 2-24　髋关节（冠状切面）

后下部较薄弱，脱位时，股骨头易向下方脱位。

2. 膝关节（knee joint） 是人体最大最复杂的关节，由股骨下端、胫骨上端和髌骨构成。髌骨与股骨的髌面相接，股骨的内、外侧髁分别与胫骨的内、外侧髁相对（图 2-25）。

1）韧带　膝关节的关节囊薄而松弛，附于各关节面的周缘，周围有韧带加固，以增加关节的稳定性。主要韧带有：

（1）髌韧带（patellar ligament）：位于关节囊的前壁，是股四头肌腱向下包裹髌骨形成，起于髌骨下缘，止于胫骨粗隆，是股四头肌腱的下续部分。

（2）腓侧副韧带（fibular collateral ligament）：位于关节囊的外侧，呈条索状，上方附于股骨外上髁，下方附于腓骨头，与关节囊之间留有间隙。

（3）胫侧副韧带（tibial collateral ligament）：位于关节囊的内侧，呈宽扁束状，起自股骨内上髁，止于胫骨内侧髁的内侧面，与关节囊和内侧半月板紧密结合。

胫侧副韧带和腓侧副韧带在伸膝时紧张，屈膝时松弛，半屈膝时最松弛，因此，半屈膝时允许膝关节做少许内旋和外旋运动。

（4）膝交叉韧带（cruciate ligament of knee）：在关节囊内还有由滑膜衬覆的膝交叉韧带，有前、后两条。

前交叉韧带（anterior cruciate ligament）起自胫骨髁间隆起的前方，斜向后上外方，附于股骨外侧髁的内侧面。

知识链接 2-2

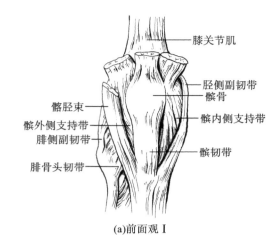

(a)前面观Ⅰ

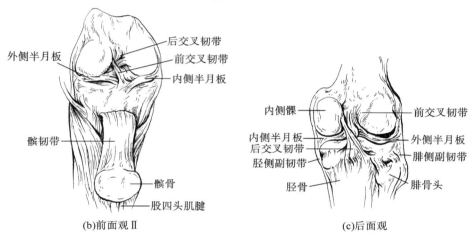

(b)前面观Ⅱ (c)后面观

图 2-25　膝关节

后交叉韧带(posterior cruciate ligament)起自胫骨髁间隆起的后方,斜向前上内方,附于股骨内侧髁的外侧面。

膝交叉韧带牢固地连结股骨和胫骨,可防止胫骨沿股骨向前、后移位。前交叉韧带在伸膝时最紧张,能防止胫骨前移,后交叉韧带在屈膝时最紧张,可防止胫骨后移。

2)半月板(meniscus)　在股骨内、外侧髁与胫骨内、外侧髁的关节面之间,垫有两块由纤维软骨构成的半月板,分别称内侧半月板和外侧半月板。半月板下面平坦,上面凹陷,外缘厚,内缘薄,两端借韧带附着于胫骨髁间隆起(图 2-26)。

内侧半月板(medial meniscus)较大,呈"C"形,前端窄后份宽,外缘与关节囊及胫侧副韧带紧密相连。

外侧半月板(lateral meniscus)较小,近似"O"形,外缘亦与关节囊相连,但囊和腓侧副韧带之间隔有腘肌腱。

半月板的存在,使关节面适合,既增大了关节窝的深度,使膝关节稳固,又可同股骨髁一起对胫骨做旋转运动,具有缓冲压力,吸收震荡,起弹性垫的作用。由于半月板随着膝关节的运动而移动,因此,在强力骤然动作时,易造成损伤或撕裂。

3)滑膜囊和滑膜襞　关节囊的滑膜在髌骨上缘以上,沿股骨下端的前面,向上突出于股四头肌腱的深面,达 5 cm 左右,形成髌上囊,与关节腔相通。另外,还有不与关节腔相通的滑液囊,如位于髌韧带与胫骨上端之间的髌下深囊。在髌骨下方中线的两侧,滑膜层部分突向关节腔内,形成一对翼状襞,襞内含有脂肪组织,充填于关节腔内的空隙。

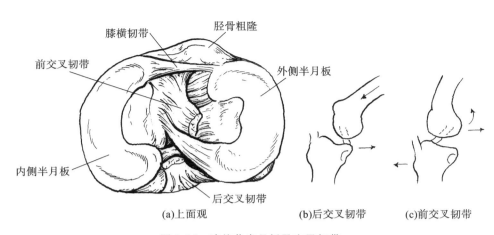

前交叉韧带　膝横韧带　胫骨粗隆
　　　　　　　　　　　　　　外侧半月板
内侧半月板
　　　　后交叉韧带
(a)上面观　　　(b)后交叉韧带　　　(c)前交叉韧带

图 2-26　膝关节半月板及交叉韧带

膝关节属于屈戌关节，主要做屈、伸运动，屈可达 130°，伸不超过 10°。膝在半屈位时，小腿尚可做旋转运动，即胫骨髁沿垂直轴对半月板和股骨髁的运动，总共可达 40°。半月板的形态和位置，随膝关节的运动而改变，屈膝时，半月板滑向后方，伸膝时滑向前方；屈膝旋转时，一个半月板滑向前，另一个滑向后。例如，当急剧伸小腿并做强力旋转（如踢足球）时，原移位的半月板尚未来得及前滑，被膝关节上、下关节面挤住，即可发生半月板挤伤或破裂。由于内侧半月板与关节囊及胫骨副韧带紧密相连，因而内侧半月板损伤机会较多。

3. 胫腓连结　胫、腓二骨的连结紧密，上端由胫骨外侧髁的腓关节面与腓骨头构成微动的胫腓关节（tibiofibular joint），两骨干间有坚韧的小腿骨间膜（crural interosseous membrane）连结，下端借胫腓前、后韧带构成坚强的韧带连结，所以小腿两骨间活动度甚小。必要时腓骨可以部分切除，切除后，并不影响下肢的功能。

4. 足关节（joints of foot）　包括距小腿关节、跗骨间关节、跗跖关节、跖骨间关节、跖趾关节和趾骨间关节（图 2-27）。

（1）距小腿关节（talocrural joint）：亦称踝关节（ankle joint），由胫腓骨的下端与距骨滑车构成，关节囊附着于各关节面的周围，其前、后壁薄而松弛，两侧有韧带加强，内侧有内侧韧带（又名三角韧带）（medial ligament），起自内踝尖，向下呈扇形展开，止于足舟骨、距骨和跟骨，很坚韧。外侧有三条独立的韧带，前为距腓前韧带（anterior talofibular ligament），中为跟腓韧带（calcaneofibular ligament），后为距腓后韧带（posterior talofibular ligament），三条韧带均起自外踝，分别向前、向下、向后内，止于距骨和跟骨，均较薄弱（图 2-28）。

踝关节属屈戌关节，能做背屈（伸）和跖屈（屈）运动。距骨滑车前宽后窄，当背屈时，较宽的滑车前部嵌入关节窝内，关节较稳定；但在跖屈时，由于较窄的滑车后部进入关节窝内，于是足能做轻微的侧方运动，此时关节不够稳定，故踝关节扭伤多发生在跖屈（如下坡、下山和下楼等）的情况下。

（2）跗骨间关节（intertarsal joint）：为跗骨诸骨之间的关节，数目较多，以距跟关节（距下关节）（talocalcaneal（subtalar）joint）、距跟舟关节（talocalcaneonavicular joint）和跟骰关节（calcaneocuboid joint）较为重要。

跗骨各骨之间还借许多坚强的韧带相连结，主要的韧带有：跟舟足底韧带，又名跳跃韧带，连于跟骨与足舟骨之间，位于足底，对维持足弓起重要作用；分歧韧带，呈"V"字形，起自跟骨背面，向前分为两股，分别止于足舟骨和骰骨；在足底，尚有一些强韧的韧带，连结跟骨、骰骨和跖骨底，对维持足的纵弓具有重要意义。

距跟关节和距跟舟关节在机能上是联合关节，运动时，跟骨与舟骨连同其余的足骨对距骨

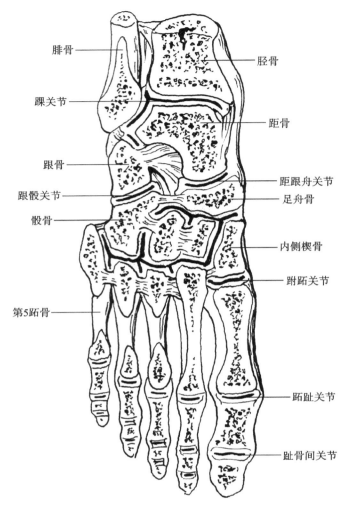

腓骨

踝关节

跟骨

跟骰关节

骰骨

第5跖骨

胫骨

距骨

距跟舟关节

足舟骨

内侧楔骨

跗跖关节

跖趾关节

趾骨间关节

图 2-27　足关节(水平切面)

做内翻或外翻运动。足的内侧缘提起,足底转向内侧称内翻;足的外侧缘提起,足底转向外侧称外翻。内、外翻常与踝关节协同运动。即内翻常伴以足的跖屈,外翻常伴以足的背屈。跟骰关节和距跟舟关节联合构成跗横关节(transverse tarsal joint)(又名 Chopart 关节),其关节线横过附骨中份,呈横位的"S"形,内侧部凸向前,外侧部凸向后,实际上由于两关节的关节腔互不相通,因此,在解剖学上实为两个独立的关节。临床上常沿此线进行足的离断。

(3) 跗跖关节(tarsometatarsal joint):又名 Lisfranc 关节,由 3 块楔骨和骰骨的前端与 5块跖骨的底构成,属平面关节,可做轻微滑动及屈、伸运动。

(4) 跖骨间关节(intermetatarsal joint):由第 2～5 跖骨底毗邻面构成。属平面关节,连结紧密,活动甚微。

(5) 跖趾关节(metatarsophalangeal joint):由跖骨头与近节趾骨底构成,可做轻微的屈、伸和收、展运动。

(6) 趾骨间关节(interphalangeal joint):由各趾相邻的两节趾骨的底与滑车构成,可做屈、伸运动。

5. 足弓 (arch of foot) (图 2-29)　附骨和跖骨借其连结而形成的凸向上的弓,称足弓。可分为前后方向的内、外侧纵弓和内外方向的一个横弓。内侧纵弓由跟骨、距骨、舟骨、3 块楔骨以及内侧 3 个跖骨连结构成,弓的最高点为距骨头。外侧纵弓由跟骨、骰骨和外侧 2 个跖骨构

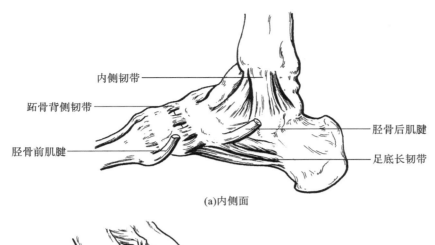

内侧韧带

距骨背侧韧带

胫骨前肌腱

胫骨后肌腱

足底长韧带

(a)内侧面

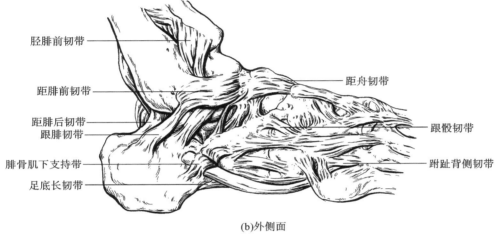

胫腓前韧带

距腓前韧带

距腓后韧带
跟腓韧带

腓骨肌下支持带

足底长韧带

距舟韧带

跟骰韧带

跗趾背侧韧带

(b)外侧面

图 2-28 踝关节周围韧带

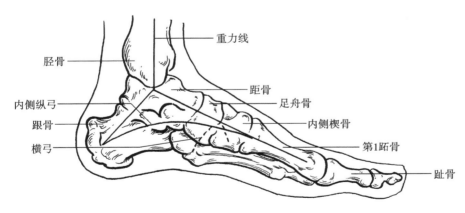

胫骨

内侧纵弓

跟骨

横弓

重力线

距骨

足舟骨

内侧楔骨

第1跖骨

趾骨

图 2-29 足弓

成,弓的最高点在骰骨。内侧纵弓较外侧纵弓为高。横弓由骰骨、3 块楔骨和跖骨构成,最高点在中间楔骨。足弓增加了足的弹性,使足成为具有弹性的"三脚架"。人体的重力从踝关节经距骨向前、向后传到距骨头和跟骨结节,从而保证直立时足底着地支撑的稳固性,在行走和跳跃时发挥弹性和缓冲震荡的作用,同时还可保护足底的血管和神经免受压迫,减少地面对身体的冲击,以保护体内器官,特别是脑免受震荡。足弓的维持,除各骨的连结外,足底的韧带以及足底的长、短肌腱的牵引对足弓的维持也起着重要作用。这些韧带虽很坚韧,但它们缺乏主动收缩能力,一旦被拉长或受到损伤,足弓便有可能塌陷,成为扁平足。

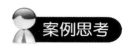

案例思考2-1
问题解析

能力检测答案

患者,男,48岁,主诉:双膝关节肿痛,行走困难半个月,患者有类风湿关节炎史。本次患病前因栽种烤烟劳累,再加受潮湿,感周身关节疼痛不适,尤以膝关节为甚,自觉膝部肿胀,行走极为不便。经乡卫生院输注青霉素、氢化可的松后,周身关节疼痛减轻。膝关节肿痛反而加剧。

查体:双膝弥漫性肿胀,皮色光亮,伸屈不利,不能下蹲及行走,浮髌试验(一),红细胞沉降率40 mm/h。X线检查示膝关节骨质未见异常。

诊断:类风湿关节炎、双膝关节积液。

提问:试述膝关节的组成、结构特点和运动方式。

能力检测

1. 滑膜关节的基本结构是(　　　)。
A.关节面、关节囊、关节内韧带　　　B.关节面、关节囊、关节内软骨
C.关节腔、关节囊、关节内软骨　　　D.关节面、关节囊、关节腔
E.关节面、关节腔、关节内软骨

2. 能防止脊柱过度后伸的韧带是(　　　)。
A.项韧带　　　B.棘间韧带　　　C.棘上韧带　　　D.前纵韧带　　　E.黄韧带

3. 髋关节能做的运动有(　　　)。
A.屈、伸　　　　　　　B.收、展　　　　　　　C.旋转
D.环转　　　　　　　E.以上均正确

4. 全身最复杂的关节是(　　　)。
A.下颌关节　　　B.肩关节　　　C.肘关节　　　D.髋关节　　　E.膝关节

5. 关节的基本结构和辅助结构各有哪些?

6. 试述肩关节的组成、结构特点和运动方式。

(李艳伟)

第三章 肌 学

学习要点

1. 躯干肌的主要肌群(肌)的位置和组成,膈肌的位置、形态及 3 个裂孔的位置及通过结构,腹直肌鞘的形成,腹股沟管位置、通过结构和四壁构成。

2. 面肌、咀嚼肌的位置、组成,斜角肌间隙的位置、通过结构。

3. 上肢肌和下肢肌的主要肌群(肌)的位置和组成。

第一节 概 述

肌(muscle)根据组织结构和功能不同可分为骨骼肌、心肌和平滑肌。运动系统的肌均属于骨骼肌,为运动系统的动力部分,一般附着于骨骼,可随人的意志而收缩,所以又称随意肌(voluntary muscle),但有少数骨骼肌附着于皮肤,称为皮肌,如面部的表情肌、颈部的颈阔肌等。

骨骼肌在人体内分布极为广泛,约有 600 块,占体重的 40%。每块肌都具有一定的形态、结构、位置和辅助装置,执行一定的功能,且有丰富的血管和淋巴管分布,并接受神经的支配,所以每块肌都可看成一个器官。

一、肌的形态与结构

每块骨骼肌包括肌腹和肌腱两部分。肌腹(muscle belly)为肌性部分,主要由肌纤维组成,色红、柔软,具有一定的收缩和舒张功能。肌腱(tendon)主要由平行致密的胶原纤维束构成,色白、强韧而无收缩功能。

肌的形态多种多样,按其外形大致可分为长肌、短肌、扁肌和轮匝肌四种(图 3-1)。长肌(long muscle)的肌束通常与肌的长轴平行,收缩时肌显著缩短,可引起大幅度的运动,多见于四肢。有些长肌的起端有两个以上的头,以后聚成一个肌腹,可被称为二头肌、三头肌或四头肌;还有些长肌肌腹被中间腱划分成两个肌腹,如二腹肌;或有多个肌腹融合而成,中间隔以腱划,如腹直肌。短肌(short muscle)小而短,有明显的节段性,收缩幅度较小,多见于躯干深层。扁肌(flat muscle)宽扁呈薄片状,多见于胸腹壁,除运动功能外还兼有保护内脏功能,其腱性部分呈薄膜状,称腱膜(aponeurosis)。轮匝肌(orbicular muscle)主要由环形的肌纤维构成,位于孔裂的周围,收缩时可以关闭孔裂。

二、肌的起止、配布和作用

骨骼肌通常以两端附着于两块或两块以上的骨面上,中间跨过一个或多个关节。肌收缩时使两骨彼此靠近而产生运动,其中一骨的位置相对固定,另一块骨相对移动。肌在固定骨上

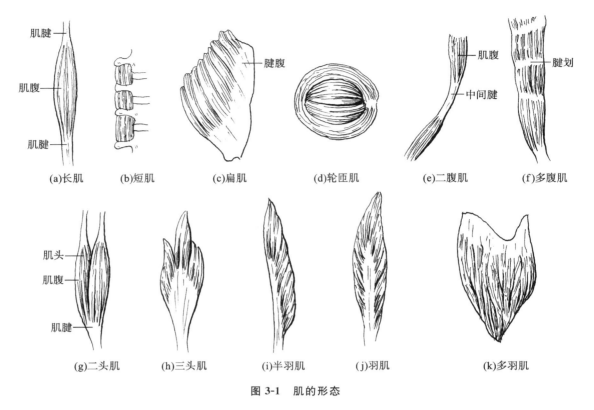

(a)长肌　(b)短肌　(c)扁肌　(d)轮匝肌　(e)二腹肌　(f)多腹肌

(g)二头肌　(h)三头肌　(i)半羽肌　(j)羽肌　(k)多羽肌

图 3-1　肌的形态

的附着点称为起点（origin）或定点（fixed attachment），而在移动骨上的附着点称为止点（insertion）或动点（movable attachment）（图 3-2）。通常把接近身体正中面或四肢部靠近近侧端的附着点看作起点，反之为止点。由于运动复杂多样化，肌肉的定点和动点在一定条件下，可以相互转换。

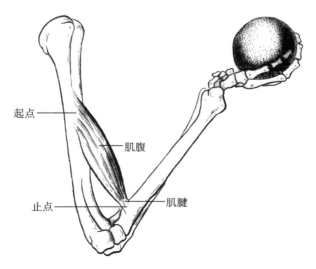

图 3-2　肌的起点、止点

肌在关节周围配布的方式和多少与关节的运动类型密切相关，即在一个运动轴相对侧至少配布有两组运动方向完全相反的肌，这些起着相互对抗作用的肌称为拮抗肌（antagonist）；而在一个运动轴同侧配布并具有相同作用的两组或多组肌，称为协同肌（synergist）。各关节运动轴数目不同，因而其周围配布的肌组数量也不同。单轴关节通常配布两组肌，如肘关节前方的屈肌组和后方的伸肌组；双轴关节周围通常有四组肌，如桡腕关节除有屈、伸肌组外，还配有内收和外展肌组;三轴关节周围配布有六组肌,如肩关节除有屈、伸、内收和外展肌组外,还有旋内和旋外两组肌。各肌在神经系统的支配调节下,彼此协调,相辅相成,完成各种动作。

人体骨骼肌的配布与人类直立姿势和劳动有密切关系,为适应人体的直立姿势,项背部、臀部和小腿后面以及维持足弓的肌都特别发达;由于上、下肢的分工和劳动的影响,下肢肌比上肢肌强大,上肢的屈肌比伸肌强大,手肌比足肌分化程度高;此外,由于人类有语言和思维活动,舌肌、喉肌和面肌也得到高度的分化。

三、肌的命名

骨骼肌可根据其形状、大小、位置、起止点、纤维方向和作用等命名。按形态命名的有斜方肌、菱形肌、三角肌、梨状肌等;按位置命名的有肩胛下肌、冈上肌、冈下肌、肱肌等;按位置和大小综合命名的有胸大肌、胸小肌、臀大肌等;按起止点命名的有胸锁乳突肌、肩胛舌骨肌等;按纤维方向和部位综合命名的有腹外斜肌、肋间外肌等;按作用命名的有旋后肌、咬肌等;按作用结合其他因素综合命名的有旋前圆肌、指浅屈肌等。了解肌的命名原则有助于学习和记忆。

四、肌的辅助装置

骨骼肌的周围有筋膜、滑膜囊、腱鞘和籽骨等辅助装置,有协助肌的活动、保持肌的位置、减少运动时的摩擦和保护等功能。

(一) 筋膜

筋膜(fascia)由结缔组织构成,分浅筋膜和深筋膜两种(图 3-3)。

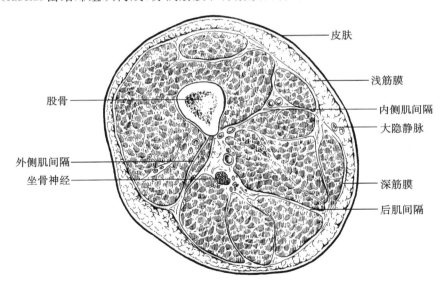

图 3-3 大腿中部水平切面(示筋膜)

1. 浅筋膜(superficial fascia) 又称皮下筋膜,位于真皮之下,包被全身各部,由疏松结缔组织构成。内含浅动脉、皮下静脉、皮神经、淋巴管及脂肪等,有些局部还可有乳腺和皮肌。浅筋膜对位于其深部的肌、血管和神经有一定的保护作用。

2. 深筋膜(deep fascia) 又称固有筋膜,由致密结缔组织构成,位于浅筋膜的深面,它包被体壁、四肢的肌和血管神经等。深筋膜与肌的关系非常密切,随肌的分层而分层,在四肢,深筋膜插入肌群之间,并附着于骨,构成肌间隔,或包绕肌群构成筋膜鞘,除保护作用外,可分隔肌群或肌群中的各个肌,以保证肌群或各肌能单独进行活动;深筋膜还包绕血管、神经形成血管神经鞘;在肌数目众多而骨面不够广阔的部位,它可供肌的附着或作为肌的起点。此外,它还能形成一些结构,如在腕部和踝部,深筋膜增厚形成支持带,对经过其深部的肌腱有支持和约束作用。在病理的情况下,筋膜可潴留脓液、限制炎症的扩散,临床上可根据筋膜的间隙通向推测积液的蔓延方向。

(二)滑膜囊

滑膜囊(synovial bursa)为封闭的结缔组织小囊,壁薄,内有滑液,多位于腱与骨面相接触处,以减少两者之间的摩擦。有的滑膜囊在关节附近和关节腔相通。滑膜囊炎症可影响肢体局部的运动功能。

(三)腱鞘

腱鞘(tendinous sheath)是包围在肌腱外面的鞘管,存在于活动性较大的部位,如腕、踝、手指和足趾等处(图 3-4),它使腱固定于一定的位置,并减少腱与骨面的摩擦。腱鞘可分纤维层和滑膜层两部分。纤维层(fibrous layer)又称腱纤维鞘(fibrous sheath of tendon),它位于外层,为深筋膜增厚所形成的骨性纤维管道,对肌腱起滑车和约束作用。滑膜层(synovial layer)又称腱滑膜鞘(synovial sheath of tendon),位于腱纤维鞘内,由滑膜构成的双层圆筒形的鞘。其内层包在肌腱的表面,称为脏层;外层贴在腱纤维层的内面和骨面,称为壁层。脏、壁两层相互移行,形成鞘膜腔,内含少量滑液,使肌腱能在鞘内自由滑动。腱滑膜鞘在骨面移行到肌腱的部分,称为腱系膜(mesotendon),其中有供应肌腱的血管通过。若手指不恰当地做长期、过度而快速的活动,可导致腱鞘损伤,产生疼痛并影响肌腱的滑动,临床上称为腱鞘炎,为常见多发病之一。

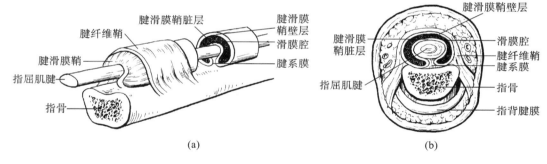

图 3-4　腱鞘示意图

(四)籽骨

籽骨(sesamoid bone)是发生在某些肌腱内的扁圆形小骨,髌骨是人体最大的籽骨。籽骨在运动中可以减少肌腱与骨面的摩擦并改变骨骼肌牵引方向。

第二节　头　颈　肌

一、头肌

头肌分为面肌和咀嚼肌两部分。

(一)面肌

面肌为扁薄的皮肌,数量多,位置表浅,多起自颅骨,止于面部皮肤,主要分布于口裂、眼裂和鼻孔周围,收缩时可开大或关闭孔裂,同时牵动皮肤,显示出各种不同的表情,故又称表情肌。

1. 颅顶肌(epicranius)　扁而薄,左右各有一块枕额肌(图 3-5,图 3-6),它由两个肌腹和中间的帽状腱膜（galea aponeurotica）构成。前方的肌腹位于额部皮下，止于眉部皮肤，称额腹（frontal belly），后方的肌腹位于枕部皮下，起自枕骨，称枕腹（occipital belly），帽状腱膜很坚韧，连于两肌腹，该肌收缩时，额腹可提眉并使额部皮肤出现皱纹，枕腹可向后牵拉帽状腱膜。

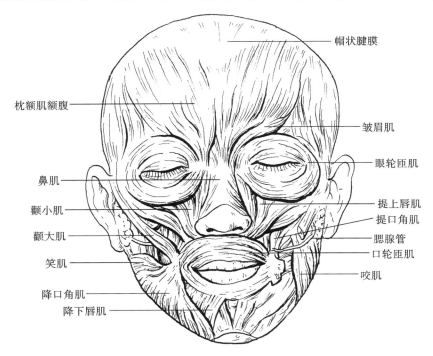

图 3-5 头肌（前面观）

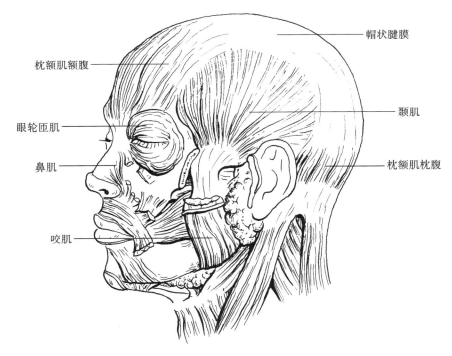

图 3-6 头肌（侧面观）

2. 眼轮匝肌（orbicularis oculi） 位于眼裂周围，呈扁椭圆环形，分为眶部、睑部和泪囊部。收缩时可使眼裂闭合，由于少量肌束附着于泪囊后面，故当肌收缩闭眼时，可同时扩张泪囊，促使泪液经鼻泪管流向鼻腔。

3. 口周围肌 口周围肌位于口裂周围,包括辐射状肌和环形肌。辐射状肌分别位于口唇的上、下方,能上提上唇,降下唇或拉口角向上、向下或向外,其中在面颊深部有一对颊肌(buccinator),收缩时可使唇、颊紧贴牙齿,帮助咀嚼和吸吮,还可以外拉口角。围绕口裂的环形肌称口轮匝肌(orbicularis oris),收缩时闭口,并使上、下唇与牙贴紧,与颊肌共同作用时,可做吹口哨动作。

4. 鼻肌 鼻肌不发达,为几块扁薄小肌,分布在鼻孔周围,有开大或缩小鼻孔的作用(图3-5,图3-6)。

（二）咀嚼肌

咀嚼肌包括咬肌、颞肌、翼内肌和翼外肌,配布于下颌关节周围,参与咀嚼运动。

1. 颞肌(temporalis) 扇形,起自颞窝,向下止于下颌骨的冠突。收缩可上提下颌骨,并向后牵拉下颌骨(图3-5,图3-6)。

2. 咬肌(masseter) 长方形,起自颧弓,止于下颌角的外侧面。收缩可上提下颌骨,并向前牵引下颌骨(图3-5,图3-6)。

3. 翼内肌(medial pterygoid) 起自翼突,止于下颌角内面的翼肌粗隆。收缩可上提并向前运动下颌骨(图3-7)。

4. 翼外肌(lateral pterygoid) 起自蝶骨大翼和翼突,止于下颌颈,收缩可使下颌骨向前,并做侧方运动(图3-7)。

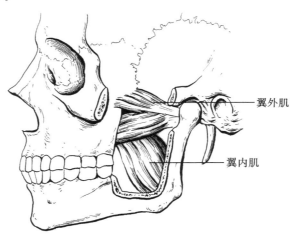

图3-7 翼内肌和翼外肌

二、颈肌

颈肌按位置分为颈浅肌和颈外侧肌、颈前肌、颈深肌三群。

（一）颈浅肌和颈外侧肌

1. 颈阔肌(platysma) 位于颈前部两侧的浅筋膜中,薄而宽阔。起于胸大肌和三角肌表面的筋膜,向上内止于口角、下颌骨下缘及面下部皮肤。收缩可下拉口角并使颈部出现皮纹(图3-8)。

2. 胸锁乳突肌(sternocleidomastoid) 位于颈部两侧、颈阔肌的深面。起于胸骨柄和锁骨的胸骨端,止于颞骨乳突。一侧收缩使头向同侧倾斜,面转向对侧,双侧同时收缩使头后仰。胸锁乳突肌位置表浅,体表可见其轮廓,是重要的肌性标志(图3-8)。

（二）颈前肌

1. 舌骨上肌群 位于舌骨与下颌骨和颅底之间,每侧4块(图3-9,图3-10)。主要作用是上提舌骨,协助吞咽,舌骨固定时可下降下颌骨,协助张口。

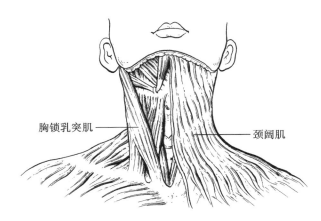

图 3-8　颈浅肌和颈外侧肌

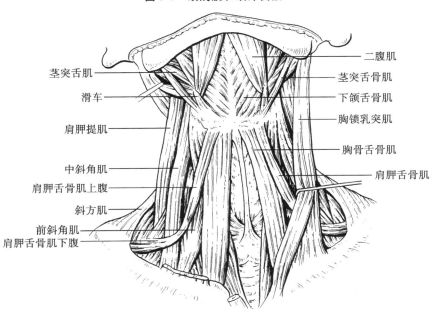

图 3-9　颈肌（前面观）

（1）二腹肌（digastric）：在下颌骨的下方，有前、后二腹。前腹起自下颌骨二腹肌窝，斜向后下方；后腹起自乳突内侧，斜向前下；两个肌腹以中间腱相连，中间腱借筋膜形成滑车止于舌骨。

（2）下颌舌骨肌（mylohyoid）：宽而薄，在二腹肌前腹的深部，起自下颌骨，止于舌骨，并与对侧肌会合于正中线，组成口腔底。

（3）茎突舌骨肌（stylohyoid）：居二腹肌后腹之上，并与之伴行，起自茎突，止于舌骨。

（4）颏舌骨肌（geniohyoid）：在下颌舌骨肌深面，起自颏棘，止于舌骨。

2. 舌骨下肌群　位于颈前部，舌骨下方正中线的两旁，覆盖于喉、气管及甲状腺的前方，每侧 4 块（图 3-9，图 3-10）。收缩时可下降舌骨，并能提喉协助吞咽和发音。

（1）胸骨舌骨肌（sternohyoid）：为薄片带状肌，在颈部正中线的两侧。

（2）肩胛舌骨肌（omohyoid）：在胸骨舌骨肌的外侧，为细长带状肌，分为上腹、下腹和中间腱。

（3）胸骨甲状肌（sternothyroid）：在胸骨舌骨肌深面。

（4）甲状舌骨肌（thyrohyoid）：为一块短小的肌，在胸骨甲状肌的上方，被胸骨舌骨肌遮盖。

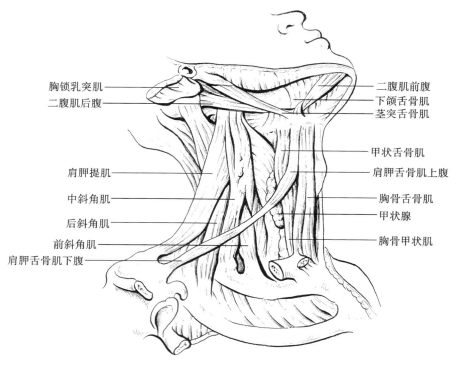

图 3-10　颈肌(侧面观)

（三）颈深肌

知识链接 3-1

颈深肌位于脊柱的两侧和前方,分内、外侧两群。外侧群由前向后依次有前斜角肌、中斜角肌、后斜角肌,均起自颈椎横突,前、中斜角肌止于第 1 肋,后斜角肌止于第 2 肋。前、中斜角肌与第 1 肋围成三角形的裂隙,称斜角肌间隙(scalene fissure),有锁骨下动脉和臂丛神经通过(图 3-11)。当胸廓固定时,一侧斜角肌收缩使颈向同侧屈,双侧同时收缩使颈前屈,当颈部固定时,双侧肌收缩可提第 1、2 肋助吸气。

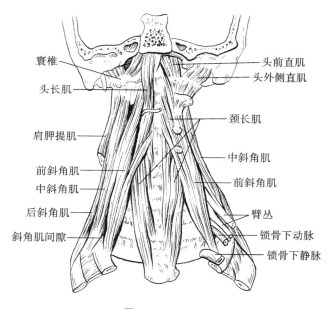

图 3-11　颈深肌

第三节 躯 干 肌

躯干肌包括背肌、胸肌、膈、腹肌和会阴肌,会阴肌在生殖系统阐述。

一、背肌

背肌位于躯干的背侧,分背浅肌和背深肌两群。

(一)背浅肌

背浅肌分为两层,均起自脊柱的不同部位,止于上肢带骨或肱骨。浅层有斜方肌和背阔肌,其深面有肩胛提肌和菱形肌(图 3-12)。

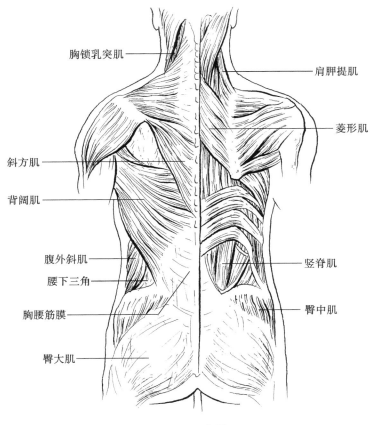

图 3-12 背肌

1. 斜方肌(trapezius) 位于项部及背上部浅层。一侧呈三角形,两侧呈斜方形,起自上项线、枕外隆凸、项韧带、第 7 颈椎和全部胸椎棘突,止于锁骨的外侧 1/3、肩峰和肩胛冈。上部肌束收缩可上提肩胛骨,下部肌束收缩可下降肩胛骨,全肌收缩使肩胛骨向脊柱靠拢。

2. 背阔肌(latissimus dorsi) 为全身最大的扁肌,位于背下部、腰部和胸侧壁。起自下位 6 个胸椎的棘突、全部腰椎棘突、骶正中嵴和髂嵴后份,肌束向外上方集中,止于肱骨小结节嵴。收缩时可使肩关节内收、旋内和后伸,上肢固定时可上提躯干。

3. 肩胛提肌(levator scapulae) 呈带状位于项部两侧,斜方肌深面。起自上位 4 个颈椎的横突,止于肩胛骨的上角和内侧缘的上部。收缩时可上提肩胛骨,当肩胛骨固定时,可使颈向同侧屈及后仰。

4. 菱形肌(rhomboideus) 位于斜方肌中部深面,呈菱形,起自下位 2 个颈椎和上位 4 个胸椎的棘突,止于肩胛骨的内侧缘。收缩时可使肩胛骨向脊柱靠拢并向上移动。

（二）背深肌

背深肌在脊柱两侧排列,分为长肌和短肌。长肌位置较浅,主要有竖脊肌和夹肌等,短肌位于深部(图 3-12)。

竖脊肌(erector spinae)又称骶棘肌,为背肌中最长、最大的肌,纵列于脊柱棘突两侧沟内,斜方肌和背阔肌深面。起自骶骨背面和髂嵴的后部,向上分出三群肌束,沿途止于椎骨和肋骨,并到达颞骨乳突。双侧同时收缩时使脊柱后伸和仰头,一侧收缩使脊柱侧屈。

（三）胸腰筋膜

胸腰筋膜(thoracolumbar fascia)包裹在竖脊肌和腰方肌的周围,筋膜在腰部明显增厚,可分为浅、中和深层(图 3-13)。浅层位于竖脊肌的后面,向内附于胸、腰椎的棘突和棘上韧带,外侧附于肋角,与背阔肌腱膜紧密愈合,向上与项部的颈深筋膜浅层相续,向下附于髂嵴。中层分隔竖脊肌和腰方肌,并与浅层在竖脊肌外侧缘会合,构成竖脊肌鞘。深层覆盖腰方肌的前面,三层筋膜在腰方肌外侧缘会合,成为腹内斜肌和腹横肌的起始部。由于腰部活动度大,在剧烈运动中,胸腰筋膜常可扭伤,是造成腰背劳损的病因之一。

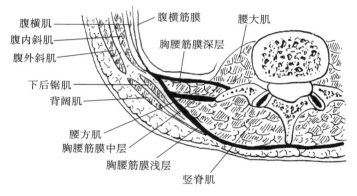

图 3-13 胸腰筋膜

二、胸肌

胸肌可分为胸上肢肌和胸固有肌两群,胸上肢肌均起自胸廓外面,止于上肢带骨或肱骨,胸固有肌参与构成胸壁。

（一）胸上肢肌

1. 胸大肌(pectoralis major) 位置表浅,覆盖胸廓前壁的大部,呈扇形,宽而厚。起自锁骨的内侧半、胸骨和第 1~6 肋软骨等处,各部肌束聚合向外,以扁腱止于肱骨大结节嵴。收缩时使肱骨内收、旋内和前屈,如上肢固定则可上提躯干,也可上提肋助吸气(图 3-14)。

2. 胸小肌(pectoralis minor) 位于胸大肌深面,呈三角形,起自第 3~5 肋骨,向上止于肩胛骨的喙突。收缩时拉肩胛骨向前下方,当肩胛骨固定时,可上提肋助吸气(图 3-14)。

3. 前锯肌(serratus anterior) 位于胸廓侧壁,以数个肌齿起自上 8~9 个肋骨的外面,肌束向后绕胸廓侧面,经肩胛骨的前方,止于肩胛骨内侧缘和下角。收缩时拉肩胛骨向前紧贴胸廓,下部肌束使肩胛骨下角旋外,助臂上举,当肩胛骨固定时,可上提肋骨助深吸气(图 3-15)。

（二）胸固有肌

1. 肋间外肌(intercostales externi) 位于各肋间隙的浅层,起自上位肋骨下缘,肌束斜向

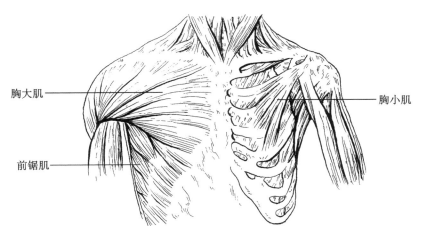

图 3-14　胸肌

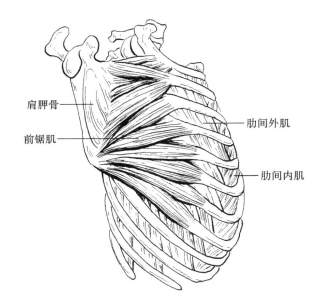

图 3-15　前锯肌

前下,止于下位肋骨的上缘,其前部肌束仅达肋骨与肋软骨的结合处,在肋软骨间隙处移行为一片结缔组织膜,称肋间外膜。作用是提肋助吸气(图 3-15)。

2. 肋间内肌(intercostales interni)　位于肋间外肌的深面,起自下位肋骨上缘,肌束斜向前上,止于上位肋骨下缘。后部肌束只到肋角,自此向后移行为一片结缔组织膜,称肋间内膜。作用是降肋助呼气(图 3-15)。

3. 肋间最内肌(intercostales intimi)　位于肋间内肌的深层,肌束方向和肋间内肌相同。

三、膈

膈(diaphragm)为向上膨隆呈穹窿形的扁薄阔肌,位于胸腹腔之间,成为胸腔的底和腹腔的顶。膈的外周是肌性部,中央为腱膜,称中心腱(central tendon)。肌束起自胸廓下口的周缘和腰椎前面,可分为三部:胸骨部起自剑突后面;肋部起自下 6 对肋骨和肋软骨;腰部以左、右两个膈脚起自上 2～3 个腰椎。各部肌束均止于中央的中心腱(图 3-16)。

膈上有三个裂孔:主动脉裂孔(aortic hiatus)平第 12 胸椎水平,位于左右两个膈脚与脊柱之间,有主动脉和胸导管通过;食管裂孔(esophageal hiatus)约平第 10 胸椎水平,位于主动脉

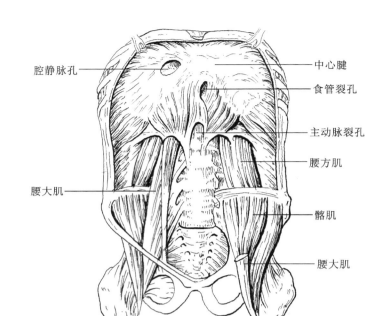

图 3-16　膈与腹后壁肌

裂孔的左前上方,有食管和迷走神经通过;腔静脉孔(vena caval foramen)约平第 8 胸椎水平,在食管裂孔的右前上方,有下腔静脉通过。

在膈的起始处,胸骨部与肋部之间以及肋部与腰部之间,往往留有三角形的小间隙,无肌束,仅有一些疏松结缔组织和膈肌筋膜,成为膈的薄弱区,称为胸肋三角(sternocostal triangle)和腰肋三角(lumbocostal triangle)。腹部脏器若经上述的三角区突入胸腔则形成膈疝。

膈为主要的呼吸肌,收缩时,膈穹窿下降,胸腔容积扩大,以助吸气;松弛时,膈穹窿上升恢复原位,胸腔容积减小,以助呼气。膈与腹肌同时收缩,则能增加腹压,协助排便、呕吐及分娩等活动。

四、腹肌

腹肌位于胸廓与骨盆之间,参与构成腹壁,按其位置分为前外侧群和后群。

(一)前外侧群

前外侧群形成腹腔的前外侧壁,包括腹外斜肌、腹内斜肌、腹横肌和腹直肌。

1. 腹外斜肌(obliquus externus abdominis)　为宽阔扁肌,位于腹前外侧部的浅层,起始部呈锯齿状,起自下位 8 个肋骨的外面,肌束斜向前下方,后部肌束向下止于髂嵴前部,其余肌束向前下移行于腱膜,经腹直肌的前面,并参与构成腹直肌鞘的前层,至腹正中线终于白线。腹外斜肌腹膜下缘卷曲增厚连于髂前上棘与耻骨结节之间,称为腹股沟韧带(inguinal ligament),腹股沟韧带的内侧端有一小束腱纤维向下后方返至耻骨梳,为腔隙韧带(lacunar ligament),又称陷窝韧带,腔隙韧带延伸并附于耻骨梳的部分称耻骨梳韧带(pectineal ligament)。在耻骨结节外上方,腱膜形成近三角形的裂孔,为腹股沟管浅(皮下)环(superficial inguinal ring)(图 3-17)。

2. 腹内斜肌(obliquus internus abdominis)　在腹外斜肌深面(图 3-17,图 3-18),起始于胸腰筋膜、髂嵴和腹股沟韧带的外侧 1/2,肌束呈扇形,后部肌束几乎垂直向上止于下 3 位肋骨

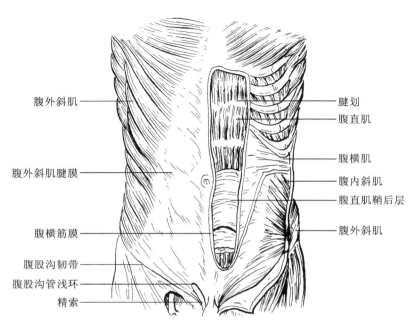

图 3-17 腹前外侧壁肌

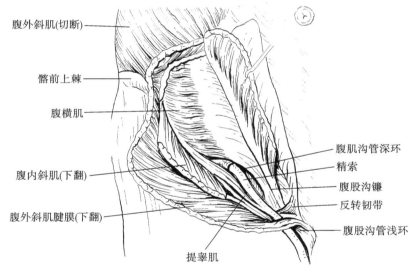

图 3-18 腹前外侧壁肌(下部)

下缘及肋软骨,大部分肌束向前上方移行为腱膜,在腹直肌外侧缘分为前后两层包裹腹直肌,参与构成腹直肌鞘的前、后两层,在腹正中线止于白线。下部的肌束行向前下,越过精索或子宫圆韧带后移行为腱膜,与腹横肌的腱膜会合形成腹股沟镰(inguinal falx),止于耻骨梳。腹内斜肌的最下部还发出一些细散的肌束包绕精索和睾丸,形成提睾肌(cremaster),收缩时可上提睾丸。

3. 腹横肌(transversus abdominis)   在腹内斜肌深面。起自下 6 位肋软骨的内面、胸腰筋膜、髂嵴和腹股沟韧带的外侧 1/3,肌束横行向前移行为腱膜,上 2/3 部与腹内斜肌腱膜后层愈合经腹直肌后方,下 1/3 部经腹直肌的前方,止于白线,分别构成直肌鞘的后层和前层。腹横肌最下部的肌束和腱膜下缘内侧部分分别参与构成提睾肌和腹股沟镰(图 3-18)。

4. 腹直肌(rectus abdominis)   位于腹前壁正中线的两旁,居腹直肌鞘中上宽下窄的带形

NOTE

多腹肌(图 3-17)。起自耻骨联合和耻骨嵴,肌束向上止于胸骨剑突和第 5～7 肋软骨的前面。肌的全长被 3～4 条横行的腱划(tendinous intersection)分成多个肌腹,腱划系结缔组织构成,与腹直肌鞘的前层紧密结合,在腹直肌的后面,腱划不明显,未与腹直肌鞘的后层愈合,所以腹直肌的后面是完全游离的。

当腹前外侧壁肌收缩时,可增加腹压以协助排便、分娩、呕吐和咳嗽等功能,还可降肋助呼气,并能使脊柱前屈、侧屈与旋转。

（二）后群

后群有腰大肌和腰方肌,腰大肌将在下肢中叙述。

腰方肌(quadratus lumborum)位于腹后壁脊柱两侧,起于髂嵴,止于第 12 肋和腰椎横突(图 3-16)。收缩时使脊柱侧屈、下降或固定第 12 肋。

（三）腹直肌鞘

腹直肌鞘(sheath of rectus abdominis)是腹前外侧壁三块扁肌的腱膜包裹腹直肌形成的纤维性鞘。分前、后两层,前层由腹外斜肌腱膜与腹内斜肌腱膜前层构成,后层由腹横肌腱膜与腹内斜肌腱膜后层构成。在脐下 5 cm 以下,三块扁肌的腱膜全部转到腹直肌的前面构成腹直肌鞘的前层,鞘后层缺如,因此,腹直肌鞘后层的下端游离,形成一凸向上方的弧形线,称弓状线(arcuate line),此线以下腹直肌后面直接与腹横筋膜相贴(图 3-19)。

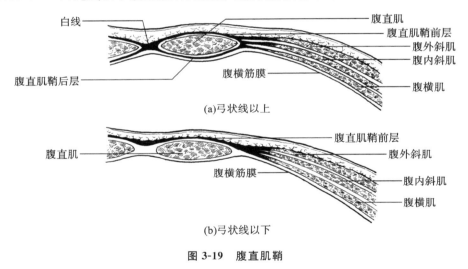

图 3-19 腹直肌鞘

（四）白线

白线(linea alba)位于腹前壁正中线上,两侧腹直肌之间,上至剑突,下至耻骨联合,由三对扁肌的腱膜在前正中线交织而成,白色,坚韧,血管少。白线是腹部手术切口的常选部位。白线上宽下窄,在白线的中点有一瘢痕组织区即脐环(umbilical ring),在胎儿时期,有脐带相连,是腹壁的一个薄弱点,若腹腔脏器由此处膨出,称为脐疝(图 3-19)。

（五）腹股沟管

腹股沟管(inguinal canal)位于腹前外侧壁下部,腹股沟韧带内侧半的上方,是腹前壁肌和肌腱之间的斜行裂隙,长 4～5 cm。有两口四壁。内口称腹股沟管深(腹)环(deep inguinal ring),在腹股沟韧带中点上方约 1.5 cm 处,外口即腹股沟管浅(皮下)环(superficial inguinal ring);前壁是腹外斜肌腱膜和腹内斜肌,后壁是腹横筋膜和腹股沟镰,上壁为腹内斜肌和腹横肌的弓状下缘,下壁为腹股沟韧带。男性有精索通过,女性有子宫圆韧带通过。其为腹壁的薄弱区,是疝的好发部位(图 3-18)。

（六）海氏三角

海氏（腹股沟）三角（Hesselbach(inguinal) triangle）位于腹前壁下部,是由腹直肌外测缘、腹股沟韧带和腹壁下动脉围成的三角区。

腹股沟管和海氏三角都是腹壁下部的薄弱区。在病理情况下,腹腔内容物若经腹股沟管腹环,进入腹股沟管,再经皮下环突出,下降入阴囊,构成腹股沟斜疝;若腹腔内容物不经腹环,而从海氏三角处膨出,则成为腹股沟直疝。

第四节 上 肢 肌

上肢肌可按不同的部位分为上肢带肌、臂肌、前臂肌和手肌。

一、上肢带肌

上肢带肌配布于肩关节周围,均起自上肢带骨,止于肱骨,能运动肩关节,并能增强关节的稳固性（图 3-20,图 3-21）。

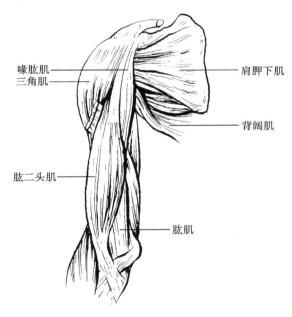

喙肱肌
三角肌
肱二头肌

肩胛下肌
背阔肌
肱肌

图 3-20 上肢带肌与臂肌前群

（一）三角肌

三角肌（deltoid）位于肩部,呈三角形。起自锁骨的外侧段、肩峰和肩胛冈,肌束从前、外、后包裹肩关节,逐渐向外下方集中,止于肱骨体外侧的三角肌粗隆。肱骨上端由于三角肌的覆盖,使肩部呈圆隆形。主要作用是使肩胛骨外展,前部肌束可以使肩关节屈和旋内,后部肌束使肩关节伸和旋外。

（二）冈上肌

冈上肌（supraspinatus）位于斜方肌深面,起自肩胛骨的冈上窝,肌束向外经肩峰和喙肩韧带的下方,跨越肩关节,止于肱骨大结节的上部。作用是使肩关节外展。

（三）冈下肌

冈下肌（infraspinatus）位于冈下窝内,肌的一部分被三角肌和斜方肌覆盖。起自冈下窝,

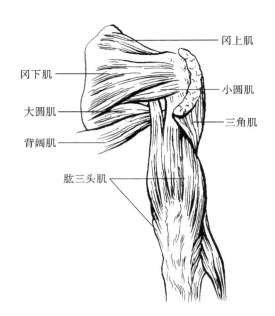

冈上肌

冈下肌

大圆肌

背阔肌

小圆肌

三角肌

肱三头肌

图 3-21　上肢带肌与臂肌后群

肌束向外经肩关节后面，止于肱骨大结节的中部。作用是使肩关节旋外。

（四）小圆肌

小圆肌（teres minor）位于冈下肌下方，起自肩胛骨外侧缘上 2/3 的背侧面，止于肱骨大结节的下部。收缩时使肩关节旋外。

（五）大圆肌

大圆肌（teres major）位于小圆肌的下方，其下缘被背阔肌包绕。起自肩胛骨下角的背面，肌束向上外方，止于肱骨小结节嵴。收缩时使肩关节内收和旋内。

（六）肩胛下肌

肩胛下肌（subscapularis）位于肩胛骨前面，起自肩胛下窝，肌束向上外方移行为扁腱，经肩关节的前方，止于肱骨小结节。收缩时使肩关节内收和旋内。

肩胛下肌、冈上肌、冈下肌和小圆肌在经过肩关节的前方、上方和后方时，与关节囊紧贴，且有许多腱纤维编入关节囊内。这些肌的收缩，对稳定肩关节起着重要作用。

知识链接 3-2

二、臂肌

臂肌覆盖肱骨，分前、后两群。前群主要为屈肌，后群为伸肌（图 3-20，图 3-21）。

（一）前群

前群包括浅层的肱二头肌和深层的喙肱肌、肱肌。

1. 肱二头肌（biceps brachii）　呈梭形，起端有两个头，长头以长腱起自肩胛骨盂上结节，通过肩关节囊，经结节间沟下降；短头在内侧，起自肩胛骨喙突。两头在臂下部合成一个肌腹，并以一个腱止于桡骨粗隆。收缩时可屈肘关节；当前臂处于旋前位时能使其旋后，此外，还能协助屈肩关节。

2. 喙肱肌（coracobrachialis）　位于肱二头肌短头的后内方，并与肱二头肌短头共同起自肩胛骨喙突，止于肱骨中部的内侧。收缩时协助肩关节前屈和内收。

3. 肱肌（brachialis）　位于肱二头肌下半部的深面，起自肱骨下半的前面，止于尺骨粗隆。作用为屈肘关节。

（二）后群

肱三头肌（triceps brachii）近侧端有三个头：长头以长腱起自肩胛骨盂下结节，向下行经大、小圆肌之间；外侧头起自肱骨后面桡神经沟外上方的骨面；内侧头起自桡神经沟内下方的骨面。肱三头肌的三个头向下会合，以一个坚韧的腱止于尺骨鹰嘴。作用是伸肘关节。长头尚可使肩关节后伸和内收。

三、前臂肌

前臂肌位于尺、桡骨的周围，分为前、后两群，大多数是长肌，肌腹位于近侧，细长的腱位于远侧，主要运动肘关节、腕关节和手关节。

（一）前群

前群共 9 块，分浅、深两层排列（图 3-22，图 3-23）。

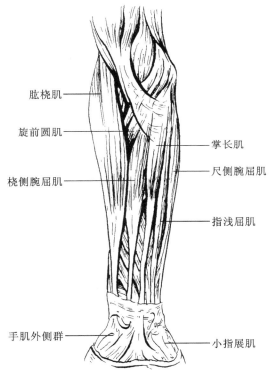

图 3-22　前臂肌前群（浅层）

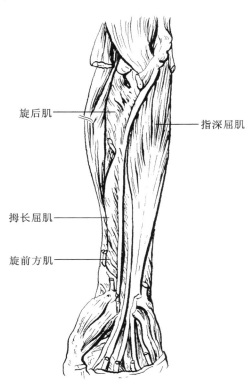

图 3-23　前臂肌前群（深层）

1. 浅层　有 6 块肌，自桡侧向尺侧依次如下。

（1）肱桡肌（brachioradialis）：起自肱骨外上髁上方，止于桡骨茎突。收缩时可屈肘关节。

（2）旋前圆肌（pronator teres）：起自肱骨内上髁，止于桡骨体中部外侧。收缩时可使前臂旋前并能屈肘关节。

（3）桡侧腕屈肌（flexor carpi radialis）：起自肱骨内上髁，以长腱止于第 2 掌骨底前面。收缩时可屈腕及外展桡腕关节。

（4）掌长肌（palmaris longus）：起自肱骨内上髁，向下以长腱止于掌腱膜。收缩时可屈腕关节、紧张掌腱膜。

（5）尺侧腕屈肌（flexor carpi ulnaris）：起自肱骨内上髁，止于豌豆骨。收缩时可屈腕和内收桡腕关节。

（6）指浅屈肌（flexor digitorum superficialis），其上端为浅层肌所覆盖。起自于肱骨内上髁、尺骨和桡骨前面,肌束往下移行为四条肌腱,经腕管入手掌,每一个腱在近节指骨中部分为两脚,分别止于第 2～5 指中节指骨体的两侧。作用是屈第 2～5 指近侧指骨间关节和掌指关节、屈腕关节和屈肘关节。

2. 深层 有 3 块肌。

（1）指长屈肌(flexor pollicis longus)：起自桡骨近侧端前面,经腕管止于拇指远节指骨底。收缩时可屈拇指指骨间关节和掌指关节。

（2）指深屈肌(flexor disitorum profundus)：起自尺骨上端前面及附近的骨间膜,肌向下移行为 4 条肌腱,经腕管入手掌,止于第 2～5 指远节指骨底掌面。收缩时可屈第 2～5 指远侧及近侧指骨间关节、掌指关节和腕关节。

（3）旋前方肌(pronator quadrates)：紧贴桡、尺骨远侧端的前面,起自尺骨下 1/4 的前面,止于桡骨下端前面。收缩时可使前臂旋前。

（二）后群

后群共 10 块肌,分浅、深两层排列(图 3-24,图 3-25)。

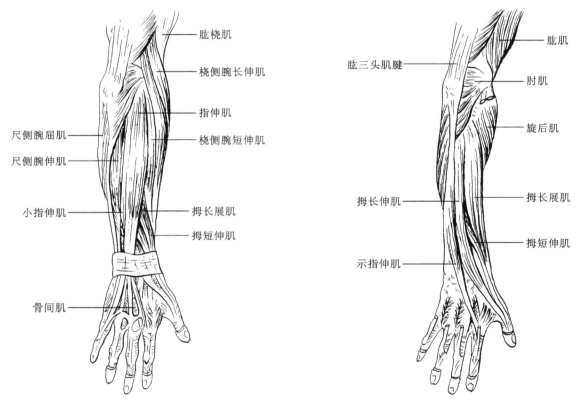

图 3-24　前臂肌后群(浅层)　　　　　　图 3-25　前臂肌后群(深层)

1. 浅层 有 5 块肌,以伸肌总腱起自肱骨外上髁以及邻近的深筋膜,自桡侧向尺侧依次为：

（1）桡侧腕长伸肌(extensor carpi radialis longus)：起自肱骨外上髁,止于第 2 掌骨底。收缩时可伸、展腕关节。

（2）桡侧腕短伸肌(extensor carpi radialis brevis)：起自肱骨外上髁,止于第 3 掌骨底。收缩时可伸、展腕关节。

（3）指伸肌(extensor digitorum)：起自肱骨外上髁,肌纤维向下分为四个腱,分别止于第 2～5 指中节和远节指骨底。收缩时可伸第 2～5 指和伸腕关节。

（4）小指伸肌（extensor digiti minimi）：起自肱骨外上髁，止于小指指背腱膜。收缩时可伸小指。

（5）尺侧腕伸肌（extensor carpi ulnaris）：起自肱骨外上髁，止于第5掌骨底。收缩时可伸腕和内收腕关节。

2. 深层 有5块肌，由上外向下内依次为：

（1）旋后肌（supinator）：起自肱骨外上髁和尺骨上端，止于桡骨近端。收缩时可使前臂旋后。

（2）拇长展肌（abductor pollicis longus）：起自桡骨和尺骨上部，止于第1掌骨底。收缩时可外展拇指和桡腕关节。

（3）拇短伸肌（extensor pollicis brevis）：起自桡骨后面，止于拇指近节指骨底。收缩时可伸拇指。

（4）拇长伸肌（extensor pollicis longus）：起自尺骨后面，止于拇指近节指骨底。收缩时可伸拇指。

（5）示指伸肌（extensor indicis）：起自尺骨后面，止于示指指背腱膜。收缩时可伸示指。

四、手肌

手肌短小，集中分布于手的掌面，分外侧、内侧和中间三群。

（一）外侧群

外侧群较为发达，在手掌拇指侧形成一隆起，称鱼际（thenar），有4块肌，分浅、深两层排列（图3-26）。

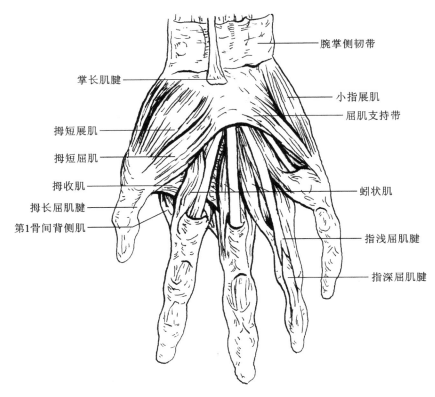

图3-26 手肌（浅层）

1. 拇短展肌(abductor pollicis brevis)　位于浅层外侧。

2. 拇短屈肌(flexor pollicis brevis)　位于浅层内侧。

3. 拇对掌肌(opponens pollicis)　位于拇短展肌的深面。

4. 拇收肌(adductor pollicis)　位于拇对掌肌的内侧。

上述 4 块肌的作用:可使拇指做展、屈、对掌和收等动作。

（二）内侧群

内侧群在手掌小指侧,也形成一隆起,称小鱼际(hypothenar),有 3 块肌,也分浅、深两层排列(图 3-26)。

1. 小指展肌(abductor digiti minimi)　位于浅层内侧。

2. 小指短屈肌(flexor digiti minimi brevis)　位于浅层外侧。

3. 小指对掌肌(opponens digiti minimi)　位于上述两肌深面。

它们分别使小指做屈、外展和对掌等动作。

（三）中间群

中间群位于掌心,包括 4 块蚓状肌和 7 块骨间肌(图 3-27,图 3-28)。

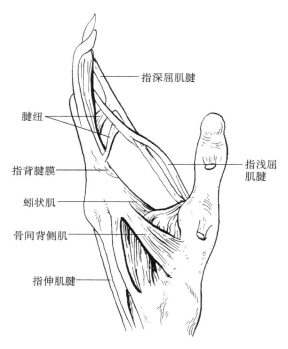

指深屈肌腱

腱纽

指背腱膜

蚓状肌

骨间背侧肌

指伸肌腱

指浅屈肌腱

图 3-27　屈肌腱和指背腱膜

1. 蚓状肌(lumbricales)　为 4 条细束状小肌,各自起自指深屈肌腱桡侧,经掌指关节的桡侧至第 2~5 指的背面,止于指背腱膜,作用为屈掌指关节,伸指间关节。

2. 骨间肌　位于掌骨间隙内。有 3 块骨间掌侧肌(palmar interossei),收缩时可使第 2、4、5 指向中指靠拢(内收);有 4 块骨间背侧肌(dorsal interossei),它们以中指的中线为中心,能外展第 2、3、4 指。由于骨间肌也绕至第 2~5 指背面,止于指背腱膜,故能协同蚓状肌屈掌指关节、伸指间关节。

手和手指的用力运动主要靠来自前臂的长肌,而手的精细的技巧性动作则主要由手固有肌来完成。长肌、短肌的共同作用,使手能执行一系列重要的功能,如抓、捏、夹、提等。

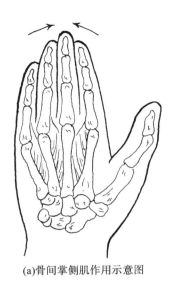
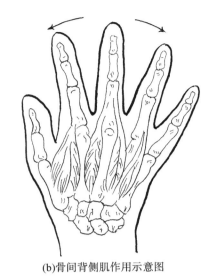

(a)骨间掌侧肌作用示意图   (b)骨间背侧肌作用示意图

图 3-28 骨间肌

五、上肢的局部记载

（一）腋窝

腋窝（axillary fossa）为锥形空隙，位于臂上部和胸外侧壁之间，有顶、底和前、后、内侧及外侧四个壁。顶即上口，由锁骨、肩胛骨的上缘和第 1 肋围成的三角形间隙，向上与颈部相通，腋动、静脉和臂丛等经此口与颈根部的锁骨下动、静脉和神经等相延续；底由腋筋膜和皮肤封闭。前壁为胸大、小肌；后壁为肩胛下肌、大圆肌、背阔肌和肩胛骨；内侧壁为上部胸壁和前锯肌；外侧壁为喙肱肌、肱二头肌短头和肱骨。腋窝内还有大量的脂肪及淋巴结、淋巴管等。

（二）三边孔和四边孔

由位于上方的肩胛下肌、下方的大圆肌和肱骨上端围成一个三角形间隙。此间隙被肱三头肌长头分隔为两个部分，内侧的间隙为三边孔，有旋肩胛血管通过，外侧的间隙称四边孔，有旋肱后血管及腋神经通过。

（三）肘窝

肘窝（cubital fossa）位于肘关节前面，为三角形凹窝。外侧界为肱桡肌，内侧界为旋前圆肌，上界为肱骨内、外上髁之间的连线；窝内有肱二头肌肌腱、肱动脉及其分支和正中神经。

（四）腕管

腕管（carpal canal）位手腕掌侧，由屈肌支持带（腕横韧带）和腕骨沟围成。管内有指浅、深屈肌腱、拇长屈肌腱和正中神经通过。

第五节 下 肢 肌

下肢肌可分为髋肌、大腿肌、小腿肌和足肌。下肢肌比上肢肌粗壮强大，这与维持直立姿势、支持体重和行走有关。

一、髋肌

髋肌主要起自骨盆的内面和外面，跨过髋关节，止于股骨上部，按其所在的部位和作用，可分为前、后两群。

（一）前群

前群有髂腰肌和阔筋膜张肌（图 3-29）。

1. 髂腰肌（iliopsoas）　由腰大肌和髂肌组成。腰大肌（psoas major）起自腰椎体侧面和横突。髂肌（iliacus）呈扇形，位于腰大肌的外侧，起自髂窝。两肌向下会合，经腹股沟韧带深面和髋关节的前内侧，止于股骨小转子。髂腰肌被髂腰筋膜覆盖，此筋膜与髂窝和脊柱腰部共同形成一骨性筋膜鞘，当患腰椎结核或腰大肌脓肿时，脓液可沿此鞘流入髂窝和大腿根部。作用是使髋关节前屈和旋外，下肢固定时，可使躯干前屈，如仰卧起坐。

2. 阔筋膜张肌（tensor fasciae latae）　位于大腿上部前外侧，起自髂前上棘，肌腹在阔筋膜两层之间，向下移行于髂胫束，止于胫骨外侧髁。作用是使阔筋膜紧张并屈髋关节。

（二）后群

后群肌主要位于臀部，故又称臀肌，共 7 块（图 3-30～图 3-32）。

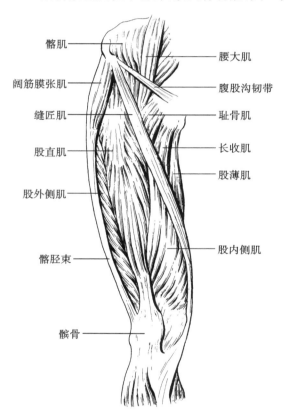

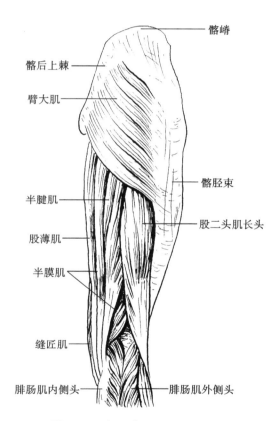

图 3-29　髋肌、大腿肌前群及内侧群（浅层）

图 3-30　髋肌、大腿肌后群（浅层）

1. 臀大肌（gluteus maximus）　位于臀部浅层，大而肥厚。起自髂骨翼外面和骶骨背面，肌束斜向下外，止于髂胫束和股骨的臀肌粗隆。收缩时使髋关节后伸和旋外，下肢固定时，能伸直躯干，防止躯干前倾。

2. 臀中肌（gluteus medius）　前上部位于皮下，后下部位于臀大肌的深面。

3. 臀小肌（gluteus minimus）　位于臀中肌的深面。

臀中、小肌都呈扇形，皆起自髂骨翼外面，肌束向下集中形成短腱，止于股骨大转子。两肌共同使髋关节外展，前部肌束能使髋关节旋内，后部肌束则使髋关节旋外。

4. 梨状肌（piriformis）　位于臀中肌内下方。起自盆内骶骨前面、骶前孔的外侧，肌束向

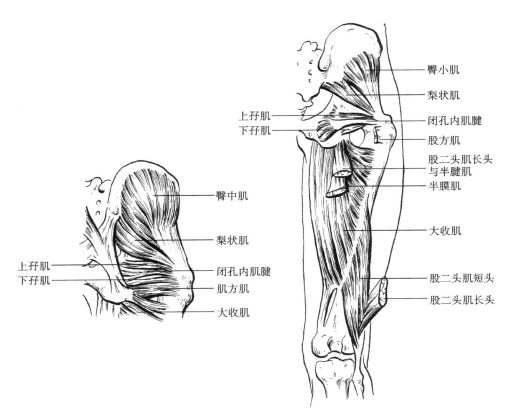

图 3-31　髋肌、大腿肌后群(深层)

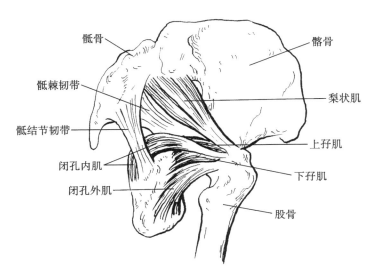

图 3-32　臀肌深层(后面、外面及下面观)

外出坐骨大孔达臀部,止于股骨大转子。收缩时使髋关节外展和旋外。

5．闭孔内肌(obturator internus)　起自闭孔膜内面及其周围骨面,肌束向后集中成为肌腱,由坐骨小孔出骨盆转折向外,止于转子窝。作用是使髋关节旋外。

6．股方肌(quadratus femoris)　位于闭孔外肌的浅面。起自坐骨结节,向外止于转子间嵴。收缩时使髋关节旋外。

7．闭孔外肌(obturator externus)　位于股方肌深面。起自闭孔膜外面及其周围骨面,经股骨颈的后方,止于转子窝。作用是使髋关节旋外。

二、大腿肌

大腿肌位于股骨周围,可分为前群、后群和内侧群。

(一) 前群

前群有 2 块肌(图 3-29)。

1. 缝匠肌(sartorius) 是全身最长的肌,呈扁带状,起于髂前上棘,经大腿的前面,转向内侧,止于胫骨上端的内侧面。作用:可屈髋关节和屈膝关节,并使已屈的膝关节旋内。

2. 股四头肌(quadriceps femoris) 是全身最大的肌,有四个头:股直肌、股内侧肌、股外侧肌和股中间肌。股直肌位于大腿前面,起自髂前下棘;股内侧肌和股外侧肌分别起自股骨粗线内、外侧唇;股中间肌位于股直肌的深面,在股内、外侧肌之间,起自股骨体的前面。四个头向下形成髌腱,包绕髌骨的前面和两侧,向下续为髌韧带,止于胫骨粗隆。作用是伸膝关节和屈髋关节。

(二) 内侧群

内侧群共有 5 块肌,位于大腿的内侧,分层排列(图 3-29,图 3-33)。

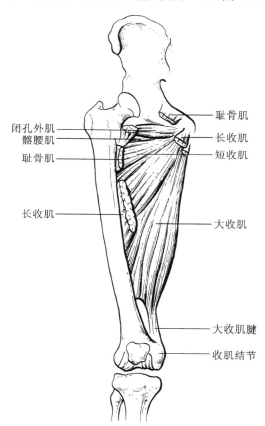

闭孔外肌
髂腰肌
耻骨肌
长收肌

耻骨肌
长收肌
短收肌

大收肌

大收肌腱
收肌结节

图 3-33 大腿肌内侧群(深层)

浅层自外侧向内侧有耻骨肌(pectineus)、长收肌(adductor longus)和股薄肌(gracilis)。在耻骨肌和长收肌的深面,为短收肌(adductor brevis),在上述肌的深面有一块呈三角形的宽而厚的大收肌(adductor magnus)。内侧群肌均起自闭孔周围的耻骨支、坐骨支和坐骨结节等骨面,除股薄肌止于胫骨上端的内侧以外,其他各肌都止于股骨粗线,大收肌还有一个腱止于股骨内上髁上方的收肌结节,此腱与股骨之间有一裂孔,称收肌腱裂孔(adductor tendinous opening），向下通腘窝，有股血管通过。

内侧群肌的作用主要是使髋关节内收和旋外。股薄肌位置表浅，是内收肌群中的非主要作用肌，切除后对功能影响不大，因带有主要的血管神经束，故为临床常用的移植肌瓣的供体。

（三）后群

后群位于大腿后面，共有 3 块肌（图 3-30）。

1. 股二头肌（biceps femoris） 位于股后部外侧，有长、短两个头。长头起自坐骨结节，短头起自股骨粗线，两头合并后，以长腱止于腓骨头。

2. 半腱肌（semitendinosus） 位于股后部的内侧，肌腱细长，几乎占肌的一半。与股二头肌长头一起起自坐骨结节，止于胫骨上端的内侧。

3. 半膜肌（semimembranosus） 在半腱肌的深面，以扁薄的腱膜起自坐骨结节，此薄腱膜几乎占肌的一半，肌的下端以腱止于胫骨内侧髁的后面。

后群三块肌可以屈膝关节和伸髋关节。屈膝时股二头肌可以使膝关节旋外，而半腱肌和半膜肌使膝关节旋内。

三、小腿肌

小腿肌位于胫、腓骨周围，参与维持人体的直立姿势和行走，分前、后和外侧 3 群。

（一）前群

前群由内侧向外排列，有 3 块（图 3-34）。

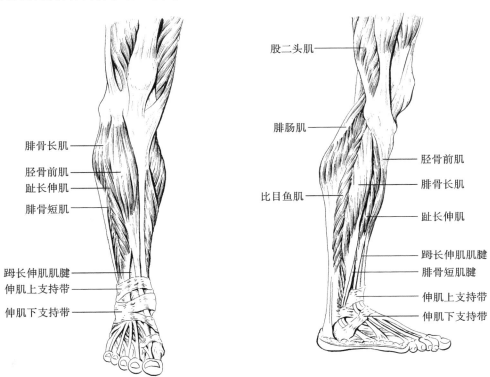

腓骨长肌
胫骨前肌
趾长伸肌
腓骨短肌

拇长伸肌肌腱
伸肌上支持带
伸肌下支持带

股二头肌
腓肠肌
比目鱼肌

胫骨前肌
腓骨长肌
趾长伸肌
拇长伸肌肌腱
腓骨短肌腱
伸肌上支持带
伸肌下支持带

图 3-34 小腿肌

1. 胫骨前肌（tibialis anterior） 起自胫骨上端外侧面，肌腱向下经踝关节前方，至足止于内侧楔骨内侧面和第 1 跖骨底。

2. 趾长伸肌（extensor digitorum longus） 起自腓骨前面、胫骨上端和小腿骨间膜，向下至足背分为四条腱，分别止于第 2～5 趾背移行为趾背腱膜，止于中节和远节趾骨底。

3. 姆长伸肌（extensor hallucis longus） 位于胫骨前肌和趾长伸肌之间,起自胫、腓骨上端和骨间膜,肌腱经足背止于姆趾远节趾骨底的背面。

前群各肌都伸踝关节(背屈)。此外,胫骨前肌可使足内翻,姆长伸肌能伸姆趾,趾长伸肌能伸第2～5趾。

（二）外侧群

外侧群有2块肌,为腓骨长肌(peroneus longus)和腓骨短肌(peroneus brevis)。两肌皆起自腓骨的外侧面,腓骨长肌起点较高,并覆盖腓骨短肌。两肌的腱经外踝的后方转向前,在跟骨外侧面分开,短肌腱向前止于第5跖骨粗隆,长肌腱绕至足底,斜行至足的内侧缘,止于内侧楔骨和第1跖骨底(图3-34)。

作用是使足外翻和屈踝关节(跖屈)。此外,腓骨长肌腱和胫骨前肌腱共同形成"腱环",有维持足横弓的作用。

（三）后群

后群分浅、深两层(图3-35)。

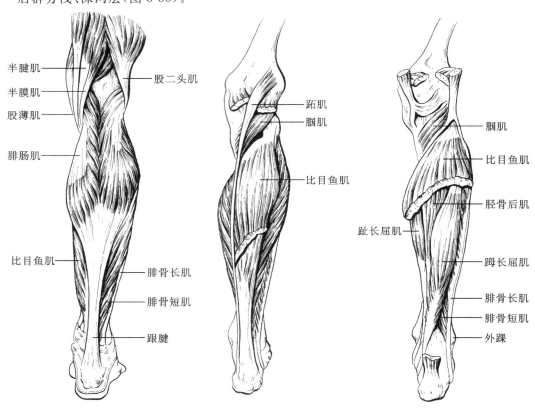

图 3-35 小腿肌后群

1. 浅层 有1块强大的小腿三头肌(triceps surae),由浅层的腓肠肌(gastrocnemius)和深层的比目鱼肌(soleus)组成。腓肠肌的内、外侧二头起自股骨内、外侧髁的后面,二头相合,约在小腿中点移行为肌腱;比目鱼肌起自腓骨后面的上部和胫骨的比目鱼肌线,肌束向下移行为肌腱。两肌腱合成粗大的跟腱(tendo calcaneus),止于跟骨。

作用是可屈踝关节(跖屈)和屈膝关节。在站立时,能固定踝关节和膝关节,防止身体前倾。

2. 深层 有4块肌,其中腘肌在上方,另3块在下方。

（1）腘肌(popliteus):斜位于腘窝底,起自股骨外侧髁的外侧部,止于胫骨的比目鱼肌线以上的骨面。作用是屈膝关节并使小腿旋内。

（2）趾长屈肌（flexor digitorum longus）：位于胫侧，起自胫骨后面中 1/3，它的长腱经内踝后方至足底分为 4 条肌腱，止于第 2～5 趾的远节趾骨底。作用是屈踝关节（跖屈）和屈第 2～5 趾。

（3）蹬长屈肌（flexor hallucis longus）：起自腓骨后面下 2/3，长腱经内踝后方至足底，止于蹬趾远节趾骨底。作用是屈踝关节（跖屈）和屈蹬趾。

（4）胫骨后肌（tibialis posterior）：位于趾长屈肌和蹬长屈肌之间，起自胫骨、腓骨和小腿骨间膜的后面，长腱经内踝后方至足底内侧，止于足舟骨粗隆和楔骨。作用是屈踝关节（跖屈）和使足内翻。

四、足肌

足肌可分为足背肌和足底肌（图 3-36）。足背肌较弱小，有伸蹬趾的蹬短伸肌和伸第 2～4 趾的趾短伸肌。足底肌的配布情况和作用与手掌肌相似，也分为内侧群、外侧群和中间群，但无与拇指和小指相当的对掌肌，内侧群有蹬展肌、蹬短屈肌、蹬收肌；外侧群有小趾展肌、小指短屈肌；中间群有趾短屈肌、足底方肌、4 条蚓状肌、3 块骨间足底肌和 4 块骨间背侧肌。各肌可协助屈趾和维持足弓。

五、下肢的局部记载

（一）梨状肌上孔和梨状肌下孔

梨状肌上孔（suprapiriform foramen）和梨状肌下孔（infrapiriformis foramen）位于臀大肌的深面，在梨状肌上、下两缘和坐骨大孔之间。梨状肌上孔上缘为坐骨大切迹上部，下缘为梨状肌，有臀上血管和神经穿过；梨状肌下孔上缘为梨状肌，下缘为坐骨棘和骶棘韧带，有坐骨神经、臀下血管和神经、股后皮神经等通过。

（二）股三角

股三角（femoral triangle）位于大腿前上部，为由腹股沟韧带、缝匠肌内侧缘和长收肌内侧缘围成的三角形区域；其尖向下与收肌管延续；前臂为阔筋膜，后壁为髂腰肌、耻骨肌和长收肌。三角内有股神经、股血管和淋巴结等。

（三）收肌管

收肌管（adductor canal）位于大腿中部，缝匠肌深面，大收肌和股内侧肌之间，前壁有一腱板自股内侧肌架至大收肌。管上口通股三角，下口经收肌腱裂孔通至腘窝。管内有股血管、隐神经通过。

（四）腘窝

腘窝（popliteal fossa）在膝关节的后方，呈菱形，窝的上外侧界为股二头肌，上内侧界为半腱肌和半膜肌，下外侧界和下内侧界分别为腓肠肌的外侧头和内侧头，底为膝关节囊，窝内有腘血管、胫神经、腓总神经、脂肪和淋巴结等。

案例思考

患者，男，16 岁。右侧腹股沟区有可复性包块 2 年多。患者于 2 年前活动后发现右腹股沟区有一约拇指头大小包块，无疼痛，可自行回纳。此后肿块渐增大，并逐渐进入阴囊，于咳嗽后突出明显。现增大如鸡蛋大小，长时间站立时肿块突出并伴疼痛，患者无腹胀、腹痛等其他不适。自述无肝炎、结核等传染病史，无手术及输血史。

案例思考 3-1
问题解析

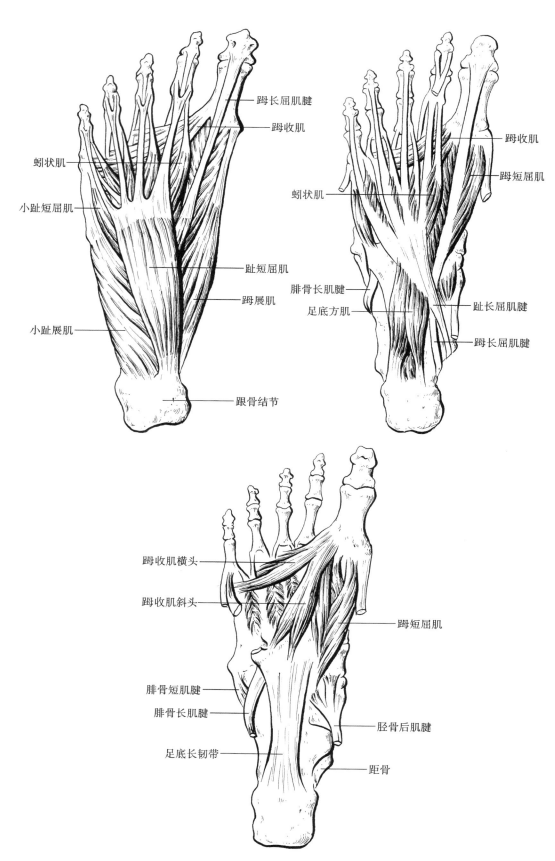

图 3-36 足底肌

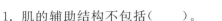

查体:腹平软,右腹股沟区见大小约 7 cm×3 cm 囊肿块,突入阴囊,边界清,质软,无明显压痛,手按压肿块并嘱患者咳嗽,可有膨胀冲击感,平卧可回纳,皮下环增大可容 2 指尖大小,压住内环部位未见肿物复出,双侧睾丸在位,发育正常。

血常规:白细胞 $6.9×10^{12}/L$,嗜酸性粒细胞 $3.6×10^{12}/L$,红细胞 $4.6×10^{12}/L$。

B 超检查示:右侧腹股沟区声像改变,符合腹股沟疝。

诊断:右侧腹股沟斜疝。

治疗:行右侧腹股沟斜疝高位结扎＋修补术。

提问:

1. 腹壁外侧肌群有哪些?

2. 腹股沟管如何形成? 两口四壁为何结构围成? 内有何结构通过?

3. 为何形成腹股沟斜疝? 与直疝的区别是什么?

能力检测

1. 肌的辅助结构不包括(　　)。
A. 浅筋膜　　　B. 深筋膜　　　C. 肌腱　　　D. 滑膜囊　　　E. 腱鞘

2. 咀嚼肌不包括(　　)。
A. 咬肌　　　B. 颞肌　　　C. 颊肌　　　D. 翼内肌　　　E. 翼外肌

3. 一侧胸锁乳突肌收缩,可使(　　)。
A. 头向同侧倾斜,面转向对侧　　　　　　　B. 头歪向对侧
C. 头向同侧倾斜,面转向同侧　　　　　　　D. 头向对侧倾斜,面转向同侧
E. 头向对侧倾斜,面转向对侧

4. 患者有肩关节外展功能障碍及"方肩"畸形,可能是下列哪块肌瘫痪?(　　)
A. 斜方肌　　　B. 三角肌　　　C. 冈上肌　　　D. 前斜角肌　　　E. 胸大肌

5. 收缩时可以降肋助呼气的肌是(　　)。
A. 胸大肌　　　B. 肋间内肌　　　C. 肋间外肌　　　D. 胸锁乳突肌　　　E. 胸小肌

6. 即可屈髋又可屈膝的肌是(　　)。
A. 股直肌　　　　　　　B. 髂腰肌　　　　　　　C. 缝匠肌
D. 股二头肌　　　　　　E. 小腿三头肌

7. 腹股沟管的下壁是(　　)。
A. 腹直肌　　　B. 腹横肌　　　C. 腹股沟韧带　　　D. 腹内斜肌　　　E. 腹外斜肌

8. 能使足外翻的肌是(　　)。
A. 腓肠肌　　　B. 胫骨前肌　　　C. 胫骨后肌　　　D. 腓骨长肌　　　E. 比目鱼肌

9. 上肢带肌不包括(　　)。
A. 冈上肌　　　B. 肩胛下肌　　　C. 斜方肌　　　D. 三角肌　　　E. 大圆肌

10. 股四头肌收缩可产生的运动是(　　)。
A. 伸髋　　　B. 屈髋　　　C. 屈髋、伸膝　　　D. 伸髋、屈膝　　　E. 伸髋、伸膝

11. 简述膈的位置、形态、裂孔及通过的结构。

12. 简述腹股沟管位置、形态及通过的结构。

13. 简述斜角肌间隙、腹股沟三角的概念及临床意义。

14. 简述腹直肌鞘的构成、形态特点。

能力检测答案

(曹妍群)

第二篇 内 脏 学

|总　论|

在解剖学上,通常把消化、呼吸、泌尿、生殖四个系统的器官合称为内脏(viscera)。研究内脏各器官的位置和形态结构的科学,称内脏学(splanchnology)。胸膜、腹膜和会阴等结构与内脏活动有关,因此,也划归内脏学范畴。内脏的四个系统都是由许多器官组成,其中绝大部分位于胸腔、腹腔和盆腔内。内脏的四个系统均借孔道直接或间接地与外界相通。

内脏器官主要功能是进行物质代谢和繁殖后代。消化系统主要是从食物中摄取营养物质,并将食物残渣形成大便排出体外;呼吸系统主要是从空气中摄取氧气,并将体内产生的二氧化碳排出体外;泌尿系统主要是把机体在新陈代谢过程中所产生的溶于水的代谢终产物以及多余的水分和无机盐形成尿液排出体外;生殖系统主要是产生生殖细胞和分泌性激素,进行生殖活动,繁衍后代和延续种族。

此外,内脏各系统中的许多器官还具有内分泌功能,如胰、睾丸、卵巢和前列腺等,可以分泌多种类固醇或含氮类激素,参与对机体多种功能的调节活动。

一、内脏的一般结构

内脏四个系统的器官的结构各有特点,一般可归纳分为中空性器官和实质性器官两大类。

(一)中空性器官

中空性器官内部有空腔,呈管状或囊状,如胃、肠、气管、膀胱、子宫等。其管壁一般由3~

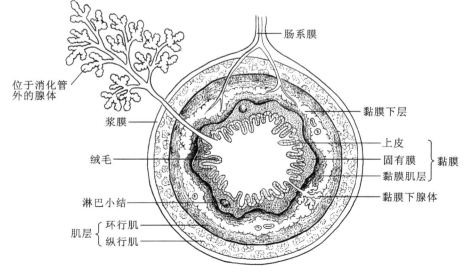

位于消化管外的腺体

浆膜

绒毛

淋巴小结

肌层 { 环行肌 纵行肌 }

肠系膜

黏膜下层

上皮
固有膜 } 黏膜
黏膜肌层

黏膜下腺体

肠壁的一般构造

4层组成。消化系统的中空性器官主要由黏膜、黏膜下层、肌层和外膜层四层构成;呼吸系统的中空性器官主要由黏膜、黏膜下层和外膜(软骨和结缔组织)三层构成;泌尿系统和生殖系统主要由黏膜、肌层和外膜三层构成。

(二)实质性器官

实质性器官无特定空腔,多属腺体,如肝、胰等,表面包有结缔组织被膜,并伸入其器官的实质内,分器官为若干叶。实质性器官的血管、神经和淋巴管及该器官的导管等多集中于一凹陷部位出入,该部位称为器官的门,如肝门、肺门和肾门等。

二、胸、腹部的标志线和腹部的分区

内脏各系统的大部分器官在胸、腹和盆腔内的位置相对较为固定。但因体型、性别、体位变化、功能状态不同等原因可使器官的位置和形态有一定的变化幅度,一些病理原因也可使器官的位置和形态有一定的变化幅度。为了便于描述各器官的位置、毗邻和体表投影,满足临床诊断的需要,通常人为地在胸、腹部的体表画出若干标志线和分区。

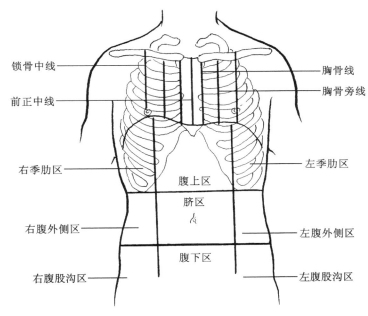

胸、腹部的标志线和分区

(一)胸部的标志线

1. 前正中线 沿身体前面正中所作的垂线。

2. 胸骨线 沿胸骨外侧缘最宽处所作的垂线。

3. 锁骨中线 经锁骨中点所作的垂线。相当于经男性乳头所作的垂线。

4. 胸骨旁线 胸骨线与锁骨中线之间的中点所作的垂线。

5. 腋前线 经腋前襞所作的垂线。

6. 腋后线 经腋后襞所作的垂线。

7. 腋中线 经腋前、后线的中点所作的垂线。

8. 肩胛线 经肩胛骨下角所作的垂线。

9. 后正中线 沿身体后面正中所作的垂线。

(二)腹部的标志线和分区

1. 四分法 在临床上也常用的简便方法是通过脐作一水平线和一垂线,将腹部分为左上

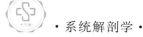

腹部、右上腹部、左下腹部和右下腹部四个区。

2. 三部九分法　通过两肋弓最低点(第10肋的最低点)和两侧髂结节所作的两条水平线将腹部分为上腹部、中腹部和下腹部三部。

再通过两侧腹股沟韧带中点所作的垂线,将腹部分为九个区,分别是左季肋区、腹上区、右季肋区、左腹外侧区(左腰区)、脐区、右腹外侧区(右腰区)、左腹股沟区(左髂区)、腹下区(耻区)、右腹股沟区(右髂区)。

第四章　消　化　系　统

 　学习要点

1. 消化系统的组成及上、下消化道的概念。

2. 口腔的分部及咽峡的概念、牙的种类和排列（乳牙和恒牙的牙式）、牙的形态和构造、牙组织和牙周组织的组成、舌的形态、舌乳头和颏舌肌的作用、腮腺、舌下腺和下颌下腺的位置及腺管的开口部位。

3. 咽的位置、分部及其交通。

4. 食管的分部、三个生理性狭窄的部位及其临床意义。

5. 胃的形态、位置及分部。

6. 小肠的分部、十二指肠的分部及其主要结构，空、回肠的主要区别。

7. 大肠的分部，盲肠、结肠的形态特征，回盲瓣、阑尾的位置及阑尾根部的体表投影，结肠的分部，直肠、肛管的形态、位置。

8. 肝的形态、位置、毗邻，肝门的位置、肝蒂的构成及各结构之间的位置关系，肝的上、下界体表投影。

9. 肝外胆道系统的组成，胆囊的位置、形态，胆囊底的体表投影及胆囊三角的概念及其临床意义，胆总管的位置及毗邻，胆汁的排出途径。

10. 胰的位置、分部及导管的开口部位。

消化系统（digestive system）包括消化管和消化腺两部分（图 4-1）。消化管（digestive canal）由口腔、咽、食管、胃、小肠（分为十二指肠、空肠和回肠）和大肠（分为盲肠、阑尾、结肠、直肠和肛管）等部分组成。临床上通常将十二指肠以上的部分称为上消化道，把空肠以下的部分称为下消化道。消化腺（digestive gland）包括大消化腺和小消化腺两种。大消化腺有口腔腺（腮腺、舌下腺和下颌下腺）、肝、胰；小消化腺是位于消化管壁内的众多小腺体（如唇腺、颊腺、胃腺和肠腺等）。

消化系统的主要功能是摄取食物、消化食物、吸收营养和排出食物残渣。

第一节　口　　　腔

口腔（oral cavity）是消化管的起始部。向前经口裂通外界；向后经咽峡通口咽。前壁为唇，侧壁为颊，上壁为腭，下壁为口腔底。口腔以上、下牙弓分为前外侧部的口腔前庭（oral vestibule）和后内侧部的固有口腔（oral cavity proper）两部分。当上、下颌的牙咬合时，口腔前庭与固有口腔之间可借第三磨牙后方的间隙相通。因此，临床上当患者牙关紧闭时，可借此间隙置入开口器或插管，以注入药物和营养物质。

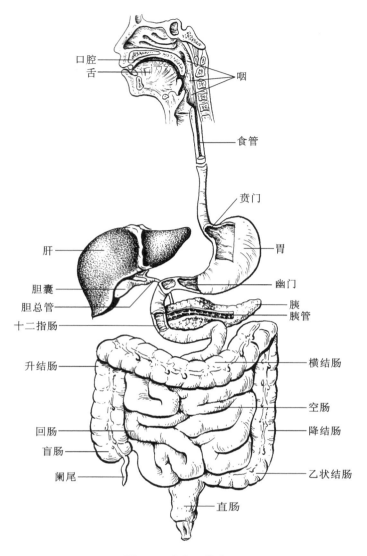

图 4-1　消化系统全貌

一、口唇

口唇(oral lips)分为上、下唇,构成口腔的前壁。由外向内由皮肤、皮下组织、口轮匝肌和黏膜构成。两唇之间的裂隙称口裂,其两侧结合处称口角。唇的游离缘是皮肤与黏膜的移行处,称唇红,含有丰富的毛细血管。上唇的外面正中线上有一纵行浅沟,称为人中,是人类特有的结构,昏迷患者急救时常在此处进行针刺或指压刺激,使患者苏醒。在上、下唇的内表面正中线上,分别有上唇系带和下唇系带连于牙龈基部。

二、颊

颊(cheek)构成口腔的侧壁。由外向内由皮肤、皮下组织、颊肌和黏膜构成。颊与上唇之间的浅沟称为鼻唇沟,为颊与上唇之间的分界线。在平对上颌第二磨牙牙冠处的颊黏膜上有腮腺管乳头,是腮腺管的开口处。

三、腭

腭(palate)构成口腔的上壁,分隔口腔与鼻腔。其前 2/3 为硬腭,后 1/3 为软腭。

硬腭主要由骨腭及表面覆盖的黏膜构成。

软腭主要由骨骼肌和黏膜构成。软腭的后部斜向后下,称腭帆。腭帆后缘游离,其中央有一向下的突起,称腭垂。腭垂的两侧有前后两对弓形的黏膜皱襞,分别连于舌根和咽的侧壁,前方的一对黏膜皱襞,称腭舌弓,后方的一对黏膜皱襞,称腭咽弓。两弓之间的窝称扁桃体窝,容纳腭扁桃体。腭帆游离缘、腭垂、两侧的腭舌弓与舌根共同围成的口,称咽峡,是口腔与咽的分界(图 4-2)。

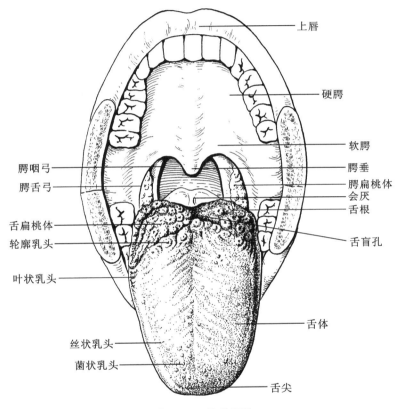

图 4-2　口腔及咽峡

四、牙

牙(teeth)是人体最坚硬的器官,嵌于上、下颌骨的牙槽内,分别排列成上牙弓和下牙弓。牙具有咬切、撕扯、碾磨食物和辅助发音等功能。

（一）牙的萌出时间

人的一生先后有两套牙发生,即乳牙和恒牙。人出生后,一般在 6 个月左右开始萌出乳牙,3 岁左右出齐,乳牙分乳切牙、乳尖牙和乳磨牙。上、下颌的左、右半侧各 5 颗,共 20 颗。6 岁开始更换成恒牙,至 13～14 岁出齐。第 3 磨牙萌出较晚,有些人迟至 28 岁或更晚,故称为迟牙或智牙,终生不萌出约占 30%。恒牙分为切牙、尖牙、前磨牙和磨牙。恒牙上、下颌的左、右半侧各 8 颗,共 32 颗。

（二）牙的名称与牙式

临床上以患者本身的体位为依据记录牙的位置,用"+"记号记录牙的排列形式,即牙式。

用罗马数字Ⅰ～Ⅴ表示乳牙；用阿拉伯数字1～8表示恒牙。具体表示如下：

乳牙： 右

上颌	Ⅴ	Ⅳ	Ⅲ	Ⅱ	Ⅰ	Ⅰ	Ⅱ	Ⅲ	Ⅳ	Ⅴ
下颌	Ⅴ	Ⅳ	Ⅲ	Ⅱ	Ⅰ	Ⅰ	Ⅱ	Ⅲ	Ⅳ	Ⅴ

左

第二乳磨牙　第一乳磨牙　尖牙　侧切牙　中切牙

恒牙： 右

上颌	8	7	6	5	4	3	2	1	1	2	3	4	5	6	7	8
下颌	8	7	6	5	4	3	2	1	1	2	3	4	5	6	7	8

左

第三磨牙　第二磨牙　第一磨牙　第二前磨牙　第一前磨牙　尖牙　侧切牙　中切牙

（三）牙的形态与构造

在形态上，牙分为牙冠、牙颈、牙根三部分。牙冠是露出牙龈以外的部分，色白而光泽。切牙的牙冠扁平；尖牙的牙冠呈锥形；前磨牙的牙冠呈方圆形；磨牙的牙冠呈方形，最大。牙根是嵌于牙槽内的部分。切牙、尖牙只有一个牙根；前磨牙一般只有一个牙根；上颌磨牙有 3 个牙根；下颌磨牙有 2 个牙根。牙颈是介于牙冠与牙根之间被牙龈包绕的部分。牙的内腔称牙腔，在牙冠内的部分称牙冠腔，在牙根内的部分称牙根管，牙根尖端有根尖孔，牙的血管、淋巴管和神经由此出入牙腔，并与牙腔内的结缔组织合称为牙髓。

在构造上，牙主要由黄色的牙质构成，牙冠表面有一层白色光泽的釉质，牙根表面有牙骨质。牙龈是富含血管的口腔黏膜，包被牙颈和牙槽骨。牙周膜是连于牙根与牙槽骨之间的致密结缔组织，使牙根固定于牙槽内（图 4-3）。牙龈、牙周膜和牙槽骨共同构成牙周组织，对牙有保护、支持和固定作用。

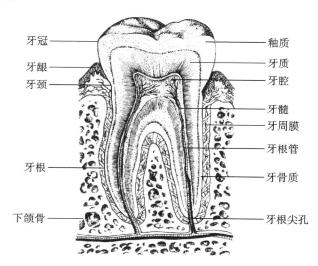

图 4-3　牙的构造

五、舌

舌（tongue）位于口腔底，是以骨骼肌为基本结构，表面被覆黏膜而形成的肌性器官，具有协助咀嚼、吞咽、感受味觉和辅助发音等功能。

（一）舌的形态

舌分为上、下两面。舌的上面圆隆，称舌背，借后部的"V"字形的界沟将舌分为前 2/3 的舌体和后 1/3 的舌根,舌体的前端为舌尖。界沟的尖端处有一小凹,称舌盲孔。舌的下面正中线上有一连于口腔底前部的纵行黏膜皱襞,称舌系带,其根部两侧各有一黏膜隆起,称舌下阜,是下颌下腺管和舌下腺大管的共同开口。舌下阜向后外侧延伸的黏膜隆起,称舌下襞,内有舌下腺(图 4-4,图 4-5)。

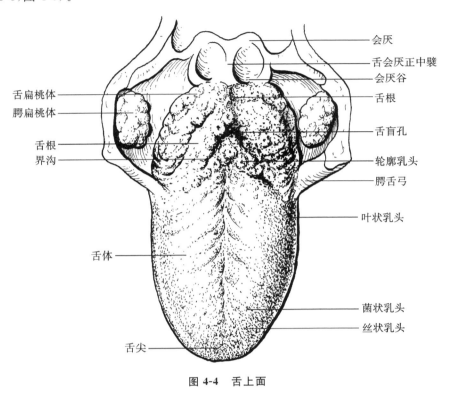

图 4-4　舌上面

(二)舌的黏膜

舌的黏膜呈淡红色,舌背和舌两侧的黏膜上有许多大小不等的突起,称舌乳头。舌乳头包括四种:丝状乳头呈白色丝绒状,体积最小,数量最多,遍布舌背各处;菌状乳头呈红色钝圆形,散在于丝状乳头之间;轮廓乳头体形最大,排在界沟的前方,共 7～11 个;叶状乳头呈皱襞状,在舌体两侧缘后部。其中菌状乳头、轮廓乳头和叶状乳头中含有味蕾,具有味觉功能,可感受酸、甜、苦和咸等味道。在舌根的黏膜内有许多由淋巴组织构成的大小不等的突起,称舌扁桃体。

(三)舌肌

舌肌为骨骼肌,分舌内肌和舌外肌两种。舌内肌是指舌本身的肌肉,起止均在舌内,收缩时改变舌的形状;舌外肌起于舌周围各骨,止于舌内,收缩时可改变舌的位置。颏舌肌是舌外肌中最有临床意义的,该肌起自下颌体内面中线处的颏棘,肌纤维呈扇形止于舌正中线的两侧。双侧颏舌肌同时收缩拉舌向前下方;单侧收缩时可使舌伸向对侧(图 4-6)。

六、唾液腺

唾液腺(salivary gland)位于口腔周围,向口腔内分泌唾液,属外分泌腺,具有初步消化食物、湿润和清洁口腔等功能。唾液腺分为大、小两类,小唾液腺包括唇腺、颊腺、腭腺和舌腺等。大唾液腺有下述 3 对(图 4-7)。

(一)腮腺

腮腺(parotid gland)是最大的一对唾液腺,整体略呈三角楔形,可分为浅部、深部和峡部。

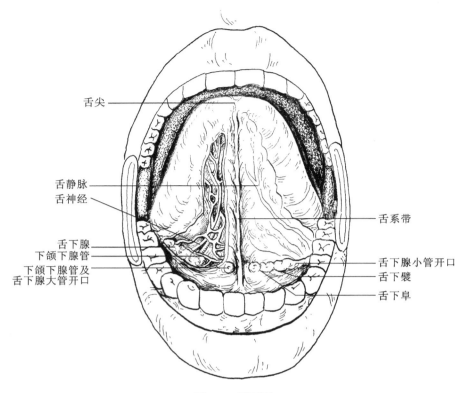

图 4-5　舌下面

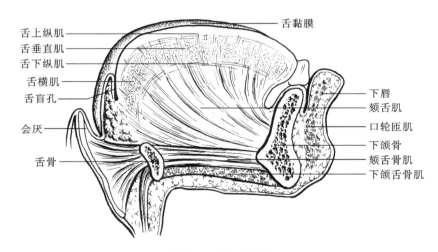

图 4-6　舌矢状切面

浅部略呈三角形,居外耳道的前下方。深部位于下颌支后内侧。腮腺管由腮腺浅部前缘发出,在颧弓下方一横指处向前越过咬肌表面,穿颊肌开口于平对上颌第 2 磨牙牙冠的颊黏膜上。

（二）下颌下腺

下颌下腺（submandibular gland）位于下颌骨下缘与二腹肌前、后腹围成的下颌下三角内,呈卵圆形,下颌下腺管开口于舌下阜。

（三）舌下腺

舌下腺（sublingual gland）位于口腔底舌下襞的深面,较小。舌下腺有一条舌下腺大管开口于舌下阜;多条舌下腺小管直接开口于舌下襞表面。

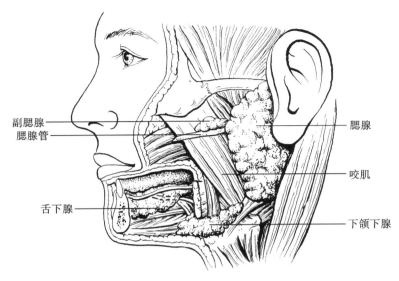

图 4-7 三大唾液腺

第二节 咽

咽（pharynx）位于第 1～6 颈椎前方，是一上宽下窄、前后略扁的漏斗形肌性管道。咽的上端起于颅底，下端至第 6 颈椎体下缘续于食管，长约 12 cm。咽有前壁、后壁和侧壁，其中后壁和侧壁完整，而前壁不完整，自上而下分别通入鼻腔、口腔和喉腔，因此，按照咽的前方毗邻，并以软腭后缘和会厌上缘为界，可将咽自上而下分为鼻咽、口咽和喉咽三部分（图 4-8）。

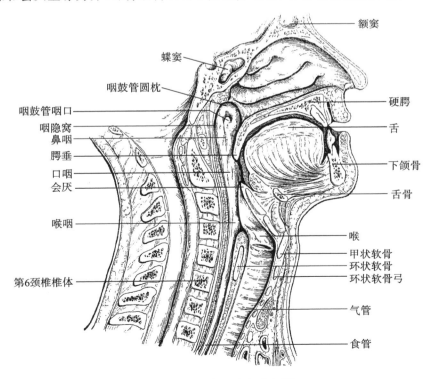

图 4-8 头颈部正中矢状切面

知识链接 4-1

一、鼻咽

鼻咽(nasopharynx)位于鼻腔的后方,上达颅底,下至软腭后缘平面续于口咽部,向前经鼻后孔通鼻腔。鼻咽的两侧壁上,平对下鼻甲的后方约 1.0 cm 处,各有一咽鼓管咽口,咽腔经此口通过咽鼓管与中耳鼓室相通。咽鼓管咽口的前、上和后方有一明显的弧形隆起,称咽鼓管圆枕,是临床寻找咽鼓管咽口的标志。咽鼓管圆枕的后方与咽后壁之间的纵行深窝,称为咽隐窝,是鼻咽癌的好发部位。

位于咽鼓管咽口附近黏膜内的淋巴组织,称咽鼓管扁桃体。在咽后壁与上壁相移行处的黏膜内,有丰富的淋巴组织,称咽扁桃体,幼儿时期较发达,10 岁以后则完全退化。

二、口咽

口咽(oropharynx)位于软腭后缘与会厌上缘平面之间,上续鼻咽,下通喉咽,向前经咽峡与口腔相通。口咽的前壁经咽峡邻舌根的后部,此处有一纵行黏膜皱襞连于舌根后份正中与会厌之间,称舌会厌正中襞,该襞两侧各有一浅凹,称会厌谷,异物易滞留于此处。

在口咽的外侧壁,腭舌弓与腭咽弓之间的隐窝,称腭扁桃体窝,窝内容纳腭扁桃体。腭扁桃体是咽部最大的淋巴组织,呈扁卵圆形,有防御功能。内侧面被覆黏膜,并陷入扁桃体实质内,形成许多深陷的小凹,称扁桃体小窝,窝内易存留和繁殖细菌,引起扁桃体发炎。

咽扁桃体、咽鼓管扁桃体、腭扁桃体和舌扁桃体在鼻腔和口腔通咽处,共同形成一个淋巴环,称咽淋巴环,具有重要的防御功能。

三、喉咽

喉咽(laryngopharynx)位于喉的后方,是咽的最下部和最狭窄部,介于会厌上缘与第 6 颈椎下缘平面之间,下续于食管,向前借喉口通喉腔。在喉口的两侧各有一深窝,称梨状隐窝,是异物容易滞留的部位。

第三节 食 管

一、食管的位置与分部

食管(esophagus)为一前后略扁的肌性管道,上端在第 6 颈椎体下缘水平续咽,下行穿膈食管裂孔,下端约在平第 11 胸椎体左侧与胃的贲门相连,全长约 25 cm。整个食管均贴近脊柱的前方下行,自上而下其前方分别与气管、左主支气管、心包相邻。按其行程可分为颈部、胸部和腹部三部。食管颈部长约 5 cm,上自第 6 颈椎体下缘接咽,下至胸骨颈静脉切迹水平;食管胸部长约 18 cm,自颈静脉切迹至膈的食管裂孔处;食管腹部最短,长 1～2 cm,自膈食管裂孔处至胃的贲门处(图 4-9)。

二、食管的狭窄

食管由于本身的结构特点和邻近器官的影响,全长有三个生理性狭窄(图 4-9)。第一狭窄(又称颈狭窄)位于食管的起始处,相当于第 6 颈椎下缘,水平距中切牙约 15 cm;第二狭窄(又称支气管狭窄)位于左主支气管后方与之交叉处,相当于第 4、5 胸椎之间的椎间盘水平,距中切牙约 25 cm;第三狭窄(又称膈狭窄)位于食管穿膈食管裂孔,相当于第 10 胸椎水平,距中切牙约 40 cm。食管的三个狭窄是异物易滞留和肿瘤的好发部位。临床上进行食管内插管时要注意其狭窄,防止损伤食管壁。

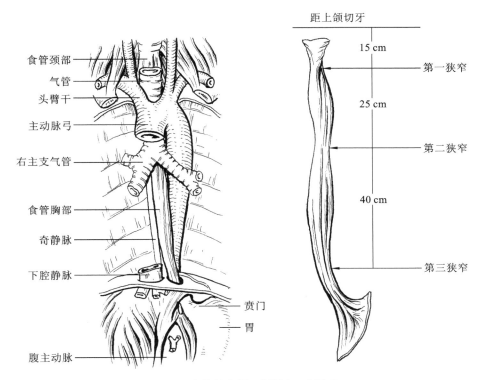

图 4-9 食管的位置、毗邻及三个狭窄

第四节 胃

胃（stomach）是消化管最膨大的部分，上接食管，下续十二指肠。具有容纳食物、初步消化食物和吸收水分及小分子物质等功能。其形状可随胃内容物的多少、体位、体型和年龄等情况不同而有差异。成人的胃一般容量约 1500 mL。

一、胃的形态与分部

（一）胃的形态

胃有两壁、两缘和两口。两壁为朝向前上方的胃前壁和朝向后下方的胃后壁；两缘为上、下缘，上缘凹向右上方，称胃小弯（lesser curvature of stomach），其最低点弯曲成角，称角切迹（angular incisure），是胃体部与幽门部在胃小弯的分界标志，下缘凸向左下方，称胃大弯（greater curvature of stomach）；胃的入口称贲门（cardia），接食管，出口称幽门（pylorus），通十二指肠。在活体，幽门前方可见幽门前静脉，是手术中识别幽门的标志（图 4-10）。

（二）胃的分部

胃可分为贲门部（cardiac part）、胃底（fundus of stomach）、胃体（body of stomach）和幽门部（pyloric part）四部分。贲门部是指贲门附近的部分，它与胃体和胃底的分界不明显；胃底部位于贲门左上方，即高出贲门平面以上的部分；胃体部居胃的中部；角切迹至幽门的部分称幽门部（临床上又称为胃窦）。幽门部在胃大弯侧有一称为中间沟的浅沟，以此沟为界，将幽门部分为右侧的幽门管（pyloric canal）和左侧的幽门窦（pyloric antrum）两部分。胃小弯和幽门部

NOTE

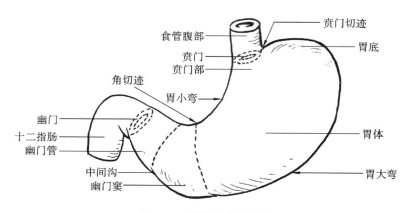

图 4-10 胃的形态与分部

是溃疡病和肿瘤的好发部位。

此外,活体 X 线钡餐透视,可将胃分成 3 型(图 4-11):

1. 钩型胃 呈明显的鱼钩形状,多见于中等体型的人。

2. 角型胃 呈牛角形状,略近横位,常见于矮胖体型的人。

3. 长胃 呈长袜形状,张力较低,内腔上窄下宽,多见于体型瘦弱的人,女性多见。

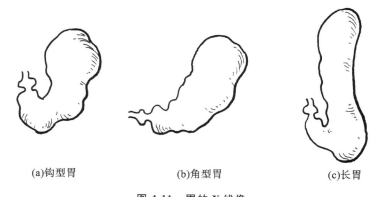

(a)钩型胃　　　　　(b)角型胃　　　　　(c)长胃

图 4-11 胃的 X 线像

知识链接 4-2

二、胃的位置与毗邻

胃的位置常因体位、体型和胃的紧张度及充盈度不同而有较大的变化。一般情况下,中等充盈程度的胃大部分居左季肋区,小部分居腹上区。贲门位于第 11 胸椎体的左侧,幽门位于第 1 腰椎体的右侧。胃前壁的右侧部被肝左叶掩盖,左侧部与膈相邻,胃的中间部与腹前壁相贴,是临床上触诊胃的部位。胃后壁与左肾、左肾上腺、胰、脾等相邻。

三、胃壁的构造

胃壁有四层结构,其中肌层发达,由内斜行、中环形和外纵行三层平滑肌组成。在幽门处环形肌增厚,形成幽门括约肌,有控制胃内容物的排空和防止肠内容物逆流入胃的作用。在婴幼儿,若幽门括约肌肥厚,则可造成先天性幽门梗阻。活体胃黏膜柔软,血供丰富,呈橘红色,胃空虚时形成众多的黏膜皱襞,在胃小弯处常见有 4～5 条较恒定的纵行皱襞,襞间的沟称胃道。在幽门处,胃黏膜突入管腔内形成环形皱襞,称幽门瓣(图 4-12,图 4-13)。

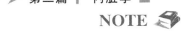

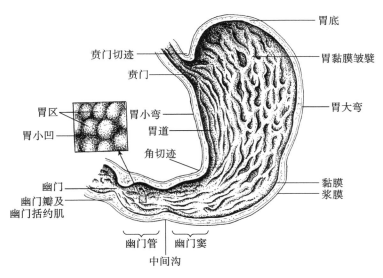

图 4-12 胃壁的结构

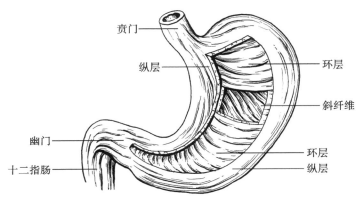

图 4-13 胃的肌层

第五节 小 肠

小肠(small intestine)上接幽门,下连盲肠,成人的小肠全长 5～7 m,是消化管最长的一段。小肠是食物消化和吸收的主要场所,可分为十二指肠、空肠和回肠三部分。

一、十二指肠

十二指肠(duodenum)为小肠的起始部,介于胃与空肠之间,全长约 25 cm,大部分紧贴腹后壁,位置较深,呈"C"字形,从右侧包绕胰头,全长可分为上部、降部、水平部和升部四部分(图 4-14)。

(一)上部

上部(superior part)长约 5 cm,在第 1 腰椎体的右侧,起自胃的幽门,走向右后方至肝门下方急转向下移行为十二指肠降部,转折处称十二指肠上曲。上部与幽门相接约 2.5 cm 的一段肠管,管壁较薄,黏膜面较光滑,又称十二指肠球,是十二指肠溃疡的好发部位。

知识链接 4-3

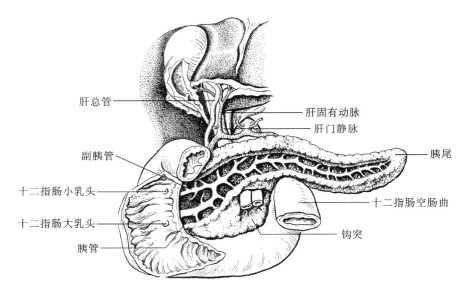

图 4-14　胆道、十二指肠和胰（前面）

（二）降部

降部（descending part）沿第 1～3 腰椎右侧下降，至第 3 腰椎体水平转向左侧移行为水平部，转折处称十二指肠下曲。降部的后内侧壁上有一纵行黏膜皱襞，称十二指肠纵襞（longitudinal fold of duodenum），其下端有十二指肠大乳头（major duodenal papilla），距中切牙约 75 cm，可作为临床插放十二指肠引流管深度的参考值。在十二指肠大乳头的上方，有时可见十二指肠小乳头，是副胰管的开口处。

（三）水平部

水平部（horizontal part）又称下部，在第 3 腰椎水平横过下腔静脉和腹主动脉的前面，向左移行为升部，全长约 10 cm。水平部的前方有肠系膜上动、静脉跨过。由于此部介于肠系膜与腹主动脉的夹角处，当肠系膜上动脉起点过低时，可压迫其水平部而引起十二指肠腔淤滞、扩大，甚至梗阻，称十二指肠上动脉压迫综合征（Wilkie 综合征）。

（四）升部

升部（ascending part）长 2～3 cm，自第 3 腰椎左侧斜向左上至第 2 腰椎左侧急转向前下方，形成十二指肠空肠曲，移行为空肠。十二指肠悬肌将十二指肠空肠曲固定于腹后壁。十二指肠悬肌与包绕其下段的腹膜皱襞共同构成十二指肠悬韧带，临床上又称 Treitz 韧带，是手术中确认空肠起始部的重要标志。

二、空肠与回肠

空肠（jejunum）和回肠（ileum）迂回盘曲在结肠形成的方框内，上端起自于十二指肠空肠曲，下端续于盲肠，并借腹膜形成的小肠系膜连于腹后壁，故又称系膜小肠。肠管与系膜相连的缘称系膜缘，其相对缘称对系膜缘或游离缘。

空肠和回肠的形态结构不完全一致，但变化是逐渐发生的，两者之间无明显的界线（图 4-15，表 4-1）。在回肠末端距回盲瓣 1 m 的范围内，肠壁游离缘上偶可见有一囊状突起，称 Meckel 憩室，是胚胎时期卵黄囊管未完全消失留下的遗迹。

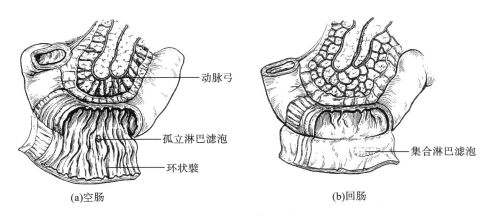

(a)空肠　　　　　　　　　　　　　　　(b)回肠

图 4-15　空肠与回肠

表 4-1　空肠与回肠的比较

项目	空肠	回肠
位置	腹腔的左上部	腹腔的右下部
长度	占空、回肠近端的 2/5	占空、回肠远端的 3/5
管壁	较厚	较薄
管径	较粗大	较细小
环状皱襞	高而密	低而稀疏
淋巴小结	孤立淋巴小结	集合淋巴小结
血管	较丰富	较稀少
颜色	呈粉红色	呈淡红色

第六节　大　　肠

　　大肠(large intestine)长约 1.5 m,在右髂窝处续于回肠,末端止于肛门,形成一方框围绕在空、回肠周围,可分为盲肠、阑尾、结肠、直肠和肛管五部分。大肠的主要功能是吸收水分、无机盐、维生素,并将食物残渣形成大便,排出体外。

　　大肠(除阑尾、直肠和肛管外)表面具有结肠带、结肠袋和肠脂垂三种特征性结构。这些特征是肉眼鉴别结肠与小肠的标志(图 4-16)。结肠带是由肠壁纵行肌增厚而形成,共有三条,沿大肠的纵轴排列,汇集于阑尾的根部;结肠袋是由于结肠带短于肠管,致使肠管形成众多的由横沟间隔的向外膨出的囊袋;肠脂垂是沿结肠带两侧分布的众多脂肪组织的浆膜小突起。在结肠腔内,相当于结肠袋之间的横沟处,还有许多由黏膜折叠形成的结肠半月襞。

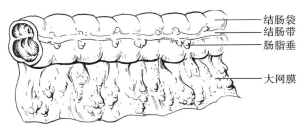

图 4-16　结肠的特征(横结肠)

一、盲肠

盲肠(cecum)是大肠的起始部,呈囊袋状居右髂窝内,长6~8 cm。其左侧连回肠,向上续为升结肠。回肠末端开口于盲肠内侧壁,在开口处形成上、下两片半月形的黏膜皱襞,称回盲瓣(ileocecal valve)。此瓣可控制回肠内容物进入盲肠的速度,又可防止大肠内容物逆流入小肠。在回盲瓣下方约2 cm处,有阑尾的开口(图4-17)。

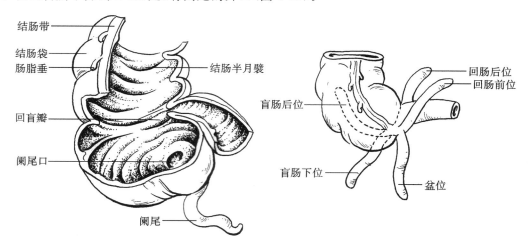

图4-17 盲肠和阑尾

一般情况下,盲肠大部分被腹膜包被,属于腹膜内位器官,但并无系膜,位置较固定。少数人的盲肠有系膜,使盲肠有较大活动范围,称移动盲肠。高位盲肠可在髂窝上方,甚至到达肝右叶下方,低位盲肠可到达小骨盆内。

二、阑尾

知识链接 4-4

阑尾(vermiform appendix)又称蚓突,长6~8 cm,其根部连于盲肠的后内侧壁,是细长而弯曲的盲管,远端闭锁,开口于回盲瓣下方约2 cm处,开口处也有不太明显的半月形黏膜皱襞。

阑尾的末端游离,其位置变化较大,据国内体质调查资料统计,阑尾一般以回肠后位和盲肠后位最多,盆位次之,再次为盲肠下位和回肠前位(图4-17)。此外,还可有肝下位和左下腹位等。由于结肠表面的三条结肠带汇集于阑尾根部,阑尾手术时沿结肠带向下追踪是寻找阑尾的可靠方法。

阑尾根部的体表投影点,通常在脐与右髂前上棘连线中、外1/3交界处,称为麦氏点(McBurney点)。有时也以左、右髂前上棘连线的中、右1/3交点(Lanz点)表示。

三、结肠

结肠(colon)是介于盲肠与直肠之间的一段大肠,整体呈方框状,包绕在空、回肠的周围,可分为升结肠、横结肠、降结肠和乙状结肠四部分。

(一)升结肠

升结肠(ascending colon)自右髂窝起于盲肠,沿右腹外侧区上升,至肝右叶下方转向左形成结肠右曲(或称肝曲)(right colic flexure)后移行为横结肠。

(二)横结肠

横结肠(transverse colon)自右向左横行至左季肋区,于脾的下方形成结肠左曲(或称脾曲)(left colic flexure)后移行为降结肠。横结肠被腹膜完全包被,并借其系膜连于腹后壁,活动度较大,常下垂成弓形,最低点有时可达脐平面。

(三)降结肠

降结肠(decending colon)自左季肋区续于脾曲,沿左腹外侧区下降,至左髂嵴水平续于乙状结肠。

(四)乙状结肠

乙状结肠(sigmoid colon)自左髂嵴水平续于降结肠,呈"乙"字形弯曲,至第三骶椎平面移行为直肠。乙状结肠借其系膜连于左髂窝和骨盆侧壁,活动度较大,老年人易引起肠扭转。乙状结肠是憩室和恶性肿瘤的多发部位。

四、直肠

直肠(rectum)又称直肠盆部,长 10~14 cm,上端平第三骶椎水平接乙状结肠,向下穿盆膈移行为肛管,位居于盆腔后部,骶骨的前方。

人类的直肠并不直,在矢状面上有两个弯曲,上部与骶骨的弯曲一致,凸向后,称骶曲(sacral flexure),距肛门 7~9 cm;下部绕过尾骨尖形成凸向前的弯曲,称会阴曲(perineal flexure),距肛门 3~5 cm。临床上做直肠镜检查时,应注意其弯曲,以免损伤肠壁。

直肠下段肠腔膨大,称直肠壶腹(ampulla of rectum),其肠腔面有 2~3 个由环形肌和黏膜共同形成突向肠腔的半月形皱襞,称直肠横襞(transverse folds of rectum)。其中位置最恒定、最大的一个位于直肠的右前壁,距肛门约 7 cm,可作为直肠镜检查的定位标志(图 4-18)。

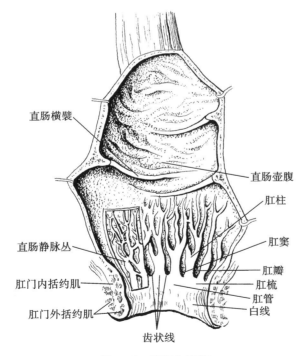

图 4-18 直肠与肛管

五、肛管

肛管(anal canal)又称直肠肛门部,长 3~4 cm,为盆膈以下的消化管,上续直肠,下终于肛门(anus)。肛管被肛门括约肌所包绕,具有控制排便的作用。

肛管内面的黏膜形成 6~10 条纵行的黏膜皱襞,称肛柱(anal columns)。在相邻肛柱的下端有半月形的黏膜皱襞,称肛瓣(anal valves)。肛瓣与相邻肛柱下端围成的小隐窝,称肛窦(anal sinuses)。肛窦底部有肛腺的开口,肛窦内常有粪屑存积,易诱发感染而引起肛窦炎。

通常将各肛柱上端的连线称肛直肠线,是直肠与肛管的分界线;肛柱的下端与肛瓣的边缘连成锯齿状的环形线,称齿状线(dentate line),又称肛皮线。齿状线以上的肛管来源于内胚层的泄殖腔,内表面为黏膜,有内脏神经分布;齿状线以下的肛管来源于外胚层的原肛,内表面为皮肤,有躯体神经分布。此外,齿状线上、下部分的肛管在动脉来源、静脉回流以及淋巴引流等方面都不相同。在齿状线下方有一宽约 1 cm 浅蓝色的环形区域,称肛梳(anal pecten)或痔环。肛梳的下缘为一条不甚明显的环形线,称白线(white line)或 Hilton 线,此处相当于肛门内、外括约肌的交界处。在肛柱的黏膜下层和肛梳的皮下组织中有丰富的静脉丛,若静脉丛曲张淤血而突起,则形成痔。

肛管周围分别有肛门内、外括约肌环绕。肛门内括约肌(sphincter ani internus)是肛管下部的环形平滑肌增厚而成,有协助排便的作用。肛门外括约肌(sphincter ani externus)是围绕肛门内括约肌周围的骨骼肌,分为皮下部、浅部及深部,可随意识括约肛门,控制排便。

肛门外括约肌的浅、深部,直肠下部的纵行肌,肛门内括约肌以及肛提肌等,共同构成一围绕肛管的强大肌环,称为肛直肠环(图 4-18)。此环具有控制排便的作用,手术时注意防止其损伤,以免造成大便失禁。

第七节　肝

肝(liver)是人体中最大的消化腺,我国成年人肝的重量为 1100～1450 g,占体重的 1/50～1/40。在胎儿和新生儿时,肝的体积相对较大,可达体重的 1/20。肝具有分泌胆汁、参与代谢、储存糖原、解毒和防御等功能,在胚胎时期尚有造血功能。

一、肝的形态

肝的形态呈不规则楔形,右侧钝厚而左侧偏窄。肝血供丰富,故活体的肝表面呈棕红色。肝质软而脆,遭受暴力打击时容易易破裂而引起大出血。

肝按形态可分为上、下两面,前、后、左、右四缘。上面隆凸,与膈相邻,故又称膈面(diaphragmatic surface)。呈矢状位的镰状韧带(falciform ligament of liver)将肝分为肝左叶和肝右叶(图 4-19)。膈面的后部无腹膜被覆的部分称为肝裸区(bare area of liver)。下面凹凸不平,朝向后下方,与腹腔的器官相邻,故又称脏面(visceral surface)。脏面中部有呈“H”形的三条沟,即左、右两条纵沟和一条横沟(图 4-20)。右纵沟宽而浅,前部为胆囊窝(fossa for gall bladder),容纳胆囊,后部为腔静脉沟(sulcus for vena of liver),容纳下腔静脉。腔静脉沟的上部有肝左、右、中静脉注入下腔静脉,此处称为第二肝门(secondary porta of liver)。腔静脉沟的下部有副肝右静脉和尾状叶静脉等小静脉注入下腔静脉,此处称为第三肝门(third portal of liver)。左纵沟窄而深,前部为有肝圆韧带通过的肝圆韧带裂,肝圆韧带(round ligament of liver)是胚胎时期脐静脉退化后的遗迹,后部为容纳静脉韧带的静脉韧带裂,静脉韧带(venous)是胚胎时期静脉导管退化后的遗迹。位于脏面中部,连接左、右纵沟的是横沟,称肝门(hepatic porta),又称第一肝门,有肝左、右管,肝固有动脉左、右支,肝门静脉左、右支,淋巴管和神经等结构出入。出入肝门的结构被结缔组织包绕形成肝蒂(hepatic pedicle)。肝的脏面被“H”形的三条沟分为四个叶,右纵沟右侧的部分为肝右叶(right lobe of liver),左纵沟左侧的部分为肝左叶(left lobe of liver),左右纵沟之间,横沟前方的部分为肝方叶(quadrate lobe of liver),横沟后方的部分为肝尾状叶(caudate lobe of liver)。

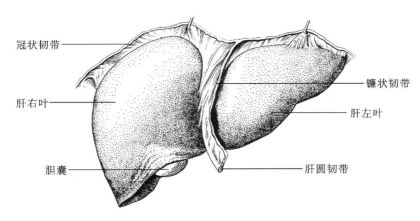

图 4-19　肝上面

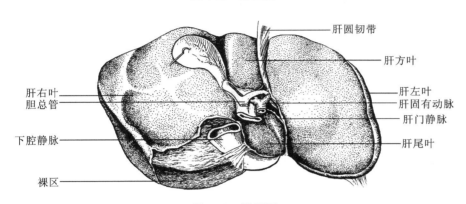

图 4-20　肝下面

肝的前缘（又称下缘）薄而锐利,有胆囊切迹和肝圆韧带切迹,胆囊底常露出肝的前缘与腹前壁相接触。肝的后缘圆钝,朝向脊柱。肝的右缘圆钝,亦是肝右叶的下缘。左缘薄而锐利,亦是肝左叶的左缘。

二、肝的位置与毗邻

肝大部分位于右季肋区和腹上区,小部分位于左季肋区。肝的绝大部分被胸廓所掩盖,仅在腹上区剑突下露出,直接与腹前壁接触。当右季肋区或腹上区遭受暴力打击或肋骨骨折时,可导致肝破裂。

肝的上界与膈穹窿一致,在右锁骨中线平第 5 肋,左锁骨中线平第 5 肋间隙。肝的下界其右侧与右肋弓大体一致,腹上区剑突下方 3～4 cm。正常成年人在右肋弓下缘一般触及不到肝。在 3 岁以下的幼儿由于肝的体积相对较大,肝下界可低于右肋弓下缘 1～2 cm,至 7 岁以上的儿童在右肋弓下缘不能触及肝。肝的上面大部分被膈覆盖。在肝的下面,肝右叶自前向后分别与结肠右曲、十二指肠、右肾和右肾上腺相邻;肝左叶大部分与胃前壁相接触。

三、肝的分叶与分段

肝从表面划分的分叶,并没有真正反映其内部管道系统的构造特征,因而不适应肝脏外科进行部分肝切除的需要。

肝内的管道可分为 Glisson 系统和肝静脉系统两部分。肝门静脉和肝固有动脉的分支及肝管的属支在肝内伴行,其外周有纤维结缔组织鞘包绕而构成 Glisson 系统。肝段的概念就是依据 Glisson 系统和肝静脉的走行提出的。按照 Gouinaud 肝段划分法,将肝分为两半肝、五叶、八段。肝段以尾状叶为起点,按照顺时针方向用罗马数字来表示。临床肝外科根据这些分叶、分段进行定位诊断或施行肝段、肝叶或半肝切除术(图 4-21,图 4-22)。

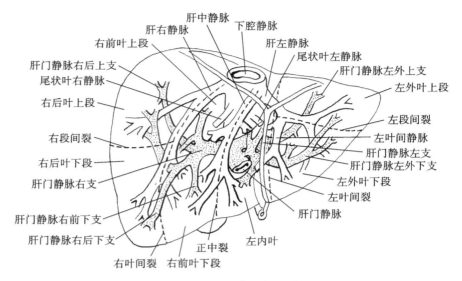

图 4-21 肝内管道与肝裂

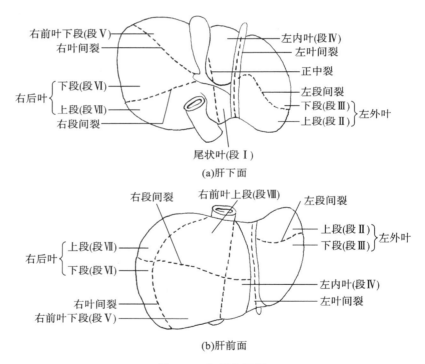

(a)肝下面

(b)肝前面

图 4-22 肝裂与肝段

四、肝外胆道系统

肝外胆道是指出肝门后,将胆汁输送到十二指肠的管道系统,包括胆囊、肝左管、肝右管、肝总管、胆囊管、胆总管(图 4-23,图 4-24)。

(一)胆囊

胆囊(gallbladder)位于胆囊窝内,为一储存和浓缩胆汁的囊状器官,容量为 40~60 mL。

胆囊近似梨形,可分为胆囊底、胆囊体和胆囊颈三部分。胆囊底(fundus of gallbladder)是

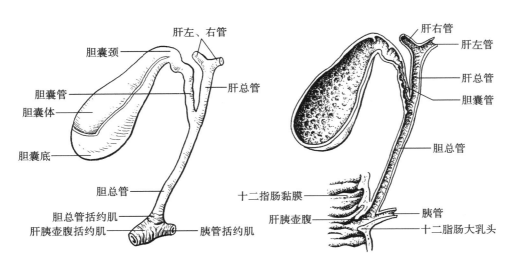

图 4-23 肝外胆道

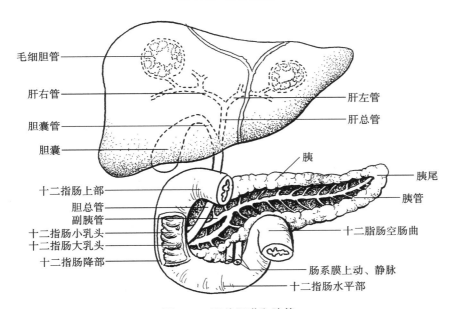

图 4-24 肝外胆道和胰管

胆囊突向前下方的盲端,钝圆略膨大,多露出肝的前下缘,并与腹前壁相接触。胆囊底的体表投影点在右锁骨中线与右肋弓相交处的稍下方,胆囊炎时,此处有压痛。胆囊体(body of gallbladder)是胆囊的主体部分,与胆囊底之间无明显的界线。胆囊颈(neck of gallbladder)是胆囊逐渐缩细的部分,向左侧弯转续于胆囊管。

(二)胆囊管

胆囊管(cystic duct)长 3～4 cm,直径约 0.3 cm。胆囊内面衬有黏膜,胆囊底和体的黏膜呈蜂窝状。而胆囊颈与胆囊管的黏膜形成螺旋状的皱襞,称螺旋襞(spiral fold),可节制胆汁的进出。同时亦是胆囊结石易嵌顿之处。

(三)肝管与肝总管

肝左、右管是由肝内的毛细肝管逐渐汇合而成,出肝门后很快汇合成肝总管(common hepatic duct)。肝总管在肝十二指肠韧带内下行,并在韧带内与胆囊管以锐角汇合成胆总管(common bile duct)。

胆囊管、肝总管与肝下面围成的三角形区域,称胆囊三角,又称 Calot 三角。胆囊动脉多

NOTE

知识链接 4-5

经此三角到达胆囊,故胆囊三角是胆囊手术寻找胆囊动脉的标志。

（四）胆总管

胆总管长 4～8 cm,直径 0.3～0.6 cm,位于肝固有动脉右侧和肝门静脉的前方,在肝十二指肠韧带内下行,经十二指肠上部的后方,至胰头与十二指肠降部之间与胰管汇合,共同斜穿十二指肠降部的后内侧壁,两者汇合处形成略膨大的肝胰壶腹(hepatopancreatic ampulla),又称 Vater 壶腹,开口于十二指肠大乳头。在肝胰壶腹和胆总管末端管壁内,有环形平滑肌增厚形成的肝胰壶腹括约肌(sphincter of hepatopancreatic ampulla),又称 Oddi 括约肌。空腹时肝胰壶腹括约肌保持收缩状态,由肝细胞分泌的胆汁,经左、右肝管,肝总管,胆囊管进入胆囊储存和浓缩;进食后,特别是进食高脂肪食物后,在神经体液的调节下,肝胰壶腹括约肌舒张,胆囊收缩,胆囊内的胆汁经胆囊管、胆总管、肝胰壶腹、十二指肠大乳头排入十二指肠,参与对脂肪的消化和吸收。

第八节 胰

胰(pancreas)是人体的第二大消化腺,呈灰红色,质地柔软,略呈三棱柱状。胰分为外分泌腺和内分泌腺两部分。外分泌腺分泌胰液,胰液中含有多种消化酶,有消化蛋白质、脂肪和糖类的作用。内分泌腺是由散在于外分泌腺之间的胰岛组成,主要分泌胰岛素,调节血糖浓度。

一、胰的位置与毗邻

胰横置于第 1～2 腰椎的前方,右侧被十二指肠呈"C"形包绕,左侧狭细,靠近脾门。胰腺前面为腹后壁腹膜遮盖,隔网膜囊与胃后壁相对,前面下部有横结肠系膜附着。后面为下腔静脉、腹主动脉、腹腔神经丛以及乳糜池(胸导管的起始部)等结构。脾静脉行于胰腺的后方,脾动脉行于胰腺的上缘。

二、胰的分部

胰的全长可分为头、体、尾三部分(图 4-24)。

胰头(head of pancreas)膨大,位于第 2 腰椎的右侧,被十二指肠呈"C"形包绕,下部有一向左后上方的钩突(uncinate process)。胰头后面与胆总管、肝门静脉和下腔静脉相邻。当胰头肿大时,可压迫胆总管和肝门静脉而引起阻塞性黄疸或腹水。

胰体(body of pancreas)为胰头与胰尾之间的部分,横过第 1 腰椎体的前方。胰体前面借网膜囊与胃后壁相邻,当胃后壁溃疡穿孔或癌肿时,常与胰粘连。

胰尾(tail of pancreas)较细,伸入左季肋区与脾门相邻。

胰管(pancreatic duct)起自胰尾,纵贯胰实质的全长,沿途接受各小叶间导管的汇入,其末端与胆总管汇合成肝胰壶腹,开口于十二指肠大乳头。在胰头的上部胰管的上方,常有一条副胰管(accessory pancreatic duct),开口于十二指肠小乳头。

案例思考 4-1
问题解析

👤 案例思考

患者,女,24 岁。腹痛 11 h。起初突然发生上腹痛伴恶心、呕吐,之后局限在右下腹,持续性痛伴阵发性加剧。2 h 前腹痛从右下腹扩散到全腹,发热。

查体:T 39.2 ℃,急性面容,全腹肌紧张,压痛和反跳痛阳性,右下腹最明显。

NOTE

血常规：WBC 19.3×10^9/L，N 0.91。

诊断：急性阑尾炎。

提问：

1. 阑尾的体表投影点在什么位置？

2. 术中寻找阑尾最可靠的标志是什么？

能力检测

能力检测答案

1. 上消化道是指（　　）。

A. 从口腔到食管　　　　　　B. 从口腔到胃　　　　　　C. 从口腔到十二指肠

D. 从口腔到空肠　　　　　　E. 从口腔到回肠

2. 腮腺管开口于（　　）。

A. 平对上颌第 2 磨牙牙冠的颊黏膜上

B. 平对上颌第 2 前磨牙牙冠的颊黏膜上

C. 平对上颌第 3 磨牙牙冠的颊黏膜上

D. 平对下颌第 2 磨牙牙冠的颊黏膜上

E. 平对下颌第 3 磨牙牙冠的颊黏膜上

3. 咽的分部有（　　）。

A. 鼻咽部、口咽部、喉咽部　　　　B. 鼻咽部、舌咽部、喉咽部

C. 舌咽部、口咽部、喉咽部　　　　D. 咽隐窝、鼻咽部、口咽部

E. 鼻咽部、口咽部、舌咽部

4. 十二指肠大乳头位于（　　）。

A. 上部　　　　　　　　　　B. 降部　　　　　　　　　　C. 水平部

D. 升部　　　　　　　　　　E. 十二指肠空肠曲

5. 大肠不包括（　　）。

A. 直肠　　　　B. 盲肠　　　　C. 阑尾　　　　D. 回肠　　　　E. 结肠

6. 具有结肠带、结肠袋和肠脂垂的消化管（　　）。

A. 阑尾　　　　B. 直肠　　　　C. 回肠　　　　D. 空肠　　　　E. 结肠

7. 不经肝门出入的结构是（　　）。

A. 肝左管　　　B. 肝门静脉　　C. 肝静脉　　　D. 肝固有动脉　　E. 肝右管

8. 大唾液腺有哪几对？各腺管开口于什么部位？

9. 食管 3 个狭窄位于什么部位？距中切牙的距离是多少？

10. 肝外胆道系统包括哪些结构？

（李明秋）

第五章 呼吸系统

 学习要点

1. 呼吸系统的组成及上、下呼吸道的概念。
2. 鼻黏膜的分部,鼻易出血区的位置,鼻旁窦的位置及开口部位。
3. 喉的位置、喉软骨、喉腔的分部与形态特点,环甲韧带和声门下腔的临床意义。
4. 气管的位置、分部与毗邻,气管切开常选用的部位,气管隆嵴的位置及临床意义,左、右主支气管的区别。
5. 肺的位置、形态和分叶,肺门与肺根的概念,肺上、下界的体表投影。
6. 胸腔、胸膜、胸膜腔的概念,壁胸膜的分部,肋膈隐窝的位置,胸膜下界的体表投影。
7. 纵隔的概念、境界与分部。

呼吸系统(respiratory system)由呼吸道和肺两部分组成(图 5-1)。呼吸道是传送气体的通道,包括鼻、咽、喉、气管及各级支气管,临床上通常把鼻、咽和喉称为上呼吸道;把气管和各级支气管称为下呼吸道。

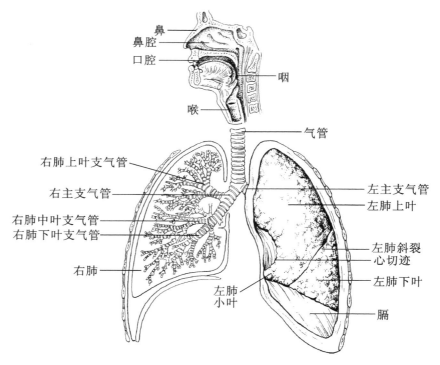

图 5-1 呼吸系统全貌

呼吸系统是执行人体和外界环境进行气体交换的器官的总称。呼吸系统的主要功能是进行气体交换,即吸进新鲜氧气,呼出二氧化碳。此外还有嗅觉和发音等功能。

第一节 鼻

鼻(nose)是呼吸道的起始部,能净化吸入的空气并调节其温湿度,还是嗅觉器官,并可辅助发音。鼻可分为外鼻、鼻腔和鼻旁窦三部分。

一、外鼻

外鼻(external nose)位于面部中央,呈锥体形,上方以鼻骨、下方以软骨为支架,外覆皮肤和少量皮下组织。上端较窄与额部相连的部分,称鼻根。下端明显向前隆起的部分,称鼻尖;鼻根与鼻尖之间的部分称鼻背;鼻尖两侧的部分称鼻翼。外鼻下方借鼻孔与外界相通。鼻根和鼻背部皮肤较薄而松弛,活动性较大;鼻翼和鼻尖处皮肤较厚,富含的皮脂腺和汗腺,是酒渣鼻、疖肿和痤疮的好发部位。

二、鼻腔

鼻腔(nasal cavity)是以骨和软骨为支架、内面被覆黏膜和皮肤所构成的顶窄底宽的狭长腔隙。被纵行的鼻中隔分为左、右两个鼻腔。每侧鼻腔向前下经鼻孔与外界相通,向后经鼻后孔与鼻咽部相通,以弧形隆起的鼻阈(nasal limen)为界,分为前下部的鼻前庭(nasal vestibule)和后部的固有鼻腔(nasal cavity proper)两部分,鼻阈是皮肤和黏膜的移行处。

(一)鼻前庭

鼻前庭(nasal vestibule)为鼻腔的前下部、由鼻翼围成的腔隙。内面衬有皮肤,生有粗硬的鼻毛,有滤过和净化吸入空气的作用。鼻前庭缺乏皮下组织,发生炎症或疖肿时疼痛较为剧烈。

(二)固有鼻腔

固有鼻腔(nasal cavity proper)是鼻腔的主要部分,由骨性鼻腔被覆黏膜而成,前至鼻阈,后经鼻后孔通咽,有顶、底、内侧壁和外侧壁(图5-2)。

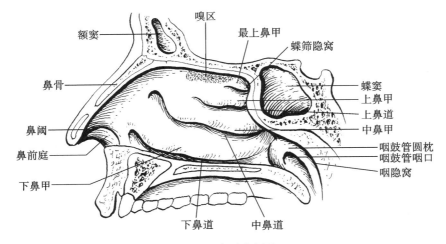

图 5-2　鼻腔外侧壁

固有鼻腔的顶较狭小,由鼻骨、额骨、筛骨筛板和蝶骨体覆以黏膜构成。筛骨筛板薄而脆,呈筛状,有嗅神经经过。外伤时易骨折致嗅觉障碍和脑脊液鼻漏。底壁即腭,由硬腭和软腭构

知识链接 5-1

成,与口腔相隔。内侧壁即鼻中隔,由鼻中隔软骨、筛骨垂直板和犁骨覆以黏膜构成。鼻中隔的位置常略偏向一侧,故两侧鼻腔大小和形态多不对称。鼻中隔前下部黏膜内血管丰富,是鼻出血最易发生的部位,称易出血区(little area 或 kisselbach area)。外侧壁不规则,有突出于鼻腔的三个鼻甲(conchae turbinate),分别称上、中、下鼻甲。各鼻甲下方的空隙称为鼻道,分别称上、中、下鼻道。各鼻甲内侧面和鼻中隔之间的空隙称为总鼻道。上鼻甲后上方的凹陷为蝶筛隐窝。中鼻道有两个隆起,后上方隆起为筛泡,前下方隆为钩突,筛泡与钩突之间有一半月形裂隙,称为半月裂孔,其外方有一沟,称筛漏斗。下鼻道前上方有鼻泪管开口。

鼻黏膜因结构和功能的不同,可分为嗅区和呼吸区两部分。嗅区(olfactory region)位于上鼻甲内侧面以及与其相对的鼻中隔黏膜,活体呈苍白或淡黄色,内含有嗅细胞,感受嗅觉的刺激。呼吸区(respiratory region)的范围较大,是除嗅区以外的黏膜区域,活体呈粉红色,含有丰富的血管和黏液腺,有对吸入的空气起加温、湿润和净化灰尘及细菌的作用。

三、鼻旁窦

鼻旁窦(paranasal sinuses)又称副鼻窦,为骨性鼻窦旁内衬黏膜而成,共 4 对。对吸入空气起温暖和湿润的作用,还对发音产生起共鸣作用(图 5-3)。

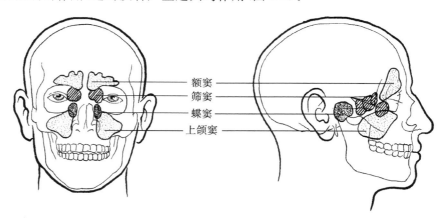

图 5-3　鼻旁窦的位置

（一）额窦

额窦(frontal sinus)位于额骨内外板之间,大致相当于两侧眉弓的深面,左右各一,两侧常不对称,呈三角锥体形。额窦开口于中鼻道。

（二）筛窦

筛窦(ethmoidal sinus)位于鼻腔外上方筛骨迷路内,由含气的筛小房构成。每侧的可分为前、中、后筛窦。其中前、中筛窦开口于中鼻道,后筛窦开口于上鼻道。

（三）蝶窦

蝶窦(sphenoidal sinus)位于蝶骨体内,左右各一,向前开口于蝶筛隐窝。

（四）上颌窦

上颌窦(maxillary sinus)位于上颌骨体内,是鼻旁窦中最大的一对,容积约 14 mL。上颌窦可分前、后、上、下、内侧壁。前壁为尖牙窝,骨质较薄,是上颌窦手术的入路之一;后壁为上颌体的颞下面;上壁为眶下壁,骨质较薄,当上颌窦炎症或肿瘤时,可经此壁侵入眶腔;下壁为上颌骨的牙槽突,上颌牙根的感染极易引起牙源性上颌窦炎;内侧壁为鼻腔外侧壁,毗邻中、下鼻道,在靠近下鼻甲骨附着处的下方,骨质最薄,是上颌窦穿刺的进针部位。上颌窦开口于中鼻道。上颌窦开口部位较高,不易引流,是上颌窦炎好发的原因之一。

第二节 喉

喉(larynx)位于颈前部中份,上借喉口通喉咽,下续气管,既是呼吸管道,又是发音器官,主要由喉肌和喉的软骨构成。成年人的喉平对第5～6颈椎高度,女性和小儿的位置较高。喉上借肌肉和韧带连于舌骨,下借肌肉连于胸骨,活动较大,可随吞咽或发音而上、下移动。喉的前面被皮肤、浅筋膜、深筋膜和舌骨下肌群覆盖,后面紧邻喉咽,其两侧邻颈部的大血管、神经和甲状腺侧叶等。

一、喉的软骨

喉的支架由喉软骨构成,包括不成对的甲状软骨、环状软骨和会厌软骨和成对的杓状软骨(图5-4)。

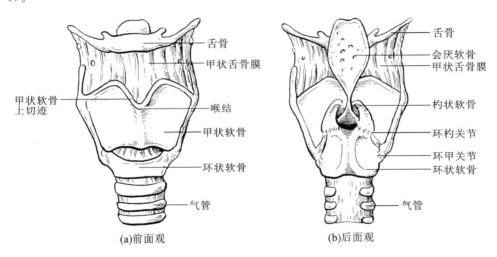

图 5-4 喉的软骨及其连结

(一)甲状软骨

甲状软骨(thyroid cartilage)位于甲状舌骨膜与环状软骨之间,为最大的喉软骨,构成喉的前外侧壁。甲状软骨由左、右两块近似四边形的软骨板构成。在前方正中线处愈合成前角,前角上端向前突出,称喉结(laryngeal prominence),成年男性喉结尤为明显。喉结上缘两侧呈"V"形凹陷,称甲状软骨上切迹。两软骨板的后缘游离,并向上、下各伸出一对突起,分别称上角和下角。上角借韧带连舌骨大角,下角与环状软骨相关节。

(二)环状软骨

环状软骨(cricoid cartilage)位于甲状软骨下方,向下接气管,形似戒指,为喉软骨中唯一呈环形的软骨,对于保持呼吸道畅通有极为重要的作用。环状软骨由环状软骨板和环状软骨弓两部分构成。环状软骨板位于后方,其上缘两侧各有一长圆形的关节面与杓状软骨构成环杓关节。环状软骨弓居前方,平对第6颈椎,是颈部的重要标志之一。环状软骨弓与板交界处,两侧各有一与甲状软骨下角相连的关节面,构成环甲关节。环状软骨下缘借韧带与气管软骨环相连。

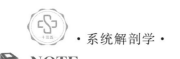

（三）会厌软骨

会厌软骨（epiglottic cartilage）位于甲状软骨的后上方，形状扁平，像树叶。会厌软骨上缘游离，下端连于甲状软骨前角内面。会厌软骨被以黏膜，构成会厌（epiglottis），为喉口的活瓣，吞咽时，喉上升，会厌封闭喉口，阻止食物误入喉腔。

（四）杓状软骨

杓状软骨（arytenoid cartilage）位于环状软骨后部上缘，左、右各一，近似三棱锥形，有一尖、一底、两突起。底朝下与环状软骨板上缘关节面构成环杓关节。底面向前伸出的突起，称声带突（vocal process），有声韧带附着；底面向外侧伸出的突起，称肌突（muscular process），有喉肌附着。

二、喉的连结

喉的连结可分为喉软骨之间的连结以及喉与舌骨、喉与气管之间的连结。

（一）甲状舌骨膜

甲状舌骨膜（thyrohyoid membrane）为连于甲状软骨上缘与舌骨之间的薄膜。

（二）环甲关节

环甲关节（cricothyroid joint）由环状软骨弓板交界处外侧面上的关节面与甲状软骨下角构成，属联合关节。甲状软骨在冠状轴上做前倾和复位运动，紧张或松弛声带。

（三）环杓关节

环杓关节（cricoarytenoid joint）由环状软骨板上缘与杓状软骨底的关节面构成。杓状软骨可通过此关节的垂直轴做旋内与旋外转运动，使声带突向内、外侧转动，也能向侧方滑动，使声门开大或缩小。

（四）方形膜

方形膜（quadrangular membrane）呈斜方形，由会厌软骨的两侧和甲状软骨前角的后面向后附着于杓状软骨的前内侧缘。方形膜下端游离，称前庭韧带，构成前庭襞的基础。

（五）弹性圆锥

弹性圆锥（conus elasticus）又称环声膜或环甲膜，位于甲状软骨前角的后面、环状软骨上缘和杓状软骨声带突之间，为弹性纤维构成的呈圆锥形的膜状结构（图 5-5）。上缘游离，紧张于甲状软骨前角与杓状软骨声带突之间，称声韧带（vocal ligament），是构成声襞的基础。弹性圆锥的前部较厚，张于甲状软骨下缘与环状软骨弓上缘之间，称环甲正中韧带（median cricothyroid ligament）。当急性喉阻塞来不及进行气管切开术时，可切开或用粗针头穿过此韧带，建立临时的通气道，抢救患者生命。

（六）环状软骨气管韧带

环状软骨气管韧带（cricotracheal ligament）是连于环状软骨下缘和第一气管软骨环之间的结缔组织膜。

三、喉肌

喉肌属于骨骼肌，附着于喉软骨的内、外侧面。按其部位可分为两群：外侧群主要有环甲肌，主要作用于环甲关节，使声带紧张或松弛；内侧群作用于环杓关节，使声门开大或缩小。主要有环杓后肌、环杓侧肌、甲杓肌、杓横肌和杓斜肌等（图 5-6，图 5-7）。

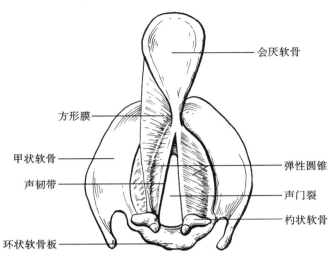

图 5-5 方形膜和弹性圆锥(上面观)

会厌软骨

方形膜

甲状软骨

声韧带

环状软骨板

弹性圆锥

声门裂

杓状软骨

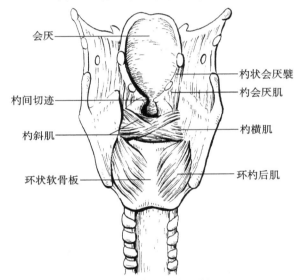

图 5-6 喉肌(后面观)

会厌

杓间切迹

杓斜肌

环状软骨板

杓状会厌襞

杓会厌肌

杓横肌

环杓后肌

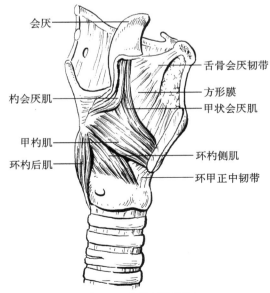

图 5-7 喉肌(侧面观)

会厌

杓会厌肌

甲杓肌

环杓后肌

舌骨会厌韧带

方形膜

甲状会厌肌

环杓侧肌

环甲正中韧带

四、喉腔

喉腔(laryngeal cavity)是由喉壁围成的管腔。喉壁是由喉软骨、韧带、纤维膜、喉肌和喉黏膜构成。上方借喉口通喉咽部,下续气管。喉腔侧壁有上下两对黏膜皱襞,上方的一对称前庭襞,所夹裂隙称前庭裂;下方的一对称声襞,所夹裂隙称声门裂。借前庭裂和声门裂两平面将喉腔自上而下分为喉前庭、喉中间腔和声门下腔三部分(图 5-8)。

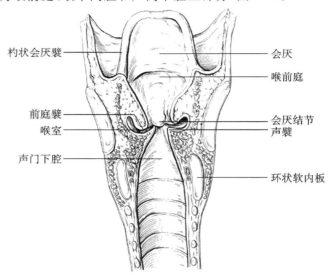

左侧标注(自上而下):杓状会厌襞、前庭襞、喉室、声门下腔

右侧标注(自上而下):会厌、喉前庭、会厌结节、声襞、环状软内板

图 5-8　喉腔冠状切面

(一)喉口

喉口(aditus laryngis)朝向后上方,由会厌上缘、杓状会厌襞和杓间切迹围成。

(二)喉前庭

喉前庭(laryngeal vestibule)为喉口至前庭裂平面之间的部分,呈上宽下窄漏斗状,前壁中下份有会厌软骨茎附着,附着处的上方呈结节状隆起处称会厌结节。

(三)喉中间腔

喉中间腔(intermediate cavity of larynx)为前庭裂平面与声门裂平面之间的部分。喉中间腔向两侧经前庭襞和声襞间的裂隙称喉室。声带由声韧带、声带肌和喉黏膜构成。声带和声门裂合称为声门。声门裂是位于两侧声襞及杓状软骨底和声带突之间的裂隙,比前庭裂长而窄,是喉腔最狭窄之处。声门裂前 2/3 在两侧声带之间,称膜间部;后 1/3 位于两侧杓状软骨底和声带突之间,称软骨间部。

(四)声门下腔

声门下腔(infraglottic cavity)为声门裂平面至环状软骨下缘之间的部分。其黏膜下组织疏松,炎症时易发生喉水肿,尤其是婴幼儿喉腔更为狭小,水肿时易阻塞,造成呼吸困难,危及生命。

知识链接 5-2

| 第三节　气管与主支气管 |

一、气管

气管(trachea)位于颈前正中食管的前方,由软骨、肌肉、结缔组织和黏膜构成,上接环状软骨,下至胸骨角平面分为左、右主支气管(图5-9),其分叉处称气管杈。在气管杈的底壁上偏左,有一矢状位向上的半月状嵴,称气管隆嵴(carina of trachea)(图5-10),是支气管镜检查的重要方位标志。按气管的行程和位置,以胸骨颈静脉切迹为界可分为气管颈部和气管胸部。气管通常由16~20个呈"C"字形的透明软骨环以及各软骨环之间的环状韧带和平滑肌、结缔组织所构成。气管软骨环后壁的缺口由平滑肌和结缔组织构成的膜壁所封闭。气管腔面衬以黏膜,表面覆盖纤毛细胞,黏膜分泌的黏液可黏附吸入空气中的灰尘颗粒,纤毛不断向咽部摆动将黏液与灰尘排出,以净化吸入的气体。

临床上常在第3~5气管软骨环处,施行气管切开术。

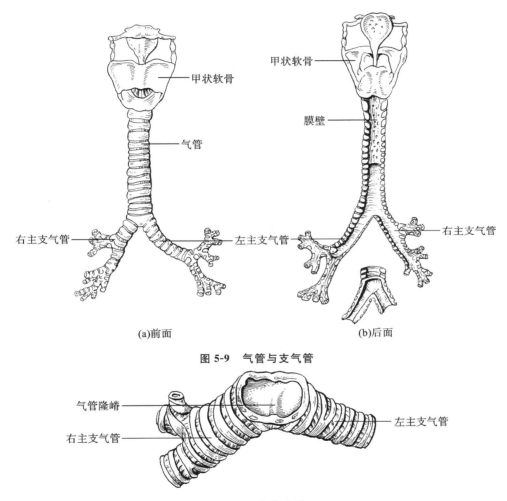

(a)前面　　　　　(b)后面

图 5-9　气管与支气管

图 5-10　气管隆嵴

二、主支气管

主支气管(principal bronchus)由气管分出后,行向外下,进入肺门。主支气管是气管的第一级分支,可分为左、右主支气管。气管中线与主支气管下缘间的夹角称嵴下角(subcarinal angle)。

右主支气管短而粗,走向陡直,与气管中线延长线形成的右嵴下角为22°~25°,男性平均长度为2.1 cm,女性平均长度为1.9 cm。

左主支气管细而长,走向倾斜,左嵴下角为35°~40°,男性平均长度为4.8 cm,女性平均长度为4.5 cm。

第四节 肺

肺(lungs)是呼吸系统中进行气体交换的器官。肺质软,呈海绵状,富有弹性。肺表面被覆有脏胸膜,光滑润泽。透过脏胸膜可见多边形的肺小叶轮廓。幼儿肺呈淡红色,成人由于吸入空气中的尘埃的沉积,肺呈灰暗色或蓝黑色。肺内含有空气,比重小于1,故游离肺可浮出水面。而胎儿未经呼吸过的肺,质实而重,比重大于1,入水则沉,法医常借助该特点来判断死婴系出生前死亡,还是出生后死亡。

一、肺的位置和形态

肺(lungs)左、右各一,位于胸腔内,纵隔两侧和膈的上方。右肺受膈下有肝的影响,宽而短。左肺受心偏左的影响,狭而长。

肺呈圆锥形,具有一尖、一底、两面及三缘(图 5-11,图 5-12)。

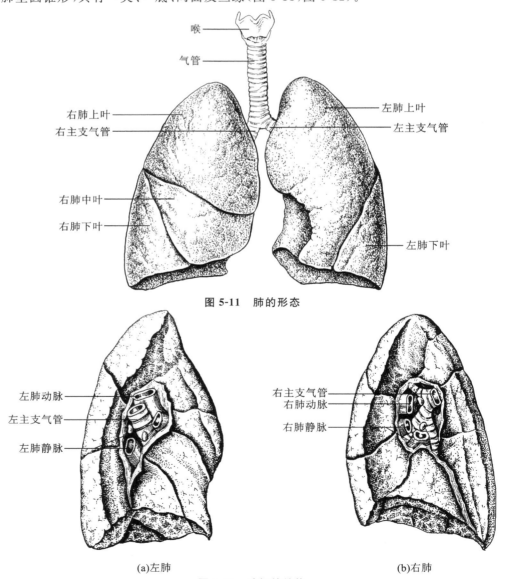

图 5-11 肺的形态

图 5-12 肺根的结构

(a)左肺   (b)右肺

NOTE

肺尖(apex of lung)钝圆,经胸廓上口突至颈根部,高出锁骨内侧 1/3 上方 2~3 cm。

肺底(base of lung)又称膈面,贴于膈肌上面,向上呈半月形凹陷。

肋面(costal surface)又称外侧面,广阔而圆凸,邻近肋和肋间隙。纵隔面(mediastinal surface)又称内侧面,与纵隔相邻,中央有一椭圆形的凹陷处,称肺门(hilum of lung),有主支气管、肺动脉、肺静脉以及支气管动、静脉,神经和淋巴管等结构进出。进出肺门的这些结构被结缔组织包绕构成肺根(root of lung)。肺根内诸结构的排列关系由前向后依次为肺上静脉、肺动脉和主支气管。自上而下,左肺根内各结构的排列关系为肺动脉、左主支气管、肺下静脉;右肺根为右主支气管、肺动脉、肺下静脉。在肺门处还有数个大小不等的支气管肺淋巴结,又称肺门淋巴结。

肺前缘薄而锐利,右肺前缘近于垂直,左肺前缘下部有心切迹(cardiac notch),在心切迹下方有一向前下方的舌状突出部分,称左肺小舌(lingula of lung)。肺后缘圆钝。肺的下缘也较薄而锐利,并随呼吸而上下移动。

左肺借由后上斜向前下的斜裂(oblique fissure)又称叶间裂,将左肺分为上、下两叶。右肺除有斜裂外,还有一起自斜裂的水平裂(horizontal fissure),又称右肺副裂,将右肺分为上、中、下三叶。

知识链接 5-3

二、肺内支气管和支气管肺段

左、右主支气管在肺门附近分出肺叶支气管,左肺有上、下肺叶支气管,右肺有上、中、下肺叶支气管。各肺叶支气管及其分支和它们所属的肺组织,称为一个肺叶(pulmonary lobar)。各肺叶支气管进入肺叶内再分出肺段支气管,并在肺内反复分支,分支可达 23~25 级,人直立时,形同倒立的树,称支气管树(bronchial tree)(图 5-13)。

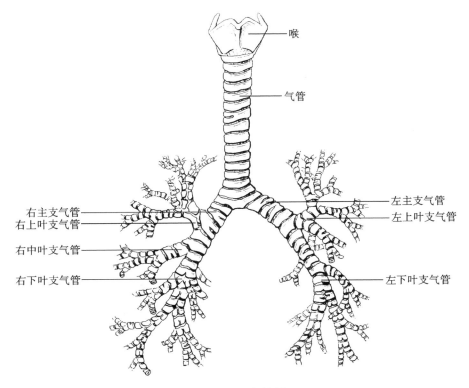

图 5-13 支气管树

NOTE

　　每一肺段支气管及其所属的肺组织构成一个支气管肺段（bronchopulmonary segments），简称肺段。每一肺段呈圆锥形，尖端朝向肺门，底朝向肺表面。各相邻肺段之间有薄层结缔组织间隔，肺段支气管的分支与肺动脉的分支伴行，肺静脉的分支走行于相邻肺段之间。因此，每个肺段构成了肺的形态学和功能学上的基本单位。由于支气管肺段在结构和功能上的相对独立性，临床上常以支气管肺段为单位施行定位诊断或肺段切除。

　　按肺段支气管的分支分布，通常可将左、右肺各分为 10 个肺段，但因左肺出现共干肺段支气管，如上叶尖段和后段、下叶内侧底端和前底段支气管发生共干，故左肺一般只有 8 个段。两肺各肺段的名称和编号如图 5-14、表 5-1 所示。

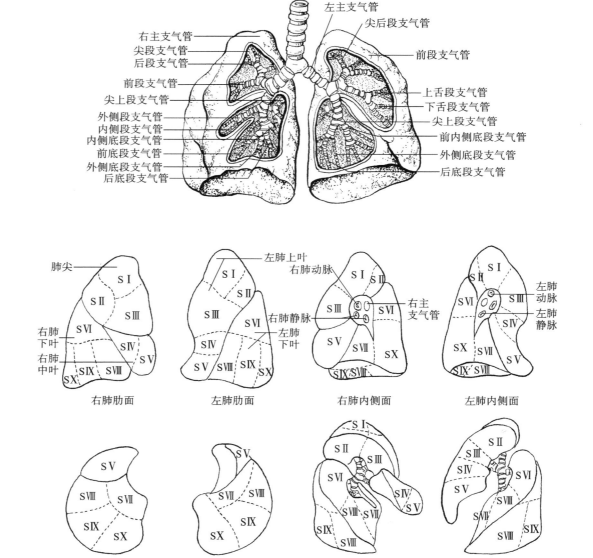

图 5-14　肺段支气管与支气管肺段

NOTE

表 5-1 支气管肺段

右　　肺		左　　肺		
上叶	1 尖段（SⅠ）	上叶	1 尖段（SⅠ）	尖后段 （SⅠ＋SⅡ）
	2 后段（SⅡ）		2 后段（SⅡ）	
	3 前段（SⅢ）		3 前段（SⅢ）	
中叶	4 外侧段（SⅣ）		4 上舌段（SⅣ）	
	5 内侧段（SⅤ）		5 下舌段（SⅤ）	
下叶	6 上段（SⅥ）	下叶	6 上段（SⅥ）	
	7 内侧底段（SⅦ）		7 内侧底段（SⅦ）	内前底段 （SⅦ＋SⅧ）
	8 前底段（SⅧ）		8 前底段（SⅧ）	
	9 外侧底段（SⅨ）		9 外侧底段（SⅨ）	
	10 后底段（SⅩ）		10 后底段（SⅩ）	

第五节　胸　　膜

　　胸腔（thoracic cavity）胸廓和软组织构成胸壁，胸壁和膈围成胸腔。胸腔向上经胸廓上口与颈部相通，向下借膈与腹腔分隔。由于膈穹凸向胸腔，故胸腔的容积比胸廓范围要小。胸腔中间为纵隔，两侧容纳肺和胸膜腔（图 5-15）。

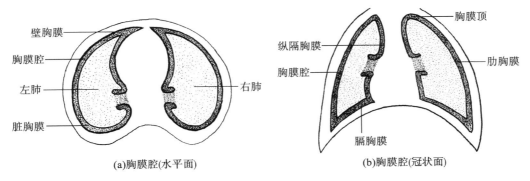

(a)胸膜腔(水平面)　　　　(b)胸膜腔(冠状面)

图 5-15　胸膜和胸膜腔

一、胸膜

　　胸膜（pleura）为覆盖在肺表面、胸壁内面、纵隔两侧面和膈上面的一层浆膜，可分为脏胸膜与壁胸膜两部分，有分泌和吸收浆液的功能。

二、胸膜的分部

（一）脏胸膜

脏胸膜（visceral pleura）又称肺胸膜，被覆肺表面，并深入肺叶间裂内。

（二）壁胸膜

壁胸膜（parietal pleura）按其覆盖的部位不同可分为以下四部分。

1. 肋胸膜（costal pleura）　衬贴于肋与肋间肌的内面，为壁胸膜最广阔的部分。由于肋胸

NOTE

膜与肋和肋间肌之间有胸内筋膜存在,故较易剥离。

2. 膈胸膜(diaphragmatic pleura) 贴附于膈的上面的部分,与膈紧密相连,不易剥离。

3. 纵隔胸膜(mediastinal pleura) 贴附于纵隔的两侧面,其中部与脏胸膜在肺根下方相互移行重叠,形成三角形的皱襞,称肺韧带(pulmonary ligament)。肺韧带呈额状位,连于肺与纵隔之间,有固定肺的作用,亦是肺手术的标志。

4. 胸膜顶(cupula of pleura) 在胸廓上口平面以上,由肋胸膜与纵隔胸膜向上延续、移行覆盖在肺尖上方的圆穹部分。胸膜顶位于颈根部,高出锁骨内侧 1/3 上方 2~3 cm。

三、胸膜腔

胸膜腔(pleural cavity)是由脏、壁两层胸膜在肺根处相互移行,在两肺周围分别形成一个互不相通、完全封闭的潜在性间隙,腔内呈负压,含少量的浆液,可减少呼吸时产生的摩擦。

知识链接 5-4

胸膜隐窝(pleural recesses)又称胸膜窦,为壁胸膜各部相互转折处所形成的潜在间隙,即使在深吸气时肺缘也不能伸入其内。胸膜隐窝主要包括肋膈隐窝、肋纵膈隐窝和膈纵膈隐窝等,其中最大、最重要的一对是肋膈隐窝(costodiaphragmatic recess)又称肋膈窦,为位于左、右侧肋胸膜与膈胸膜转折处的半环形间隙。肋膈隐窝是胸膜腔中的容量最大、位置最低的胸膜隐窝,胸膜腔积液常先集聚于此处,为穿刺抽液的良好部位,也是粘连的好发部位。

四、胸膜的体表投影

胸膜的体表投影主要显示壁胸膜各部相互移行的返折线在体表的投影位置,标志着胸膜腔的范围(图 5-16)。

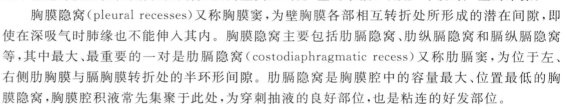

(a)前面   (b)后面

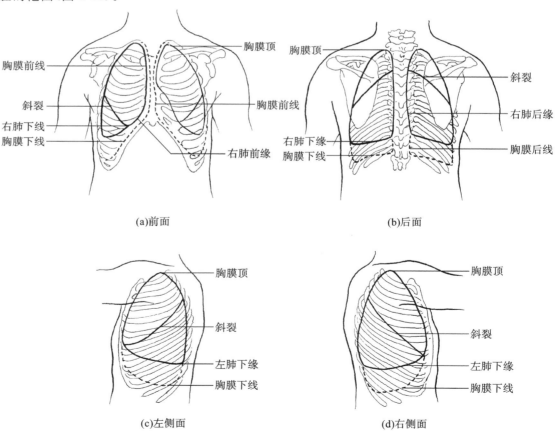

(c)左侧面   (d)右侧面

图 5-16 胸膜与肺的体表投影

胸膜前界的体表投影为肋胸膜与纵隔胸膜之间的返折线。两侧都起自锁骨内侧 1/3 上方 2～3 cm 处的胸膜顶,斜向内下方,经胸锁关节后方至第 2 胸肋关节水平,左、右两侧靠拢,再沿正中线两侧垂直下降。右侧至第 6 胸肋关节处移行为下界;左侧降至第 4 胸肋关节处斜向外下,沿胸骨左缘外侧 2～2.5 cm 处下行,至第 6 肋软骨后方移行为下界。由于两侧胸膜前界上、下两端彼此相互分开,而在第 2～4 肋软骨平面之间相互靠拢,故在胸骨后面形成上、下两个三角形无胸膜覆盖的区域,上方为胸腺区(region of thymus),下方为心包区(pericardial region)。由于心包区内心包前面没有被胸膜和肺遮盖,故称心包裸区,因此,左侧剑肋角处是心包穿刺的安全部位。

胸膜下界是肋胸膜与膈胸膜的返折线(表 5-2)。

表 5-2　肺与胸膜下界的体表投影

位　置	锁骨中线	腋中线	肩胛线	脊　柱　旁
肺下界	第 6 肋	第 8 肋	第 10 肋	第 10 胸椎棘突
胸膜下界	第 8 肋	第 10 肋	第 11 肋	第 12 胸椎棘突

五、肺的体表投影

肺尖、肺前界的体表投影与胸膜顶及前界大致相似。肺下界体表投影比胸膜下界约高出 2 个肋骨。在深呼吸时,肺下界可上、下移动 3.0 cm(表 5-2)。

第六节　纵　　隔

纵隔(mediastinum)是左、右两侧纵隔胸膜之间全部器官、结构和结缔组织的总称。由于受到心位置偏左的影响,纵隔的位置稍偏左,外形呈上窄下宽、前短后长。其前界为胸骨,后界为脊柱胸段,两侧界为纵隔胸膜,上界为胸廓上口,下界为膈。

纵隔分类方法较多,通常解剖学采用四分法:以胸骨角与第 4 胸椎体下缘的平面,将其分为上纵隔和下纵隔,再以心包为界,将下纵隔分为前纵隔、中纵隔和下纵隔(图 5-17)。

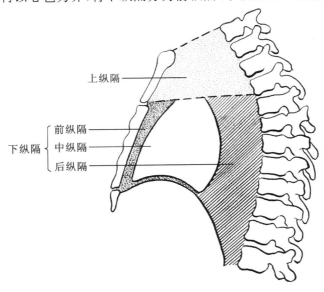

上纵隔

前纵隔

下纵隔　中纵隔

后纵隔

图 5-17　纵隔分区

NOTE

上纵隔(superior mediastinum)内主要有胸腺、头臂静脉、上腔静脉、主动脉弓及其三大分支、迷走神经、膈神经、喉返神经、食管胸部、气管胸部、胸导管和淋巴管等。

前纵隔(anterior mediastinum)位于胸骨体与心包之间,其内含有胸腺的下部、纵隔前淋巴结、胸廓内血管及疏松结缔组织等。

中纵隔(middle mediastinum)位于前、后纵隔之间,下纵隔中最宽阔的部分,其内含有心包和心、出入心的大血管、奇静脉弓、膈神经、心包膈血管和淋巴结等。

后纵隔(posterior mediastinum)位于心包后面与脊柱胸段之间,其内含有胸主动脉、食管胸部、迷走神经、胸导管、奇静脉、半奇静脉、胸交感干及淋巴结等。

案例思考 5-1
问题解析

案例思考

患者,女,81岁,因吃饭时突发呛咳,呼吸困难到医院急诊科就诊,查体:患者神志不清,面色青紫,呼吸困难,处于濒死状态。

诊断:气管异物。

治疗:快速气管切开,取出异物。

提问:

1. 呼吸道包括哪几部分?

2. 气管异物容易坠入哪侧肺?为什么?

能力检测答案

能力检测

1. 鼻旁窦不包括(　　)。

A. 上颌窦　　　　B. 额窦　　　　C. 乳突窦　　　　D. 筛窦　　　　E. 蝶窦

2. 鼻黏膜易出血的部位是(　　)。

A. 下鼻甲　　　　　　　　B. 中鼻甲　　　　　　　　C. Little区

D. 上鼻甲　　　　　　　　E. 鼻中隔上部

3. 喉腔最狭窄的部位是(　　)。

A. 前庭裂　　　　　　　　B. 声门裂　　　　　　　　C. 喉口

D. 喉中间腔　　　　　　　E. 与气管相续处

4. 肺根内的结构不包括(　　)。

A. 肺动脉　　　　B. 肺静脉　　　　C. 气管　　　　D. 肺神经　　　　E. 主支气管

5. 壁胸膜不包括(　　)。

A. 肋胸膜　　　　B. 胸膜顶　　　　C. 膈胸膜　　　　D. 纵隔胸膜　　　　E. 肺胸膜

6. 简述鼻旁窦的名称、位置、开口部位及功能。

7. 简述喉的位置和喉腔的分部。

(孙　成)

第六章　泌　尿　系　统

学习要点

1. 泌尿系统的组成。
2. 肾的形态、位置和被膜层次。
3. 输尿管的分部和三个狭窄的位置。
4. 膀胱的形态、位置和毗邻以及膀胱三角的概念。
5. 女性尿道的形态特点和开口部位。

泌尿系统(urinary system)由肾、输尿管、膀胱及尿道组成(图 6-1),是人体代谢产物的主要排泄系统。机体新陈代谢过程中所产生的溶于水的废物,如尿素、尿酸及多余的水分和某些

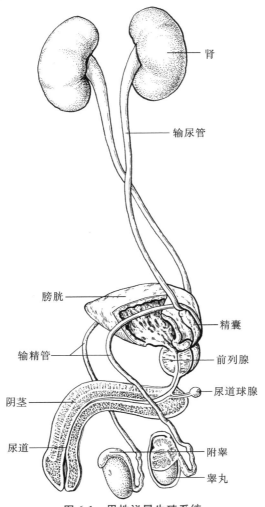

图 6-1　男性泌尿生殖系统

知识链接 6-1

无机盐等,随血液循环运送至肾,在肾内形成尿液,经输尿管流入膀胱暂时储存,当尿液达到一定量时,经尿道排出体外。肾不仅是排泄器官,而且对保持机体内环境的稳定,维持水和酸碱平衡均起着重要的作用。此外,肾还有内分泌功能。当肾的机能发生障碍时,由于代谢产物蓄积于体液中,破坏了机体内环境的相对稳定,从而影响到机体新陈代谢的正常进行,严重时可出现尿毒症,危及生命。

第一节 肾

一、肾的形态

肾(kidney)是成对的实质性器官,贴附于腹后壁,左、右各一,形似蚕豆,新鲜时呈红褐色,质软而光滑。肾的大小因人而异,男性肾略大于女性肾。肾可分为上、下两端,前、后两面和内、外两缘。肾的上端宽而薄,下端窄而厚。前面较隆凸,朝前外侧;后面较平坦,紧贴腹后壁。外侧缘隆凸;内侧缘中部凹陷,称肾门(renal hilum),是肾的血管、淋巴管、神经和肾盂出入肾的门户。出入肾门的这些结构被结缔组织包裹在一起,合称肾蒂(renal pedicle)。肾蒂中主要结构的排列关系如下:由前向后依次为肾静脉、肾动脉和肾盂;从上向下依次为肾动脉、肾静脉和肾盂。右侧肾蒂较左侧短,故临床上右肾手术较为困难。肾门向肾内凹陷形成一个较大的腔隙,称为肾窦(renal sinus),内有肾动脉的主要分支、肾静脉的主要属支、肾小盏、肾大盏、肾盂、神经、淋巴管和脂肪组织等(图 6-2)。

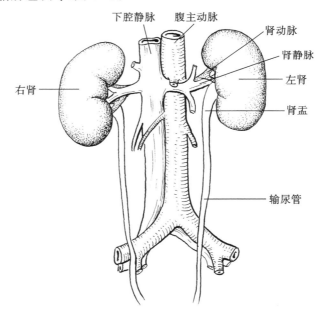

图 6-2　肾和输尿管

二、肾的位置

肾位于脊柱两侧,壁腹膜的后方,紧贴腹后壁的上部,属腹膜外位器官(图 6-3)。肾的长轴向外下方倾斜。肾的高度:左肾上端平第 11 胸椎下缘,下端平第 2 腰椎下缘,第 12 肋横过其后面中部;右肾上端平第 12 胸椎上缘,下端平第 3 腰椎上缘,第 12 肋横过其后面上部(图 6-4)。肾门约平第 1 腰椎,距后正中线约 5 cm。在竖脊肌的外侧缘与第 12 肋下缘所形成的夹角部位,称为肾区。肾患某些疾病时,叩击和触压该区,常可引起疼痛。肾的位置存在个体差异,一般女性略低于男性,儿童低于成人,新生儿的肾位置更低,有时肾下端可达髂嵴平面。

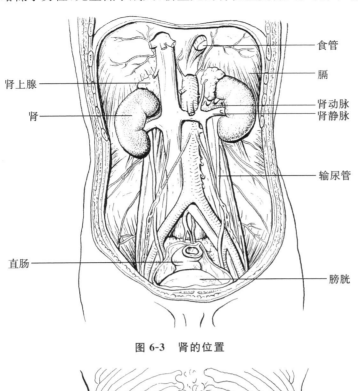

图 6-3 肾的位置

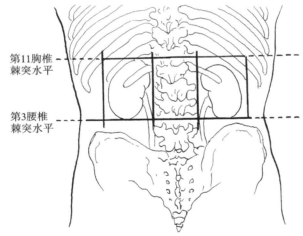

图 6-4 肾的体表投影(后面)

三、肾的构造

在肾的冠状切面上,可将肾分为肾实质和肾窦。肾实质分为肾皮质和肾髓质两部分(图 6-5)。肾皮质(renal cortex)主要位于肾的浅层,富含血管,新鲜标本呈红褐色。主要由肾小体和肾小管组成,肉眼可见密布的红色点状颗粒,为肾小体。肾皮质深入肾髓质的部分称肾柱(renal column)。肾髓质(renal medulla)位于肾皮质深部,血管较少,色淡,由许多密集的肾小管组成。肾髓质形成 15～20 个肾锥体(renal pyramids)。肾锥体的基底朝向皮质,尖端圆钝,朝向肾窦,称肾乳头(renal papillae),突入肾小盏内,有时 2～3 个肾小盏合并为一个肾乳头。肾乳头上有许多乳头孔(papillary foramina),肾生成的尿液经乳头孔流入肾小盏内。

肾窦内有 7～8 个呈漏斗状的肾小盏(minor renal calices),包绕肾乳头。2～3 个肾小盏合成一个肾大盏(major renal calices)。每肾有 2～3 个肾大盏,再汇合成一个前后扁平的呈漏

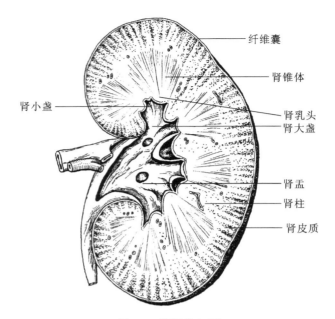

图 6-5　肾冠状切面

斗状的肾盂(renal pelvis)。肾盂出肾门后,弯向下行,逐渐变细,平肾下端处移行为输尿管。

四、肾的被膜

肾的被膜有三层,由内向外依次为纤维囊、脂肪囊和肾筋膜(图 6-6,图 6-7)。

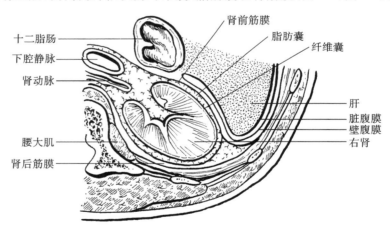

图 6-6　肾的被膜(平第 1 腰椎水平切面)

(一) 纤维囊(fibrous capsule)

纤维囊由坚韧的致密结缔组织和少量的弹性纤维构成,包裹于肾实质的表面,正常时与肾实质连接疏松,易于剥离。在病理情况下,与肾实质粘连,故不易剥离。在肾破裂或肾部分切除时,应缝合此膜。

(二) 脂肪囊(adipose capsule)

脂肪囊是位于肾纤维囊外周的脂肪层,又称肾床,在肾的边缘部和下端较为丰富。脂肪经肾门深入到肾窦内,填充于肾窦内容物的间隙内。临床上做肾囊封闭时,就是将药物注入此囊内。

(三) 肾筋膜(renal fascia)

肾筋膜位于脂肪囊的外面,包被肾和肾上腺的周围,它发出的结缔组织小梁穿过脂肪囊与

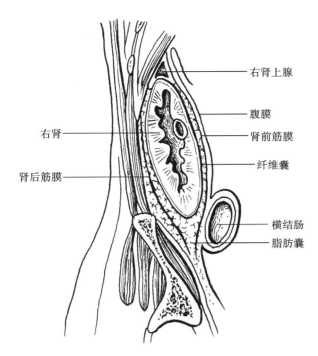

图 6-7　肾的被膜(经右肾矢状切面)

纤维囊相连,起固定肾的作用。肾筋膜分为前、后两层,在肾上腺的上方和肾的外侧缘,两层相互愈着。在肾的内侧,前层被覆于肾血管、腹主动脉和下腔静脉前面,与对侧的肾前筋膜相移行;后层向内经肾血管和输尿管等结构的后方,与腰大肌、椎体和椎间盘筋膜相移行。在肾的下方,两层分开,其间有输尿管通过。

　　肾的正常位置除主要靠肾的被膜外,肾血管、腹膜、腹内压及邻近器官的承托等也起一定作用。

五、肾的血管与肾段

　　肾动脉(renal artery)在肾实质的分支按一定的节段分布。肾动脉进入肾门之前,通常分为前干和后干,再进入肾窦内,分别走行在肾盂的前方和后方,由前干和后干再分出肾段动脉(segmental artery);每支肾段动脉分布区的肾实质为一个肾段(renal segment),每个肾分为 5个肾段,即上段、上前段、下前段、下段和后段(图 6-8)。各肾段由其同名动脉供应,各段动脉分

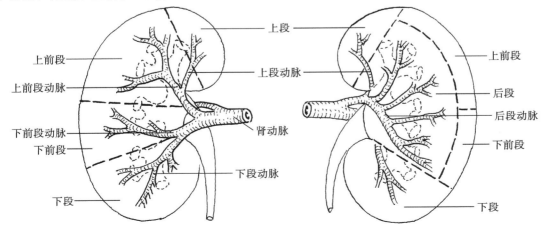

图 6-8　肾段动脉及肾段(右肾)

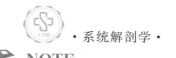
支之间无吻合,若某一肾段动脉的血流障碍时,它所供应的肾段即可发生坏死。肾内静脉无一定节段性,相互之间有丰富的吻合支。因此,了解肾段知识,对肾血管造影及肾部分切除术有重要的临床意义。

第二节　输　尿　管

输尿管(ureter)左、右各一,是细长的肌性管道,起自肾盂,终于膀胱,全长 25～30 cm,管径 0.5～1.0 cm。管壁有较厚的平滑肌层,可进行节律性蠕动,使尿液不断地流入膀胱。按输尿管的走行与位置,可分为输尿管腹部、输尿管盆部和输尿管壁内部。

一、输尿管腹部

位于腹膜后面,起自肾盂,沿腰大肌表面下降,至其中点稍下方处,经过睾丸血管(男性)或卵巢血管(女性)后面。至小骨盆上口处,左输尿管跨过左髂总动脉的末端前面,右输尿管则跨过右髂外动脉的起始部的前面进入盆腔,移行为盆部。

二、输尿管盆部

起自小骨盆入口处,先沿盆侧壁向后下行,然后转向前内达膀胱底。在男性,有输精管绕过此部末端前方至其内侧;在女性,距子宫颈外侧约 2 cm 处,有子宫动脉从外侧向内侧越过输尿管前方,故当行子宫切除术处理子宫动脉时,应注意区别,以免误伤输尿管。

三、输尿管壁内部

输尿管斜穿膀胱底的部分,长约 1.5 cm,以输尿管口开口于膀胱内面,当膀胱充盈时,膀胱内压力增高挤压壁内部,使管腔闭合,防止尿液逆流入输尿管。由于输尿管的蠕动,尿液仍可不断地流入膀胱。

输尿管全长有 3 处生理性狭窄,狭窄处平均口径只有 0.2～0.3 cm,是输尿管结石易滞留之处:①上狭窄位于肾盂与输尿管移行处;②中狭窄位于小骨盆上口与髂血管交叉处;③下狭窄位于输尿管的壁内部。

第三节　膀　　胱

膀胱(urinary bladder)是储存尿液的囊状肌性器官,伸缩性很大,其形状、大小、位置及壁的厚薄均随尿液的充盈程度而异(图 6-9)。通常正常成人的膀胱容量为 350～500 mL,最大容量可达 800 mL。新生儿膀胱的容量约为成人的 1/10。老年人由于肌张力降低,容量增大。女性膀胱容量较男性稍小。

一、膀胱的形态

膀胱空虚时呈锥体形,可分为尖、体、底、颈四部分,各部分之间无明显界限。膀胱尖细小,朝向前上方,对耻骨联合上部的后面。膀胱底呈三角形,朝向后下方。膀胱体为膀胱尖与膀胱底之间的部分。膀胱颈为膀胱的最下部,在男性为尿道内口紧接前列腺的部分,在女性为尿道内口紧接尿生殖膈的部分。膀胱充盈时呈梨形。

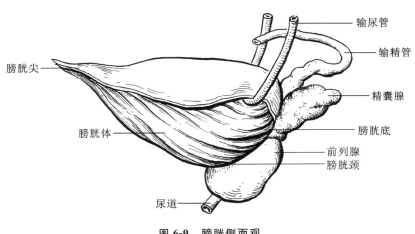

图 6-9　膀胱侧面观

Labels on figure: 输尿管, 输精管, 精囊腺, 膀胱底, 前列腺, 膀胱颈, 膀胱尖, 膀胱体, 尿道

二、膀胱的位置

　　膀胱的位置随年龄和充盈程度变化而不同,在成人,空虚的膀胱全部位于盆腔的前部。其前方为耻骨联合。后方在男性为精囊、输精管壶腹和直肠,在女性为子宫和阴道。膀胱的下方,在男性邻接前列腺(图 6-10),在女性邻接尿生殖膈。

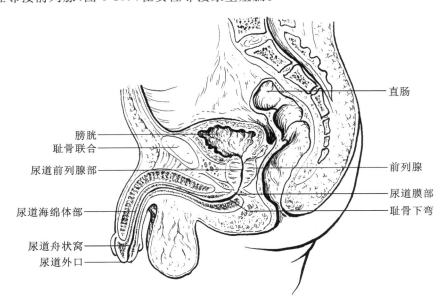

图 6-10　男性骨盆正中矢状切面

Labels on figure: 直肠, 膀胱, 耻骨联合, 尿道前列腺部, 前列腺, 尿道膜部, 耻骨下弯, 尿道海绵体部, 尿道舟状窝, 尿道外口

　　当膀胱充盈时,膀胱与腹前外侧壁之间的腹膜返折线也随之上移到耻骨联合上方,膀胱前下壁直接与腹前壁相贴,此时沿耻骨联合上缘处施行膀胱穿刺术,可不经腹膜腔,因此,不会伤及腹膜和污染腹膜腔(图 6-11)。

　　新生儿膀胱位置比成人的高,大部分位于腹腔内,随年龄的增长和盆腔的发育而逐渐降入盆腔,约至青春期达成人位置。老年人因盆底肌的松弛,膀胱位置可比成人低。

三、膀胱的内面结构

　　膀胱内面被覆黏膜,除膀胱三角处的黏膜外,与肌层连结疏松,在膀胱空虚时,由于肌层的收缩而形成许多黏膜皱襞,当膀胱充盈时,皱襞可全部消失。膀胱三角(trigone of bladder)是

知识链接 6-2

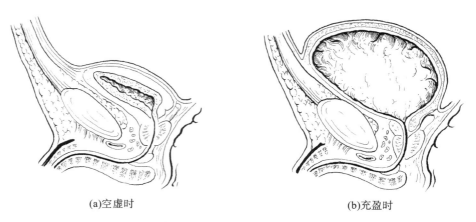

(a)空虚时　　　　　　　　　　　　(b)充盈时

图 6-11　膀胱与腹膜的关系

位于膀胱底部的内面,两输尿管口与尿道内口之间的一个三角形区域,由于此区内缺少黏膜下层,黏膜与肌层紧密相连,无论膀胱处于空虚或充盈时,黏膜均保持平滑状,不形成皱襞。膀胱三角是肿瘤和结核的好发部位。两输尿管口之间的横行黏膜皱襞,称输尿管间襞(interureteric fold),临床上做膀胱镜检查时,呈苍白色,是寻找输尿管口的标志(图 6-12)。

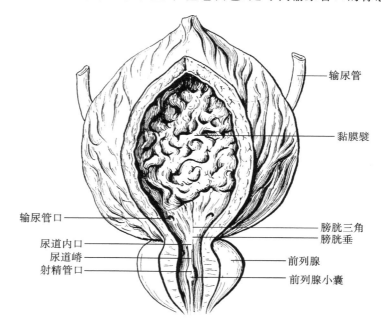

输尿管

黏膜襞

输尿管口

尿道内口
尿道嵴
射精管口

膀胱三角
膀胱垂
前列腺
前列腺小囊

图 6-12　膀胱和前列腺前面观

第四节　尿　道

尿道(urethra)是膀胱与体外相通的一段管道。男性尿道除有排尿的功能外,还有排精功能,故男性尿道将在男性生殖器叙述。

女性尿道(female urethra)(图 6-13)起自膀胱的尿道内口,经阴道的前方行向前下方,穿过尿生殖膈,以尿道外口开口于阴道前庭,较男性尿道短、宽而直,易于扩张,长 3～5 cm,直径约 0.6 cm,仅有排尿功能。尿道外口位于阴道前庭内,阴道口的前方,阴蒂的后方约 2.5 cm处。尿道穿尿生殖膈时,周围有尿道阴道括约肌环绕,该肌为横纹肌,受意识支配,可控制排

知识链接 6-3

尿。在尿道下段有尿道旁腺,其导管开口于尿道外口周围。当尿道旁腺发生感染时,可形成囊肿,压迫尿道,导致尿路阻塞。由于女性尿道具有短、宽而直、易于扩张的特点,故逆行性尿路感染常见。

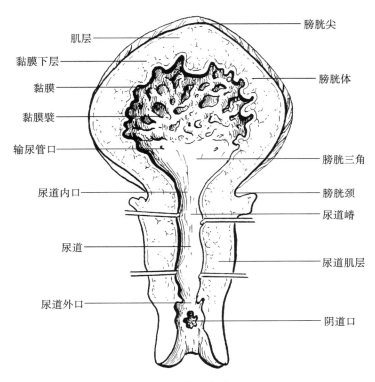

图 6-13 女性尿道(前面观)

标注(从上到下、左侧):肌层、黏膜下层、黏膜、黏膜襞、输尿管口、尿道内口、尿道、尿道外口

标注(右侧):膀胱尖、膀胱体、膀胱三角、膀胱颈、尿道嵴、尿道肌层、阴道口

案例思考

患者,男,58 岁,2 个月前,右侧腰部持续性胀痛,活动后出现血尿并伴轻度尿急、尿频、尿痛。1 个月前超声检查发现右肾积水,腹平片未见异常。静脉尿路造影示右肾中度积水,各肾盏呈囊状扩张,输尿管显影,左肾正常。发病以来,食欲及大便正常。近 2 年来有时双足趾红肿痛,疑有"痛风",未做进一步检查。自述无肝炎、结核等病史,有 25 年吸烟史。

查体:发育正常,营养良好,皮肤、巩膜无黄染,浅表淋巴结不大,心肺无异常。腹平软,肝、脾、双肾未扪及,右肾区压痛(+),叩痛(+)。右输尿管走行区平脐水平,有深压痛。

化验:血常规正常,尿 pH 5.0,尿蛋白(+),RBC 30~50/HP,WBC 2~4/HP,血肌酐 145 μmol/L,尿素 8.86 mmol/L,尿酸 593 mmol/L,肝功能正常,电解质无异常。24 h 尿酸定量 1255 mg。超声检查:右肾盂扩张,皮质厚度变薄,未见结石影,右输尿管上段扩张,内径 1.1~1.4 cm,左肾未见明显异常。膀胱镜检查正常。右输尿管逆行造影,插管至第 5 腰椎水平受阻,注入造影剂,在受阻水平有一个 2.5 cm×1.6 cm 大小充盈缺损,上段输尿管显著扩张。

诊断:右输尿管结石,右肾积水,肾功能轻度受损。

治疗:碎石治疗并采取预防结石复发的措施。

提问:

1. 男性排尿管道由哪几部分组成?

2. 男性排尿管道有哪几处狭窄?

案例思考 6-1
问题解析

NOTE

能力检测答案

能力检测

1. 老年男性急性尿潴留常见的病因是（　　　）。

A. 前列腺增生　　　B. 尿道结石　　　C. 尿道外伤　　　D. 膀胱异物　　　E. 尿道肿瘤

2. 静息状态下,可无明显临床表现的结石是（　　　）。

A. 输尿管结石　　B. 膀胱结石　　　C. 尿路结石　　　D. 肾盂结石　　　E. 胆囊结石

3. 埃希大肠杆菌所致尿路感染的主要感染途径是（　　　）。

A. 上行感染　　　B. 淋巴道感染　　C. 性接触感染　　D. 血行感染　　　E. 直接感染

4. 在肾的冠状切面上可见哪些结构?

5. 肾蒂内各结构自前向后、自上而下的顺序如何?

6. 试述膀胱三角的位置、构成、结构特点及临床意义。

（刘跃光）

第七章 生殖系统

学习要点 |

男性生殖器

1. 男性生殖系统的组成和功能。

2. 睾丸的形态、结构和位置。

3. 输精管的分部,精索的组成和位置。

4. 前列腺的位置、形态、分叶。

5. 男性尿道的分部,各部形态特点及三个狭窄、三个扩大和两个弯曲。

女性生殖器

1. 女性生殖系统的组成和功能。

2. 卵巢的形态、位置及固定装置。

3. 输卵管的位置、分部和各部的形态特点。

4. 子宫的形态、位置及子宫的固定装置。

5. 阴道的位置、形态;阴道后穹窿与直肠子宫陷凹的关系。

【附一】乳房的形态、位置和结构。

【附二】会阴狭义、广义概念和分区。

生殖系统(reproductive system)根据性别分为男性生殖器和女性生殖器。男性和女性生殖器均分为内生殖器和外生殖器。男性内生殖器包括睾丸、输精管道和附属腺,外生殖器包括阴囊和阴茎。睾丸是产生男性生殖细胞(精子)和分泌男性激素(雄激素)的生殖腺,输精管道包括附睾、输精管、射精管和尿道,是输送精子及将其排出体外的通道,附属腺包括前列腺、精囊腺和尿道球腺,它们的分泌物与精子共同组成精液,供给精子营养,并有利于精子的活动。女性内生殖器包括卵巢、输送管道和附属腺,外生殖器即女阴。卵巢是产生卵子和分泌女性激素(雌、孕激素)的生殖腺,输送管道包括输卵管、子宫和阴道。附属腺为前庭大腺。生殖系统的主要功能为产生生殖细胞,繁殖后代,延续种族和分泌性激素以维持第二性征(图 7-1,图 7-2)。

第一节 男性生殖器

一、男性内生殖器

(一)睾丸

1. 睾丸的位置和形态 睾丸位于阴囊内,左右各一,一般左侧略低于右侧。睾丸呈扁卵圆形,表面光滑,分内外侧面,前后缘和上下端,前缘游离,上端和后缘为附睾贴附。后缘有血

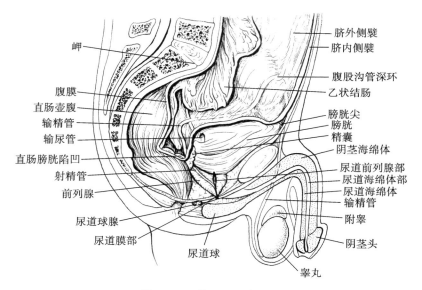

图 7-1　男性生殖系统概观

脐外侧襞
脐内侧襞
腹股沟管深环
乙状结肠
膀胱尖
膀胱
精囊
阴茎海绵体
尿道前列腺部
尿道海绵体部
尿道海绵体
输精管
附睾
阴茎头
睾丸

岬
腹膜
直肠壶腹
输精管
输尿管
直肠膀胱陷凹
射精管
前列腺
尿道球腺
尿道膜部
尿道球

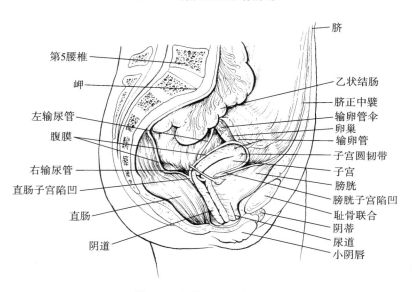

图 7-2　女性生殖系统概观

脐
乙状结肠
脐正中襞
输卵管伞
卵巢
输卵管
子宫圆韧带
子宫
膀胱
膀胱子宫陷凹
耻骨联合
阴蒂
尿道
小阴唇

第5腰椎
岬
左输尿管
腹膜
右输尿管
直肠子宫陷凹
直肠
阴道

管、神经和淋巴管出入睾丸。睾丸随性成熟而迅速生长,老年人的睾丸随性功能的衰退而逐渐萎缩变小(图 7-3)。

2. 睾丸的结构　睾丸表面有一层浆膜,即鞘膜脏层,浆膜深面为坚厚的白膜,白膜坚韧而缺乏弹性,当睾丸急性发炎肿胀时,由于白膜限制而产生剧痛。白膜在睾丸后缘处增厚且伸入睾丸内形成睾丸纵隔。睾丸纵隔又发出许多睾丸小隔,呈扇形深入睾丸实质并与白膜相连,将睾丸实质分隔为 100～200 个锥形的睾丸小叶。每个小叶内含有 2～4 条盘曲的精曲小管,精曲小管的上皮产生精子。精曲小管接近睾丸纵隔时,变成短而直的精直小管,然后进入纵隔内,汇合成网状的睾丸网。从睾丸网发出 12～15 条睾丸输出小管,经睾丸后缘上部进入附睾(图 7-4)。在精曲小管之间,充填有疏松结缔组织,其中有一种能分泌男性激素的细胞,称为间质细胞。

（二）附睾

附睾(epididymis)呈新月形,紧贴睾丸的上端和后缘。附睾上部膨大,称为附睾头;中部

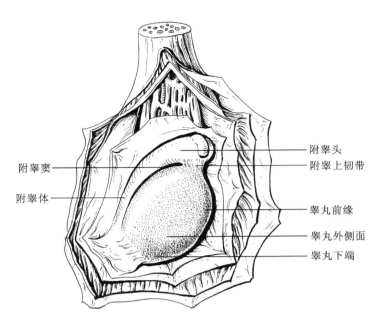

图 7-3　睾丸及附睾（右侧）

附睾头
附睾上韧带
睾丸前缘
睾丸外侧面
睾丸下端

附睾窦
附睾体

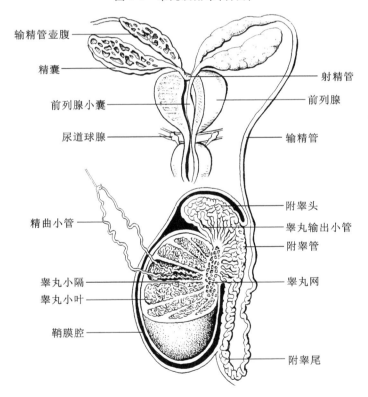

输精管壶腹
精囊
前列腺小囊
尿道球腺

射精管
前列腺
输精管

精曲小管

附睾头
睾丸输出小管
附睾管
睾丸网

睾丸小隔
睾丸小叶
鞘膜腔

附睾尾

图 7-4　睾丸、附睾的结构及排精径路

扁圆，称为附睾体；下端较细，称为附睾尾。

　　附睾头由睾丸输出小管弯曲盘绕而成，各输出小管的末端汇入一条附睾管，附睾管长约6 m，迂回盘曲构成附睾体和尾，管的末端急转向后上弯曲形成输精管。

　　附睾暂时储存精子，分泌附睾液营养精子，促进精子成熟（图 7-3，图 7-4）。

（三）输精管和射精管

1. 输精管（ductus deferens）　附睾管的直接延续，长约 50 cm，管壁较厚，活体触摸时，呈坚实的圆索状。输精管依其行程可分为四部:①睾丸部:始于附睾尾,沿睾丸后缘和附睾内侧行至睾丸上端。②精索部:介于睾丸上端与腹股沟管皮下环之间,此段位置表浅,易于触及,男性绝育手术结扎输精管的理想部位。③腹股沟管部:全程位于腹股沟管的精索内。④盆部:输精管最长一段,经腹环出腹股沟管后,弯向内下,沿盆侧壁腹膜外行向后下行走,跨过输尿管末端前上方至膀胱的后面,两侧输精管在此接近并均膨大成输精管壶腹,壶腹的下端变细并与精囊腺排泄管合成射精管(图7-5)。

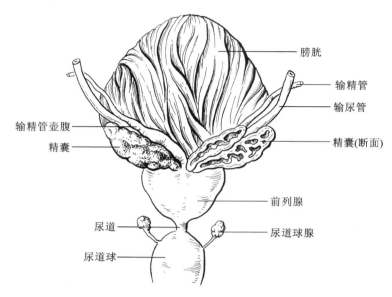

图 7-5　膀胱、前列腺、精囊和尿道球腺(后面)

2. 精索(spermatic cord)　位于睾丸上端和腹股沟管腹环之间的一对柔软的圆索状结构。精索内主要有输精管、睾丸动脉、蔓状静脉丛、神经丛和淋巴管等,其表面包有被膜。

3. 射精管(ejaculatory duct)　由输精管壶腹末端与精囊腺排泄管汇合而成。射精管长约2 cm,从前列腺底穿入前列腺实质,末端开口于尿道的前列腺部(图7-5,图7-6)。

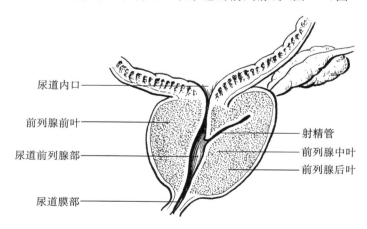

图 7-6　前列腺和射精管(纵切面)

（四）精囊

精囊(seminal vesicle)又称精囊腺,是一对长椭圆形的囊状器官,表面凹凸不平,位于膀胱底与直肠之间,输精管壶腹的外侧。其内下端为排泄管,与输精管壶腹下端汇合成射精管。精囊分泌的液体参与精液的组成(图7-5,图7-6)。

（五）前列腺

前列腺（prostate）是由腺组织和平滑肌组织构成的实质性器官,位于膀胱与尿生殖膈之间,包绕尿道起始部,其上端与膀胱颈、精囊腺和输精管壶腹相邻;前方为耻骨联合,后方为直肠壶腹。

前列腺形似栗子,上端宽大称为前列腺底,下端尖细为前列腺尖,底和尖之间为前列腺体,体的后面正中有一纵行的浅沟,称前列腺沟,在活体可经直肠触及前列腺和前列腺沟。患前列腺肥大症时此沟消失。在近前列腺底的后缘处,射精管穿入前列腺,开口于尿道前列腺部后壁的精阜上。前列腺的输出管开口于尿道前列腺部后壁的尿道嵴两侧(图7-5,图7-6)。

前列腺分为五叶:前叶、中叶、后叶和左、右侧叶(图7-7)。前叶很小,位于尿道前方和左、右侧叶之间;中叶位于尿道和射精管之间;左、右侧叶分别位于尿道、中叶和前叶两侧;后叶位于中叶和侧叶的后方,是前列腺肿瘤易发部位。

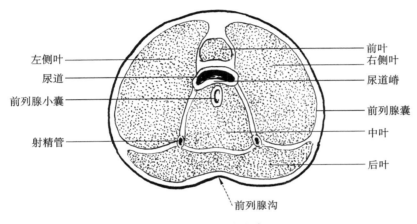

图 7-7　前列腺分叶

小儿前列腺甚小,腺组织不发育。性成熟期腺组织迅速生长,老年人腺组织又逐渐退化,常见腺内结缔组织增生,形成前列腺肥大,可压迫尿道,引起排尿困难。

（六）尿道球腺

尿道球腺（bulbourethral gland）是一对豌豆大的球形腺体,位于会阴深横肌内。腺的输出管开口于尿道球部(图7-5)。

精液（spermatic fluid）是由输精管道及其附属腺的分泌物和大量精子组成,呈乳白色,弱碱性,适于精子生存和活动。一般一次射精 2～5 mL,含精子 3 亿～5 亿个。输精管结扎后,精子排出的道路被阻断,但附属腺分泌物的排出不受影响,因此射精时仍有无精子的精液排出体外。

二、男性外生殖器

（一）阴囊

阴囊（scrotum）由皮肤和肉膜组成,阴囊的皮肤薄而柔软,肉膜是阴囊的浅筋膜,含有平滑肌纤维。平滑肌可随外界温度的变化而舒缩,以调节阴囊内的温度,有利于精子的发育和生存。在正中线上,肉膜向深部发出阴囊中隔,将阴囊腔分为左、右两部,分别容纳两侧的睾丸和附睾等。

阴囊壁的深面有包裹睾丸、附睾及精索的被膜,均由腹前壁的相应各层延续而来。从外向内依次分布如下:精索外筋膜,是腹外斜肌腱膜的延续;提睾肌,是来自腹内斜肌和腹横肌的一

NOTE

层薄肌束,有上提睾丸的作用。精索内筋膜,由腹横筋膜延续而来。睾丸鞘膜,是腹膜的延续,分为壁层和脏层。壁层贴于精索内筋膜的内面,在睾丸后缘处移行为脏层,包被睾丸和附睾,两层间的空隙称为鞘膜腔,内含少量液体。若鞘膜腔内液体大量储积,临床上称为鞘膜腔积液(图7-8)。

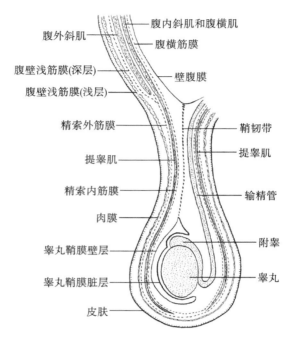

图7-8 阴囊结构及其内容模式图

睾丸下降:胚胎早期睾丸位于腰部腹后壁的腹膜外,随着胚胎的发育,逐渐向下移位,到出生前不久经腹股沟管下降到阴囊内。睾丸下降入阴囊前,腹膜的一部分呈囊状突入阴囊,称为腹膜鞘突。睾丸降入阴囊后,鞘突上部与腹膜腔连通部分逐渐萎缩而闭锁,形成鞘韧带,仅下部不闭锁,围绕睾丸形成睾丸鞘膜,其中的腔隙形成鞘膜腔。如腹膜鞘突不闭锁,腹腔内容物突入,可形成先天性腹股沟斜疝。

出生后,睾丸若未降入阴囊而停滞于腹腔或腹股沟管内,称为隐睾。因腹腔内温度较高,不适于精子发育,加上睾丸本身也可能发育不全,这是不育症的原因之一。

（二）阴茎

阴茎(penis)可分为头、体和根三部分。阴茎根附着于耻骨和尿生殖膈上;阴茎体呈圆柱状,悬于耻骨联合下方;前端膨大为阴茎头,头的尖端有矢状位的尿道外口,阴茎头与体交接处有一环状沟,称阴茎颈,临床称冠状沟。

阴茎主要由两个阴茎海绵体和一个尿道海绵体构成,外面包有筋膜和皮肤(图7-9)。阴茎海绵体位于阴茎背侧,左、右各一,互相紧密结合,并列构成阴茎的主体。前端变细嵌入阴茎头后面的凹陷内;后端分开,形成左、右阴茎脚,附着于耻骨弓。尿道海绵体呈细长圆柱形,位于两个阴茎海绵体的腹侧,有尿道贯穿其全长,前端膨大成阴茎头,后端扩大为尿道球,位于左、右阴茎脚中间,附着于尿生殖膈下筋膜上。

每个海绵体的外面包有一层坚厚的纤维膜,分别称为阴茎海绵体白膜和尿道海绵体白膜。海绵体内部由许多海绵体小梁和腔隙构成。当这些腔隙充血时则阴茎勃起。三个海绵体外面共同包裹阴茎浅筋膜、深筋膜和皮肤(图7-10)。

阴茎的皮肤薄而柔软,富有伸展性。皮肤至阴茎颈游离向前,然后向内后方折叠附于阴茎

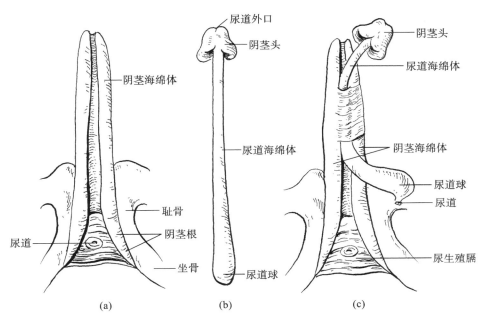

图 7-9　阴茎的海绵体

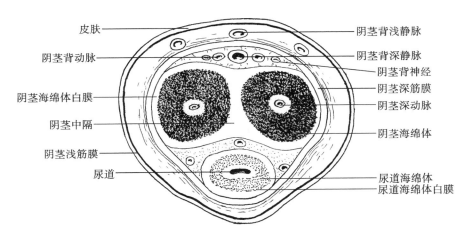

图 7-10　阴茎中部水平切面

颈,形成包绕阴茎头的双层环形皱襞,称为阴茎包皮。包皮的游离缘围成包皮口。在阴茎头腹侧中线上,包皮与尿道外口相连的皮肤皱襞,称为包皮系带。做包皮环切时应注意勿伤此系带。

　　幼儿的阴茎包皮较长,包裹整个阴茎头,包皮口较小。随着年龄增长,包皮逐渐向阴茎颈退缩,包皮口逐渐扩大。若包皮盖住尿道外口,但能上翻露出尿道外口和阴茎头时,称为包皮过长。若包皮口过小,使包皮不能上翻露出阴茎头时,即称为包茎。以上情况,均可使包皮腔内易积存包皮垢,引起阴茎头炎,也可诱发阴茎癌。

三、男性尿道

　　男性尿道具有排尿和排精的作用,起于膀胱的尿道内口,终于阴茎头的尿道外口。成人尿道长 18～20 cm,管径平均为 5～7 mm,有一定的扩展性(图 7-11)。

(一)尿道的分部

　　男性尿道全长可分为三部,即前列腺部、膜部和海绵体部。临床上把前列腺部和膜部称后尿道,海绵体部称前尿道。

系统解剖学

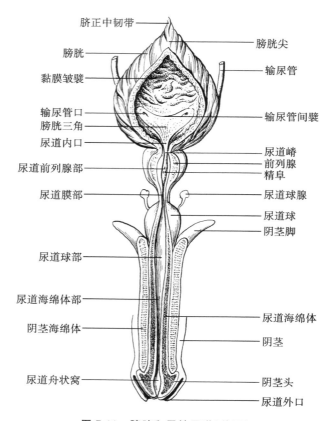

图 7-11 膀胱和男性尿道（前面）

前列腺部为尿道通过前列腺内的一段，长约 2.5 cm，管腔最宽，其后壁上有一对射精管和若干前列腺排泄管的开口。膜部为尿道穿过尿生殖膈的一段，长约 1.2 cm，短而窄，周围绕有尿道膜部括约肌，属横纹肌，受意识支配。此段位置比较固定。海绵体部为尿道通过尿道海绵体的一段，成人长约 15 cm。尿道球内的尿道管腔较宽，称为尿道球部，有尿道球腺开口于此。

（二）尿道的狭窄、扩大和弯曲

男性尿道管径全长粗细不一，有三个狭窄，分别位于尿道内口、膜部和尿道外口。临床向尿道插入器械或导尿管时，以通过尿道膜部处最为困难，应防止损伤尿道。尿道狭窄处也是尿道结石常易嵌顿的地方。有三个扩大，分别位于尿道前列腺部、尿道球部和舟状窝。

阴茎在松软下垂时，尿道全长有两个弯曲。一个弯曲为耻骨下弯，位于耻骨联合下方，凹向前上，由尿道前列腺部、膜部和海绵体部起始端共同形成，此弯曲固定，不能改变；另一个弯曲为耻骨前弯，位于耻骨联合的前下方，凹向后下，在阴茎根与体之间，如将阴茎向上提起，此弯曲即可变直。由于耻骨下弯是固定的，故当器械通过该弯时，应特别注意随弯插入，以免造成尿道损伤。

第二节 女性生殖器

知识链接 7-2

一、女性内生殖器

（一）卵巢

卵巢（ovary）位于盆腔内髂内、外动脉起始部之间的夹角处，为成对的实质性器官，呈扁椭

142

圆形(图 7-2)。卵巢分为内外侧面、上下端和前后缘。内侧面朝向子宫,外侧面邻近骨盆侧壁。上端与输卵管末端相接触,称为输卵管端,借卵巢悬韧带(又称为骨盆漏斗韧带)与盆壁相连。下端为子宫端,借卵巢固有韧带连于子宫角。后缘游离,称为独立缘。前缘有系膜附着,称为卵巢系膜缘,前缘中部有血管、神经等出入,称为卵巢门(图 7-12)。

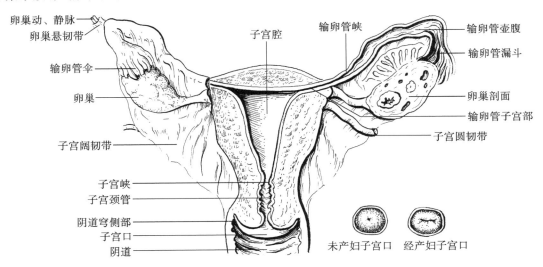

图 7-12　女性内生殖器(冠状面)

卵巢大小、形状随年龄而不同,幼女卵巢较小,表面光滑,性成熟期最大,以后由于多次排卵,表面留有瘢痕,故凹凸不平。35～40 岁卵巢开始缩小,50 岁左右随月经停止而逐渐萎缩。

（二）输卵管

输卵管(uterine tube)为输送卵子的肌性管道,长 10～14 cm,直径平均约 5 mm。位于子宫两侧和盆腔侧壁间,包裹在子宫阔韧带上缘内。外侧端游离,以输卵管腹腔口开口于腹膜腔,内侧端开口于子宫腔,称输卵管子宫口,故女性的腹膜腔可经输卵管、子宫和阴道与外界相通(图 7-12)。输卵管由内侧向外侧分为四部。

1. 子宫部　贯穿子宫壁内的一段,很短,外侧续连输卵管峡,内侧端以输卵管子宫口通子宫腔。此部直径最细,约 1 mm。

2. 输卵管峡　短而直,水平向外侧移行为输卵管壶腹部。输卵管结扎术多在此部进行。

3. 输卵管壶腹　此段管腔膨大成壶腹状,腔面上有皱襞,血供丰富,约占输卵管全长的外 2/3,卵子通常在此部受精。若受精卵未能移入子宫,而在输卵管内发育,即成宫外孕。

4. 输卵管漏斗　输卵管的外侧段,管腔扩大成漏斗状,漏斗中央有输卵管腹腔口,与腹膜腔相通。卵细胞经腹腔口进入输卵管。漏斗的周缘有许多细长的指状突起,称输卵管伞,手术时常以此作为识别输卵管的标志。

（三）子宫

子宫(uterus)为壁厚、腔小的肌性器官,是产生月经和胎儿发育成长的场所。其形态、结构、大小和位置随年龄、月经周期和妊娠情况而变化(图 7-12)。

1. 子宫的形态　成年未孕子宫,呈前后略扁、倒置的梨形;长 7～8 cm,最大宽径约 4 cm,厚 2～3 cm;分底、体、颈三部。子宫底是两侧输卵管子宫口以上圆而凸的部分;子宫颈为下端呈圆柱状的部分,是癌的好发部位;子宫底与颈之间的大部分称为子宫体。子宫颈在成人长约 2.5 cm,分为两部:子宫颈伸入阴道内的部分,称为子宫颈阴道部;在阴道以上的部分,称为子宫颈阴道上部。子宫体与子宫颈连接的部位,稍狭细,称为子宫峡,在非妊娠期,此部位不明显,仅 1 cm 长;在妊娠期,子宫峡逐渐伸展变长,形成子宫下段,妊娠末期此部可延长至 7～11

cm,峡壁逐渐变薄,产科常在此处进行剖宫取胎(图 7-13)。子宫的内腔甚为狭窄,分为上、下两部。上部位于子宫体内,称为子宫腔,为前后略扁的三角形裂隙,其上两端通输卵管,尖向下通子宫颈管,子宫颈管位于子宫颈内,呈梭形,其上口通子宫腔,下口通阴道,称为子宫口。未产妇的子宫口多为圆形;经产妇子宫口为横裂状,子宫口的前、后缘分别称为前唇和后唇,后唇较长,位置也较高。

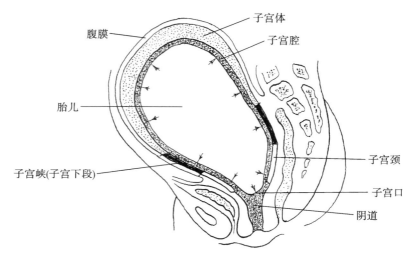

图 7-13 妊娠和分娩期的子宫

2. 子宫的结构 子宫壁分为三层:外层为浆膜,由腹膜脏层构成;中层为子宫肌层,很厚,由平滑肌构成;内层为黏膜,称为子宫内膜。子宫底和体部的黏膜随月经周期发生周期性的增生和脱落,脱落后的黏膜和血液由阴道流出而成月经。子宫颈的黏膜不随月经周期变化。

3. 子宫的位置 子宫位于骨盆腔的中央,膀胱和直肠之间。成年女性的子宫为前倾前屈位。前倾是指整个子宫向前倾斜,子宫的长轴与阴道的长轴间形成向前开放的直角。前屈是指子宫体与子宫颈之间形成一个向前开放的钝角。子宫的活动性较大,膀胱和直肠的充盈程度可影响其位置。子宫后方为直肠,故临床上可经直肠检查子宫。

4. 子宫的固定装置 子宫的正常位置主要依靠下列四对韧带维持(图 7-14)。

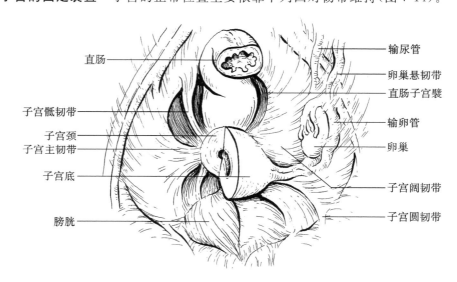

图 7-14 子宫的固定装置

(1) 子宫阔韧带:由前、后两层腹膜构成,呈冠状位,位于子宫的两侧。其内侧缘为连于子宫并移行为子宫前、后面的脏腹膜；外侧缘附于小骨盆侧壁，再移行为盆壁的壁腹膜；上缘游离，内包有输卵管，其外侧端移行为卵巢悬韧带；下缘附于盆底。子宫阔韧带的后层包被卵巢并形成卵巢系膜，两层之间包有输卵管、卵巢固有韧带、子宫圆韧带、血管、淋巴管、神经及结缔组织等。子宫阔韧带可限制子宫向侧方移位(图 7-15)。

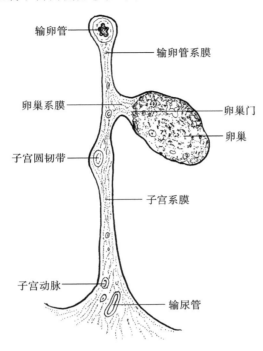

图 7-15　子宫阔韧带(纵切面)

(2) 子宫圆韧带：由平滑肌和结缔组织构成的一对长条形的圆索，起于子宫外侧缘，输卵管子宫口的前下方，在子宫阔韧带前、后两层间走向前外方，继而经过腹股沟管，止于阴阜和大阴唇皮下。它是维持子宫前倾位的主要结构。

(3) 子宫主韧带：位于子宫阔韧带的基部，连于子宫颈两侧与骨盆侧壁之间，由结缔组织和平滑肌构成，较强硬，其主要作用是固定子宫颈，防止子宫向下脱垂。

(4) 骶子宫韧带：由平滑肌和结缔组织构成，起自子宫颈后面，向后绕过直肠，固定于骶骨前面。韧带表面有腹膜覆盖，形成弧形皱襞，此韧带牵引子宫颈向后上，维持子宫前倾前屈位。

除上述韧带外，盆底肌和周围的结缔组织对子宫正常位置的维持也起很大作用。如这些固定装置变薄弱或受损伤，可导致子宫位置异常或不同程度的子宫脱垂。

(四) 阴道

阴道(vagina)为前后略扁的肌性管道，富有伸展性，连接子宫和外生殖器，是导入精液、排出月经和娩出胎儿的通路。阴道的上端宽阔，围绕子宫颈阴道部，两者间形成环状的腔隙，称为阴道穹，阴道穹可分为前、后部及侧部，以后部为最深，并与直肠子宫陷凹紧密相邻，阴道穹后部与该陷凹之间只隔以阴道后壁和一层腹膜，当直肠子宫陷凹有积液时，可经阴道后穹隆引流直肠子宫陷凹内的积液。阴道的下端以阴道口开口于阴道前庭，在处女，阴道口周缘有处女膜。

阴道前壁贴膀胱、尿道，后壁邻直肠，如相邻部位损伤，可导致尿液或大便进入阴道，成为尿道阴道瘘或直肠阴道瘘。

二、女性外生殖器

女性外生殖器又称女阴(图 7-16),包括如下结构。

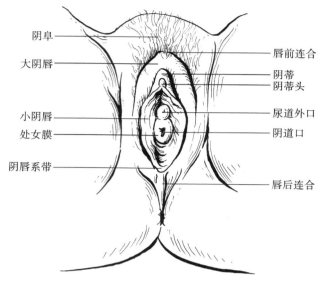

图 7-16 女性外生殖器

(一) 阴阜

阴阜为位于耻骨联合前面的皮肤隆起区,皮下富有脂肪,性成熟期以后,皮肤生有阴毛。

(二) 大阴唇

大阴唇是一对纵行隆起的皮肤皱襞,皮肤富有色素,并生有阴毛,两侧大阴唇之间围成女阴裂。在女阴裂前、后端,其左右互相连合,形成唇前连合和唇后连合。

(三) 小阴唇

小阴唇位于大阴唇的内侧,为一对较薄的皮肤皱襞,表面光滑无毛。

(四) 阴道前庭

阴道前庭是位于两侧小阴唇之间的裂隙,前部有尿道外口,后部有阴道口。

(五) 阴蒂

阴蒂位于唇前连合的后方,由两个阴蒂海绵体构成,相当于男性的阴茎海绵体,其后端为阴蒂脚,附于耻骨弓,左、右两脚向前结合为阴蒂体,表面盖以阴蒂包皮。阴蒂体的前端露于表面,为阴蒂头,富有感觉神经末梢,感觉敏锐。

(六) 前庭球

前庭球相当于男性的尿道海绵体,呈蹄铁形,分为中间部和两个外侧部。外侧部较大,位于大阴唇的皮下;中间部细小,在尿道外口与阴蒂体之间的皮下。

(七) 前庭大腺

前庭大腺位于阴道口的两侧(图 7-17),左、右各一,形如豌豆,以细小的导管开口于阴道口与小阴唇之间的沟内,相当于小阴唇中 1/3 与后 1/3 交界处,分泌物有润滑阴道口的作用。

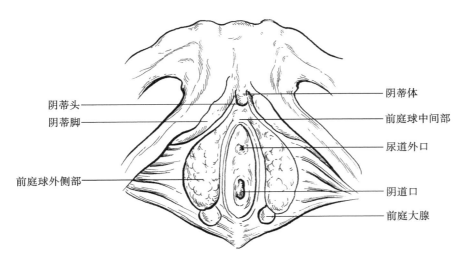

图 7-17　阴蒂、前庭球和前庭大腺

【附一】　女性乳房

乳房(mamma breast)为哺乳动物特有的器官,男性的乳房不发达,女性于青春期后乳房开始发育生长,妊娠和哺乳期的乳房有分泌活动,老年妇女乳房萎缩。

1. 位置　乳房位于胸大肌和胸肌筋膜的表面,上起第 2、3 肋,下至第 6、7 肋,内侧至胸骨旁线,外侧可达腋中线,成年未妊娠妇女的乳头平对第 4 肋间隙或第 5 肋。

2. 形态　成年未哺乳女子的乳房呈半球形,紧张而富有弹性。乳房的中央有乳头,其表面有输乳管的开口;乳头周围有一颜色较深的环行区域,称为乳晕;乳晕表面有许多小隆起的乳晕腺,可分泌脂性物质以滑润乳头,乳头和乳晕的皮肤较薄弱,易于损伤(图 7-18)。

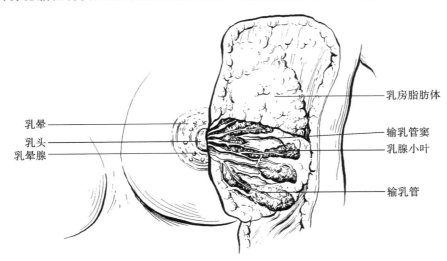

图 7-18　成年女性乳房

3. 结构　乳房由皮肤、乳腺和脂肪组织构成。乳腺被结缔组织分隔为 15～20 个乳腺叶,以乳头为中心呈放射状排列,每个乳腺叶又分为若干个乳腺小叶;每个乳腺叶有一条排泄管,称为输乳管,由该腺叶中各乳腺小叶的导管汇合而成,开口于乳头(图 7-19)。临床进行乳房浅部脓肿切开手术时,应尽量做放射状切口,以减少乳腺叶和输乳管的损伤。在乳房深部自胸筋膜发出结缔组织束穿过乳腺小叶之间连于皮肤,称乳房悬韧带,对乳腺有支持作用。乳腺癌侵入此韧带时,结缔组织纤维束缩短,牵引皮肤向内形成凹陷,是乳腺癌早期常有的征象。

NOTE

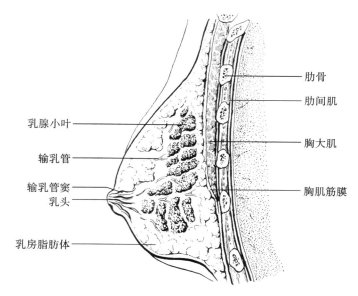

图 7-19　女性乳房矢状切面

肋骨
肋间肌
胸大肌
胸肌筋膜

乳腺小叶
输乳管
输乳管窦
乳头
乳房脂肪体

【附二】　会阴

1. 会阴概况　会阴（perineum）有狭义会阴和广义会阴之分。狭义会阴是临床常称的会阴，系指外生殖器与肛门之间的区域,在女性也称产科会阴。广义会阴指盆膈以下封闭骨盆下口的全部软组织,呈菱形,其境界与骨盆下口一致,前为耻骨联合下缘及耻骨弓状韧带,两侧为耻骨弓、坐骨结节及骶结节韧带,后为尾骨尖。通过两侧坐骨结节的连线,将会阴分为前方的尿生殖区和后方的肛门区。尿生殖区在男性有尿道通过,在女性有尿道和阴道通过。肛门区有肛管通过。

2. 会阴的肌肉

（1）肛门区的肌肉

①肛提肌:起自耻骨后面和坐骨棘及张于两者之间的肛提肌腱弓,向下内,止于会阴中心腱和尾骨等,肛提肌前份留有三角形裂隙,称盆膈裂孔。

②尾骨肌:位于肛提肌后方,起于坐骨棘,止于骶、尾骨两侧。

③肛门外括约肌:环绕肛门,分为皮下部、浅部和深部（图 7-20）。

（2）尿生殖区的肌肉

尿生殖区的肌位于肛提肌前份的下方,封闭盆膈裂孔,分为浅层和深层两层（图 7-21,图 7-22）。

①浅层肌:a. 会阴浅横肌:起自坐骨结节,止于会阴中心腱。b. 坐骨海绵体肌:起自坐骨结节,止于并覆盖阴茎脚或阴蒂脚表面,收缩时压迫阴茎或阴蒂海绵体根部,使阴茎或阴蒂勃起。c. 球海绵体肌:起自会阴中心腱,止于阴茎背面的筋膜,收缩时使尿道缩短变细,协助排尿射精,参与阴茎勃起。在女性称阴道括约肌,缩小阴道口。

会阴中心腱（perineal central tendon）位于狭义会阴的深面,尿生殖区的肌多附着于此,有加强盆底的作用。

②深层肌:a. 会阴深横肌位于会阴浅横肌的深面,两侧坐骨支之间,部分纤维止于会阴中心腱,收缩时稳定会阴中心腱。b. 尿道括约肌:位于会阴深横肌前方,环绕尿道膜部,是尿道的随意括约肌。在女性,此肌围绕尿道和阴道,称尿道阴道括约肌,可缩紧尿道和阴道（图 7-23）。

知识链接 7-3

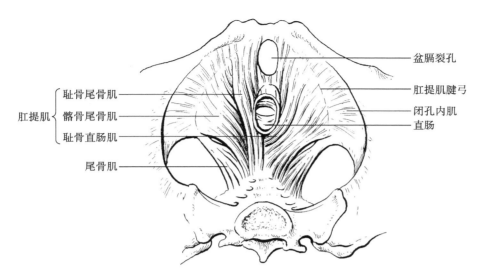

图 7-20　肛提肌和尾骨肌（上面观）

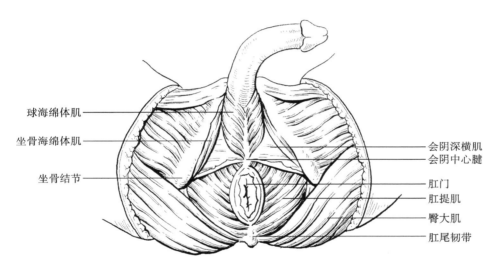

图 7-21　男会阴肌（浅层）

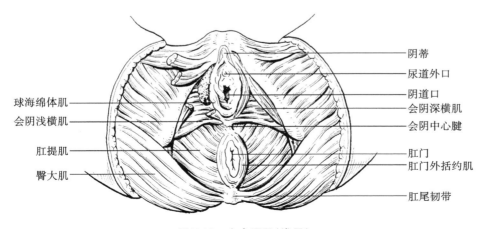

图 7-22　女会阴肌（浅层）

NOTE

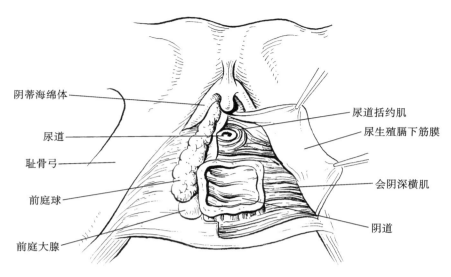

图 7-23　女会阴肌(深层)

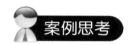

案例思考

案例思考 7-1
问题解析

能力检测答案

患者,男,73 岁,患前列腺疾病 10 余年,主诉已 7 h 未排尿,小腹非常疼痛,急诊来院,几次尿道插管都未成功,泌尿外科医生决定行耻骨上插管插入膀胱,以缓解膀胱压力。

提问:

1. 什么原因使患者发生尿潴留?

2. 导管要进入腹膜腔吗?

能力检测

1. 精索内不含有(　　)。

A. 睾丸动脉　　　B. 射精管　　　　　C. 神经　　　　　　　D. 蔓状静脉丛　　E. 淋巴管

2. 临床上经阴道后穹窿穿刺,针尖可进入(　　)。

A. 膀胱腔　　　　　　　　B. 子宫腔　　　　　　C. 膀胱子宫陷凹

D. 直肠子宫陷凹　　　　　E. 肛管

3. 下列管道中,无明显狭窄者为(　　)。

A. 男性尿道　　　B. 食管　　　　C. 输卵管　　　　D. 输精管　　　　E. 输尿管

4. 妊娠期间,子宫的哪一部分延长形成子宫下段?(　　)

A. 子宫底　　　　　　　　B. 子宫体　　　　　　　　　　C. 子宫峡

D. 子宫颈阴道上部　　　　E. 子宫颈阴道部

5. 固定子宫的韧带有哪些? 各有什么功能?

6. 试述男性尿道的分部、狭窄、弯曲和膨大。

7. 试述精子产生、储存部位及排出体外的途径。

(吴仲敏)

第八章 腹 膜

学习要点

1. 腹膜和腹膜腔的概念,腹膜与腹、盆腔脏器的关系。
2. 大网膜、小网膜的位置,小网膜分部,网膜囊和网膜孔的位置。
3. 腹膜陷凹的名称和位置。

一、概述

腹膜(peritoneum)是衬于腹、盆腔壁和覆盖在腹、盆腔脏器表面的一层浆膜,薄而光滑,由内皮和少量结缔组织构成(图 8-1)。腹膜是全身面积最大、分布最复杂的浆膜。其中,覆盖在腹、盆腔脏器表面的一层腹膜,称脏腹膜,较薄;衬于腹、盆壁的腹膜,称壁腹膜,较厚。脏腹膜和壁腹膜两层相互移行、连续,围成一个潜在性的腔隙,称腹膜腔。在男性,腹膜腔是一个完全密闭的腔隙;在女性,腹膜腔借输卵管口、子宫、阴道间接与外界相通。

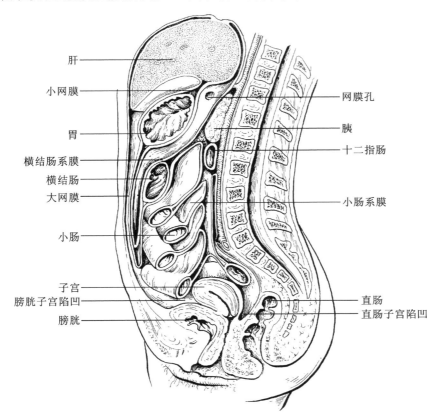

图 8-1 腹膜腔正中矢状切面模式图(女性)

腹膜具有分泌、吸收、保护、支持、防御、修复等功能。正常情况下,腹膜可分泌少许浆液(100～200 mL),起润滑和减少脏器摩擦的作用,浆液里含有大量的巨噬细胞,可以吞噬病原微生物和有毒有害物质,起免疫防御作用。此外,腹膜还能吸收腹腔内的液体和空气等,上腹部的腹膜吸收能力强于下腹部的腹膜,所以,临床上对于有腹膜炎症和腹腔手术后的患者都采取半坐卧位,使有毒有害物质尽量流至下腹部,以减慢腹膜吸收有毒有害物质的速率。腹膜分泌的浆液中还含有纤维素,可使炎症局限化并促进伤口的愈合。腹膜还参与形成韧带、系膜等结构,可对腹、盆腔的脏器起支持的作用。

二、腹膜与腹、盆腔脏器的关系

　　依据腹膜覆盖腹、盆腔器官面积的大小,可将腹、盆腔器官分为三大类:腹膜内位器官、腹膜间位器官和腹膜外位器官(图8-2)。

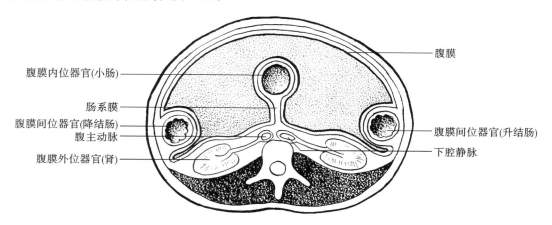

图 8-2　腹膜与脏器的关系示意图(水平切面)

（一）腹膜内位器官

　　腹膜内位器官是指脏器表面几乎都被腹膜包裹,这类器官活动度较大,如胃、十二指肠上部、空肠、回肠、盲肠、阑尾、横结肠、乙状结肠、脾、卵巢和输卵管等。

（二）腹膜间位器官

　　腹膜间位器官是指脏器表面大部分被腹膜覆盖,如肝、胆囊、升结肠、降结肠、子宫、充盈的膀胱和直肠上段等。

（三）腹膜外位器官

　　腹膜外位器官是指脏器表面仅仅只有一面被腹膜覆盖,如肾、肾上腺、输尿管、空虚的膀胱,十二指肠降部、升部和下部,直肠中下段及胰等。

三、腹膜形成的结构

　　脏腹膜与壁腹膜移行之间或者脏腹膜之间相互移行折叠,移行的部位会形成网膜(图8-3)、系膜和韧带等结构。这些结构不仅对器官起着连接和固定的作用,而且也是血管、神经等进入脏器的部位。

（一）网膜

　　网膜(omentum)包括大网膜和小网膜。

　　1.小网膜(lesser omentum)　从肝门向下移行至胃小弯和十二指肠上部之间的双层腹膜结构。左侧小网膜连于肝门和胃小弯之间的腹膜,称肝胃韧带(hepatogastric ligament),其中

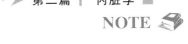
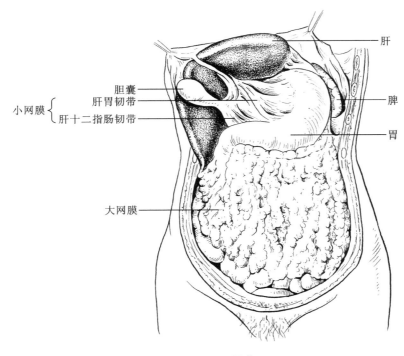

图 8-3 网膜

有胃左、右血管,胃的神经及胃上淋巴结等。连于肝门与十二指肠上部之间的部分,称肝十二指肠韧带(hepatogastric ligament),其内有胆总管、肝固有动脉、肝门静脉、神经和淋巴管等。胆道手术时,需切开肝十二指肠韧带以暴露胆总管。

2. 大网膜(greater omentum) 连于胃大弯和横结肠之间的四层腹膜结构,形似围裙悬覆于空、回肠和横结肠的前面。胃大弯和十二指肠上部的前后两层腹膜向下延伸,形成大网膜的前两层,下降至脐平面稍下方,返折向上,形成大网膜的后两层,返折至横结肠包绕横结肠前、后壁,向上合成横结肠系膜,而连于胃大弯和横结肠之间的大网膜前两层则形成胃结肠韧带(gastrocolic ligament)。

知识链接 8-2

3. 网膜囊和网膜孔

(1)网膜囊(omental bursa)(图 8-4)是位于小网膜和胃后壁后方与腹后壁之间的一个扁窄的潜在性的腔隙,属于腹膜腔的一部分,又称小腹膜腔,腹膜腔的其余部分则称为大腹膜腔。网膜囊的下部为大网膜前、后两层间的潜在性腔隙,随着年龄的增长,大网膜前两层和后两层逐渐粘连愈合,网膜囊下部也逐渐消失。网膜囊的上壁为肝尾状叶和膈;下壁是大网膜前、后层的愈合处;前壁为小网膜、胃后壁和胃结肠韧带;后壁为横结肠及其系膜、胰、左肾、左肾上腺等;胃网膜左侧为脾、胃脾韧带和脾肾韧带等;右侧借网膜孔通大腹膜腔。

(2)网膜孔(omental foramen)又称 Winslow 孔,位于肝十二指肠韧带的后方,是网膜囊和腹膜腔的唯一通道,约可容纳 2 个手指。网膜孔的上界为肝尾状叶,下界为十二指肠上部,前界为肝十二指肠韧带;后界为覆盖在下腔静脉前面的腹膜。当胃后壁穿孔或胰腺破裂时,胃内容物或胰液早期常常积聚在网膜囊内,后经网膜孔流入大腹膜腔内,引起弥漫性腹膜炎,且积液极易造成腹腔脏器粘连,给早期诊断及手术治疗增加了难度。

(二)系膜

系膜是指将器官固定于腹后壁的双层腹膜结构,其内有出入器官的血管、神经、淋巴管、淋巴结和脂肪等结构(图 8-5)。

1. 肠系膜(mesentery) 又称小肠系膜,是将空、回肠固定于腹后壁的双层腹膜结构,其附

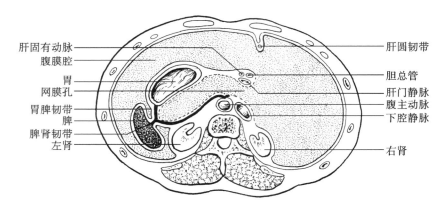

图 8-4　网膜孔与网膜囊(经第 1 腰椎水平切面)

肝固有动脉
腹膜腔
胃
网膜孔
胃脾韧带
脾
脾肾韧带
左肾

肝圆韧带
胆总管
肝门静脉
腹主动脉
下腔静脉
右肾

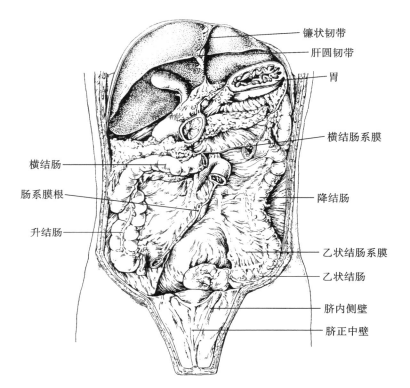

镰状韧带
肝圆韧带
胃
横结肠系膜
降结肠
乙状结肠系膜
乙状结肠
脐内侧壁
脐正中壁

横结肠
肠系膜根
升结肠

图 8-5　腹膜形成的结构

着于腹后壁的部分称肠系膜根,长约 15 cm,起自第 2 腰椎左侧,斜向右下止于右骶髂关节前方。连于空、回肠的肠系膜缘,长 5~7 cm,故肠系膜整体呈扇形,多皱褶。肠系膜内含有肠系膜上动、静脉及其分支,淋巴管、淋巴结、神经丛和脂肪等。

　　2. 阑尾系膜(mesoappendix)　将阑尾连于肠系膜下端的双层腹膜结构。阑尾动静脉走行于阑尾系膜边缘,阑尾切除时,应在阑尾系膜边缘结扎血管。

　　3. 横结肠系膜(transverse mesocolon)　将横结肠连于腹后壁的双层腹膜结构。其根部起自结肠右曲,横行向左,行至结肠左曲。通常以横结肠系膜为标志,将腹膜腔分为结肠上区和结肠下区两部分。系膜内含有结肠动、静脉及其分支,淋巴管、淋巴结和神经丛等。

　　4. 乙状结肠系膜(sigmoid mesocolon)　将乙状结肠固定于左下腹的双层腹膜结构。其根部附着于左髂窝和骨盆左后壁。此系膜较长,所以此乙状结肠活动度较大,因而乙状结肠较易发生肠扭转,造成肠梗阻,尤以儿童最为多见。

（三）韧带

腹膜形成的韧带是连接腹壁、盆壁和脏器之间或相邻脏器之间的腹膜结构，多数为双层，少数为单层，有固定脏器的作用。

1. 肝的韧带 肝的上方有冠状韧带、镰状韧带和左、右三角韧带，下方有肝胃韧带和肝十二指肠韧带。

镰状韧带（falciform ligament）呈矢状位，是位于腹前壁上部和膈下面连于肝膈面之间的双层腹膜结构，侧面观呈镰刀状，镰状韧带下缘游离肥厚，内含肝圆韧带，有胚胎时期脐静脉闭锁后的遗迹。

冠状韧带（coronary ligament）呈冠状位，是位于膈下面和肝膈面之间的双层腹膜结构，两层间无腹膜覆盖的肝表面称肝裸区（bare area of live）。在冠状韧带的左、右两端处，其前、后两层腹膜彼此粘合增厚，形成左右三角韧带（left and right triangle ligament）。

2. 脾的韧带 脾门向周围器官移行的双层腹膜结构。主要有胃脾韧带、脾肾韧带、膈脾韧带。胃脾韧带（gastrosplenic ligament）是连于胃底和胃大弯上份至脾门之间的双层腹膜结构，向下与大网膜左侧部相延续，内含胃短血管和胃网膜左血管及淋巴管等。脾肾韧带（splenorenal ligament）是由脾门至左肾前面的双层腹膜结构，内含胰尾、脾血管以及淋巴管、淋巴结和神经丛等。膈脾韧带（phrenicosplenic ligament）为脾肾韧带的上部，由脾上极连至膈下。此外，在脾下极与结肠左曲之间，偶尔还有脾结肠韧带（splenocolic ligament）。

3. 胃的韧带 包括上述的肝胃韧带、胃脾韧带和胃结肠韧带，此外还有胃膈韧带（gastrophrenic ligament），是贲门左侧和食管腹段连于膈下面的腹膜结构。

除此之外，在脾的下方，膈与结肠左曲之间还有膈结肠韧带（phrenicocolic ligament），固定结肠左曲并承托脾。

四、腹膜襞、腹膜隐窝和陷凹

脏器之间或者脏器与腹壁、盆壁之间的腹膜形成的隆起称腹膜襞（peritoneal folds），其深部常有血管走行。在腹膜襞之间或腹膜襞与腹壁、盆壁之间形成的凹陷称腹膜隐窝（peritoneal recesses），较大的隐窝称陷凹（pouch）。

1. 腹后壁的腹膜襞和隐窝 在胃后方、十二指肠、盲肠和乙状结肠周围有较多的皱襞和隐窝。隐窝的大小、深浅和形态，可随年龄的不同和腹膜外脂肪的多少而变化，常见隐窝如下：十二指肠上襞（superior duodenal fold）以及其深面的十二指肠上隐窝（superior duodenal recess），十二指肠上襞相当于第 2 腰椎平面，深面为口向下方的十二指肠上隐窝（国人出现率为 50%），起其左侧有肠系膜下静脉通过壁腹膜的深面。十二指肠上隐窝开口朝下，与十二指肠下襞深面的十二指肠下隐窝（国人出现率为 75%）开口相对。盲肠后隐窝（retrocecal recess）位于盲肠的后方，盲肠后位的阑尾常在此。乙状结肠间隐窝（intersigmoid recess）位于乙状结肠左后方，乙状结肠系膜与腹后壁之间，后壁内常有输尿管通过。肝肾隐窝（hepatorenal recess）位于肝右叶与右肾之间，仰卧位时，是腹膜腔的最低点。

2. 腹前壁的腹膜襞和隐窝 腹前壁内面的 5 条腹膜襞均位于脐下（图 8-6）。脐正中襞（median umbilical fold）位于脐与膀胱尖之间的腹膜襞，内含胚胎时期的脐尿管闭锁后形成的脐正中韧带。一对脐内侧韧带（medial umbilical ligament）位于脐正中襞的两侧，左右各一，内含脐动脉闭锁后形成的脐内侧韧带。一对脐外侧韧带（lateral umbilical ligament）又称腹壁动脉襞，分别位于脐内侧襞的外侧，内含腹壁下动脉和静脉。在腹股沟韧带上方，上述 5 条皱襞之间形成 3 对浅凹，从中线向外依次为膀胱上窝（supravesical fossa）、腹股沟内侧窝（median inguinal fossa）以及腹股沟外侧窝（lateral inguinal fossa），后两者分别与腹股沟管浅（皮下）环和深（腹）环的位置相对应。与腹股沟内侧窝相对应的腹股沟韧带的下方，有一浅凹，称股凹（femoral fossa），是易发生股疝的部位。

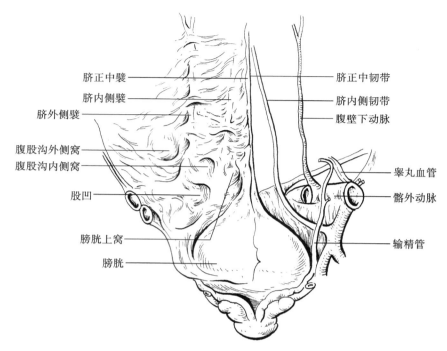

图 8-6　腹前壁内面的腹膜襞及隐窝

3. 腹膜陷凹　腹膜陷凹主要位于盆腔内，由腹膜在盆腔器官之间移行返折形成（图 8-6）。男性有直肠膀胱陷凹（rectovesical pouch），位于直肠和膀胱之间，凹底距肛门 7～8 cm，女性有直肠子宫陷凹（vesicouterine pouch），位于膀胱与子宫之间，凹底约在子宫峡水平。女性在子宫和直肠之间，有直肠子宫陷凹（rectouterine pouch），较深，又称 Douglas 腔，与阴道后穹隆之间仅隔以阴道后壁和腹膜，凹底距肛门约 3.5 cm。立位或坐位时，男性的直肠膀胱陷凹和女性的直肠子宫陷凹是腹膜腔的最低部位，腹膜腔内的液体常易积聚于此。临床上可进行直肠穿刺和阴道后穹隆穿刺以进行诊断和治疗。

五、腹膜腔的分区与间隙

腹膜腔以横结肠及系膜为界，分为结肠上区和结肠下区。

（一）结肠上区

结肠上区为膈与横结肠及其系膜之间的区域，又称膈下间隙（subphrenic space）。此区又以肝为界分为肝上间隙和肝下间隙（图 8-7）。

1. 肝上间隙　位于膈和肝上面之间，借镰状韧带分为左肝上间隙和右肝上间隙。左肝上间隙以冠状韧带为界分为左肝上前间隙和左肝上后间隙；右肝上间隙是以冠状韧带为界，划分为右肝上前间隙、右肝上后间隙和冠状韧带前、后层间的肝裸区（又称膈下腹膜外间隙）三个间隙。

2. 肝下间隙　位于肝下面和横结肠及其系膜之间，借肝圆韧带分为左肝下间隙和右肝下间隙，后者又称肝肾隐窝。左肝下间隙以小网膜和胃分为前方的左肝下前间隙和后方的左肝下后间隙，后者即网膜囊。

（二）结肠下区

结肠下区为横结肠及其系膜与盆底上面之间的区域。该区借肠系膜根部和升、降结肠分为 4 个间隙（图 8-8）。

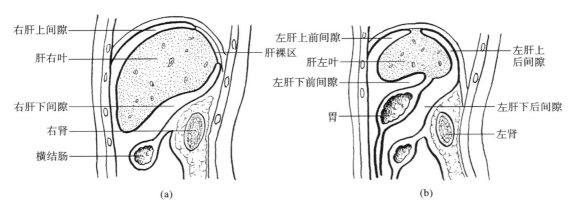

图 8-7 结肠上区的间隙示意图(矢状面)

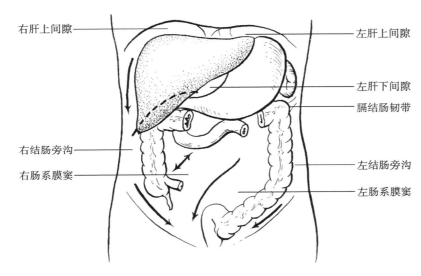

图 8-8 结肠下区的间隙示意图

结肠旁沟(paracolic sulcus)位于升结肠与腹侧壁之间,左右各一。左结肠旁沟是降结肠与左腹侧壁之间的裂隙,不与结肠上区相通,向下与盆腔相通。右结肠旁沟是升结肠与右腹侧壁之间的裂隙,向上直通肝肾隐窝,向下经右髂窝通盆腔。

肠系膜窦(mesenteric sinus)分为左、右两个肠系膜窦。左肠系膜窦位于肠系膜根部和降结肠之间的斜方形间隙,向下与盆腔相通,如有积液可沿乙状结肠向下流入盆腔。右结肠系膜窦为肠系膜根部与升结肠之间的三角形间隙,下方有回肠末端相隔,所以间隙内的炎性渗出物常积聚于此。

案例思考

患儿,男,6岁,两天前无明显诱因出现腹痛,1天后腹痛加重并发热,最高体温 39 ℃,两天来未排便排气,未进食,呕吐胃内容物 2 次,无咖啡样物;腹痛起自脐周,逐渐转移至右下腹,有突然加重,又减轻,再逐渐加重的过程,曾经抗生素治疗,病情加重。入院时表情淡漠,精神萎靡,口唇干裂,目光呆滞,语音无力,体温 38.4 ℃。

查体:全腹部压痛、反跳痛、肌紧张,肠鸣音低弱。压痛以右侧上腹部最重。腹透肠腔积气。血常规显示:RBC 3.77×10^{12}/L,Hb 80 g/L,WBC 16.6×10^{9}/L。

案例思考 8-1
问题解析

诊断：

1. 急性弥漫性腹膜炎。

2. 化脓性阑尾炎穿孔。

3. 肠麻痹。

治疗：急诊开腹切除阑尾，松解粘连，放置引流条，术后抗炎抗感染等支持治疗。

提问：

1. 男、女性站立位时腹膜腔的最低点是哪里？

2. 腹膜内位、间位和外位器官各有哪些？

能力检测答案

能力检测

1. 关于腹膜腔的叙述正确的是（　　　）。

A. 是壁腹膜与脏腹膜之间的囊状间隙　　　　　B. 正常情况下仅有少量黏液

C. 在解剖学上也称腹腔　　　　　　　　　　　D. 借助主动脉裂孔与胸膜腔相通

E. 女性腹膜腔为一封闭的腔隙

2. 关于小网膜的叙述正确的是（　　　）。

A. 连接于胃与结肠之间　　　　　　　　　　　B. 只连接于肝门与胃之间

C. 由肝胃韧带和肝十二指肠韧带构成　　　　　D. 内含肝静脉

E. 小网膜游离缘前方为网膜孔

3. 关于胃结肠韧带的叙述正确的是（　　　）。

A. 由胃后壁连至横结肠　　　　B. 是小网膜的一部分

C. 内有胆总管走行　　　　　　D. 是胃大弯与横结肠之间的一部分大网膜

E. 由大网膜的后叶构成

4. 肝、脾各有哪些韧带？

（李美秀立）

第三篇 脉管系统

总 论

脉管系统(angiological system)是人体内执行运输功能的连续封闭的管道系统,由心血管系统和淋巴系统两部分组成。心血管系统由心、动脉、毛细血管和静脉组成,血液在其中循环流动。淋巴系统包括淋巴管道、淋巴器官和淋巴组织。淋巴液沿淋巴管道向心流动,最后汇入静脉,故淋巴管道可视为静脉的辅助管道。

脉管系统的主要功能是运输物质,把消化系统吸收的营养物质和肺摄入的氧气运送到全身器官的组织和细胞,同时又将组织与细胞的代谢产物如二氧化碳、尿酸、尿素、肌酐等运送到肺、肾、皮肤等器官排出体外,以维持机体新陈代谢的正常进行。机体的内分泌器官和散在的内分泌细胞所分泌的激素及生物活性物质,也通过脉管系统运送到靶器官和靶细胞,以实现体液调节。另外,心血管系统对维持身体内环境理化特性的相对稳定以及机体防御能力等均起重要作用。

脉管系统还具有重要的内分泌功能。心肌细胞及血管平滑肌能产生和分泌激素或生物活性物质,参与机体多种功能的调节。

第九章　心血管系统

 学习要点

心血管系统概述

1. 心血管系统的组成。

2. 体循环和肺循环的途径。

心

1. 心的位置、形态及各心腔结构。

2. 心传导系统组成。

3. 左、右冠状动脉的起始、走行及主要分支。

4. 心包的组成及心包腔的概念。

动脉

1. 肺动脉干及左、右肺动脉的起止。

2. 主动脉的分部、走行,主动脉弓的三大分支。

3. 左、右颈总动脉的起止部位,颈动脉窦和颈动脉小球的位置与功能,颈外动脉主要分支的名称和分布。

4. 锁骨下动脉及主要分支的名称和分布,腋动脉及主要分支的名称和分布,桡动脉及尺动脉的起止,掌浅弓、掌深弓的组成和位置。

5. 胸主动脉壁支中的肋间后动脉,脏支中的支气管动脉、食管动脉的分布。

6. 腹主动脉成对脏支的起止、走行及分布,腹腔干和肠系膜上、下动脉及其各级分支的起止、走行及分布。

7. 髂总动脉的起止,髂内动脉及髂外动脉主要分支的名称和分布。

8. 股动脉的走行及分支,腘动脉和胫前、后动脉的起止、走行及分布。

静脉

1. 静脉系统组成和结构特点。

2. 上腔静脉系组成及主要属支和收集范围,头臂静脉及颈内静脉的起止和属支,静脉角的部位和组成,面静脉的起止和危险三角,上肢浅静脉名词和走行。

3. 下腔静脉系组成及主要属支和收集范围,髂总静脉、髂内静脉及髂外静脉的起止和属支,大、小隐静脉的起止和走行特点。

4. 肝门静脉的组成、行径和属支,肝门静脉系结构特点及与上、下腔静脉的交通部位和交通途径。

　　心血管系统是循环系统的重要组成部分,是一个封闭的管道系统,由心、动脉、毛细血管和静脉组成,广泛分布于人体各部。其主要功能是通过血液循环实现物质运输,以保证机体新陈代谢的正常进行。

第一节 概 述

一、心血管系统由心、动脉、毛细血管和静脉组成

1. 心（heart） 心血管系统的"动力泵"。心的内部被心间隔分为互不相通的左、右两半，每半又分为心房和心室，故心有 4 个腔：左心房、左心室、右心房和右心室。同侧心房与心室借房室口相通，房室口处有瓣膜附着，防止血液逆流。静脉主要引血回流入心房，动脉连于心室引血出心。

2. 动脉（artery） 将血液由心室运送至全身各部位的管道，包括体循环的动脉和肺循环的动脉，分别自左、右心室发出，走行中不断分支，最后移行为毛细血管网。

3. 毛细血管（capillary） 连接动、静脉末梢间的管道，彼此吻合成网，分布在人体除软骨、角膜、晶状体、毛发、釉质和被覆上皮以外的全身各部位。毛细血管数量多、管壁薄、通透性大，管内血流缓慢，是血液与组织液进行物质交换的场所。

4. 静脉（vein） 引导血液流回心的管道。由组织内毛细血管汇合成小静脉，在向心回流过程中不断接受属支，最后注入心房。

二、血液循环

血液离开心经动脉、毛细血管、静脉又回到心的过程，称血液循环。血液由左心室搏出，经主动脉及其各级分支到达全身毛细血管，再经各级静脉汇成上、下腔静脉（心本身的静脉汇入冠状窦）返回右心房，此过程称体循环（systemic circulation）或大循环（greater circle）。

血液由右心室搏出，经肺动脉干及其各级分支到达肺泡壁的毛细血管，再经左、右肺静脉回流至左心房，此过程称肺循环（pulmonary circulation）或小循环（lesser circle）（图 9-1）。

三、血管吻合

人体的血管除经动脉-毛细血管-静脉相通连外，动脉与动脉之间、静脉与静脉之间甚至动脉与静脉之间，可借吻合支或交通支彼此连接，形成血管吻合（vascular anastomosis）（图 9-2）。

1. 动脉间吻合 在人体经常活动或易受压的部位，多条动脉分支间常互相吻合成动脉网，这些吻合具有缩短循环时间和调节局部血流量的作用。

2. 静脉间吻合 静脉吻合远比动脉丰富，除有和动脉相似的吻合形式外，常在器官周围或器官壁内形成丰富的静脉丛，以保证在器官壁局部受压时血流通畅。

3. 动、静脉吻合 在体内的许多部位，小动脉和小静脉间借吻合支直接相连，形成小动、静脉间吻合。这种吻合有缩短循环途径、调节局部血流量和温度的作用。

4. 侧支吻合 发自主干不同高度的侧副管彼此吻合，称侧支吻合（collateral anastomosis）。通过侧支吻合建立的循环途径称侧支循环（collateral circulation）或侧副循环。侧支循环的建立，对于保证器官在病理状态下的血液供应具有十分重要的意义。

NOTE

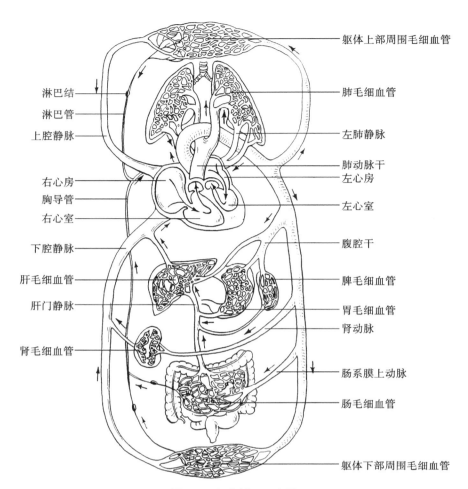

图 9-1 血液循环示意图

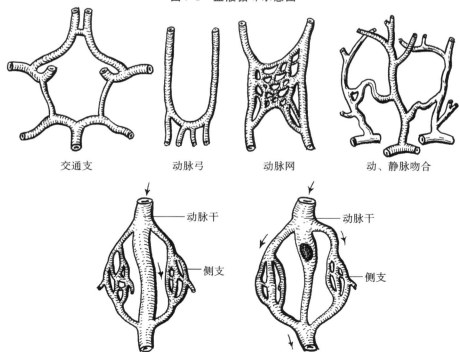

图 9-2 血管吻合和侧支循环示意图

第二节 心

一、位置、外形和毗邻

心（heart）位于胸腔的中纵隔内，形似倒置的、前后稍扁的圆锥体，约 2/3 位于人体正中线的左侧，1/3 位于正中线的右侧（图 9-3）。前方紧贴胸骨体和第 2～6 肋软骨；后方平对第 5～8 胸椎；两侧与纵隔胸膜和肺相邻。上方连接出、入心的大血管；下方邻膈。心底部被出、入心的大血管根部及心包返折缘所固定，心室靠心尖的部分活动度较大。

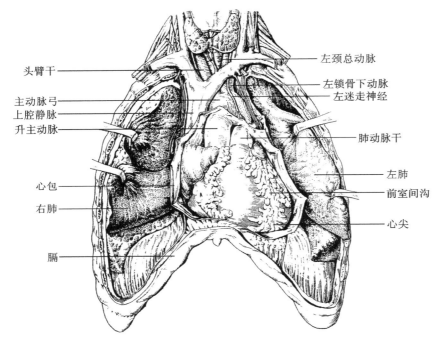

图 9-3 心的位置和外形

心分为 1 尖、1 底、2 个面、3 个缘，表面尚有 4 条沟（图 9-4，图 9-5）。

心尖（cardiac apex）由左心室构成，朝向左前下方，贴近左胸前壁。在左侧第 5 肋间隙锁骨中线内侧 1～2 cm 处，可扪及心尖冲动。

心底（cardiac base）朝向右后上方，大部分由左心房，小部分由右心房构成。上、下腔静脉分别从上、下方注入右心房，左、右肺静脉分别从两侧注入左心房。心底后面隔心包后壁与食管、迷走神经和胸主动脉等相邻。

胸肋面（前面）朝向前上方，大部分由右心房和右心室构成，小部分由左心耳和左心室构成。该面大部分被胸膜和肺遮盖；小部分隔心包与胸骨体下部和左侧第 4～6 肋软骨相邻。膈面大部分由左心室，小部分由右心室构成。

下缘（锐缘）由右心室和心尖构成。左缘（钝缘）大部分由左心室，小部分由左心耳构成。右缘由右心房构成，向上延续为上腔静脉右缘。

心表面有 4 条沟，是 4 个心腔的表面分界标志。冠状沟（coronary sulcus）又称房室沟，是心房与心室在心表面的分界标志，位于心底部，近似环形，前方被肺动脉干所隔断。前室间沟（anterior interventricular groove）和后室间沟（posterior interventricular groove）是左、右心室

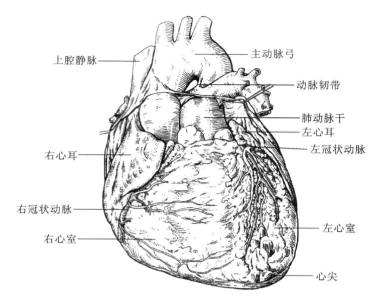

图 9-4　心的外形和血管（前面）

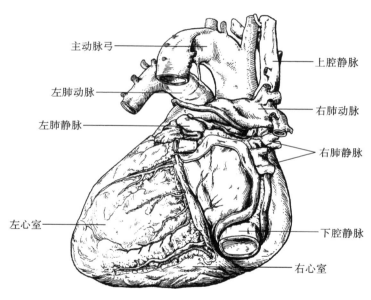

图 9-5　心的外形和血管（后下面）

在心表面的分界标志，分别在心室的胸肋面和膈面，均从冠状沟走向心尖，交汇于心尖的右侧并稍凹陷，此处称心尖切迹（cardiac apical incisure）。在心底部，右心房与右肺上、下肺静脉交界处的浅沟，称房间沟（interatrial groove），是左、右心房在心后面的分界标志。在心的后面，房间沟、后室间沟与冠状沟的交汇处，称房室交点（crux），是左、右心房和左、右心室在心后面的邻接处。

二、心腔

心腔分为心房与心室。心房以房间隔分隔为右心房与左心房；心室以室间隔分隔为右心室与左心室。

（一）右心房

右心房（right atrium）是体循环的终点，位于心的右上部，壁薄，腔大，分为前、后 2 部。前部由原始心房衍变而来,称固有心房;后部称腔静脉窦。两部之间以纵行于右心房表面的界沟(sulcus terminalis)为界。与界沟相对应的心内面有一纵行的肌隆起,称界嵴(crista terminalis)(图 9-6)。

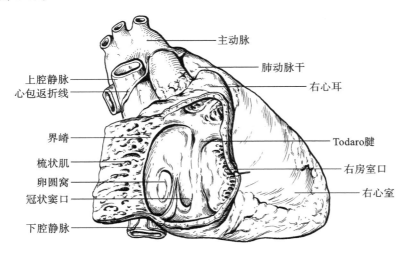

主动脉
肺动脉干
右心耳
上腔静脉
心包返折线
界嵴
梳状肌
卵圆窝
冠状窦口
下腔静脉
Todaro腱
右房室口
右心室

图 9-6 右心房

1. 固有心房 构成右心房的前部,其向前上方呈锥体形突出的盲囊,称右心耳(right auricle)。固有心房内面有许多大致平行排列的肌束,称梳状肌(pectinate muscles)。

2. 腔静脉窦 位于右心房的后部,内壁光滑,无肌性隆起。上、下方分别有上腔静脉口(orifice of superior vena cava)和下腔静脉口(orifice of inferior vena cava)。下腔静脉口的前方有冠状窦口(orifice of coronary sinus)。右心房的前下部为右房室口,右心房的血液由此流入右心室。房间隔右侧面中部有一卵圆形的凹陷,称卵圆窝(fossa ovalis),为胚胎时期卵圆孔闭合后的遗迹,此处薄弱,是房间隔缺损的好发部位(图 9-6)。

(二)右心室

右心室(right ventricle)位于右心房的前下方,直接在胸骨左缘第 4、5 肋软骨的后方。壁厚 3~4 mm,在右房室口与肺动脉口之间的右心室壁上,有一弓形的肌性隆起,称室上嵴(supraventricular crest),可将右心室分为流入道(窦部)和流出道(漏斗部)两部分(图 9-7)。

1. 流入道 室壁有多条纵横交错的肌性隆起,称肉柱(trabeculae carneae)。乳头肌(papillary muscles)是突入室腔的锥状肌隆起,分前、后、隔侧 3 群。右心室内有一起自室间隔连至右心室前壁前乳头肌根部的肌束,称隔缘肉柱(septomarginal trabecula),又称节制索(moderator band),其内有心传导系纤维通过,可防止心室过度扩张。

流入道的入口为右房室口(right atrioventricular orifice),呈卵圆形,口的周缘有 3 个呈三角形的帆状瓣膜,称三尖瓣(tricuspid valve)。右房室口纤维环、三尖瓣、腱索和乳头肌合称三尖瓣复合体(tricuspid complex),其作用是防止血液逆流。

2. 流出道 又称动脉圆锥(conus arteriosus)或漏斗部,位于右心室前上部,室壁光滑,呈锥体状,上端为肺动脉口(orifice of pulmonary trunk),口周缘有 3 个彼此相连的肺动脉瓣(pulmonary valve)。肺动脉瓣与肺动脉壁之间的袋状间隙称肺动脉窦。当心室收缩时,血液冲开肺动脉瓣,流入肺动脉干;心室舒张时,肺动脉窦被反流的血液充盈,3 个瓣膜彼此相互靠拢,使肺动脉口封闭,阻止血液逆流回右心室。

(三)左心房

左心房(left atrium)是肺循环的终点,位于右心房的左后方,构成心底的大部,是 4 个心腔

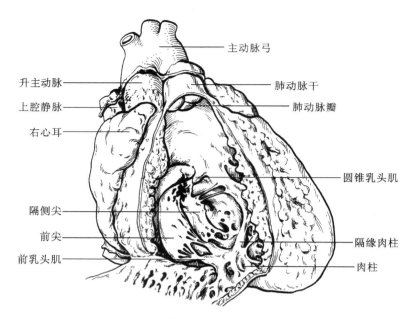

图 9-7　右心室

中最靠后方的一个(图9-8)。前方有升主动脉和肺动脉,后方直接与食管相贴邻。左心房分为前部的左心耳和后部的左心房窦。左心耳腔面结构与右心耳相似。左心房窦又称固有心房,后壁两侧各有1对肺静脉开口,前下部借左房室口(left atrioventricular orifice)通左心室。

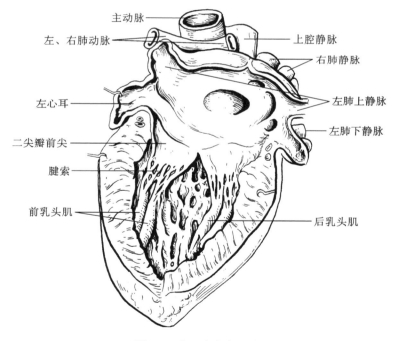

图 9-8　左心房和左心室

（四）左心室

左心室(left ventricle)位于右心室的左后方,呈圆锥形,锥底被左房室口和主动脉口占据。左室壁为右室壁厚的3倍。左心室以二尖瓣前尖为界,分为左后方的流入道和右前方的流出道2部分(图9-8)。

1. 流入道　又称左心室窦部,位于二尖瓣前尖的左后方,入口为左房室口。口周缘有左房室口纤维环,其上附有 2 个呈三角形的帆状瓣膜,称二尖瓣(mitral valve)。左房室口纤维环、二尖瓣、腱索和乳头肌合称二尖瓣复合体(mitral complex),其作用是防止血液逆流。

2. 流出道 又称主动脉前庭(aortic vestibule),位于左心室的前内侧部,室壁光滑,流出道的上界为主动脉口(aortic orifice),位于左房室口的右前方。口周围有 3 个半月形的主动脉瓣(aortic valve),分别排列在主动脉口的左、右及后方。与每个瓣膜相对应的主动脉壁向外膨出,主动脉瓣与主动脉壁之间的袋状间隙形成主动脉窦(aortic sinus),分为左、右及后 3 个,其中主动脉左、右窦分别有左、右冠状动脉的开口。

三、心的构造

(一) 心纤维性支架

心纤维性支架在心房肌与心室肌之间,房室口、肺动脉口和主动脉口的周围,由致密结缔组织构成(图 9-9,图 9-10)。包括 2 个纤维三角,4 个瓣环(肺动脉瓣环、主动脉瓣环、二尖瓣环和三尖瓣环)及圆锥韧带、室间隔膜部和瓣膜间隔等。心纤维性支架质地坚韧而富有弹性,起支撑作用,是心肌纤维和心瓣膜的附着处。心纤维性支架随着年龄的增长可发生不同程度的钙化,甚至骨化。

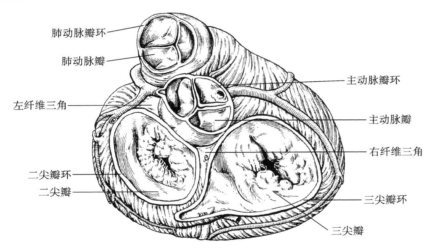

图 9-9 心的瓣膜和纤维环

(二) 心壁

心壁主要由心内膜、心肌层和心外膜构成(图 9-11)。心内膜是被覆在心腔内表面的一层光滑的膜,心瓣膜由心内膜向心腔折叠而成。心肌层构成心壁的主体,包括心房肌和心室肌 2 部分。心房肌和心室肌彼此间不直接相连,各自分别附着于心纤维性支架,故心房和心室可不同时收缩。心外膜,即浆膜性心包的脏层。

(三) 心间隔

心间隔把心分隔为容纳动脉血的左半心和容纳静脉血的右半心(图 9-12)。

1. 房间隔(interatrial septum) 位于左、右心房之间,向前方倾斜,由 2 层心内膜和其间的结缔组织及少量的心房肌纤维共同构成。

2. 室间隔(interventricular septum) 位于左、右心室之间,可分为肌部和膜部。肌部占室间隔的大部,由肌组织覆盖心内膜构成,两侧心内膜深面分别有左、右束支通过。膜部位于心房与心室交界处,为胚胎时期室间孔闭合后的遗迹,此处薄弱,是室间隔缺损的好发部位。

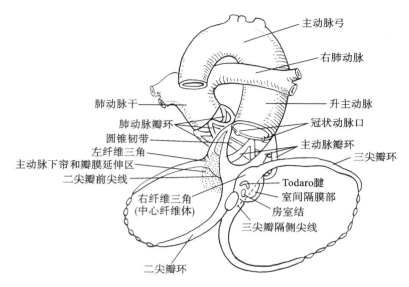

图 9-10　心纤维支架模式图

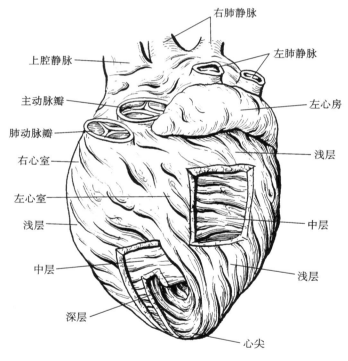

图 9-11　心肌膜

四、心传导系

心传导系由特殊心肌纤维构成,有自律性和传导性,能产生和传导冲动,控制心的节律性活动,包括窦房结、结间束、房室结、房室束、左右束支和 Purkinje 纤维网(图 9-13)。窦房结(sinuatrial node)是心的正常起搏点,由它发出的冲动通过心房肌传播到左、右心房,并经结间束、房室结、房室束、左右束支和 Purkinje 纤维网到达心室肌。

(一)窦房结

窦房结(sinuatrial node)是心的正常起搏点,位于上腔静脉与右心房交界处,界沟上部的

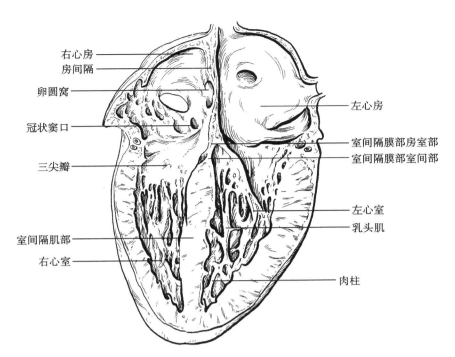

图 9-12 心间隔（室间隔）

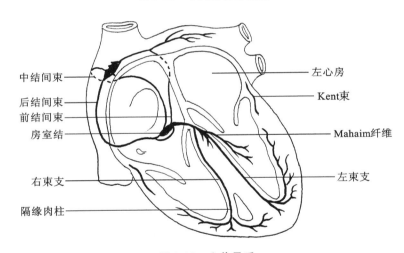

图 9-13 心传导系

心外膜下，呈长梭形，从心表面用肉眼不易辨认。

（二）结间束

窦房结是心的起搏点，窦房结产生的冲动经何种途径传至左、右心房和房室结，长期以来一直未定论。国外有学者提出窦房结和房室结之间有前、中、后结间束相连，左、右心房之间亦有房间束连接，但迄今尚无充分的形态学证据。

（三）房室结

房室结（atrioventricular node）位于房间隔下部右侧，冠状窦口前上方的心内膜深面，呈扁椭圆形。房室结将来自窦房结的兴奋延搁下传至心室，使心房和心室肌依次先后顺序分开收缩。房室交界区是冲动从心房传向心室的必经之路，且为最重要的次级起搏点，许多复杂的心律失常在该区发生。

（四）房室束

房室束（atrioventricular bundle）又称 His 束,起自房室结前端,穿右纤维三角向前下行,沿室间隔膜部的后下缘至室间隔肌部的上缘分为左、右束支。

（五）左、右束支

1. 左束支（left bundle branch） 沿室间隔左侧心内膜下走行,在肌性室间隔上、中 1/3 交界处分为 2 支,分别行至前、后乳头肌根部,并交织成网续于 Purkinje 纤维,分布于整个左室内面。

2. 右束支（right bundle branch） 呈细长圆索状,沿室间隔右侧心内膜下向前下弯行,经隔缘肉柱至右心室分支形成 Purkinje 纤维,分布于右室壁。

（六）Purkinje 纤维网

左、右束支的分支在心内膜下交织成网,形成心内膜下 Purkinje 纤维网。由该网发出的纤维进入心室壁内形成心肌内 Purkinje 纤维网。

五、心的血管

心由左、右冠状动脉供血。静脉血主要经心的静脉回流,最终汇入冠状窦（coronary sinus）,小部分直接流入右心房,极少部分流入左心房和左、右心室。

（一）心的动脉

1. 左冠状动脉（left coronary artery） 起于主动脉左窦,主干粗短,在肺动脉干和左心耳之间左行,随即分为 2 支。

（1）前室间支（anterior interventricular branch）:也称前降支,可视为左冠状动脉主干的延续,沿前室间沟走行,绕过心尖切迹,与后室间支吻合。前室间支向左侧、右侧和深部发出 3 组分支,分布于左心室前壁、右心室前壁的一部分和室间隔前上 2/3 部。

（2）旋支（circumflex branch）:自左冠状动脉主干发出后,走行于左侧冠状沟内,绕心左缘至左心室膈面,多数在心左缘与后室间沟之间的中点附近分支而终止。旋支主要分布于左心房、左心室的侧壁和后壁。

2. 右冠状动脉（right coronary artery） 起于主动脉右窦,于右心耳与肺动脉干之间沿冠状沟右行,绕心右缘进入膈面的冠状沟内,至房室交点附近,分为 2 支。

（1）后室间支（posterior interventricular branch）较粗,为主干的延续,亦向左、右侧和深面发出分支,分布于后室间沟两侧的心室壁和室间隔的后下 1/3。

（2）左室后支（posterior branch of left ventricle）向左行,分支分布于左心室后壁（膈面）。

（二）心的静脉

心的静脉血可经 3 条途径回流。

1. 心最小静脉（smallest cardiac veins） 位于心壁内的小静脉,自心壁肌层的毛细血管网开始,直接开口于心房或心室腔。

2. 心前静脉（anterior cardiac vein） 1～4 支,起于右心室前壁,向上越过冠状沟直接注入右心房。

3. 冠状窦 位于心膈面,左心房与左心室之间的冠状沟内,其右端以冠状窦口开口于右心房,开口处常有一个半月形瓣膜。冠状窦的主要属支如下:心大静脉与前室间支伴行,斜向左上至冠状沟,绕心左缘注入冠状窦左端。心中静脉与后室间支伴行注入冠状窦右端。心小静脉在冠状沟内,与右冠状动脉伴行,向左注入冠状窦右端。

知识链接 9-1

六、心包

心包（pericardium）为包裹在心和大血管根部的纤维浆膜囊，分外层的纤维心包和内层的浆膜心包 2 层，起固定、屏障和润滑作用（图 9-14）。纤维心包（fibrous pericardium）为坚韧的结缔组织囊，上方与大血管外膜相续，下方与膈中心腱愈着。浆膜心包（serous pericardium）为贴附于心表面、大血管根部表面及纤维心包内面的浆膜。浆膜心包紧贴于心肌表面和大血管根部，称脏层（心表面的浆膜即心外膜）；贴附于纤维心包内表面，称壁层。脏、壁两层于大血管根部相互转折移行，两层之间形成的腔隙，称心包腔（pericardial cavity），内含少量心包液，起润滑作用。

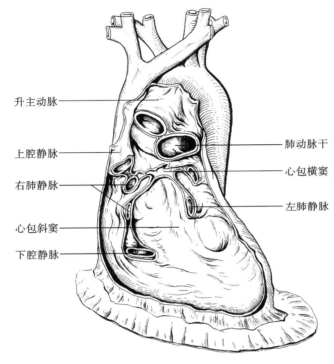

升主动脉
上腔静脉
右肺静脉
心包斜窦
下腔静脉

肺动脉干
心包横窦
左肺静脉

图 9-14　心包

心包腔内，浆膜心包脏、壁两层返折处的间隙，称心包窦（pericardial sinus），包括心包横窦、心包斜窦和心包前下窦。心包横窦（transverse sinus of pericardium）位于升主动脉和肺动脉干的后方、上腔静脉和左心房的前方；心包斜窦（oblique sinus of pericardium）位于左心房后壁与心包后壁之间；心包前下窦位于心包腔前下部，即心包胸肋部与膈部转折处。人体直立时，心包前下窦位置最低，心包积液常存于此窦中。临床上，经左剑肋角行心包穿刺，可较安全刺入此窦。

七、体表投影

心的体表投影可分心外形和心瓣膜位置的体表投影（图 9-15）。

（一）心外形体表投影

心外形体表投影个体差异很大，也可因体位而有变化，通常采用 4 个点间的连线法来确定。①左上点，位于左侧第 2 肋间隙，距胸骨侧缘约 12 mm 处；②右上点，位于右侧第 3 肋软骨上缘，距胸骨侧缘约 10 mm 处；③右下点，位于右侧第 7 胸肋关节处；④左下点，位于左侧第 5 肋间隙，距前正中线 70～90 mm。左、右上点连线为心的上界，左、右下点连线为心的下界，

NOTE

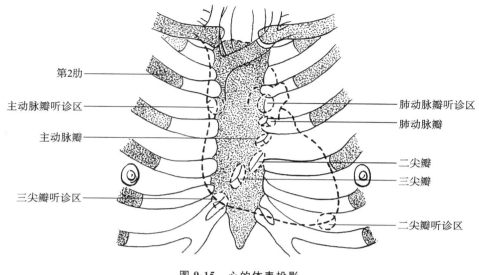

图 9-15　心的体表投影

右上点与右下点之间微向右凸的弧线为心的右界,左上点与左下点之间微向左凸的弧线为心的左界。

（二）心瓣膜的体表投影

1. 肺动脉瓣（肺动脉口） 在左侧第 3 胸肋关节的稍上方,部分位于胸骨之后。

2. 主动脉瓣（主动脉口） 在胸骨左缘第 3 肋间隙,部分位于胸骨之后。

3. 二尖瓣（左房室口） 在左侧第 4 胸肋关节处及胸骨左半的后方。

4. 三尖瓣（右房室口） 在第 4 肋间隙胸骨正中线的后方。

（王玉孝）

第三节 动 脉

动脉(artery)是从心室运送血液到全身各部的血管。由左心室发出的主动脉及其各级分支运送动脉血;自右心室发出的肺动脉干及其分支则输送静脉血。动脉分支离开主干进入器官前,称器官外动脉,进入器官内的分支,称器官内动脉。动脉的命名多与它们营养的器官（如肾动脉）、所在的位置（如肋间后动脉）、方位（如冠状动脉）和所伴行骨的名称一致（如肱动脉、股动脉）。

一、肺循环的动脉

肺动脉干(pulmonary trunk)位于心包内,系一粗短的动脉干,于升主动脉根部的前方起始于右心室,向左后上方斜行,至主动脉弓下方,分为左、右肺动脉。左肺动脉(left pulmonary artery)较短,经左主支气管前方左行,至左肺门处分为 2 支,进入左肺上、下叶。右肺动脉(right pulmonary artery)较长,经升主动脉和上腔静脉的后方向右横行,至右肺门处分为 3 支,进入右肺上、中、下叶。在肺动脉干分叉处的稍左侧有一纤维性结缔组织索连于主动脉弓下缘,称动脉韧带(arterial ligament),为动脉导管闭锁后遗迹。动脉导管未闭,是常见的先天性心脏病之一。

二、体循环的动脉

主动脉(aorta)是体循环的动脉主干,根据其走行部位和形态分为升主动脉、主动脉弓和降主动脉3部分。升主动脉(ascending aorta)起自左心室,在上腔静脉左侧向右前上方斜行,至右侧第2胸肋关节高度移行为主动脉弓。升主动脉发出左、右冠状动脉。主动脉弓(aortic arch)位于胸骨柄后方,呈弓形弯向左后方,至第4胸椎体下缘向下移行为降主动脉。主动脉弓凸侧自右向左依次发出头臂干、左颈总动脉和左锁骨下动脉3大分支。头臂干(brachiocephalic trunk)短而粗,发出后向右上方斜行,至右胸锁关节后方分为右颈总动脉和右锁骨下动脉。主动脉弓壁内有压力感受器,可感受血压变化,反射性地调节血压。在主动脉弓下方靠近动脉韧带处有2~3个粟粒状小体,称主动脉小球(aortic glomera),为化学感受器,可感受动脉血氧、二氧化碳含量和血液pH值的变化。降主动脉(descending aorta)沿脊柱左前方下行,在第12胸椎水平穿膈的主动脉裂孔进入腹腔,至第4腰椎体下缘处分为左、右髂总动脉。降主动脉以膈主动脉裂孔为界分为胸主动脉和腹主动脉。

(一)颈总动脉

颈总动脉(common carotid artery)是头颈部的动脉主干,右侧起自头臂干,左侧直接起自主动脉弓。两侧颈总动脉均经过胸锁关节后方,沿食管、气管和喉的外侧上行,至甲状软骨上缘水平,分为颈内动脉和颈外动脉。

颈动脉窦(carotid sinus)为颈总动脉末端和颈内动脉起始处的膨大部分,为压力感受器。刺激压力感受器,反射性引起心跳减慢、血压下降。

颈动脉小球(carotid glomus)为一扁椭圆形、粟粒状小体,借结缔组织连于颈内、外动脉分叉处的后方,为化学感受器。

1. 颈外动脉(external carotid artery) 自颈总动脉分出后,先在颈内动脉的前内侧,后经其前方转向外侧,上行穿腮腺至下颌颈处分为颞浅动脉和上颌动脉2条终支(图9-16)。

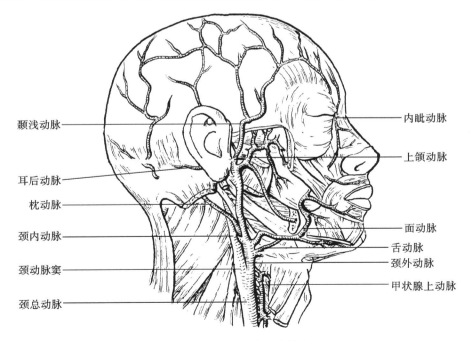

图9-16 颈外动脉及其分支

(1)甲状腺上动脉(superior thyroid artery):向前下方行于颈总动脉与喉之间,到达甲状腺侧叶上端,分支分布于甲状腺上部和喉。

(2)舌动脉(lingual artery):平对舌骨大角,起自颈外动脉,经舌骨舌肌深面进入舌内,分支营养舌、腭扁桃体和舌下腺等。

(3)面动脉(facial artery):在下颌骨下缘、咬肌止点前缘处,位置表浅,为临床上压迫止血的部位。面动脉在面部经口角和鼻翼外侧,至眼内眦部,改名为内眦动脉。面动脉分支分布于面部、腭扁桃体和下颌下腺等处。

(4)颞浅动脉(superficial temporal artery):在耳屏前方上行,越颧弓根部至颞部皮下,分支分布于腮腺及额、顶、颞部软组织。在活体上,于耳屏前上方、颧弓根部可摸到颞浅动脉搏动,当头前外侧部出血时,可在此压迫止血。

(5)上颌动脉(maxillary artery):分支分布于硬脑膜、牙、鼻腔、腭、咀嚼肌、外耳道和鼓室等处。其中分布到硬脑膜的一支,称脑膜中动脉。该动脉向上穿棘孔入颅,紧贴颅骨内面行走,并分为前、后2支,分布于颅骨和硬脑膜。前支行于翼点内面,此处骨折易伤及此动脉,引起硬膜外血肿。

2. 颈内动脉(internal carotid artery) 详见中枢神经系统和视器。

(二)锁骨下动脉

右锁骨下动脉(subclavian artery)起自头臂干,左锁骨下动脉直接起自主动脉弓,两侧均从胸锁关节的后方斜向外上,穿斜角肌间隙,至第一肋外侧缘续为腋动脉。锁骨下动脉发出的主要分支有:①椎动脉(vertebral artery):从前斜角肌内侧锁骨下动脉的上壁发出,向上穿经第6~1颈椎横突孔,经枕骨大孔入颅腔,分支分布于脑和脊髓。②胸廓内动脉(internal thoracic artery):从椎动脉起始处的相对侧发出,向下入胸腔,沿第1~6肋软骨后面(距胸骨外侧缘约1.5 cm)下降,分支分布于胸前壁、心包、乳房和膈。其较大的终支为腹壁上动脉,穿膈肌进入腹直肌鞘内,与腹壁下动脉相吻合。③甲状颈干(thyrocervical trunk):在椎动脉起点外侧以短干起自锁骨下动脉,立即分为甲状腺下动脉、肩胛上动脉等数支,分布于咽、喉、气管和食管以及肩部肌等处(图9-17)。

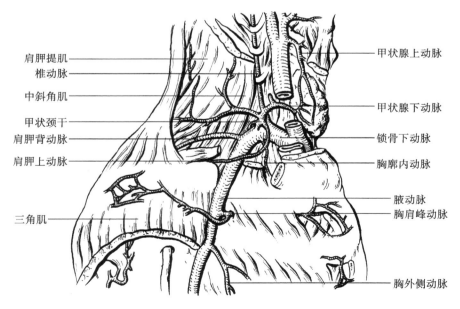

图9-17 锁骨下动脉及其分支

1. 腋动脉(axillary artery) 为锁骨下动脉的直接延续,自第1肋外侧缘经腋窝至大圆肌下缘续为肱动脉,主要分支有胸肩峰动脉、胸外侧动脉、肩胛下动脉和旋肱后动脉(图9-18)。

（1）胸肩峰动脉（thoracoacromial artery）：分布于肩峰、三角肌和胸大、小肌等。

（2）胸外侧动脉（lateral thoracic artery）：分支至胸肌、前锯肌和乳房。

（3）肩胛下动脉（subscapular artery）：分为胸背动脉和旋肩胛动脉，前者分布于背阔肌和前锯肌；后者向后至冈下窝，分布于附近诸肌。

（4）旋肱后动脉（posterior humeral circumflex artery）：绕肱骨外科颈后方，向后外与旋肱前动脉吻合，分布于肩关节和附近肌肉。

腋动脉还发出胸上动脉至第1、2肋间隙；旋肱前动脉至肩关节及邻近肌。

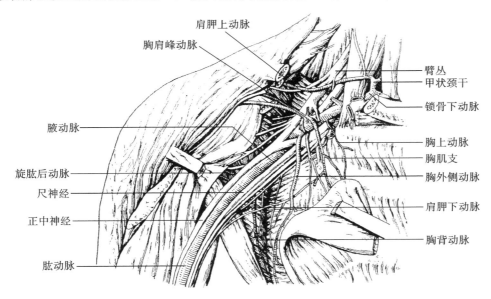

图 9-18　上肢动脉及其分支（1）

2. 肱动脉（brachial artery）　于大圆肌下缘续于腋动脉，沿喙肱肌和肱二头肌内侧沟下行至肘窝，平桡骨颈高度分为桡动脉和尺动脉（图9-18，图9-19）。肱动脉的主要分支为肱深动脉（deep brachial artery），伴桡神经下行于桡神经沟，分支分布于肱三头肌和肱骨，并参与肘关节动脉网的组成。

3. 桡动脉（radial artery）　发出后在肱桡肌腱与桡侧腕屈肌腱之间下行，绕桡骨茎突至手背，于拇长展肌、拇短伸肌和拇长伸肌腱的深面，穿第1掌骨间隙达手掌前面的深部，其末端与尺动脉的掌深支吻合，形成掌深弓（图9-19）。桡动脉分支分布于前臂桡侧肌群、鱼际肌、拇指、示指，并参与肘、腕关节动脉网的组成。桡动脉在前臂远侧、桡侧腕屈肌腱外侧的一段位置表浅，是临床上触摸脉搏的部位。桡动脉的主要分支是掌浅支和拇主要动脉。

4. 尺动脉（ulnar artery）　自肱动脉分出后，斜向下内侧，在指浅屈肌和尺侧腕屈肌之间下降，经屈肌支持带的浅面入手掌，分出掌深支后，其末端与桡动脉的掌浅支吻合成掌浅弓（图9-19）。尺动脉的主要分支有骨间总动脉和掌深支。

5. 掌浅弓和掌深弓

（1）掌浅弓（superficial palmar arch）：由尺动脉末端和桡动脉的掌浅支吻合而成，位于掌腱膜和指浅屈肌腱及其腱鞘之间。掌浅弓的分支主要有小指尺掌侧动脉和3条指掌侧总动脉，后者至掌指关节附近又各自分为2条指掌侧固有动脉，分别沿第2～5指的相对缘走行（图9-19）。

（2）掌深弓（deep palmar arch）：由桡动脉末端和尺动脉的掌深支吻合而成，位于屈指肌腱及其腱鞘的深面。掌深弓的凸侧位于掌浅弓的近侧，约平腕掌关节处。掌深弓发出3条掌心动脉，沿骨间掌侧肌的表面前行，至第2～4掌指关节处与指掌侧总动脉吻合（图9-19）。

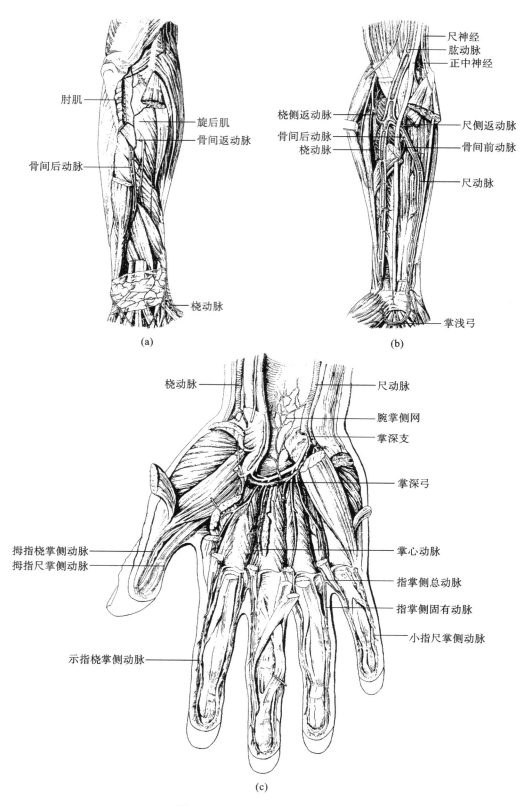

图 9-19　上肢动脉及其分支(2)

（三）胸主动脉

胸主动脉(thoracic aorta)于第 4 胸椎体下缘处自主动脉弓延续而来,至第 12 胸椎水平穿膈的主动脉裂孔入腹腔移行为腹主动脉(图 9-20)。胸主动脉分支有壁支和脏支两种,营养胸壁和胸腔部分脏器。

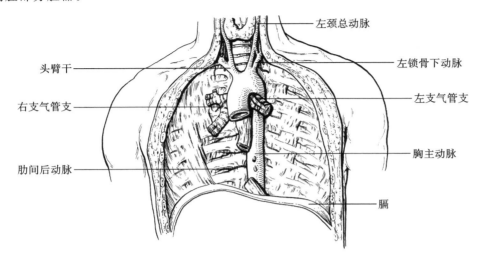

图 9-20　胸主动脉及其分支

1. 壁支　主要有肋间后动脉和膈上动脉等。

（1）肋间后动脉(posterior intercostal artery):共 9 对,走行于第 3～11 肋间隙内(图 9-21),沿肋沟前行,主要分布于胸壁、腹壁上部等区域。

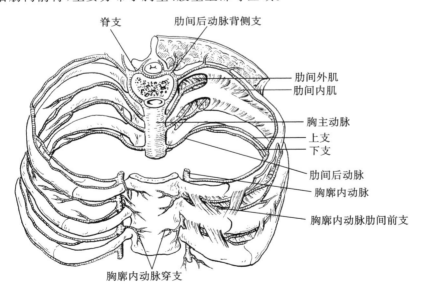

图 9-21　胸壁的动脉

（2）肋下动脉:分支分布于胸壁、腹壁上部、背部和脊髓等处。

（3）膈上动脉:1 对,分布于膈上面的后部,并有分支与肌膈动脉和心包膈动脉吻合。

2. 脏支　细小,主要有支气管支、心包支和食管支,分布于气管、支气管、心包和食管等。

（四）腹主动脉

腹主动脉(abdominal aorta)于主动脉裂孔处由胸主动脉移行而来,沿腰椎左前方下降,至第 4 腰椎体下缘处分为左、右髂总动脉。腹主动脉分支也有壁支和脏支之分(图 9-22)。

NOTE

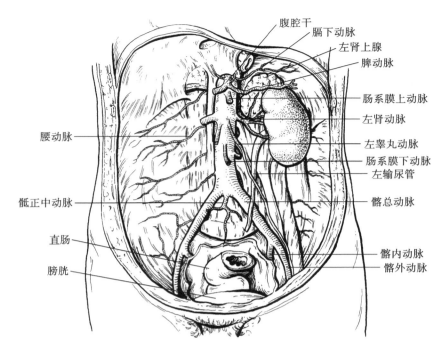

图 9-22　腹主动脉及其分支

1. 壁支　主要有膈下动脉、腰动脉和骶正中动脉。

（1）膈下动脉：1 对，分布于膈肌及腹壁，并发出肾上腺上动脉营养肾上腺。

（2）腰动脉：4 对，起自腹主动脉的后壁，分布于腰部、腹壁肌、脊髓及其被膜。

（3）骶正中动脉：1 条，发自腹主动脉分叉处的稍后上方，营养骶骨及其周围结构。

2. 脏支　分成对的脏支和不成对的脏支 2 种。

（1）成对的脏支：①肾上腺中动脉（middle suprarenal artery），约平第 1 腰椎起自腹主动脉侧壁，分布于肾上腺。②肾动脉（renal artery），平第 2 腰椎高度起自腹主动脉侧壁，横行向外达肾门，分 2～3 支入肾。③睾丸动脉（testicular artery），自肾动脉起始处稍下方腹主动脉的前壁，沿腰大肌表面行向外下，参与精索的构成，分布于睾丸和附睾；在女性为卵巢动脉（ovarian artery），进入子宫阔韧带两层间，分支分布于卵巢和输卵管的远侧部，并与子宫动脉的分支吻合。

（2）不成对的脏支：腹腔干、肠系膜上动脉、肠系膜下动脉。

①腹腔干（celiac trunk），在主动脉裂孔稍下方发自腹主动脉前壁，随即分为胃左动脉、肝总动脉和脾动脉 3 支（图 9-23，图 9-24）。

a. 胃左动脉（left gastric artery）向左上方行至胃的贲门，在小网膜两层之间沿胃小弯向右行，沿途分支至食管腹段、贲门和胃小弯侧的胃壁。

b. 肝总动脉（common hepatic artery）向右行至十二指肠上部的上缘，进入肝十二指肠韧带内，分为肝固有动脉和胃十二指肠动脉。Ⅰ肝固有动脉（proper hepatic artery）在肝十二指肠韧带内上行至肝门，分为左、右支入肝。右支尚发出胆囊动脉，分支布于胆囊。肝固有动脉还发出胃右动脉，在小网膜内沿胃小弯向左，与胃左动脉吻合，分支分布于十二指肠上部和胃小弯侧的胃壁。Ⅱ胃十二指肠动脉（gastroduodenal artery）在幽门下缘分为胃网膜右动脉和胰十二指肠上动脉。前者沿胃大弯向左，分布于胃大弯和大网膜，并与胃网膜左动脉吻合；后者在胰头与十二指肠降部之间下降，分布于胰头和十二指肠。

c. 脾动脉（splenic artery）为腹腔干最大的分支。沿胰上缘左行至脾门，分数条脾支入脾。脾动脉在入脾前尚发出胰支、胃短动脉、胃网膜左动脉，分别分布于胰体和胰尾、胃底、胃的大

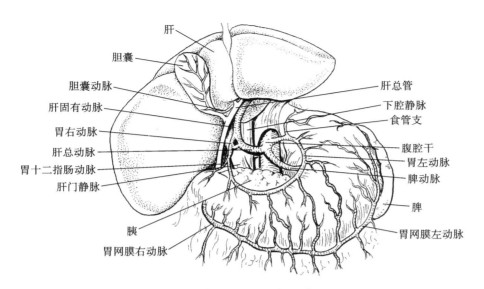

图 9-23 腹腔干及其分支(胃前面)

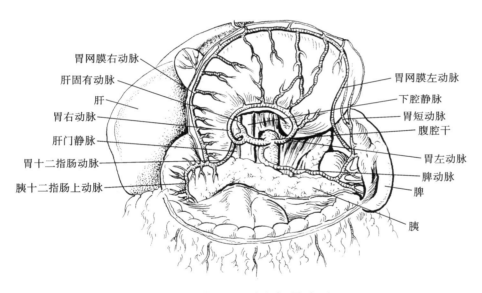

图 9-24 腹腔干及其分支(胃后面)

弯侧和大网膜。胃网膜左动脉沿胃大弯侧右行,与胃网膜右动脉相吻合。

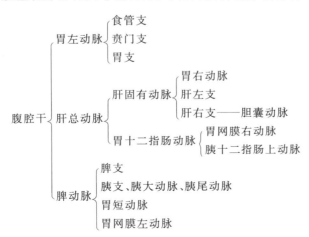

NOTE

②肠系膜上动脉(superior mesenteric artery)：平第 1 腰椎高度起自腹主动脉前壁，沿途分支分布于胰头、十二指肠、空肠、回肠、盲肠、阑尾、升结肠和横结肠等(图 9-25，图 9-26)。

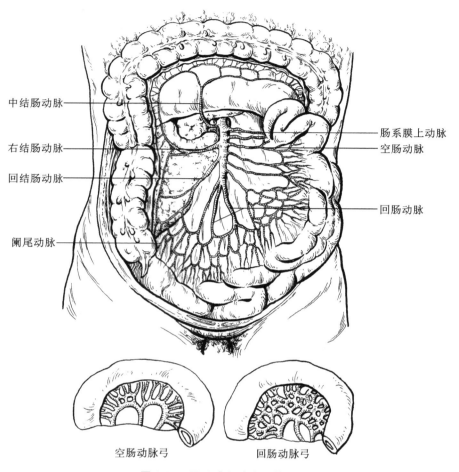

中结肠动脉

右结肠动脉

回结肠动脉

阑尾动脉

肠系膜上动脉

空肠动脉

回肠动脉

空肠动脉弓　　　　回肠动脉弓

图 9-25　肠系膜上动脉及其分支

a. 胰十二指肠下动脉：行于胰头与十二指肠之间，并与胰十二指肠上动脉吻合，分支布于胰和十二指肠。

b. 空肠动脉(jejunal artery)和回肠动脉(ileal artery)：共有 13~18 支，由肠系膜上动脉的左侧壁发出，行于小肠系膜内，并反复分支吻合形成多级动脉弓(空肠为 1~3 级，回肠为 3~5级)，由最后一级动脉弓发出直行小动脉进入空、回肠肠壁。

c. 回结肠动脉(ileocolic artery)：自肠系膜上动脉右侧壁发出，斜向右下至右髂窝，分支分布于回肠末端、盲肠、阑尾和升结肠。回结肠动脉发出阑尾动脉(appendicular artery)，经回肠末端的后方进入阑尾系膜，分支分布于阑尾。

d. 右结肠动脉(right colic artery)：在回结肠动脉上方发出，向右侧行走，分支分布于升结肠，并有升、降支与中结肠动脉和回结肠动脉吻合。

e. 中结肠动脉(middle colic artery)：在胰下缘附近起于肠系膜上动脉，向前进入横结肠系膜，分支分布于横结肠，并以左、右支与左、右结肠动脉吻合。

③肠系膜下动脉(inferior mesenteric artery)：平第 3 腰椎高度起自腹主动脉前壁，行向左下方，分支分布于结肠左曲、降结肠、乙状结肠和直肠上部(图 9-26)。

a. 左结肠动脉(left colic artery)：沿腹后壁向左行走，分支分布于降结肠，有升、降支与中结肠动脉和乙状结肠动脉吻合。

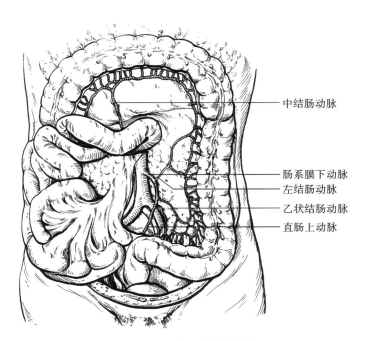

中结肠动脉

肠系膜下动脉
左结肠动脉
乙状结肠动脉
直肠上动脉

图 9-26　肠系膜下动脉及其分支

b.乙状结肠动脉(sigmoid artery):常为 2～3 支,斜向左下方进入乙状结肠系膜内,各支间互相吻合成动脉弓,分支分布于乙状结肠。

c.直肠上动脉(superior rectal artery):为肠系膜下动脉的直接延续,在乙状结肠系膜内下行,至第 3 骶椎处分为 2 支,沿直肠上部的两侧下降进入直肠上部,并与直肠下动脉和肛动脉吻合。

肠系膜上、下动脉的各结肠支间互相吻合,从回盲部至乙状结肠末端,形成一完整的动脉弓,称边缘动脉。由边缘动脉发出终末支,垂直进入结肠壁。

（五）髂总动脉

髂总动脉(common iliac artery)由腹主动脉分出,沿腰大肌内侧下行,至骶髂关节前方分为髂内动脉和髂外动脉。

1.髂内动脉(internal iliac artery)　为一短干,分壁支和脏支,分布于盆腔脏器、盆壁和部分大腿肌(图 9-27,图 9-28)。

（1）壁支:主要分支有髂腰动脉,骶外侧动脉,臀上、下动脉和闭孔动脉,分布于髋关节、臀肌、大腿肌内侧群等处。

（2）脏支:主要分支有脐动脉、膀胱下动脉、直肠下动脉、子宫动脉和阴部内动脉,分布于膀胱、直肠、子宫、阴道及肛门、会阴部和外生殖器等处。

2.髂外动脉(external iliac artery)　沿腰大肌内侧缘下降,经腹股沟韧带的深面,移行为股动脉。其分支主要有腹壁下动脉和旋髂深动脉。

（1）股动脉(femoral artery):是髂外动脉的直接延续,经股三角入收肌管,出收肌腱裂孔至腘窝,移行为腘动脉(图 9-29)。股动脉的分支:①股深动脉(deep femoral artery),在腹股沟韧带下方 3～4 cm 处发自股动脉,至长收肌深面发出旋股内、外侧动脉和穿动脉等分支;②腹壁浅动脉、旋髂浅动脉和阴部外动脉,分布于腹前壁下部、髂前上棘附近和外阴部的浅筋膜和皮肤。

（2）腘动脉(popliteal artery):自收肌腱裂孔处由股动脉移行而来,位于腘窝深部,下行至腘肌下缘,分为胫前动脉和胫后动脉,其分支分布于膝关节及其附近诸肌(图 9-30)。

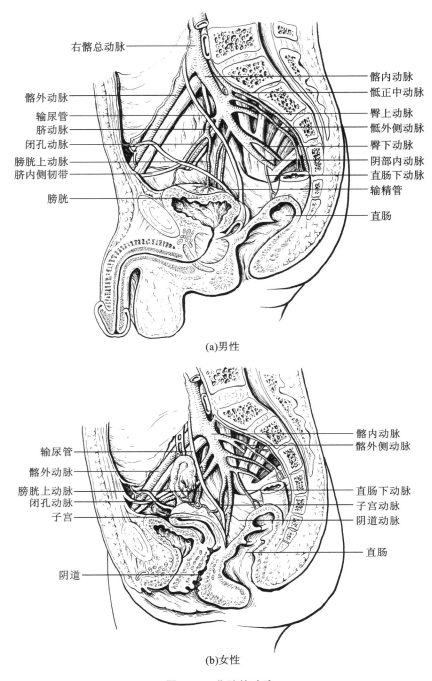

右髂总动脉

髂外动脉
输尿管
脐动脉
闭孔动脉
膀胱上动脉
脐内侧韧带
膀胱

髂内动脉
骶正中动脉
臀上动脉
骶外侧动脉
臀下动脉
阴部内动脉
直肠下动脉
输精管
直肠

(a)男性

输尿管
髂外动脉
膀胱上动脉
闭孔动脉
子宫
阴道

髂内动脉
髂外侧动脉
直肠下动脉
子宫动脉
阴道动脉
直肠

(b)女性

图 9-27 盆腔的动脉

（3）胫前动脉(anterior tibial artery)：自腘动脉分出后，立即穿小腿骨间膜至小腿前面，沿骨间膜前面下降至踝关节前方，于伸肌下支持带下缘移行为足背动脉(图 9-30)。

（4）足背动脉(dorsal pedal artery)：为胫前动脉的直接延续，于第 1 跖骨间隙近侧分为第 1 跖背动脉和足底深支 2 条终支。足背动脉位置浅表，在姆长伸肌腱的外侧可触及其搏动。足背动脉的分支有(图 9-30)：①弓状动脉，发出 3 条跖背动脉，向前行又各分为 2 支细小的趾背动脉，分布于第 2～5 趾的相对缘；②足底深支，穿第 1 跖骨间隙至足底，与足底外侧动脉吻合成足底深弓(deep plantar arch)，由弓的凸侧发出 4 条趾足底总动脉，向前至跖趾关节附近又各分为 2 支趾足底固有动脉，分支分布于第 1～5 趾的相对缘；③第 1 趾背动脉，沿第 1 趾骨

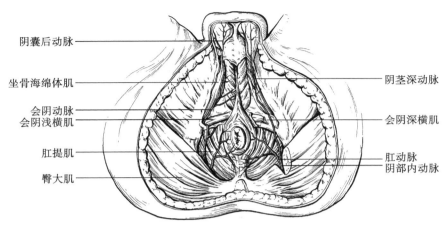

图 9-28 会阴部的动脉(男性)

阴囊后动脉

坐骨海绵体肌

会阴动脉
会阴浅横肌

肛提肌

臀大肌

阴茎深动脉

会阴深横肌

肛动脉
阴部内动脉

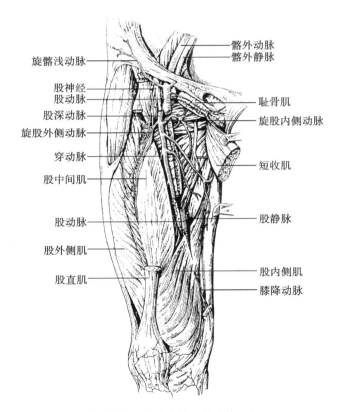

旋髂浅动脉

股神经
股动脉

股深动脉

旋股外侧动脉

穿动脉

股中间肌

股动脉

股外侧肌

股直肌

髂外动脉
髂外静脉

耻骨肌

旋股内侧动脉

短收肌

股静脉

股内侧肌

膝降动脉

图 9-29 下肢动脉及其分支(1)

间隙前行,分支到姆趾背面两侧缘和第 2 趾背内侧缘的皮肤。

(5)胫后动脉(posterior tibial artery):在小腿后面浅、深层肌之间下行,经内踝后方至足底,分为足底内侧动脉和足底外侧动脉 2 条终支(图 9-30)。胫后动脉的分支如下:①腓动脉(peroneal artery),沿腓骨内侧下行,沿途分布于腓骨及其附近诸肌、外踝和跟骨外侧面,并参与外踝网的构成;②足底内侧动脉,沿足底内侧前行,分布于足底内侧;③足底外侧动脉,在足底斜行至第 5 跖骨底处,转向内侧至第 1 跖骨间隙,与足背动脉的足底深支吻合成足底深弓。

NOTE

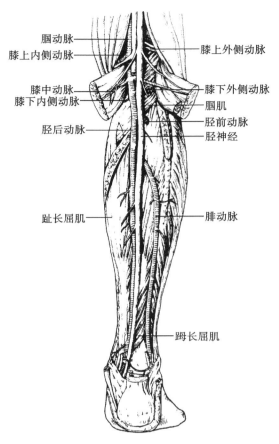

图 9-30　下肢动脉及其分支(2)

第四节　静　脉

静脉(vein)是运送血液回心的管道,始于毛细血管,止于心房。全身的静脉可以分为肺循环的静脉和体循环的静脉。

一、肺循环的静脉

肺静脉(pulmonary vein)每侧 2 条,分别为左肺上、下静脉和右肺上、下静脉,在肺门处汇合而成,向内穿过纤维心包,注入左心房上后部。

二、体循环的静脉

体循环的静脉主要有下述特点:①血管壁薄、内腔大,内膜折叠形成静脉瓣(venous valve)。静脉瓣一般成对排列,呈半月状小袋,袋口朝向心,利于静脉回流,可防止血液逆流(图 9-31)。人体凡受重力影响较大的部位(如四肢,尤其是下肢),静脉瓣就多;反之则较少或发育不全。②体循环的静脉一般都分为浅、深 2 组。浅静脉又称皮下静脉,位置表浅,便于临床静脉注射、输液或采血,最终汇入深静脉;深静脉位

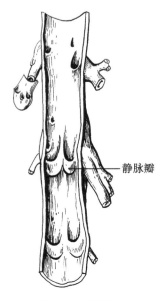

图 9-31　静脉瓣

于深筋膜深面或体腔内,多与同名动脉伴行,收纳范围与其伴行动脉的分布区基本一致。③静脉吻合丰富。浅静脉之间、深静脉之间和浅、深静脉之间均有广泛的吻合。浅静脉常吻合成静脉网,深静脉常形成静脉丛。④某些部位形成特殊的静脉,如板障静脉(diploic vein)位于颅骨板障内(图 9-32),与颅内、外静脉相交通,数目较多,壁薄无瓣膜;硬脑膜窦(sinuses of dura mater)行于 2 层硬脑膜之间,窦壁无平滑肌,无瓣膜,窦腔常处于开放状态,利于颅内血液回流,但外伤时出血难止(见脑的静脉)。

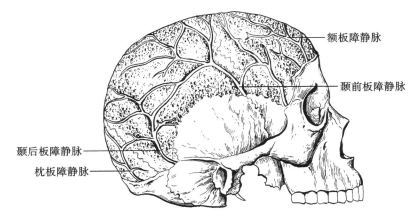

额板障静脉

颞前板障静脉

颞后板障静脉

枕板障静脉

图 9-32 板障静脉

体循环的静脉可分为上腔静脉系、下腔静脉系(含肝门静脉)和心静脉系(见心的静脉)。

(一)上腔静脉系

上腔静脉系由上腔静脉及其属支构成,收集头、颈、上肢、胸壁、部分腹壁以及部分胸腔器官的静脉血。上腔静脉(superior vena cava)在右侧第 1 胸肋结合处后方由左、右头臂静脉汇合而成,垂直下降至右侧第 3 胸肋关节下缘注入右心房,入心前尚接纳奇静脉(图 9-33)。

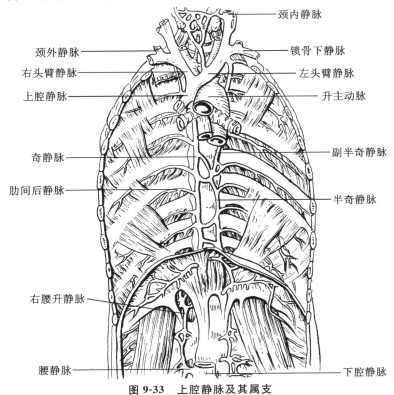

颈内静脉

颈外静脉

右头臂静脉

上腔静脉

奇静脉

肋间后静脉

右腰升静脉

腰静脉

锁骨下静脉

左头臂静脉

升主动脉

副半奇静脉

半奇静脉

下腔静脉

图 9-33 上腔静脉及其属支

1. **头臂静脉（brachiocephalic vein）**　由颈内静脉和锁骨下静脉在胸锁关节后方汇合而成,汇合处形成的夹角,称静脉角(venous angle),是淋巴导管注入静脉的部位。头臂静脉还接纳椎静脉、胸廓内静脉、甲状腺下静脉及肋间最上静脉等。

2. **头颈部的静脉**

（1）颈内静脉(internal jugular vein):自颅底颈静脉孔处续于乙状窦,在颈动脉鞘内下行,于胸锁关节后方与锁骨下静脉汇合成头臂静脉。收集颅骨、脑、面浅部和颈部大部分区域的静脉回流(图 9-34)。颈内静脉属支较多,可分为颅内属支和颅外属支。

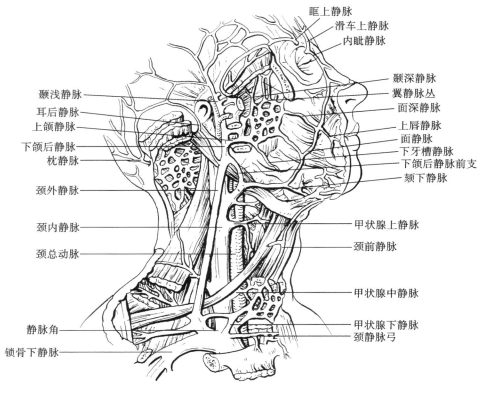

图 9-34　头颈部的静脉

①颅内属支:包括来自脑、脑膜、颅骨、视器和前庭蜗器等处的静脉,这些静脉最后经乙状窦注入颈内静脉。

②颅外属支:a. 面静脉(facial vein),起自内眦静脉,在面动脉后方与其伴行,汇入颈内静脉,面静脉通过眼上静脉和眼下静脉与颅内的海绵窦交通,并通过面深静脉与翼静脉丛交通,继而与海绵窦交通。面静脉在口角平面以上部分一般无静脉瓣,因此,面部发生化脓性感染时,若处理不当(如挤压等),可导致颅内感染,故将鼻根至两侧口角的三角区称为危险三角。b. 下颌后静脉(retromandibular vein),由颞浅静脉和上颌静脉在腮腺内汇合而成,至腮腺下端处分为前、后 2 支,前支汇入面静脉,后支与耳后静脉及枕静脉汇合形成颈外静脉。c. 其他属支还有舌静脉、咽静脉和甲状腺上、中静脉等。

（2）颈外静脉(external jugular vein):由下颌后静脉后支、耳后静脉和枕静脉汇合而成,在胸锁乳突肌表面下行,经前斜角肌前面或外侧,穿颈深筋膜注入锁骨下静脉。主要收纳头皮、面部以及部分深层组织的静脉血。颈外静脉位置表浅,临床儿科可在此做静脉穿刺。

（3）锁骨下静脉(subclavian vein):自第 1 肋外侧缘续于腋静脉,经前斜角肌前方,至胸锁关节后方与颈内静脉汇合成头臂静脉。主要属支有腋静脉、颈外静脉等。

3. **上肢的静脉**　分浅、深 2 组。浅静脉位于皮下浅筋膜内,深静脉位于肌之间并与动脉伴行。两组静脉间有广泛的交通,两组静脉都有静脉瓣,深静脉内更多。

(1) 上肢的浅静脉:包括头静脉、贵要静脉、肘正中静脉和其他小的浅静脉及其属支(图 9-35)。①头静脉(cephalic vein),起自手背静脉网桡侧,弯曲向上行于前臂桡侧,转行至前臂前面,于肘的前外侧向上至肱二头肌外侧,经三角肌胸大肌间沟,穿深筋膜注入腋静脉或锁骨下静脉。头静脉收纳来自手、前臂桡侧的浅静脉血。②贵要静脉(basilic vein),起自手背静脉网尺侧,沿前臂尺侧面上升,至肘部远侧时转向前面,在此借肘正中静脉与头静脉相连。向上经肱二头肌内侧汇入肱静脉或腋静脉。贵要静脉收纳来自手和前臂尺侧的浅静脉血。③肘正中静脉(median cubital vein),斜行于肘前部皮下,连接头静脉和贵要静脉,并借交通支与深静脉相连。肘正中静脉是临床输血、采血和药物注射的常用部位。

(2) 上肢的深静脉:与同名动脉伴行,多为 2 条,最终注入腋静脉。腋静脉(axillary vein)自大圆肌下缘续于肱静脉,向内上行至第 1 肋外侧缘与锁骨下静脉相续,收纳上肢所有浅、深静脉血。

4. 胸部的静脉

(1) 胸腹壁静脉:行于胸腹壁的前外侧浅筋膜内,它将腹壁浅静脉与胸外侧静脉相连,从而使股静脉和腋静脉相交通,借以连通上、下腔静脉。

(2) 奇静脉:起自右腰升静脉,穿膈沿脊柱右侧上行,至第 4 胸椎高度弓形上前绕右肺根上方,注入上腔

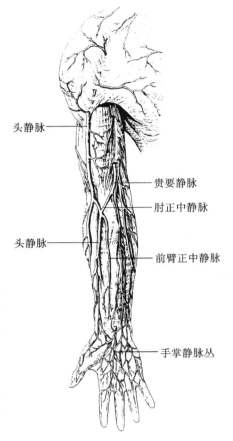

图 9-35 上肢的浅静脉

头静脉
贵要静脉
肘正中静脉
头静脉
前臂正中静脉
手掌静脉丛

静脉。奇静脉沿途收纳食管静脉、右侧肋间后静脉、支气管静脉和半奇静脉的血液。半奇静脉起自左腰升静脉,沿脊柱左侧上行,达第 8 胸椎高度跨越脊柱注入奇静脉,收集左侧下部肋间后静脉及副半奇静脉的血液。副半奇静脉收集左侧中、上部肋间后静脉的血液,注入半奇静脉。

(3) 椎静脉丛:位于椎管内、外的静脉丛,纵贯脊柱全长,按部位分椎内、外静脉丛。椎静脉丛收集脊髓、脊膜、椎骨和邻近肌的血液。椎静脉丛向上与颅内静脉相沟通,向下连盆腔静脉丛,分别与椎静脉、肋间后静脉、腰静脉等交通。

(二) 下腔静脉系

下腔静脉系的主干为下腔静脉,主要收纳腹、盆部及下肢的静脉血液。

下腔静脉(inferior vena cava)是人体最粗大的静脉(图 9-36),于第 5 腰椎的右前方由左、右髂总静脉汇合而成,沿脊柱前方和腹主动脉的右侧上升,经肝的腔静脉沟,穿过膈的腔静脉孔上行入胸腔,再穿纤维性心包并开口于右心房。

1. 髂总静脉(common iliac vein) 由髂内、外静脉于骶髂关节前方汇合而成,两侧的髂总静脉斜行向上在第 5 腰椎的右侧,以锐角汇合形成下腔静脉。

(1) 髂内静脉(internal iliac vein):属支与同名动脉伴行,髂内静脉沿髂内动脉后内侧上行,与髂外静脉汇合成髂总静脉。盆腔器官的静脉在器官壁内或表面形成丰富的静脉丛,如直肠静脉丛、阴道静脉丛、膀胱静脉丛等,于坐骨大孔前方汇集形成髂内静脉,收纳同名动脉分布

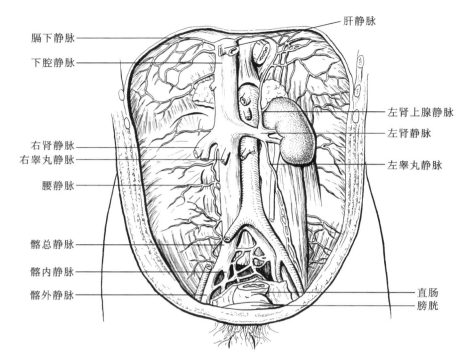

图 9-36 下腔静脉及其属支

区的静脉血。

(2)髂外静脉(external iliac vein):股静脉的直接延续,起自腹股沟韧带后方,沿骨盆上口上行至骶髂关节前下方,与髂内静脉汇合,形成髂总静脉。其主干和属支均与同名动脉伴行。主要属支有腹壁下静脉、旋髂深静脉等。

2. 下肢的静脉　与上肢静脉相似,但瓣膜数量比上肢静脉的多,可分为浅、深 2 组。

(1)下肢的浅静脉:主要有小隐静脉和大隐静脉(图 9-37)。①小隐静脉(small saphenous vein),起自足背静脉弓外侧端,经外踝后方,沿小腿后面中线上行,穿深筋膜注入腘静脉。主要收纳足外侧面和小腿后面的浅静脉。②大隐静脉(great saphenous vein),是人体最长的静脉,起自足背静脉弓内侧端,经内踝前方,沿小腿内侧伴隐神经上行,经过膝关节后内侧,在大腿内侧面继续上行并渐转至前面,于耻骨结节外下方 3～4 cm 处穿隐静脉裂孔注入股静脉。大隐静脉沿途收纳小腿和大腿内侧诸浅静脉,在注入隐静脉裂孔前还收纳股外侧浅静脉、股内侧浅静脉、阴部外静脉、腹壁浅静脉和旋髂浅静脉 5 条属支。在做大隐静脉曲张高位结扎术时,需同时结扎上述各静脉。大隐静脉经内踝前方处位置表浅且恒定,是静脉切开和输液的常用部位。

(2)下肢的深静脉:与同名动脉伴行。在膝关节以下的深静脉有 2 条静脉与同名动脉伴行。胫前静脉和胫后静脉汇合成腘静脉,腘静脉穿收肌腱裂孔移行为股静脉(femoral vein),伴股动脉上行,至腹股沟韧带后方续为髂外静脉,接受下肢所有浅、深静脉血回流。

3. 下腔静脉的属支　可分为壁支和脏支 2 组(图 9-36)。

(1)壁支:主要有膈下静脉和腰静脉等。腰静脉共 4 对,直接注入下腔静脉,各腰静脉间纵行相连成腰升静脉,左、右腰升静脉向上分别注入半奇静脉和奇静脉,向下注入髂总静脉。

(2)脏支:①睾丸静脉(testicular vein),起自睾丸和附睾,形成蔓状静脉丛,缠绕睾丸动脉,右侧者以锐角注入下腔静脉,左侧者以直角注入左肾静脉,故临床精索静脉曲张多发生于左侧。在女性该静脉称卵巢静脉(ovarian vein),起自卵巢,其回流与男性相同。②肾静脉(renal vein),位于肾动脉前方,几成直角开口于下腔静脉,由于下腔静脉偏向脊柱右侧,故左

知识链接 9-2

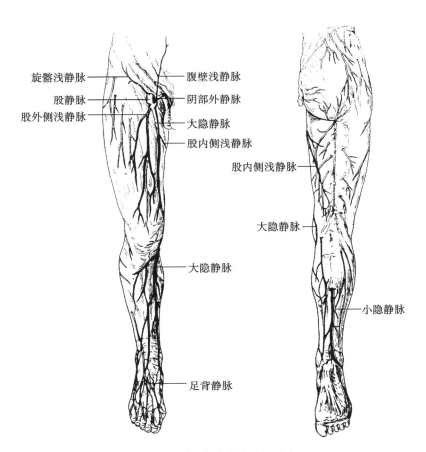

旋髂浅静脉
股静脉
股外侧浅静脉
腹壁浅静脉
阴部外静脉
大隐静脉
股内侧浅静脉
股内侧浅静脉
大隐静脉
大隐静脉
小隐静脉
足背静脉

图 9-37　大、小隐静脉及其属支

肾静脉长度几乎是右肾静脉的 3 倍。左肾静脉收纳左睾丸(卵巢)静脉和左肾上腺静脉。③肾上腺静脉(suprarenal vein),左侧者注入左肾静脉,右侧者注入下腔静脉。④肝静脉(hepatic vein),由小叶下静脉汇合而成。肝左静脉、肝中静脉和肝有静脉在肝的腔静脉沟处注入下腔静脉。

4. 肝门静脉系(hepatic portal system)　是下腔静脉系的一部分,由肝门静脉及其属支组成(图 9-39)。起自肠壁等处的毛细血管,终于肝血窦(肝毛细血管),无静脉瓣。主要收纳除肝以外的所有不成对的腹腔器官的静脉血。

肝门静脉(hepatic portal vein)约长 8 cm,通常由肠系膜上静脉和脾静脉在下腔静脉前方、胰颈后方汇合而成(图 9-38,图 9-39)。肝门静脉经肝十二指肠韧带分两支入肝门,分别进入肝左叶和肝右叶。肝门静脉的分支小叶间静脉(与来自肝固有动脉的分支小叶间动脉伴行并一同)注入肝血窦。肝小叶内肝血窦汇入中央静脉,再汇入由小叶下静脉,经肝静脉注入下腔静脉。

(1) 肝门静脉的主要属支:①肠系膜上静脉(superior mesenteric vein),与同名动脉伴行,位于其右侧,收纳同名动脉以及胃十二指肠动脉分布区回流的静脉血。②脾静脉(splenic vein),较粗大,起自脾门处,经胰后方右行,与肠系膜上静脉以直角汇合成肝门静脉。脾静脉接受同名动脉分布区回流的静脉血,还收纳胃后静脉和肠系膜下静脉等。③肠系膜下静脉(inferior mesenteric vein),起于来自直肠静脉丛的直肠上静脉,在同名动脉左侧上行,注入脾静脉,引流直肠、乙状结肠和降结肠的静脉血。直肠上静脉通过直肠静脉丛与直肠下静脉和肛静脉吻合。④胃左静脉(left gastric vein),与胃左动脉伴行,引流胃前、后壁的血液。在贲门处借食管静脉丛与食管静脉吻合,后者注入奇静脉和半奇静脉,形成肝静脉系统与上腔静脉系

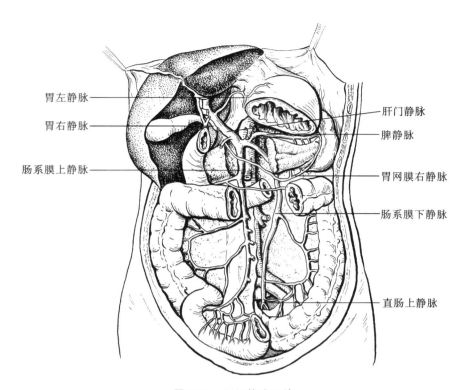

图 9-38 肝门静脉系统

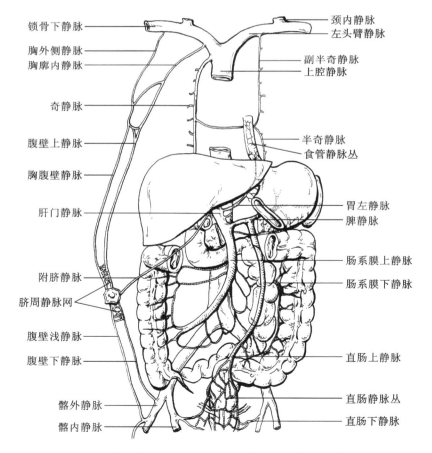

图 9-39 肝门静脉系统与上、下腔静脉系统间的吻合模式图

统的交通。⑤胃右静脉(right gastric vein),与胃右动脉伴行,在胃小弯近幽门处向右注入肝门静脉。胃右静脉与胃左静脉吻合,还收纳幽门前静脉,后者是胃与十二指肠的分界标志。⑥胆囊静脉(cystic vein),收纳胆囊壁的静脉血,注入肝门静脉或其右支。⑦附脐静脉(paraumbilical vein),起自腹前壁的脐周静脉网,沿肝圆韧带走行,注入肝门静脉左支。

(2) 肝门静脉与上、下腔静脉间的吻合(图 9-39):肝门静脉系统与上、下腔静脉系统之间的主要吻合途径如下。①肝门静脉→胃左静脉→食管静脉丛→食管静脉→奇静脉→上腔静脉。当门静脉高压时,可致食管静脉丛曲张,可破裂而呕血。②肝门静脉→直肠上静脉→直肠静脉丛→直肠下静脉(至髂内静脉)和肛静脉(至阴部内静脉)→下腔静脉。当肝门静脉高压时,曲张的直肠静脉丛破裂,会导致便血。③肝门静脉→附脐静脉→脐周静脉网,向上→胸腹壁静脉→腋静脉或锁骨下静脉→上腔静脉;也可经深层的腹壁上静脉→胸廓内静脉→头臂静脉→上腔静脉。向下→腹壁浅静脉→股静脉→髂外静脉→下腔静脉;也可经深层的腹壁下静脉→髂外静脉→下腔静脉。当肝门静脉高压时脐周静脉网的小静脉曲张,呈现自脐周向周围呈放射状分布的特征,这一体征称海蛇头。④肝门静脉经肠系膜上、下静脉的属支与下位肋间后静脉、膈下静脉、腰静脉、肾静脉和睾丸(或卵巢)静脉等小属支相合,形成腹后壁的静脉丛。

正常情况下,肝门静脉与上、下腔静脉间存在的吻合支均细小,血流量少,均按正常方向分别回流至各自所属的静脉系。当肝门静脉循环发生障碍时(如肝硬化致肝门静脉高压),其血液可通过吻合支,经上、下腔静脉回流入心。此时吻合部位的静脉增粗,充血而迂曲。曲张静脉一旦破裂可引起大出血。如果食管静脉丛、直肠静脉丛曲张并破裂,则引起呕血和便血。

案例思考

患者,男,50 岁,黑便一周,呕血一天。一周前,自觉上腹部不适,偶有嗳气,反酸,口服甲氰咪胍有好转,但发现大便色黑,次数大致同前,1~2 次/天,仍成形,未予注意,一天前,进食后,觉上腹不适伴恶心,并有便意如厕,排出柏油便约 600 mL,并呕鲜血约 500 mL,当即晕倒,家人急送我院。发病以来乏力明显,睡眠、体重大致正常,无发热。否认高血压、心脏病史,否认结核史、药物过敏史。

查体:体温 37℃,脉搏 120 次/分,血压 90/70 mmHg,重病容,皮肤苍白,无出血点,面颊可见蜘蛛痣 2 个,浅表淋巴结不大,结膜苍白,巩膜可疑黄染,心界正常,心率 120 次/分,律齐,未闻杂音,肺无异常,腹饱满,未见腹壁静脉曲张,全腹无压痛、肌紧张,肝脏未及,脾肋下 10 cm,并过正中线 2 cm,质硬,肝浊音界第Ⅶ肋间,移动性浊音阳性,肠鸣音 3~5 次/分。

诊断:
1. 食管静脉曲张破裂出血。
2. 脾肿大。
3. 肝硬化门脉高压、腹水。

诊断依据:
1. 有乙肝病史及肝硬化体征(蜘蛛痣、脾大、腹水)。
2. 出血诱因明确,有呕血、柏油样便。
3. 腹部移动性浊音(+)。

治疗原则:
1. 禁食、输血、输液。
2. 三腔二囊管压迫。
3. 经内镜硬化剂注射及血管套扎术止血。

案例思考 9-1
问题解析

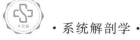

NOTE

提问：

1. 患者呕血出血的部位在哪里？

2. 叙述肝门静脉高压时呕血和脾肿大的解剖学基础。

能力检测答案

能力检测

1. 卵圆窝位于（　　　）。

A.左心房后壁上　　　　　　B.右心室后壁上　　　　　　C.右心房前壁上

D.右心房的房间隔上　　　　E.右心室室间隔上

2. 右心室入口处有（　　　）。

A.主动脉瓣　　　　　　　　B.肺动脉瓣　　　　　　　　C.二尖瓣

D.三尖瓣　　　　　　　　　E.下腔静脉瓣

3. 不属于左心室的结构是（　　　）。

A.二尖瓣　　　　B.腱索　　　C.主动脉口　　　D.乳头肌　　　E.冠状窦口

4. 颈外动脉的直接分支是（　　　）。

A.甲状腺下动脉　　　　　　B.甲状腺上动脉　　　　　　C.脑膜中动脉

D.椎动脉　　　　　　　　　E.胸廓内动脉

5. 在体表摸不到脉搏的动脉是（　　　）。

A.桡动脉　　　　B.颞浅动脉　　　C.足背动脉　　　D.髂内动脉　　　E.股动脉

6. 直接分布到胃的动脉是（　　　）。

A.脾动脉　　　　　　　　　B.肝总动脉　　　　　　　　C.胃短动脉

D.胃十二指肠动脉　　　　　E.胆囊动脉

7. 大隐静脉走行经过（　　　）。

A.外踝前方　　　B.外踝后方　　　C.内踝前方　　　D.内踝后方　　　E.踝管

8. 静脉角（　　　）。

A.位于锁骨中点的后方　　　　　　　　　B.位于胸锁关节的后方

C.由两侧头臂静脉汇合而成　　　　　　　D.有浅静脉注入

E.以上均不对

（冯　旭）

第十章 淋巴系统

 学习要点 ▍⋯

1. 淋巴系统的组成。
2. 全身九条淋巴干的名称、来源及收纳范围。
3. 右淋巴导管与胸导管的合成、走行注入及引流范围。
4. 下颌下淋巴结、颈外侧浅淋巴结和颈外侧深淋巴结的位置。
5. 腋淋巴结的位置和分群。
6. 支气管肺淋巴结、气管旁淋巴结的位置。
7. 腰淋巴结、腹腔淋巴结、肠系膜上淋巴结及肠系膜下淋巴结的位置。
8. 腹股沟浅淋巴结的位置。
9. 脾的形态结构和位置。

第一节 概 述

淋巴系统(lymphatic system)是循环系统的一个组成部分,由淋巴管道、淋巴器官和淋巴组织组成(图10-1)。淋巴管道内流的是无色透明状液体,称淋巴(lymph)。血液经动脉到毛细血管动脉端时,含有某些成分的液体从毛细血管进入组织间隙,形成组织液。组织液与细胞进行物质交换后,大部分在毛细血管静脉端被重吸收入小静脉,小部分进入毛细淋巴管成为淋巴(液)。淋巴(液)经各级淋巴管向心流动,途经若干淋巴结,最后归入静脉。此外,各种淋巴器官还具有产生淋巴细胞、抗体和滤过淋巴液等功能。因此,淋巴系统又是人体重要的防御装置。

一、淋巴管道

淋巴管道分为毛细淋巴管、淋巴管、淋巴干和淋巴导管。

1. 毛细淋巴管(lymphatic capillary) 以膨大的盲端起始于组织间隙,管壁由单层内皮细胞构成,彼此交织成网(图10-2)。毛细淋巴管常与毛细血管伴行,但多位于其深侧。毛细淋巴管的腔大而不规则,壁薄、结构简单和通透性大,故大分子物质如细菌、癌细胞等易进入毛细淋巴管。除中枢神经系统、软骨、骨髓、牙釉质、角膜、晶状体、玻璃体、上皮和内耳等处没有毛细淋巴管分布外,其余各部均有分布。

2. 淋巴管(lymphatic vessel) 由毛细淋巴管汇合而成。其结构与静脉相似,但管壁薄,管径较细,有丰富的瓣膜,回流速度较慢(约为静脉回流速度的1/10)。全身淋巴管均分为浅、深2组,二者间有广泛的交通。淋巴管在向心回流途中,要经过若干个淋巴结,过滤其中的细菌、癌细胞等。

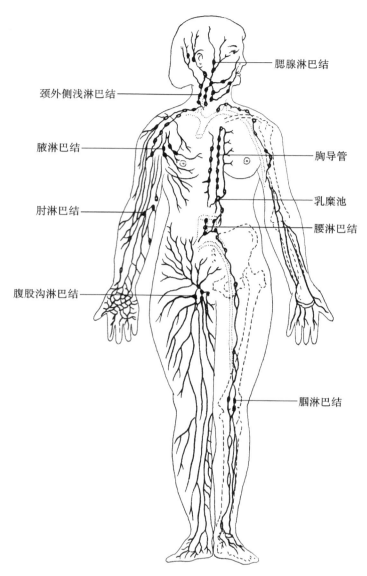

腮腺淋巴结

颈外侧浅淋巴结

腋淋巴结

胸导管

乳糜池

肘淋巴结

腰淋巴结

腹股沟淋巴结

腘淋巴结

图 10-1　全身淋巴管和淋巴结

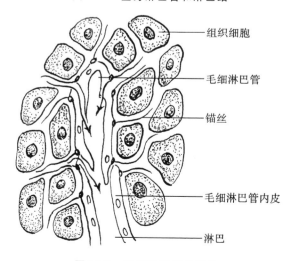

组织细胞

毛细淋巴管

锚丝

毛细淋巴管内皮

淋巴

图 10-2　毛细淋巴管的结构

3. 淋巴干(lymphatic trunks) 全身各部的淋巴管经过相应的淋巴结群后,汇合成较大的淋巴干。全身共有 9 条淋巴干:①左、右颈干,收集头颈部淋巴;②左、右锁骨下干,收集上肢和部分胸壁的淋巴;③左、右支气管纵隔干,收集胸腔器官和部分胸腹壁的淋巴;④左、右腰干,收集下肢、盆部和腹腔内成对器官及部分腹壁的淋巴;⑤肠干,收集腹腔内不成对器官的淋巴(图 10-3)。

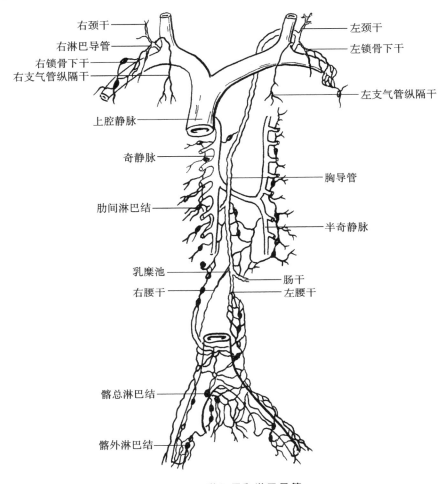

图 10-3　淋巴干和淋巴导管

4. 淋巴导管(lymphatic duct) 由 9 条淋巴干分别汇合而成,全身共有 2 条,分别为胸导管和右淋巴导管。

二、淋巴结

淋巴结(lymph node)是淋巴管向心行程中的必经器官,通常为灰红色而质软的卵圆形小体(图 10-4)。一侧隆凸,有输入淋巴管相连;另一侧凹陷,有输出淋巴管和血管、神经出入,称淋巴结门。在向心流动过程中经过数群淋巴结过滤,输出淋巴管越来越少,最后汇合成淋巴干。淋巴结常聚集成群,有浅群和深群之分,多沿血管周围分布,位于身体屈侧或隐蔽处、安全且活动度较大的部位。其主要功能是过滤淋巴液、生成淋巴细胞和浆细胞,参与机体免疫应答。

人体某器官或部位的淋巴常回流至某个特定部位的淋巴结(群),该处的淋巴结,称该器官或部位的局部淋巴结(regional lymph node)。当身体某器官或部位发生病变时,细菌、病毒或癌细胞等可沿淋巴管到达相应的局部淋巴结,这些淋巴结阻截和清除异物,对机体起重要的保护作用。此时淋巴结内的淋巴细胞增殖,功能增强,体积增大。如果该局部淋巴结不能阻截或

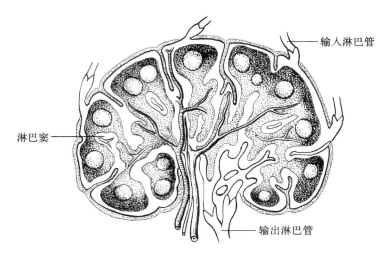

输入淋巴管

淋巴窦

输出淋巴管

图 10-4 淋巴结

清除异物时,则病变可继续沿淋巴管的引流方向蔓延至下一群淋巴结。因此,淋巴结是人体免疫的第二道防线。

第二节 人体的淋巴导管

一、胸导管

胸导管是全身最粗大的淋巴管道(图 10-5),长 30～40 cm。通常起始于第 1 腰椎体前方

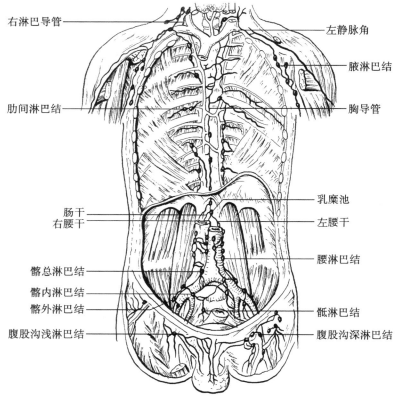

右淋巴导管

肋间淋巴结

肠干
右腰干

髂总淋巴结

髂内淋巴结

髂外淋巴结

腹股沟浅淋巴结

左静脉角

腋淋巴结

胸导管

乳糜池

左腰干

腰淋巴结

骶淋巴结

腹股沟深淋巴结

图 10-5 胸导管和腹盆部淋巴结

呈囊状膨大的乳糜池(cisterna chili)(由左、右腰干和单一的肠干汇合而成),经膈主动脉裂孔入胸腔,沿脊柱右前方上行于食管后方,至第 5 胸椎高度附近转向左侧上行,出胸廓上口达左颈根部,呈弓状弯曲,注入左静脉角。注入前还接纳左侧颈干、左锁骨下干和左支气管纵隔干。胸导管通过上述 6 条淋巴干,引流下肢、盆部、腹部、左上肢、左胸部和左头颈部的淋巴,占全身3/4 区域。在临床上因丝虫病而阻塞胸导管可导致其远端的毛细淋巴管破裂而产生乳糜尿。

二、右淋巴导管

右淋巴导管由右颈干、右锁骨下干和右支气管纵隔干汇合而成(图 10-5),为一短干,长 1~1.5 cm,多注入右静脉角。右淋巴导管引流右头颈部、右上肢和右胸部的淋巴。

第三节 人体各部的淋巴管和淋巴结

一、头颈部的淋巴管和淋巴结

1. 头部的淋巴结 多位于头颈交界处,由后向前依次为枕淋巴结、乳突淋巴结、腮腺淋巴结、下颌下淋巴结和颏下淋巴结等。收纳头面部浅层的淋巴,直接或间接汇入颈外侧深淋巴结(图 10-6)。

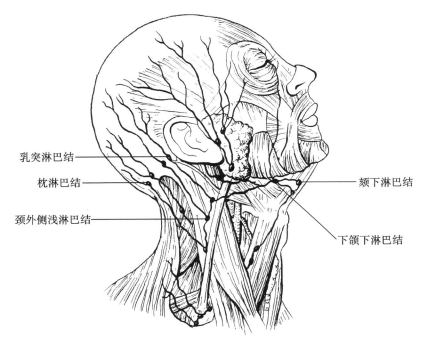

图 10-6 头颈部的淋巴管和淋巴结(1)

(1) 枕淋巴结(occipital lymph nodes):位于枕部皮下、斜方肌起点的表面。收纳枕、项部的淋巴。

(2) 乳突淋巴结(mastoid lymph nodes):位于耳后、胸锁乳突肌上端表面,亦称耳后淋巴结。收纳颅顶及耳廓后面的淋巴。

(3) 腮腺淋巴结(parotid lymph nodes):分为浅、深 2 组,分别位于腮腺表面和腮腺实质内。收纳额、颞区、耳廓和外耳道、颊部及腮腺等处的淋巴。

（4）下颌下淋巴结（submandibular lymph nodes）：位于下颌下腺附近，收纳面部、鼻部和口腔的淋巴。

（5）颏下淋巴结（submental lymph nodes）：位于颏下。收纳颏部、下唇内侧和舌尖部的淋巴。

2. 颈部的淋巴结　分为颈前淋巴结和颈外侧淋巴结（图 10-7）。

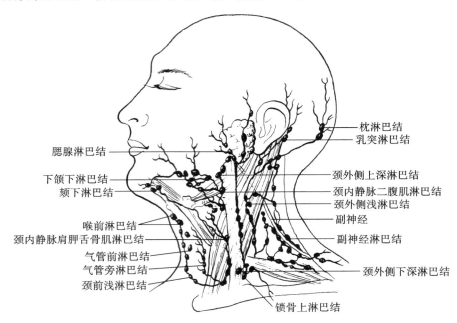

图 10-7　头颈部的淋巴管和淋巴结（2）

（1）颈前淋巴结（anterior cervical lymph nodes）：分为浅、深 2 群，位于颈前静脉周围以及舌骨下方和喉、甲状腺、气管等器官的前方。收纳颈前部浅层和上述器官的淋巴，其输出管注入颈外侧深淋巴结。

（2）颈外侧淋巴结（lateral cervical lymph nodes）：也分为浅、深 2 群。①颈外侧浅淋巴结（superficial lateral cervical lymph node），位于胸锁乳突肌表面及其后缘，沿颈外静脉排列。主要收纳颈部浅层淋巴，并汇集乳突淋巴结、枕淋巴结及部分下颌下淋巴结的输出管，其输出管注入颈外侧深淋巴结。②颈外侧深淋巴结（deep lateral cervical lymph node），10～15 个，沿颈内静脉排列，上自颅底，下至颈根部，少数淋巴结位于副神经周围。在颈根部的淋巴结常沿锁骨下动脉及臂丛排列。颈外侧深淋巴结直接或通过头颈部浅淋巴结收纳头颈部、胸壁上部、乳房上部和舌、咽、腭扁桃体、喉、气管、甲状腺等器官的淋巴管，其输出管汇合成颈干，左侧者注入胸导管，右侧者注入右淋巴导管，汇入处常缺乏瓣膜。

颈外侧深淋巴结中较重要的淋巴结如下：①咽后淋巴结，位于鼻咽部后方，收纳鼻腔、鼻旁窦、鼻咽部等处的淋巴。鼻咽癌时首先转移至此群。②颈内静脉二腹肌淋巴结，又称角淋巴结，位于二腹肌后腹与颈内静脉交角处，收纳舌根及腭扁桃体的淋巴管。③颈内静脉肩胛舌骨肌淋巴结，位于肩胛舌骨肌中间腱与颈内静脉交角处附近，收纳颏下和舌尖部的淋巴管。舌尖癌时首先转移至此群。④锁骨上淋巴结（supraclavicular lymph nodes），位于锁骨下动脉和臂丛附近。食管癌和胃癌后期，癌细胞可沿胸导管或颈干逆流至左锁骨上淋巴结。

二、上肢的淋巴管和淋巴结

上肢的浅淋巴管较多，伴浅静脉行于皮下；深淋巴管与深血管伴行。浅、深淋巴管都直接或间接注入腋淋巴结。

1. 肘淋巴结(cubital lymph nodes) 位于肘窝深部和肱骨内上髁附近,收纳伴随贵要静脉和尺血管上行的手和前臂尺侧半的淋巴,其输出管伴肱静脉注入腋淋巴结(图 10-8)。

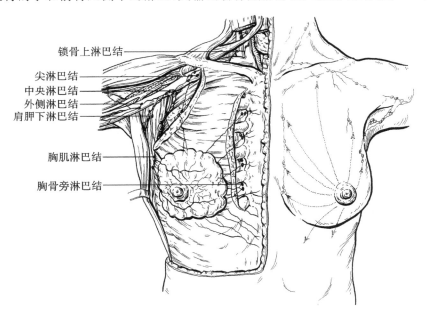

锁骨上淋巴结
尖淋巴结
中央淋巴结
外侧淋巴结
肩胛下淋巴结
胸肌淋巴结
胸骨旁淋巴结

图 10-8　腋淋巴结和乳房淋巴结

2. 腋淋巴结(axillary lymph nodes) 位于腋窝内腋血管及其分支周围,共 15～20 个,按位置分为 5 群:①外侧淋巴结,位于腋血管远侧段周围,收纳上肢大部分淋巴管及肘淋巴结的输出管;②胸肌淋巴结,位于胸小肌下缘、胸外侧血管周围,收纳胸、腹外侧壁及乳房外侧、中央部的淋巴;③肩胛下淋巴结,位于腋窝后壁、肩胛下血管周围,收纳项背部及肩胛区的淋巴;④中央淋巴结,位于腋窝底部的脂肪组织中、肋间臂神经周围,收纳上述 3 群淋巴结的输出淋巴管;⑤尖淋巴结,位于腋尖,沿腋血管近段排列,收纳中央淋巴结的输出管和乳房上部的淋巴,其输出管大部分汇成锁骨下干,右侧者注入右淋巴导管,左侧者注入胸导管,少数注入锁骨上淋巴结。

三、胸部的淋巴管和淋巴结

1. 胸壁的淋巴管和淋巴结(图 10-8,图 10-9) ①胸骨旁淋巴结,沿胸廓内血管排列,收纳脐以上的腹前壁、乳房内侧部、膈和肝以上的淋巴管;②肋间淋巴结,位于胸后壁肋间隙内,沿肋间后血管排列;③膈上淋巴结,位于膈上面,可分为前、中、后 3 群,收纳膈、心包、胸膜和肝上面的淋巴。这些淋巴结的输出管分别注入纵隔前、后淋巴结或参与支气管纵隔干而汇入淋巴导管。

2. 胸腔器官的淋巴管和淋巴结

(1)纵隔前淋巴结(anterior mediastinal lymph nodes):位于胸腔大血管和心包的前方,收纳胸腺、心包、心、膈和肝上面的淋巴,其输出管汇入支气管纵隔干。

(2)纵隔后淋巴结(posterior mediastinal lymph nodes):位于食管和胸主动脉周围,收纳食管、胸主动脉的淋巴管和部分支气管肺淋巴结及膈上淋巴结的输出管,其输出管多直接注入胸导管(图 10-10)。

(3)气管、支气管和肺的淋巴结:①肺门淋巴结(又称支气管肺淋巴结),位于肺门处,收纳肺的淋巴,输出管注入气管杈周围的气管支气管淋巴结;②气管支气管淋巴结,输出管注入位于气管周围的气管旁淋巴结;③气管旁淋巴结,输出管参与合成左、右支气管纵隔干,分别注入胸导管和右淋巴导管(图 10-10)。

NOTE

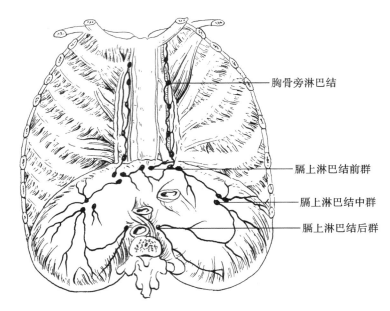

图 10-9　胸骨旁淋巴结和膈上淋巴结

胸骨旁淋巴结

膈上淋巴结前群

膈上淋巴结中群

膈上淋巴结后群

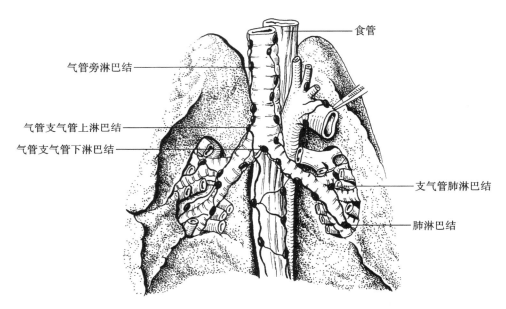

图 10-10　胸腔器官的淋巴结

食管

气管旁淋巴结

气管支气管上淋巴结

气管支气管下淋巴结

支气管肺淋巴结

肺淋巴结

四、腹部的淋巴管和淋巴结

1. 腹壁的淋巴管和淋巴结　腹前壁浅淋巴管在脐以上者注入腋淋巴结,脐以下者注入腹股沟浅淋巴结。腹后壁的深淋巴管注入腰淋巴结。腰淋巴结(lumbar lymph nodes)数目众多,位于腹主动脉和下腔静脉周围,收纳腹后壁、腹腔成对脏器及髂总淋巴结的淋巴回流,其输出管形成左、右腰干而注入乳糜池。

2. 腹腔不成对器官的淋巴管和淋巴结　①沿腹腔干及其分支排列的淋巴结,包括位于同名血管周围的胃左、右淋巴结和胃网膜左、右淋巴结,幽门附近的幽门淋巴结,肝固有动脉和胆总管周围的肝淋巴结及沿脾动脉排列的胰淋巴结和脾淋巴结。这些淋巴结的输出管最后都汇入腹腔淋巴结(celiac lymph nodes),其输出管参与组成肠干(图 10-11)。②沿肠系膜上动脉及其分支排列的淋巴结,主要有肠系膜淋巴结、回结肠淋巴结、右结肠淋巴结和中结肠淋巴结,分别沿同名动脉排列,收纳相应区域的淋巴管,最后注入位于肠系膜上动脉根部周围的肠系膜上淋巴结(superior mesenteric lymph nodes),其输出管参与组成肠干。③沿肠系膜下动脉及其分支排列的淋巴结,主要有左结肠淋巴结、乙状结肠淋巴结和直肠上淋巴结(图 10-12),均位于同名动脉周围,收纳相应区域的淋巴管,最后注入位于肠系膜下动脉周围的肠系膜下淋巴结(inferior mesenteric lymph nodes),其输出管参与组成肠干。

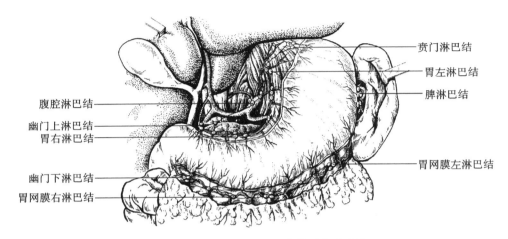

图 10-11　沿腹腔干及其分支排列的淋巴结

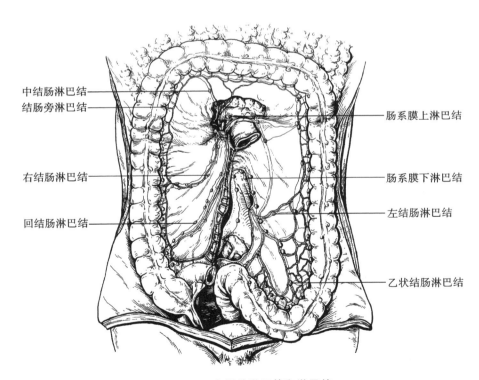

图 10-12　大肠的淋巴管和淋巴结

肠干多为 1 条,由腹腔淋巴结,肠系膜上、下淋巴结等的输出管汇合而成,注入乳糜池(图 10-5)。

五、盆部的淋巴管和淋巴结(图 10-13,图 10-14)

1. 髂外淋巴结(external iliac lymph nodes)　位于髂外血管周围,收纳腹股沟浅、深淋巴结的输出管,腹前壁下部的深淋巴管及膀胱、前列腺或子宫颈、阴道上端的部分淋巴回流。

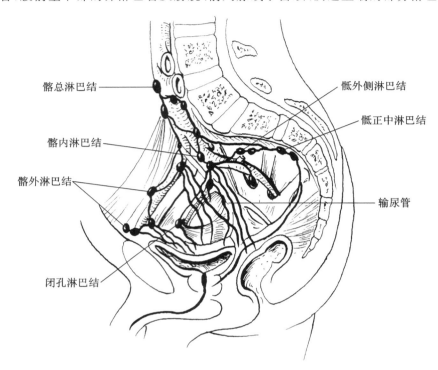

图 10-13　男性盆部的淋巴结

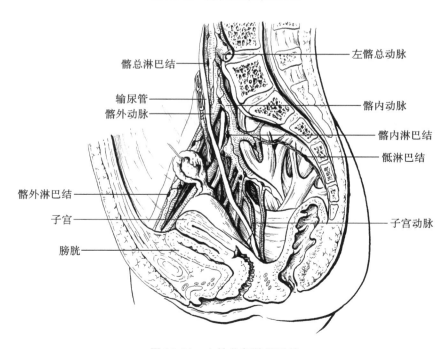

图 10-14　女性盆部的淋巴结

2. 髂内淋巴结(internal iliac lymph nodes)　位于髂内血管周围,收纳大部分盆壁、盆腔脏器、会阴、大腿后面及臀部深淋巴管。

NOTE

3. 骶淋巴结 位于骶正中线附近,收纳骨盆后壁及直肠、前列腺等处的部分淋巴管。

以上 3 组淋巴结的输出管均注入位于髂总血管周围的髂总淋巴结(common iliac lymph nodes),收纳下肢、盆壁和盆腔脏器的淋巴,其淋巴输出管注入腰淋巴结。

六、下肢的淋巴管和淋巴结

下肢的淋巴结可分为 2 群,分别为腘淋巴结和腹股沟淋巴结(图 10-1,图 10-5)。

1. 腘淋巴结(popliteal lymph nodes) 位于腘窝内,按位置可分为浅、深 2 组。收纳足外侧缘和小腿后外侧部的浅淋巴结以及足和小腿的深淋巴管,然后注入腹股沟深淋巴结。

2. 腹股沟淋巴结(inguinal lymph nodes) 位于腹股沟韧带下方、大腿根部的前面,以阔筋膜为界分为浅、深 2 群。

(1)腹股沟浅淋巴结(superficial inguinal lymph node):位于大隐静脉末段周围,接受腹前壁下部、臀部、会阴和外生殖器的淋巴及除足外侧缘和小腿后外侧部以外的下肢浅淋巴管。其输出管注入腹股沟深淋巴结或直接注入髂外淋巴结。

(2)腹股沟深淋巴结(deep inguinal lymph node):位于大腿阔筋膜深面、股静脉上段周围。收纳腹股沟浅淋巴结的输出管及下肢的深淋巴管,其输出管注入髂外淋巴结。

知识链接 10-1

▏第四节　部分器官的淋巴流向▕

一、食管的淋巴流向

食管的淋巴流向分颈段、胸段和腹段(图 10-10)。

(1)食管上 1/3,即颈段的淋巴管向上或向外侧走行,注入气管旁淋巴结,部分注入颈外侧深淋巴结。

(2)食管中 1/3,即胸段气管杈水平以上的淋巴管注入气管支气管上、下淋巴结和纵隔后淋巴结。气管杈到肺门下缘的淋巴管,注入食管旁淋巴结和肺韧带淋巴结。

另外,食管胸段下端的淋巴结,注入食管旁淋巴结、椎前淋巴结、贲门淋巴结或直接注入胃胰淋巴结和腹腔淋巴结。

(3)食管下 1/3,即腹段的淋巴管贲门淋巴结、胃胰淋巴结和腹腔淋巴结。

(4)此外,食管胸段的一些淋巴管也可直接注入胸导管,因此,食管癌患者有时未见明显的局部淋巴结受累,却已出现远处转移。

二、乳房的淋巴流向

乳房的淋巴回流主要有 4 条途径,其中 75% 以上注入腋淋巴结(图 10-8)。

(1)乳房外侧部及中央部的淋巴,向外上注入腋淋巴结的胸肌淋巴结和中央淋巴结,这是乳房淋巴回流的主要途径。

(2)乳房上部的淋巴管穿胸大肌向上注入腋淋巴结群的尖淋巴结,或直接入锁骨上淋巴结。

(3)乳房内侧部的淋巴管向内穿第 1～5 肋间隙,注入胸骨旁淋巴。

(4)乳房内下部的淋巴管的淋巴注入膈上淋巴结,向下通过腹壁和膈下的淋巴管与肝的淋巴管交通。

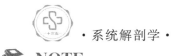

三、心的淋巴流向

心淋巴主要有 2 条回流途径,有 1～2 条左心淋巴干,主要收纳左半心的淋巴,注入气管支气管下淋巴结;有 1～3 条右心淋巴干,主要收纳右半心的淋巴,注入主动脉弓淋巴结。

四、胃的淋巴流向

胃的淋巴管一般与胃的血管伴行,注入沿腹腔动脉各分支排列的淋巴结,分四个区来进行淋巴回流(图 10-11)。

(1) 1 区为胃体小弯侧、贲门及胃底左侧部,此区的淋巴管汇入胃左淋巴结和贲门淋巴结。

(2) 2 区为胃体大弯侧左侧部及胃底大部,此区淋巴管注入胃网膜左淋巴结及胰脾淋巴结。

(3) 3 区为幽门部的小弯侧,淋巴管注入幽门上淋巴结。

(4) 4 区为胃体大弯侧右侧半及幽门部、大弯侧,淋巴管汇入胃网膜右淋巴结和幽门下淋巴结。

上述各淋巴结均汇入腹腔淋巴结。

五、肝的淋巴流向

肝的淋巴回流可分为深、浅两个系统。

肝深淋巴管向四个方向回流,其淋巴注入下腔静脉周围的淋巴结、肝淋巴结、贲门旁淋巴结和腹腔淋巴结。

肝浅淋巴管包括一个升干和一个降干,升干注入下腔静脉周围的淋巴结、膈上淋巴结和纵隔淋巴结,降干注入肝淋巴结、胃胰淋巴结,回流到腹腔淋巴结。

六、直肠和肛管的淋巴流向

直肠和肛管的淋巴引流以齿状线为界分为两个部分(图 10-12)。

1. 齿状线以上 大部分的淋巴管沿直肠上血管上行,注入该血管附近的直肠上淋巴结,进而至肠系膜下淋巴结,直肠癌的转移以此途径最多见;直肠下部和肛管黏膜部的淋巴管多沿直肠下动脉至髂内淋巴结;部分淋巴管向后注入骶淋巴结;还有部分淋巴管穿肛提肌至坐骨直肠窝,沿肛血管和阴部内血管注入髂内淋巴结。

2. 齿状线以下 肛管淋巴管沿阴部外静脉注入腹股沟浅淋巴结,但直肠和肛管的淋巴管与乙状结肠、会阴部等处的淋巴管交通广泛,故直肠癌可广泛转移。

七、子宫的淋巴流向

子宫的淋巴回流沿血管和韧带分布广泛,淋巴管自子宫向四周分散走行(图 10-14)。

(1) 子宫底和子宫体上部的淋巴管与卵巢的淋巴管汇合,沿卵巢悬韧带上行注入腰淋巴结。其中子宫体上部的部分淋巴管沿子宫圆韧带走行,穿腹股沟管注入腹股沟浅淋巴结。

(2) 子宫体下部和子宫颈的大部分淋巴管沿子宫动脉走行,向外注入髂内淋巴结和髂外淋巴结,进而注入髂总淋巴结。髂内、髂外淋巴结是子宫颈的主要局部淋巴结,子宫颈癌根治手术时,必须将其全部清除。

(3) 子宫颈的一部分淋巴管沿子宫主韧带向外侧注入闭孔淋巴结,有的沿骶子宫韧带向后注入骶淋巴结或主动脉下淋巴结。

第五节 脾

脾为人体最大的周围淋巴器官。脾的形状变化较大,在很大程度上取决于与之相邻的结构。脾的大小和重量因不同年龄、不同个体的不同状态而异,在成年人通常大小约 12 cm 长、7 cm宽、3~4 cm 厚,平均重量 150 g,在老年人其大小和重量都趋于减少。

一、脾的形态和位置

脾(spleen)位于左季肋部,恰与第 9~11 肋相对,其长轴与第 10 肋一致,正常时在肋弓下不能触及(图 10-15)。活体脾为暗红色,略呈椭圆形,质软而脆,故左季肋部受暴力打击时易导致脾破裂。在脾的附近常可见副脾,其大小、数目不定,可独立存在,也可与脾相连,脾功能亢进进行脾切除时应将副脾一并切除。

脾为腹膜内位器官,可分为膈、脏两面,前、后两端和上、下两缘。膈面平滑隆凸,朝向外上,与膈相贴;脏面凹陷,近中央处为脾门,是神经、血管出入之处。脏面前上方与胃底相贴,后下方与左肾和左肾上腺邻接。上缘较锐,前部有 2~3 个切迹,称脾切迹,在脾肿大时是触诊脾的标志(图 10-15)。

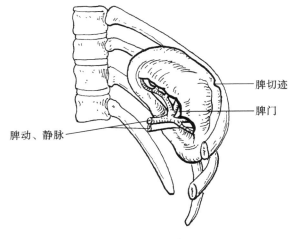

脾切迹

脾门

脾动、静脉

图 10-15 脾

二、脾的血液循环

脾动脉从脾门进入脾后分支进入小梁,称小梁动脉。小梁动脉分支离开小梁进入动脉周围淋巴鞘内,称中央动脉。中央动脉发出一些小分支形成毛细血管供应白髓,其末端膨大形成边缘窦。中央动脉主干在穿出白髓进入脾索时便形成一些直行的微动脉,形似笔毛,称笔毛微动脉。笔毛微动脉末端大部分开口于脾索,小部分直接开口于脾窦。流入脾索的血液又通过脾窦壁进入脾窦内。脾窦汇入由扁平内皮构成的髓微静脉,髓微静脉汇入小梁内的小梁静脉,最后在门部汇成脾静脉出脾。

三、脾的功能

1. 滤血 脾内滤血的主要部位是脾索和边缘区,此处含有大量的巨噬细胞,可吞噬清除血液中的异物、病菌和衰老、死亡的血细胞。当脾功能亢进时,由于滤血过度,可引起红细胞或

NOTE

血小板的减少。

2. 储血　人脾可储血约 40 mL，主要储于血窦内。机体需血时，脾内平滑肌收缩可将其中的血液输入血循环，以应机体的急需(如大失血、剧烈运动时)。

3. 造血　在胚胎早期脾和其他器官一样，能产生各种血细胞。自骨髓开始造血后，脾变成淋巴器官，仅能产生淋巴细胞和浆细胞，但仍保持有产生多种血细胞的功能。当机体严重缺血或某些病理状态下，脾可以恢复造血功能。

4. 免疫　脾内的淋巴组织中 T 细胞占 40%，B 细胞占 55%，还有一些 K 细胞和 NK 细胞等，它们都参与机体的免疫应答。脾是体内产生抗体最多的器官。

四、脾的临床意义

幼年期脾切除，有可能会导致快速免疫反应能力下降，从而使机体对感染的敏感性升高。在慢性红细胞破坏性疾病，如疟疾及其他溶血性疾病，脾组织可能会持续性肥大，整个脾也会明显增大，称为脾肿大(splenomegaly)。此时脾组织的主要变化包括红髓中的网状间隙扩张，其中有吞噬了损伤细胞或其碎解产物的巨噬细胞，另外还有网状细胞的增殖、巨噬细胞数量的增加和纤维性支架结构的肥大等。任何强烈的免疫反应都可能伴有脾肿大，这种情况也可见于许多网状细胞增多症患者。

案例思考

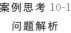

案例思考 10-1
问题解析

患者，女，45 岁，发现左乳房内无疼性肿块 1 周。体检：右侧乳房外上象限可扪及一 2.5 cm×4.0 cm 的肿块，边界不清、质地较硬，同侧腋窝可扪及 2 个肿大的淋巴结，活动度尚好，同侧锁骨上可触及一肿大的淋巴结，初步诊断为乳癌。

提问：

1. 乳房淋巴回流的主要途径是什么？

2. 腋淋巴结的分群是怎样的？

能力检测答案

●┈┈┈┈┈┈┈┈┈┈┈ **能力检测** ┈┈

1. 淋巴系统不包括(　　　)。

A. 毛细淋巴管　　B. 淋巴管　　　　C. 淋巴结　　　　D. 脾　　　　　　E. 肝

2. 胸导管收集的范围为(　　　)。

A. 上半身的淋巴　　　　　　　　　　　　B. 左半身的淋巴

C. 下半身与左侧上半身的淋巴　　　　　　D. 下半身与右侧上半身的淋巴

E. 右侧上半身的淋巴

(田忠富)

第四篇　感　觉　器

总　论

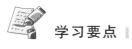 学习要点

1. 感觉器的概念。
2. 感受器的概念及其分类。

一、感觉器概念

感觉器(sensory organ)是机体感受刺激的装置,是感受器(receptor)及其附属结构的总称。感受器与感觉器两词有时通用,但其含义并不相同。感受器是指感受内、外环境刺激而产生兴奋的结构,广泛分布于人体各部。有的结构比较简单,单纯是感觉神经的游离末梢,如痛觉感受器;有的结构则较复杂,如一些组织结构共同形成的各种被囊神经末梢,如触觉小体、环层小体等。感觉器的结构比感受器复杂,不仅感受装置更为完善,还具有复杂的附属结构,如视器是由眼球(感受器)和眼副器构成,听器由声波感受器和耳的声波传导装置组成。人体的特殊感觉器包括视器、听器、嗅器、味器等。

感受器的功能是接受相应的适宜刺激后,将其转变为神经冲动,由传入神经和中枢神经系统的传导通路传到大脑皮质,产生相应的感觉;再由端脑相关的神经中枢发出神经冲动经运动神经传至效应器,对刺激做出相应的反应。

在正常状况下,感受器只对某一特异的刺激敏感,如视网膜的特异刺激是一定波长的光,耳蜗的特异刺激是一定频率的声波等。感受器的高度特化是长期进化过程中逐渐演化而来的,也是随着实践活动不断完善的。感受器使机体对内、外环境不同的变化作出精确的反应和分析,从而更好地适应其生存的环境。感受器是机体产生感觉的媒介器官,是机体认识世界和探索世界的基础,是反射弧中的重要组成部分。

二、感觉器分类

感受器的种类繁多,形态和功能各异。

（一）根据感受器所在的部位和接受刺激的来源分类

1. 外感受器(exteroceptor)　分布在皮肤、黏膜、视器和听器等处,感受来自外界环境的刺激,如痛、温、触、压、光、声等刺激。

2. 内感受器(interoceptor)　分布在内脏器官和心血管等处,接受机体内环境的物理和化学刺激,如渗透压、压力、温度、离子和化合物浓度的变化等。

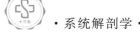

3. 本体感受器（proprioceptor） 分布在肌、肌腱、关节、韧带和内耳的位觉器等处，接受机体运动和平衡变化时产生的刺激。

（二）根据其特化程度分类

1. 一般感受器 分布在全身各部，如分布在皮肤的痛觉、温觉、粗触觉、压觉和精细触觉感受器，分布在肌、肌腱、关节的运动觉和位置觉感受器，以及分布在内脏和心血管的各种感受器。

2. 特殊感受器 如分布在鼻、眼、舌、耳等的感受器，包括嗅器、视器、味器、听器、平衡器等。

第十一章 视 器

　学习要点 ▌···

> 1. 视器的基本组成。
> 2. 眼球壁的层次、各部的形态结构,瞳孔括约肌、瞳孔开大肌与瞳孔的关系。
> 3. 眼球内容物的组成,眼球的折光装置的组成,房水的产生及其循环途径。
> 4. 眼副器的基本组成,结膜的分布和结膜囊的概念,泪器的组成及泪道的分布,眼
> 球外肌的名称、位置、作用及其神经支配。

视器(visual organ)由眼球和眼副器共同构成。眼球的功能是接受光波刺激,将光刺激转变为神经冲动,经视觉传导通路传至大脑视觉中枢,产生视觉。眼副器位于眼球周围,包括眼睑、结膜、泪器、眼球外肌、眶脂体和眶筋膜等,对眼球起支持、保护和运动作用。

▌ 第一节 眼 球 ▌

眼球(eyeball)近似球形,是视器的主要部分,位于眶内。眶呈四棱锥形,内侧壁几乎平行,外侧壁向后相交成90°角,眼眶内侧壁与外侧壁的夹角约为45°(图 11-1,图 11-2)。

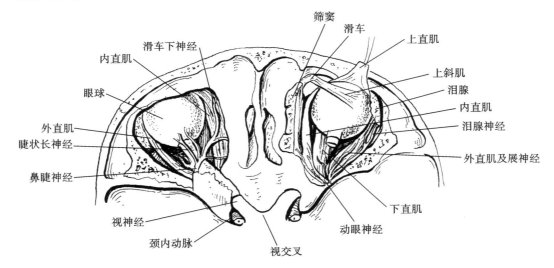

图 11-1 眼眶、眼球、视神经及视交叉

当眼平视前方时,眼球前面正中点称前极,后面正中点称后极,前、后极的连线称眼轴。在眼球的表面,距前、后极等距离的各点连接起来的环形连线称为赤道(中纬线)。经瞳孔的中央至视网膜黄斑中央凹的连线称视轴,眼轴与视轴交叉呈锐角。

眼球由眼球壁和眼球的内容物两部分构成(图 11-3)。

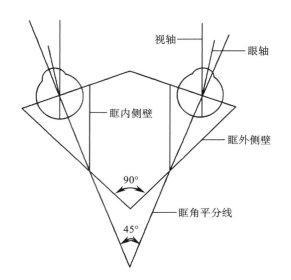

图 11-2　眶壁、眼轴和视轴

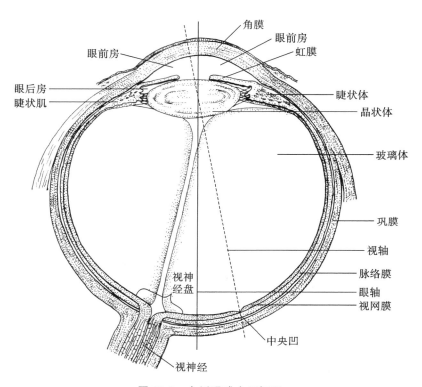

图 11-3　右侧眼球水平切面

一、眼球壁

眼球壁从外向内依次分为眼球纤维膜、眼球血管膜和视网膜 3 层。

（一）眼球纤维膜

眼球纤维膜由坚韧的纤维结缔组织构成,有支持和保护作用。由前向后依次为角膜和巩膜。

1. 角膜（cornea） 占眼球纤维膜的前 1/6,无色透明,富有弹性,无血管但富有感觉神经末梢,因此感觉敏锐。角膜的曲度较大,外凸内凹,具有屈光作用。角膜的营养来自周围的毛

NOTE

细血管、泪液和房水。角膜炎或溃疡可致角膜混浊甚至穿孔,失去透明性,使视力遭到损害。

2. 巩膜(sclera) 占眼球纤维膜的后 5/6,乳白色不透明,厚而坚韧,有保护眼球内容物和维持眼球固有形态的作用。巩膜前缘接角膜缘,后方与视神经的硬膜鞘相延续。在巩膜与角膜交界处的外面稍内陷,称巩膜沟。在靠近角膜缘处的巩膜实质内,有环形的巩膜静脉窦(sinus venosus sclerae),是房水回流的通道。巩膜在视神经穿出的附近最厚,而前部较薄,在眼球的赤道附近最薄,在眼外肌附着处再度增厚。巩膜前部露于眼裂的部分,正常呈乳白色。若呈现黄色则是黄疸的重要体征;老年人的巩膜因脂肪沉积略呈黄色;先天性薄巩膜呈蔚蓝色。

知识链接 11-1

(二)眼球血管膜

眼球血管膜是眼球壁的中层,位于纤维膜与视网膜之间,富含血管和色素细胞,有营养眼内组织的作用,并形成暗的环境,有利于视网膜对光、色的感应。由前至后分为虹膜、睫状体和脉络膜 3 部分。

1. 虹膜(iris) 呈冠状位,血管膜最前部圆盘形的薄膜(图 11-3,图 11-4),中央有圆形的瞳孔(pupil)。角膜与晶状体之间的间隙称眼房(chambers of eyeball)。虹膜将眼房分为较大的前房和较小的后房,二者借瞳孔相交通。在前房的周边,虹膜与角膜交界处的环形区域,称虹膜角膜角,又称前房角。虹膜内有两种方向的平滑肌纤维:一部分环绕瞳孔周缘,称瞳孔括约肌(sphincter pupillae),其作用是使瞳孔缩小,由副交感神经支配;另一部分呈放射状排列,称瞳孔开大肌(dilator pupillae),其作用是使瞳孔开大,由交感神经支配。在弱光下或视远物时,瞳孔开大;在强光下或看近物时,瞳孔缩小,以调节光的进入量。在活体上,透过角膜可见虹膜及瞳孔。虹膜的颜色取决于色素的多少,有种族差异,可有黑、棕、蓝和灰色等。虹膜内有很多相互交错的斑点、细丝、条纹、隐窝等的细节特征,这些特征在胎儿发育阶段形成后,在整个生命历程中将是保持不变的。这些特征决定了虹膜特征的唯一性,同时也决定了身份识别的唯一性。因此,可以将眼球的虹膜特征作为每个人的身份识别对象。

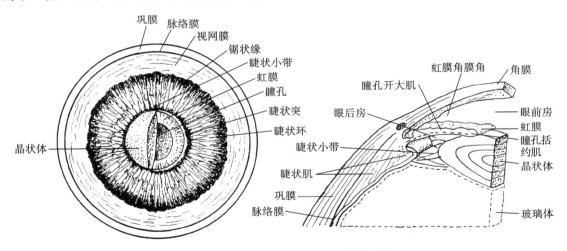

图 11-4 眼球前半部后面观及虹膜角膜角

2. 睫状体(ciliary body) 血管膜中部最肥厚的部分,位于巩膜与角膜移行部的内面(图 11-3,图 11-4)。其后部较为平坦,为睫状环,前部有向内突出呈放射状排列的皱襞,称睫状突(ciliary process),后者发出睫状小带与晶状体相连。在眼球水平切面上,睫状体呈三角形。睫状体内含睫状肌(ciliary muscle),由副交感神经支配。睫状体有调节晶状体曲度和产生房水的作用。

3. 脉络膜(choroid) 占血管膜的后 2/3,富含血管及色素。外面与巩膜疏松相连,内面

NOTE

紧贴视网膜的色素层,后方有视神经穿过。其主要功能是营养视网膜外层及玻璃体,并有遮光作用,使反射的物像清楚。

（三）视网膜

视网膜(retina)位于眼球血管膜的内面,自前向后分为3部分,即视网膜虹膜部、睫状体部和脉络膜部(图 11-3)。虹膜部和睫状体部分别附着于虹膜和睫状体的内面,薄而无感光作用,故称为视网膜盲部。脉络膜部附于脉络膜内面,面积最大,有感光作用,又称为视网膜视部。视部的后部最厚,愈向前愈薄,在视神经的起始处有一境界清楚略呈椭圆形的盘状结构,称视神经盘(optic disc),又称视神经乳头(papilla nervi optici)。视神经盘中央凹陷,称视盘陷凹,有视网膜中央动、静脉穿过,无感光细胞,故称生理性盲点。在视神经盘的颞侧稍偏下方约3.5 mm处,有一由密集的视锥细胞构成的黄色小区,称黄斑(macula lutea),直径 1.8~2 mm,其中央凹陷称中央凹(fovea centralis)(图 11-5),此区无血管,为感光最敏锐的区域。

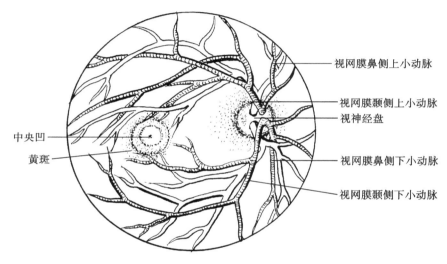

图 11-5 右侧眼底模式图

视网膜视部分两层。外层为色素上皮层,由大量的单层色素上皮细胞构成(图 11-6);内层为神经层,是视网膜的固有结构。内在病理情况下可分开,称为视网膜脱离。

视网膜的色素上皮层与脉络膜紧密相连,由色素上皮细胞组成,它们具有支持和营养光感受器细胞、遮光、散热及再生和修复等作用。

视网膜视部的神经层主要由3层神经细胞组成(图 11-6)。外层为视锥细胞和视杆细胞,它们是感光细胞,紧邻色素上皮层。视锥细胞主要分布在视网膜的中央,对亮光敏感,而且可以分辨颜色,在白天或明亮处视物时起主要作用;视杆细胞主要分布于视网膜的周边部,只能感受弱光刺激,其分辨率比较低,而且不能分辨颜色,在夜间或暗处视物时起主要作用。中层为双极细胞,将来自感光细胞的神经冲动传导至内层的节细胞,节细胞的轴突向视神经盘处汇集,穿脉络膜和巩膜后构成视神经。

二、眼球的内容物

眼球的内容物包括房水、晶状体和玻璃体(图 11-3,图 11-4)。这些结构透明而无血管,具有屈光作用。它们与角膜合称为眼的屈光装置,使所看到的物体在视网膜上清晰成像。

（一）房水

房水(aqueous humor)为无色透明的液体,充填于眼房内。房水是组织液的一种,由睫状体上皮细胞产生,进入眼后房,经瞳孔至眼前房,又经虹膜角膜角进入巩膜静脉窦,经睫前静脉

NOTE

回流入眼上、下静脉。房水的生理功能是为角膜和晶状体提供营养,并维持正常的眼内压。病理情况下房水代谢紊乱或回流不畅可造成眼内压增高,临床上称为继发性青光眼。

(二)晶状体

晶状体(lens)位于虹膜和玻璃体之间,无色透明、富有弹性、不含血管和神经,借睫状小带与睫状体相连。晶状体呈双凸透镜状,前面曲度较小,后面曲度较大。晶状体的外面包有高度弹性的薄膜,称为晶状体囊。晶状体本身由平行排列的晶状体纤维组成,周围部较软称晶状体皮质,中央部较硬称晶状体核。晶状体若因疾病或创伤而变混浊,称为白内障。临床上,糖尿病患者常并发白内障及视网膜病变。

晶状体是眼屈光系统的主要装置,其曲度随所视物体的远近不同而改变。视近物时,睫状肌收缩,牵引脉络膜向前,使睫状突内伸,睫状小带变松弛,晶状体借助于晶状体囊及其本身的弹性而变凸,特别是其前部的凸度增大,屈光度加强,使进入眼球的光线恰能聚焦于视网膜上。反之,视远物时,睫状肌舒张,睫状突外伸,睫状小带加强了对晶状体的牵拉,晶状体曲度变小,使远处物体清晰成像。

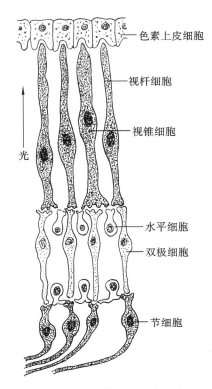

图 11-6　视网膜神经细胞示意图

（色素上皮细胞、视杆细胞、视锥细胞、水平细胞、双极细胞、节细胞、光）

若眼轴较长或屈光装置的屈光率过强,则物像落在视网膜前,称为近视。反之,若眼轴较短或屈光装置的屈光率过弱,物像则落在视网膜后,称为远视。随年龄增长,晶状体核逐渐增大变硬、弹性减退,睫状肌逐渐萎缩,晶状体的调节能力逐渐减弱,视近物时困难,出现老视,即"老花眼"。

知识链接 11-2

(三)玻璃体

玻璃体(vitreous body)是无色透明的胶状物质,表面被覆玻璃体膜,由水及透明质酸钠组成。它填充于晶状体与视网膜之间,约占眼球内腔的后部 4/5。玻璃体的前面以晶状体及其悬韧带(睫状小带)为界,呈凹面状,称玻璃体凹;玻璃体的其他部分与睫状体和视网膜相邻,对视网膜起支撑作用,使视网膜与色素上皮紧贴。随着年龄的增大,或由于高度近视等原因,凝胶状玻璃体就会逐渐液化,其支撑作用减弱,易导致视网膜剥离。玻璃体混浊时,可影响视力。

第二节　眼　副　器

眼副器(accessory organ)为保护、运动和支持眼球的装置,包括眼睑、结膜、泪器、眼球外肌、眶脂体和眶筋膜等结构。

一、眼睑

眼睑(palpebrae)位于眼球的前方,是保护眼球的屏障(图 11-7)。眼睑可分为上睑和下睑,两者间的裂隙称睑裂。睑裂的内、外侧端分别称内眦和外眦。睑的游离缘称睑缘,又分为睑前缘和睑后缘。

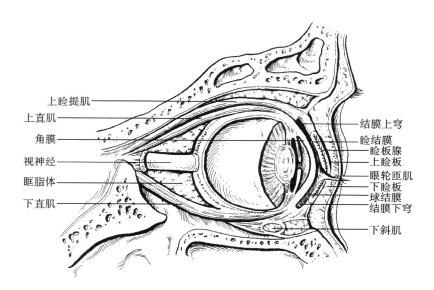

图 11-7　右侧眼眶(矢状切面)

　　睑缘生长有 2～3 行睫毛,上、下睑睫毛均弯曲向前,上睑睫毛硬而长,下睑睫毛短而少,睫毛有防止异物进入眼内和减弱强光照射的作用。如果睫毛向后方生长,摩擦角膜称为倒睫,可引起角膜炎、溃疡等。睫毛的根部有睫毛腺(Moll 腺),近睑缘处有睑缘腺(Zeis 腺)。睫毛毛囊或睫毛腺的急性炎症,称麦粒肿。

　　眼睑由浅至深可分为 5 层,分别为皮肤、皮下组织、肌层、睑板和睑结膜。眼睑的皮肤细薄,皮下组织疏松,可因积水或出血发生肿胀。睑部感染、肾炎等疾病常伴有眼睑水肿。肌层主要是眼轮匝肌的睑部,该肌收缩可闭合睑裂。在上睑还有上睑提肌,该肌的腱膜止于上睑的上部,可向上提起上睑。

　　睑板(tarsus)为一半月形致密结缔组织板,上、下各一,可为眼睑提供支持并维持其形状(图 11-8)。上、下睑板的内、外两端借横位的睑内、外侧韧带与眶缘相连结。睑内侧韧带较强韧,其前面有内眦动、静脉越过,后面有泪囊,是手术时寻找泪囊的标志。睑板内有麦穗状、与睑缘垂直的睑板腺(tarsal glands),开口于睑缘。睑板腺分泌油样液体,可润滑眼睑,防止泪液外流。若睑板腺导管阻塞,形成睑板腺囊肿,亦称霰粒肿。

　　眼睑的血液供应丰富(图 11-9),主要来源如下。

　　(1)颈外动脉发出的面动脉、颞浅动脉、眶下动脉等分支。

　　(2)眼动脉发出的眶上动脉、泪腺动脉和滑车上动脉等分支。

　　这些动脉在眼睑的浅部形成动脉网,在深部吻合成动脉弓。静脉血回流至眼静脉和内眦静脉。眼睑部位手术时应注意血管的位置及其吻合。

二、结膜

　　结膜(conjunctiva)是一层薄而透明、富含血管的黏膜,覆盖于眼睑内面及眼球前面(图 11-7),不同程度贫血时,可见结膜变浅或变苍白。按所在部位可分为 3 部,分别为睑结膜、球结膜和结膜穹。

　　1. 睑结膜(palpebral conjunctiva)　衬覆于上、下睑的内面,与睑板结合紧密。在睑结膜的内表面,可看到深层的小血管和睑板腺。

　　2. 球结膜(bulbar conjunctiva)　覆盖在眼球前面,于近角膜缘处移行为角膜上皮,该处与巩膜结合紧密,其余部分连接疏松易移动。

　　3. 结膜穹(conjunctival fornix)　睑结膜与球结膜的移行处,分为结膜上穹和结膜下穹。

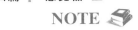

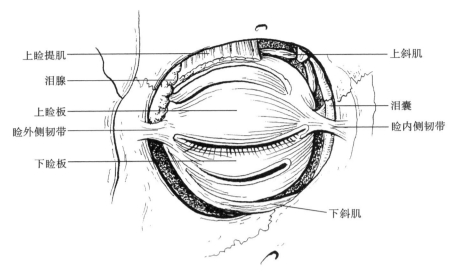

图 11-8　睑板示意图（右侧）

上睑提肌
泪腺
上睑板
睑外侧韧带
下睑板
上斜肌
泪囊
睑内侧韧带
下斜肌

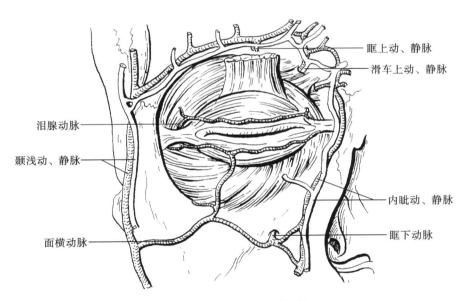

图 11-9　眼睑的血管（右侧）

眶上动、静脉
滑车上动、静脉
泪腺动脉
颞浅动、静脉
内眦动、静脉
面横动脉
眶下动脉

一般结膜上穹较结膜下穹为深。当上、下睑闭合时，整个结膜形成囊状腔隙，称结膜囊（conjunctival sac），通过睑裂与外界相通，闭合时，可保护眼球，并协助将泪液引流到泪道。

结膜病变常局限于某一部位。例如，沙眼易发于睑结膜和结膜穹，疱疹则多见于角膜缘的结膜和球结膜，炎症常引起结膜充血。

三、泪器

泪器（lacrimal apparatus）由泪腺和泪道组成（图 11-10）。

（一）泪腺

泪腺（lacrimal gland）是分泌泪液的器官，位于眼眶外上方的泪腺窝内，长约 2 cm，有 10～20 条排泄管开口于结膜上穹的颞侧部。分泌的泪液借眨眼活动分布于眼球表面，有湿润角膜和冲刷异物的作用。此外，泪液所含溶菌酶具有灭菌作用。多余的泪液流向内眦处的泪湖（lacrimal lake），经泪点、泪小管进入泪囊，再经鼻泪管至鼻腔。

NOTE

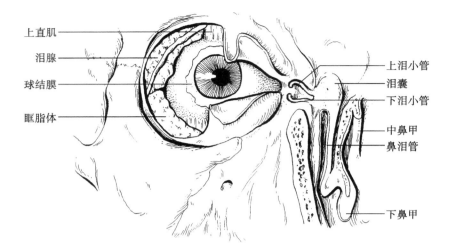

图 11-10　泪器

（二）泪道

泪道（lacrimal duct）包括泪点、泪小管、泪囊和鼻泪管。

1. 泪点（lacrimal punctum）　在上、下睑缘近内侧端处各有一隆起称泪乳头（lacrimal papilla），其顶部有一小孔称泪点，是泪小管的开口。沙眼等疾病可造成泪点位置改变而引起泪溢症。

2. 泪小管（lacrimal ductule）　连接泪点与泪囊的小管，分上泪小管和下泪小管，分别垂直向上、下行，继而几乎成直角转向内侧汇合一起，开口于泪囊上部。

3. 泪囊（lacrimal sac）　位于眶内侧壁前下部的泪囊窝中，为一膜性囊。上端为盲端，高于内眦，下部移行为鼻泪管。泪囊的浅面有睑内侧韧带和眼轮匝肌纤维，少量肌束跨过泪囊的深面。眼轮匝肌的收缩作用迫使泪液高于泪点，毛细作用则将泪液吸入泪囊。同时眼轮匝肌收缩时牵引睑内侧韧带扩大泪囊，使囊内产生负压，促使泪液流入泪囊。

4. 鼻泪管（nasolacrimal duct）　为一膜性管道，上部包裹在由上颌骨、泪骨和下鼻甲共同构成的骨性鼻泪管中，紧密贴附于骨膜，下部在鼻腔外侧壁黏膜的深面，开口于下鼻道外侧壁。鼻泪管开口处的黏膜内有丰富的静脉丛，感冒时，黏膜充血和肿胀，可导致鼻泪管下口闭塞，泪液向鼻腔引流不畅，故感冒时常有流泪的现象。

四、眼球外肌

眼球外肌（extraocular muscles）为视器的运动装置（图 11-11，图 11-12），包括运动眼球的 4 块直肌、2 块斜肌和运动眼睑的上睑提肌，均为骨骼肌。

（一）上睑提肌

上睑提肌（levator palpebrae superioris）起自视神经管前上方的眶壁，在上直肌上方向前走行，止于上睑的皮肤和上睑板。该肌收缩可上提上睑，开大眼裂，由动眼神经支配。若上睑提肌瘫痪可导致上睑下垂。Müller 肌是一块扁薄而小的平滑肌，起于上睑提肌下面的横纹肌纤维间，在上睑提肌与上直肌、结膜穹之间向前下方走行，止于睑板上缘。Müller 肌助提上睑，受颈交感神经支配，该神经麻痹导致霍纳综合征（Homer 征），可出现瞳孔缩小、眼球内陷、上睑下垂等症状。

（二）上、下、内、外直肌

运动眼球的 4 块直肌为上直肌（rectus superior）、下直肌（rectus inferior）、内直肌（rectus

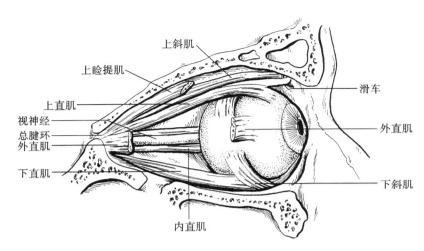

图 11-11　眼球外肌(右眼外侧面观)

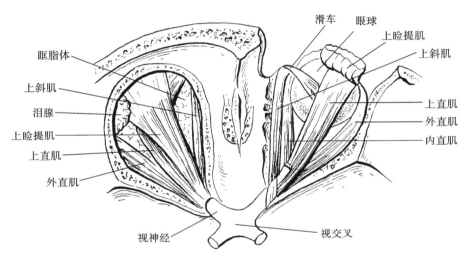

图 11-12　眼球外肌(右眼上面观)

medialis)和外直肌(rectus lateralis),四条直肌共同附着于环绕视神经管周缘和眶上裂内侧的总腱环,在赤道的前方分别止于巩膜的上侧、下侧、内侧和外侧。上、下、内、外直肌收缩时,分别使瞳孔转向上内、下内、内侧和外侧(图 11-12,表 11-1)。上直肌、下直肌、内直肌受动眼神经支配,而外直肌则受展神经支配。

表 11-1　眼球外肌的起止、功能及神经支配

名称	起　点	止　点	作用	神经支配
上睑提肌	视神经管前上方的眶壁	上睑皮肤、上睑板	上提上睑	动眼神经
上斜肌	蝶骨体	眼球后外侧赤道后方的巩膜	使瞳孔转向下外	滑车神经
下斜肌	眶下壁内侧份	眼球下部赤道后方的巩膜	使瞳孔转向上外	动眼神经
上直肌	总腱环	眼球赤道以前的巩膜	使瞳孔转向上内	动眼神经
下直肌			使瞳孔转向下内	
内直肌			使瞳孔转向内侧	
外直肌			使瞳孔转向外例	展神经

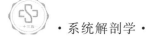

知识链接 11-3

（三）上、下斜肌

上斜肌(obliquus superior)位于上直肌与内直肌之间,起于蝶骨体,以细腱通过眶内侧壁前上方的滑车,经上直肌的下方转向后外,在上直肌和外直肌之间止于眼球后外侧赤道后方的巩膜。该肌收缩使瞳孔转向下外方。

下斜肌(obliquus inferior)位于眶下壁与下直肌之间,起自眶下壁的前内侧,斜向后外,止于眼球下面赤道后方的巩膜。该肌收缩使瞳孔转向上外方。

眼球的正常运动,并非单一肌肉的收缩,而是两眼数条肌肉协同作用的结果(图 11-13)。如俯视时,两眼的下直肌和上斜肌同时收缩;仰视时,两眼上直肌和下斜肌同时收缩;侧视时,一侧眼的外直肌和另一侧眼的内直肌共同作用;聚视中线时,则是两眼内直肌共同作用的结果。当某一眼肌麻痹时,可出现斜视和复视现象。

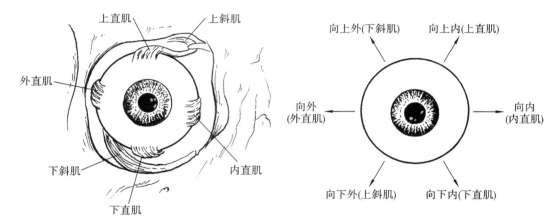

图 11-13 眼球外肌的作用示意图(右眼前面观)

五、眶内结缔组织性结构

（一）眶脂体

眶脂体(adipose body of orbit)为眼眶内的脂肪组织,充填于眼球、眼球外肌与眶骨膜之间,起支持和保护作用(图 11-7)。在眼球后方,视神经与眼球各肌之间脂肪组织较多,与眼球之间类似关节头与关节窝的关系,允许眼球作多轴的运动,还可减少外来震动对眼球的影响。

（二）眶筋膜

眶筋膜(orbital fasciae)包括眶骨膜、眼球筋膜鞘、眼肌筋膜和眶隔(图 11-7)。

1. 眶骨膜(periorbita) 疏松地衬于眶壁的内面,在面前部与周围骨膜相连续。在视神经管处,硬脑膜分两层,内层为视神经的外鞘,外层续为眶骨膜。在眶的后部,眶骨膜增厚形成总腱环,为眼球外肌提供附着处。

2. 眼球筋膜鞘(sheath of eyeball) 眶脂体与眼球之间薄而致密的纤维膜,又称 Tenon 囊。该鞘包绕眼球的大部,向前在角膜缘稍后方与巩膜融合在一起,向后与视神经硬膜鞘结合。眼球筋膜鞘的内面光滑,与眼球之间的间隙称为巩膜外隙,眼球在鞘内可进行较灵活的运动。

3. 眼肌筋膜(fascia of ocularmuscles) 呈鞘状包绕各眼球外肌。

4. 眶隔(orbital septum) 为上睑板上缘和下睑板下缘的一薄层结缔组织,分别连于眶上缘和眶下缘,与眶骨膜相连续。

│ 第三节　眼的血管和神经 │

一、眼的动脉

　　眼球和眶内结构的血液供应主要来自眼动脉(ophthalmic artery)(图 11-14)。眼动脉起自颈内动脉,在视神经的下方经视神经管入眶,先居视神经的下外侧,位于动眼神经、展神经、睫状神经节和外直肌内侧,再走行在视神经与上直肌之间至眶内侧,经上斜肌和上直肌之间前行,终支出眶,终于额动脉。在行程中发出分支分布于眼球、眼球外肌、泪腺和眼睑。其主要分支如下。

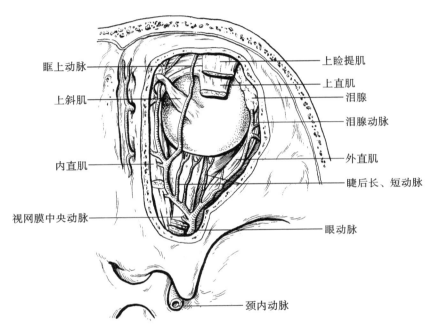

图 11-14　眼的动脉(右眼上面观)

（一）视网膜中央动脉

　　视网膜中央动脉(central artery of retina)(图 11-5)发自眼动脉,是供应视网膜内层的唯一动脉。走行于视神经的下方,在距眼球 10～15 mm 处,穿入视神经鞘内,走行 0.9～2.5 mm 后,继而走行于视神经中央,在视神经盘处穿出分为上、下 2 支,再复分成视网膜鼻侧上、下和视网膜颞侧上、下 4 支小动脉,分布至视网膜鼻侧上、鼻侧下、颞侧上和颞侧下 4 个扇形区。临床上,用眼底镜可直接观察这些血管,它对眼底疾病诊断和预后有重要的指导意义。黄斑中央凹 0.5 mm 范围内无血管分布。

　　视网膜中央动脉是终动脉,在视网膜内的分支之间无吻合,也不与脉络膜内的血管吻合,但行于视神经鞘内和视神经内这两段的分支间有吻合。视网膜中央动脉阻塞时可导致眼全盲。视网膜中央动脉及其分支均有同名静脉伴行。

（二）睫后短动脉

　　睫后短动脉(short posterior ciliary artery)又称脉络膜动脉(图 11-14),有很多支,在视神经周围垂直穿入巩膜,分布于脉络膜。

（三）睫后长动脉

睫后长动脉（long posterior ciliary artery）又称虹膜动脉（图 11-14），有 2 支，在视神经的内、外侧穿入巩膜，在巩膜与脉络膜间前行至睫状体，发出 3 支：①回归动脉支，进入脉络膜与睫后短动脉吻合；②睫状肌支，至睫状肌；③虹膜动脉大环支，与睫前动脉吻合。

（四）睫前动脉

睫前动脉（anterior ciliary artery）由眼动脉的备肌支发出（图 11-14），共 7 支，在眼球前部距角膜缘 5～8 mm 处穿入巩膜，在巩膜静脉窦的后面入睫状肌，发出分支与虹膜动脉大环吻合，营养巩膜的前部、虹膜和睫状体。睫前动脉在进入巩膜前，分支分布于球结膜。

（五）泪腺动脉

泪腺动脉（arteriae lacrimalis）在靠近视神经管出口处起自眼动脉（图 11-14），走行于外直肌上缘向前进入泪腺，并穿过泪腺后终于眼睑和结膜。泪腺动脉除了营养泪腺之外，其分支还与动眼神经伴行，终止于眼球外肌并营养之。

另外，眼动脉还发出筛前动脉、筛后动脉及眶上动脉等分支分布至相应的部位。

二、眼的静脉

1. 眼球内的静脉

（1）视网膜中央静脉（central vein of retina）：与同名动脉伴行，收集视网膜的血液回流，最终注入海绵窦或眼上静脉。

（2）涡静脉（venae vorticosae）：眼球血管膜的主要静脉，一般为四条，分散在上直肌、下直肌、内直肌、外直肌之间（图 11-15），收集虹膜、睫状体和脉络膜的血液回流。此静脉不与动脉伴行。穿出巩膜后，两条上涡静脉注入眼上静脉，两条下涡静脉注入眼下静脉。

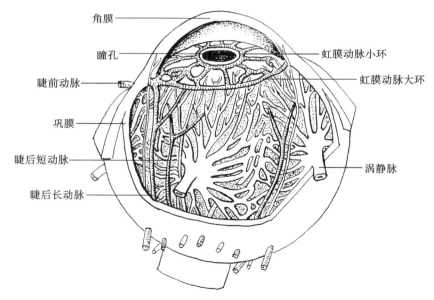

图 11-15　虹膜的动脉和涡静脉（右眼上面观）

（3）睫前静脉（anterior ciliary vein）：收集眼球前部的虹膜等处的血液回流。这些静脉及眶内其他静脉，最后汇入眼上静脉、眼下静脉。

2. 眼球外的静脉

（1）眼上静脉（superior ophthalmic vein）：起自眶内上角，穿过眶上裂汇入海绵窦。

（2）眼下静脉（inferior ophthalmic vein）：起自眶底部和内侧壁前区的静脉网，收集直肌、下斜肌、泪囊和眼睑的静脉血，沿下直肌上方行向后分为两支，一支注入眼上静脉，另一支经眶下裂汇入翼静脉丛。

眼静脉无瓣膜，前行至内眦处与面静脉的内眦静脉有吻合，向后注入海绵窦，面部感染可经眼静脉侵入海绵窦引起颅内感染。

三、眼的神经

视器的神经支配来源较多。视神经起于眼球后极的内侧约 3 mm 处，行向后内，经过视神经管进入颅中窝，连于视交叉，传导视觉。

除视神经外，眼球外肌的神经支配如下：动眼神经支配上睑提肌、上直肌、下直肌、内直肌和下斜肌；滑车神经支配上斜肌；展神经支配外直肌。眼球内肌的瞳孔括约肌和睫状肌受行于动眼神经内的副交感神经纤维支配；瞳孔开大肌受交感神经支配。视器的感觉神经则来自三叉神经的眼支。眼睑内的眼轮匝肌则受面神经支配。泪腺的分泌受来自面神经内的副交感神经纤维支配。

案例思考

患者，男，45 岁，近五天来右眼突发眼胀痛，结膜红肿、畏光流泪，伴有视物模糊，剧烈右侧偏头痛，曾恶心呕吐 2 次，非喷射状。一周前曾与家人生气吵架。否认有糖尿病、高血压、心脏病等全身病史。检查：VOD 指数/1 mVOS 1.0，右眼混合性充血，角膜雾状水肿，色素性角膜后沉积物（＋），前房浅，周边前房极浅，房水闪辉（＋），虹膜膨隆，瞳孔直径约 5 mm，对光反射迟钝，晶体透明，眼底窥不清。左眼周边前房稍浅，虹膜膨隆。眼压右 62 mmHg，左 16 mmHg。

诊断：右眼急性闭角型青光眼。

治疗：控制眼压、保护视力。

提问：

1. 简述眼房的位置、分部及其内容物。

2. 简述房水的产生、回流途径及其作用。

案例思考 11-1
问题解析

能 力 检 测

1. 鼻泪管末端开口于（　　）。

   A. 泪点　　　　　B. 泪囊　　　　　C. 中鼻道　　　　　D. 下鼻道　　　　　E. 上鼻道

2. 视网膜剥离症发生于（　　）。

   A. 脉络膜与巩膜之间　　　　　B. 视网膜与脉络膜之间

   C. 视网膜内层与外层之间　　　　　D. 视锥细胞、视杆细胞与双极细胞之间

   E. 双极细胞与节细胞之间

3. 眼球内容物包括（　　）。

   A. 虹膜　　　　　B. 视网膜　　　　　C. 房水　　　　　D. 晶状体　　　　　E. 玻璃体

4. 关于视网膜的结构，下列哪些是正确的？（　　）

   A. 视锥细胞和视杆细胞的轴突组成视神经

   B. 双极细胞的轴突组成视神经

   C. 节细胞的轴突组成视神经

能力检测答案

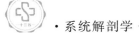

D.感光细胞是视锥细胞和视杆细胞

E.视锥细胞感受强光,视杆细胞感受弱光

5.试述眼球外肌的名称、作用及其神经支配。

6.简述视近物与视远物时晶状体的调节是如何实现的。

（高　尚）

第十二章　前庭蜗器

学习要点

1. 前庭蜗器的组成和功能。
2. 外耳道的形态与分部,鼓膜的分部。
3. 中耳的组成,鼓室各壁的名称及相关结构,咽鼓管的位置、分部、开口部位,幼儿咽鼓管的特点。
4. 内耳的组成,骨迷路和膜迷路的位置和形态分部,平衡器和听器的位置。
5. 声波的传导途径。

前庭蜗器(vestibulocochlear organ)又称为耳(ear),耳是位觉和听觉器官。前庭器官是人体对自身的姿势和运动状态及头部在空间的位置的感受器,在保持身体的平衡中起重要作用。蜗器对动物适应环境有着重要的意义。在人类,有声语言更是交流思想、互通往来的重要工具。

前庭蜗器由外耳、中耳和内耳三部分组成。外耳和中耳传导声波,内耳有位觉和听觉感受器。耳的大部分结构包括外耳道的骨部、中耳、内耳和内耳道都位于颞骨内(图 12-1)。

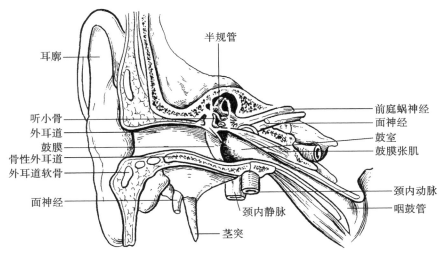

图 12-1　前庭蜗器

第一节　外　　耳

外耳(external ear)包括耳廓、外耳道和鼓膜三部。

NOTE

一、耳廓

耳廓(auricle)位于头部两侧,由弹性软骨和结缔组织构成,外覆薄层皮肤(图 12-2)。耳廓下 1/3 为耳垂,耳垂内无软骨,仅含结缔组织和脂肪,是临床采血的部位。耳廓血管位置浅表、皮肤菲薄,故易冻伤。

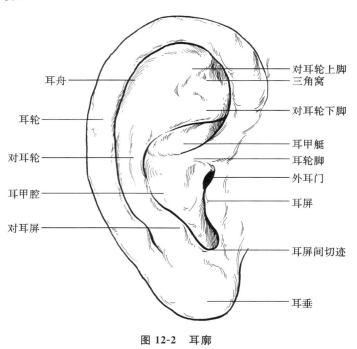

图 12-2　耳廓

二、外耳道

知识链接 12-1

外耳道(external acoustic meatus)是从外耳门至鼓膜的管道。因鼓膜向前下外方向倾斜 45°角,故外耳道的前下壁较后上壁长。成人长约 2.5 cm,其外侧 1/3 为软骨部,内侧 2/3 为骨部,两部交界处较狭窄。外耳道是弯曲的管道,由外向内,先向前上方,稍向后方,再向前下。因外耳道软骨部可被牵拉,向后上方牵拉耳廓,使外耳道变直,可观察鼓膜。但婴幼儿外耳道未完全发育,短而狭窄,鼓膜的位置近似水平位,检查鼓膜时,需将耳廓向后下方牵拉。外耳道的皮肤含有毛囊和皮脂腺,还有耵聍腺,能分泌耵聍,具有保护外耳道的作用,当其干燥凝结后因颞下颌关节运动可自行排出,若凝结块较大可形成耵聍栓塞,影响听觉。外耳道皮下组织甚少,皮肤紧贴软骨膜和骨膜,炎性肿胀时易致神经末梢受压疼痛剧烈。

三、鼓膜

鼓膜(tympanic membrane)为椭圆形半透明薄膜,呈浅漏斗形,鼓膜的边缘附着于颞骨上,中心的凹陷称鼓膜脐(图 12-3)。由鼓膜脐沿锤骨柄向上,可见锤骨前襞和锤骨后襞。鼓膜以此两襞为界可分两部分。鼓膜上方约 1/4 区较松弛,称松弛部;鼓膜的后下方 3/4 的区域坚实而紧张,称为紧张部,其前下方有三角形反光区,称光锥。中耳的病变可引起光锥的变形或消失。鼓膜是一个压力承受装置,具有较好的频率响应和较小的失真度,可将声波振动转变成鼓膜振动。

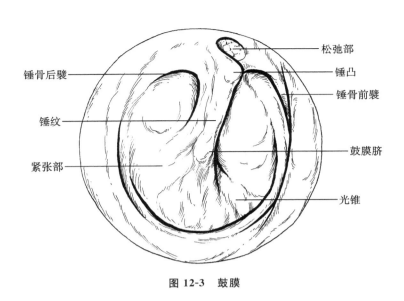

图 12-3　鼓膜

第二节　中　耳

中耳(middle ear)由鼓室、咽鼓管、乳突窦和乳突小房组成。中耳是传导声波的主要部分，将声波高效率传至内耳，有增加压强减少振幅的作用。

一、鼓室

鼓室(tympanic cavity)是内外方向扁的不规则含气小腔，形似竖立的火柴盒。鼓室内有听小骨、肌肉和神经等结构。鼓室被覆黏膜与乳突窦、乳突小房及咽鼓管内的黏膜相连，并借咽鼓管与鼻咽部黏膜相延续(图 12-4,图 12-5)。

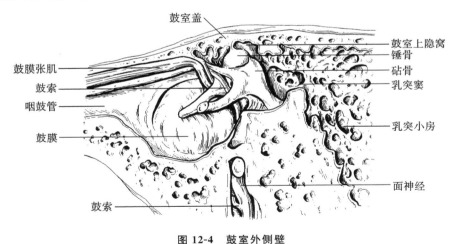

图 12-4　鼓室外侧壁

（一）鼓室壁

1. 前壁为颈动脉壁　前邻颈动脉，壁上部有 2 个口：上为鼓膜张肌半管的开口，下为咽鼓管的鼓室口。

2. 后壁为乳突壁　上部有乳突窦口，向后通乳突窦、乳突小房。乳突窦口下方有锥隆起，其内有镫骨肌。

NOTE

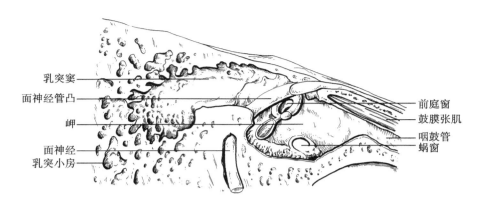

图 12-5 鼓室内侧壁

3. 上壁为盖壁或鼓室盖 上邻颅中窝。疾病可经此侵入颅中窝。

4. 下壁为颈静脉壁 下邻颈内静脉起始部。

5. 外侧壁为鼓膜壁 主要由鼓膜构成,分隔外耳道与鼓室。

6. 内侧壁为迷路壁 分隔鼓室与内耳迷路。此壁的中部隆凸,称岬。岬的后方有 2 个孔,上方一卵圆形孔称前庭窗(卵圆窗),对应耳蜗的前庭阶,由镫骨底及其周围的韧带所封闭;下方一圆孔称蜗窗,对应耳蜗的鼓阶,由第二鼓膜封闭。前庭窗的后上方有一弓形隆起,称面神经管凸,其深部是面神经管,有面神经走行。

（二）鼓室内的结构

鼓室内含从咽经咽鼓管进入的空气。鼓室内含有 3 块听小骨、2 块肌和神经。

1. 听小骨(auditory ossicles) 可分为锤骨、砧骨和镫骨(图 12-6)。锤骨以锤骨柄紧贴鼓膜,砧骨位于以上两小骨之间,镫骨以镫骨底紧贴前庭窗,3 块小骨借关节韧带连结成听骨链,连结鼓室的外侧壁与内侧壁。当声波引起鼓膜振动,听骨链随之运动,使镫骨底在前庭窗作向内或向外的摆动,将鼓膜的振动传至内耳的耳蜗。听骨链受到损伤,会影响声波传导,使听力下降。

知识链接 12-2

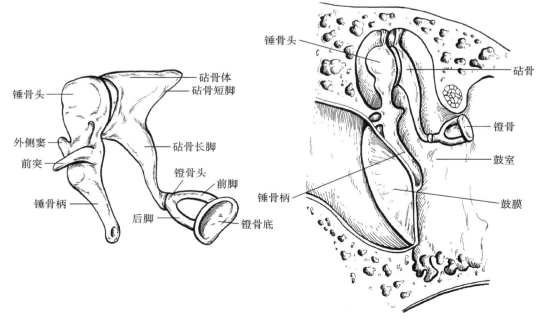

图 12-6 听小骨

2. 肌肉 鼓膜张肌位于鼓膜张肌半管内,止于锤骨柄,收缩时可向内侧牵拉锤骨柄,使鼓膜内陷以紧张鼓膜,受三叉神经支配。镫骨肌位于锥隆起内,止于镫骨,收缩时向后拉镫骨以使镫骨底前部离开前庭窗,降低迷路内压,可解除鼓膜紧张,是鼓膜张肌的拮抗肌,受面神经支配。

3. 神经 鼓室的神经主要为鼓室丛与鼓索神经。

二、咽鼓管

咽鼓管(auditory tube)是连通鼓室与鼻咽部的管道,长 3.5～4.0 cm,管道向前内下倾斜走行,外 1/3 为骨部,内 2/3 为软骨部,两部交界处最窄。鼓室口高出咽口 2～2.5 cm,软骨部和咽鼓管咽口平时闭合,仅在吞咽或呵欠时可被动开放,以平衡中耳和外耳的气压,有利于鼓膜的正常振动。小儿咽鼓管短而宽,接近水平位。鼻咽部有炎症时可通过咽鼓管蔓延到中耳影响中耳的正常功能。

三、乳突窦和乳突小房

乳突窦向前开口于鼓室,为鼓室和乳突小房之间的小腔,向后与乳突小房相连通。乳突小房为颞骨乳突部内的许多大小不等互相连通的含气小腔隙。乳突窦、乳突小房的黏膜和鼓室的黏膜相连续。

第三节 内 耳

内耳(internal ear)又称迷路,位于颞骨岩部的骨质内,鼓室内侧壁与内耳道底之间,是由形状相似的两套管道套叠而成,分为骨迷路和膜迷路两部分。骨迷路是外层的管道,为骨性,腔面有骨膜覆盖;膜迷路是内层的管道,为膜性,薄层结缔组织的囊管。骨迷路与膜迷路之间的间隙,其内充满外淋巴,膜迷路内充满内淋巴,内、外淋巴之间互不相通。听觉感受器和位觉感受器就位于膜迷路内。

一、骨迷路

骨迷路(bony labyrinth)分为骨半规管、前庭和耳蜗三部分,沿颞骨岩部的长轴从后外向前内排列,管腔依次相通(图 12-7)。

(一)骨半规管

骨半规管(bony semicircular canals)各由三个互相垂直的管道组成,弯曲成"C"形。外骨半规管凸向后外侧,呈水平位;前骨半规管凸向前上外侧;后骨半规管凸向后上外侧。每个骨半规管皆有两个骨脚连于前庭,每个骨半规管的一端较细称为单骨脚,另一端膨大称骨壶腹脚,脚上膨大部位称骨壶腹;前、后骨半规管的单骨脚合成一个总骨脚。因此,3 个半规管只有 5 个孔开口于前庭。

(二)前庭

前庭(vestibule)位于半规管和耳蜗之间,是骨迷路的中间部分,近似椭圆形,其内部包裹膜迷路的球囊和椭圆囊,后部较宽有 5 个孔与 3 个半规管相通,前部较窄,连通耳蜗;前庭的外侧壁即鼓室的内侧壁,有前庭窗和蜗窗。内侧壁是内耳道的底,有神经穿行。

(三)耳蜗

耳蜗(cochlea)位于前庭的前方,由蜗螺旋管环绕蜗轴约两圈半而形成,外形似蜗牛壳。

NOTE

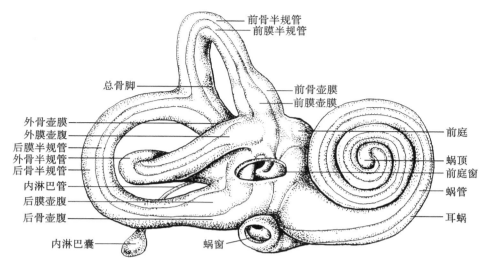

图 12-7　骨迷路

蜗螺旋管是一条起于前庭,以盲端终于蜗顶的螺旋形骨性管道。蜗底朝向后内侧,对向内耳道底,蜗顶朝向前外。位于耳蜗中央呈锥体形的骨松质称为蜗轴,其内有蜗神经和血管穿行,自蜗轴上发出螺旋状的骨片称为骨螺旋板,伸入蜗螺旋管内,其游离缘伸入蜗螺旋管腔内,此板未达蜗螺旋管的对侧壁,蜗轴和骨螺旋板形似螺丝钉。

通过蜗轴切面观察,耳蜗的蜗螺旋管被骨螺旋板和前庭膜、基底膜分隔成三个管道:上方为前庭阶与前庭相通;下方为鼓阶,底端借第二鼓膜与中耳相隔;中间三角形管道为蜗管。前庭阶和鼓阶内充满外淋巴,并经蜗孔相通,蜗管内充满内淋巴。

二、膜迷路

膜迷路(membranous labyrinth)是套在骨迷路内封闭的膜管和膜囊,借纤维束固定于骨迷路的壁上,相互连通,其内充满着内淋巴液(图 12-8)。膜迷路由如下三部分组成。

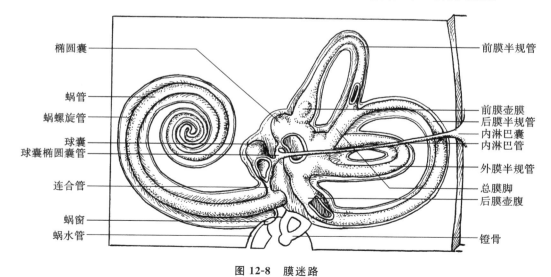

图 12-8　膜迷路

(一)膜半规管

膜半规管(semicircular ducts)位于同名骨半规管内,其形态与骨半规管相似,其管径为骨半规管的 1/4～1/3。各膜半规管的膨大部分,称膜壶腹。壶腹壁上有隆起的壶腹嵴,是位觉感受器,感受头部旋转变速运动的刺激并转变成神经冲动。头部在三维空间中的运动变化,就可分别刺激相应三个膜半规管内的壶腹嵴,转变成神经冲动经前庭神经传入脑。

(二)椭圆囊和球囊

椭圆囊(utricle)和球囊(saccule)位于前庭内,借球囊椭圆囊管相通,并借内淋巴导管连接内淋巴囊,椭圆囊后壁连通3个膜半规管,球囊以连合管与蜗管相连。两囊内壁各有椭圆囊斑、球囊斑,是位觉感受器,感受头部静止的位置或感受直线变速运动的刺激,转变成神经冲动也经前庭神经传入脑。

(三)蜗管

蜗管(cochlear duct)位于蜗螺旋管内,介于骨螺旋板和蜗螺旋管外侧壁之间。一端与球囊相连通,另一端以盲端止于蜗顶(图12-9)。断面呈三角形,其上壁为前庭膜,将前庭阶和蜗管分开;外侧壁紧贴蜗螺旋管内表面;下壁即基底膜(螺旋膜),与鼓阶相隔。在基底膜上有螺旋器,又称Corti器,是听觉感受器,能感受声波刺激,产生听觉的神经冲动。

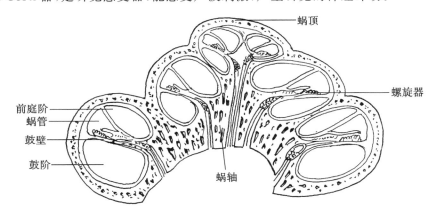

图 12-9 耳蜗切面

人耳能感觉到的声波频率在20~20000 Hz范围之间,但以1000~3000 Hz的声波最为敏感。蜗管螺旋器不同部位感受不同的声波频率,蜗底区域感受高频声音,蜗顶区域感受低频声音。

声音的传导有两条途径,即空气传导途径和骨传导途径(图12-10)。正常情况下以空气传导途径为主。

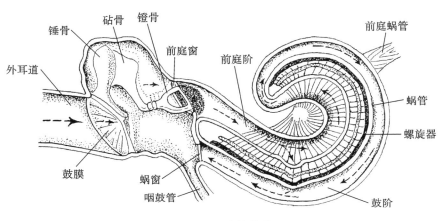

图 12-10 声波传导

1. 空气传导途径 耳廓将收集的声波经外耳道引起鼓膜振动,中耳的听小骨链将鼓膜振

NOTE

动传至前庭窗,将声波转换成机械能并加以放大,引起前庭阶内的外淋巴流动,再经蜗孔传向鼓阶内的外淋巴,最后波动抵达蜗窗第二鼓膜,使第二鼓膜与前庭窗镫骨底反向振动。前庭阶外淋巴的波动可以直接通过前庭膜引起蜗管的内淋巴波动。蜗管的内淋巴波动和鼓阶外淋巴波动均能引起螺旋膜的振动,刺激螺旋器并产生神经冲动,经蜗神经传入脑的听觉中枢,产生听觉。

在鼓膜和听小骨缺损时,声波可经第二鼓膜传入内耳,但只能产生极微小的听觉。

2. 骨传导途径 骨传导途径是指声波经颅骨即骨迷路传入内耳的过程。声波的冲击和鼓膜的振动可经颅骨和骨迷路传入,使内耳内的内淋巴流动,刺激基底膜上的螺旋器产生神经兴奋。

病变位置是在外耳和中耳,引起的耳聋为传导性耳聋。病变位置是在内耳,神经和中枢引起的耳聋,为神经性耳聋。

三、内耳道

内耳道(internal acoustic meatus)是指内耳门到内耳道底,内有前庭蜗神经、面神经和迷路动脉穿行。

案例思考 12-1
问题解析

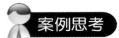

患者,女,35 岁,左耳无明显诱因出现持续性金属声耳鸣,伴耳闷感,听力下降 5 个半月。无耳漏,无眩晕,无头痛耳痛。无外伤史。幼年时有耳病史。

诊断:中耳炎。

提问:

1. 简述小儿咽鼓管特点。

2. 为什么小儿易患中耳炎?

能力检测答案

能 力 检 测

1. 不属于中耳的结构是(   )。

A. 锤骨   B. 鼓室   C. 镫骨   D. 砧骨   E. 耳蜗

2. 听觉感受器是(   )。

A. 球囊斑   B. 壶腹嵴   C. 椭圆囊斑   D. 螺旋器   E. 蜗螺旋管

3. 小儿中耳炎的主要感染途径是(   )。

A. 外耳道   B. 内耳门   C. 面神经管   D. 咽鼓管   E. 颈动脉管

4. 骨迷路包括(   )。

A. 蜗管   B. 前庭   C. 壶腹嵴   D. 球囊   E. 椭圆囊

5. 平衡觉感受器有哪几种?它们各感受哪些刺激?

6. 外耳和中耳各包括哪几部分?

7. 简述声波的主要传导途径。

(张大伟)

第五篇　神　经　系　统

| 总　　论 |

　学习要点

> 1. 神经系统的区分。
> 2. 神经系统的组成,神经元的分类。
> 3. 神经系统的活动方式。
> 4. 神经系统的常用术语。

神经系统(nervous system)由脑和脊髓及连于脑和脊髓并分布于全身各处的周围神经组成,在人体各系统中起主导作用。人体各器官、系统的功能都是直接或间接受神经系统活动的调节。

神经系统是人体结构和功能最复杂的系统,在漫长的进化过程中不断演变、发展和完善。它既与脊椎动物神经系统有相似之处,也有自己鲜明的特点。由于人类长期从事生产劳动,语言交流和社会活动,使大脑皮质的结构和功能发生了质的飞跃,不仅具有与高等动物类似的感觉和运动中枢,而且具有更复杂的分析语言的中枢,使人类大脑皮质成为思维、意识活动的物质基础。因此人类神经系统无论是在形态结构还是功能上,都远远超越了一般动物的范畴。

一、神经系统的区分

神经系统在结构和功能上是一个不可分割的整体,为了便于叙述,将其区分为中枢神经系统(central nervous system)和周围神经系统(peripheral nervous system)两部分。

中枢神经系统包括位于颅腔内的脑和椎管内的脊髓,脑又分为端脑、间脑、小脑、中脑、脑桥和延髓六部分。周围神经系统是指与脑和脊髓相连的神经,包括:与脑相连的 12 对脑神经(cranial nerves),主要分布于头颈部;与脊髓相连的 31 对脊神经(spinal nerves),主要分布于躯干和四肢。

周围神经按其分布区域不同,可区分为躯体神经(somatic nerves)和内脏神经(visceral nerves)。分布于皮肤、骨、关节和骨骼肌等处的神经为躯体神经;分布于心肌、平滑肌和腺体的神经为内脏神经。

躯体神经和内脏神经均含有传导功能不同的两种纤维成分:传入纤维(afferent fiber),又称感觉纤维(sensory fiber),将神经冲动自感受器传向中枢神经系统;传出纤维(efferent fiber),又称运动纤维(motor fiber),将神经冲动自中枢神经系统传向周围效应器。内脏运动神经又依其功能的不同,分为交感神经(sympathetic nerve)和副交感神经(parasympathetic nerve)。

NOTE

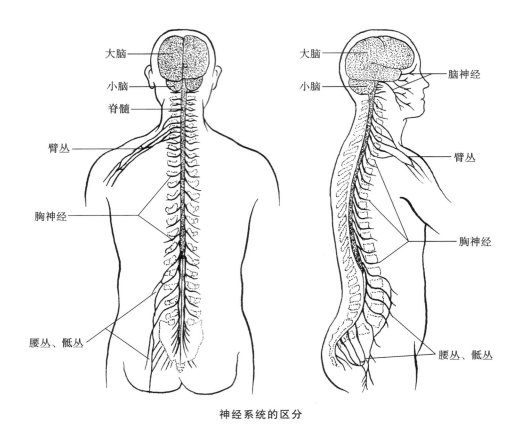

神经系统的区分

二、神经系统的组成

神经系统主要由神经组织构成。神经组织包括神经元(neuron)和神经胶质(neuroglia)。

(一)神经元

神经元即神经细胞,是一种高度分化的细胞,是神经系统的结构和功能单位,具有接受刺激和传导神经冲动的功能。

1. 神经元的构造　人类神经系统中含有多达 10^{11} 个神经元,其形态、大小和功能各异。每个神经元都包括细胞体和胞体延伸出来的突起两部分。胞体为神经元的代谢中心,除具有一般细胞的基本结构(如细胞核、细胞质、细胞器和细胞膜)外,还含有其特有的尼氏体(Nissl body)和神经原纤维(neurofibril)。尼氏体的化学本质是核蛋白体,为蛋白质合成的场所。光镜下尼氏体为嗜碱性深染的颗粒或小块,位于胞体和树突内。病理情况下,尼氏体的形状和分布会发生改变,终至溶解消失;度过病变期,神经元修复,尼氏体逐渐恢复到正常状态。神经原纤维与神经细胞内的物质转运有关,并对神经细胞有支持作用。神经原纤维变性时可形成神经原纤维缠结(neurofibrillary tangle),后者是神经系统退行性疾病(如阿尔茨海默)的主要病理特征之一。从神经元胞体发出的突起有两类:树突(dendrite)和轴突(axon)。树突是胞体向外发出的延伸部,故其结构与胞体相似。一个神经元通常有多个树突。树突的作用是接受来自其他神经元或感受器的传入信息并将信息沿树突干传至胞体。有些神经元的树突具有小的突起称为树突棘(dendrite spine),多为与其他神经元构成突触的部位。轴突通常由胞体发出,也可自树突干的基部发出,通常一个神经元只有一个轴突,但轴突可发出侧支,轴突的长短粗细不一,直径在 $0.2\sim20$ μm 之间,短者只有几个微米,长者可达 1 m 以上。轴突是神经元的主要传导装置,把神经冲动自轴突起始部传向末端。轴突内缺乏核糖体(核蛋白体),因而不能合成蛋白质。大分子的合成并组装细胞器的过程都是在胞体中完成的,并在胞体和轴突之间进行单向或双向的流动,这种现象称为轴浆运输(axonal transport)。利用轴浆运输原理,可以通过示踪技术探讨神经团之间的纤维联系。

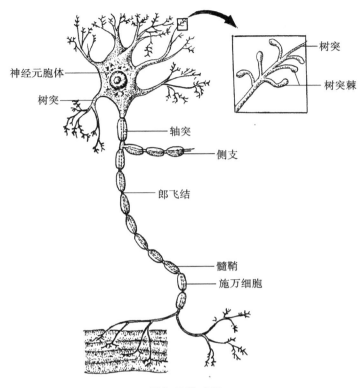

神经元胞体
树突
轴突
侧支
郎飞结
髓鞘
施万细胞
树突
树突棘

神经元模式图

2. 神经元的分类 神经元的形态不同,功能各异,因此,神经元有多种分类方法。根据神经元突起的数目将神经元分为 3 类:①假单极神经元,自胞体发出一个短突起,随即呈"T"字形分为两支,一支分布至周围组织的感受器称周围突,另一支入脑或脊髓称中枢突。脑、脊神经节中的初级感觉神经元属此类。②双极神经元,自细胞体两端各发出一个突起,分别至感受器(周围突)或进入中枢部(中枢突),如视网膜内的双极细胞,前庭神经节内的感觉神经元。③多极神经元,具有多个树突和一个轴突,中枢内的神经元多属于此类。

根据神经元的功能及神经兴奋的传导方向,也可把神经元分成 3 类:①感觉神经元(sensory neuron),将内、外环境变化的各种刺激传向中枢部,故又称之为传入神经元,双极神经元和假单极神经元在功能上多属于感觉神经元。②运动神经元(motor neuron),位于中枢部,以多极神经元居多,将中枢部的冲动传向周围部,故又称传出神经元,支配骨骼肌、心肌、腺体和平滑肌的活动。③联络神经元(association neuron)或中间神经元(interneuron),位于神经元之间,形态上具有多样性,这类神经元占神经元总数的 99%。

中间神经元根据轴突的长短又可分为两类。一类是高尔基Ⅰ型细胞,轴突较长,将神经冲动从中枢的某一部位传向另一部位,故称为中继或投射性中间神经元。另一类是高尔基Ⅱ型细胞,轴突较短,仅在局限的小范围内传递信息,因此又称为局部回路神经元。

此外,根据神经元所含的化学递质不同,可将神经元分为多种类型,如胆碱能神经元、生物胺能神经元、氨基酸能神经元和肽能神经元等。胆碱能神经元以乙酰胆碱为神经递质,分布于神经中枢部和部分内脏中;生物胺能神经元包括儿茶酚胺能神经元(可分泌去甲肾上腺素或多巴胺等)、五羟色胺和组胺能神经元,广泛分布于中枢和周围神经;氨基酸能神经元以谷氨酸、γ-氨基丁酸、甘氨酸等为神经递质,主要位于神经中枢内;肽能神经元种类多,分布广,如生长

NOTE

抑素、P物质、脑啡肽等。

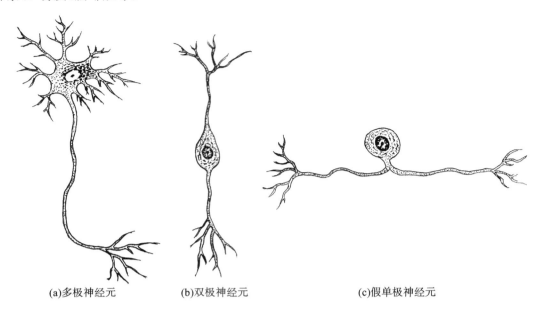

(a)多极神经元　　　　　(b)双极神经元　　　　　(c)假单极神经元

神经元的类型

3. 神经纤维（nerve fibers）　神经元较长的突起和包被其外的胶质细胞一起构成神经纤维。根据胶质细胞是否环绕神经元轴索形成髓鞘，将神经纤维分为有髓纤维和无髓纤维。髓鞘是由胶质细胞环绕神经元轴突所形成的多层同心圆螺旋模板层结构。雪旺细胞参与周围神经的髓鞘的形成，而少突胶质细胞则参与中枢神经有髓纤维髓鞘的形成。髓鞘结构与神经纤维的传导速度有关。外周神经的无髓纤维轴索也有雪旺细胞包绕，但没有形成多层的板层样结构。神经纤维的表面有一薄层结缔组织包绕，称神经内膜。若干条神经纤维由疏松结缔组织集合成束，由较细密的一层结缔组织包绕，称神经束膜（perineurium）。由粗细不等的神经束集中构成神经，其外被致密结缔组织包绕，称神经外膜（epineurium）。

4. 突触（synapse）　神经元与神经元之间，神经元与效应器之间特化的接触区域称为突触，它是神经元与神经元之间，神经元与效应器之间信号传递的结构基础。大多数突触是一个神经元的轴突末梢与另一个神经元的树突或胞体接触，称为轴-树或轴-体突触。但也有轴-轴、树-树或体-体突触。突触可分为化学突触和电突触两类。人体神经系统内大部分突触都是化学性的，它们需借助化学递质的作用才能完成冲动的传递。典型的化学性突触包括突触前部、突触间隙和突触后部三部分。突触前部有大量的突触小泡，内含高浓度的神经递质。当神经冲动传至突触前部时，此处的突触小泡即释放神经递质到突触间隙，与突触后膜上相应的受体结合，导致突触后膜的电位变化产生神经冲动，完成神经元间的冲动传递。电突触的结构基础是缝隙连接，体内仅少数部位存在电突触，其突触间隙很小，以致一个神经元的电变化可以直接导致另一个神经元的电变化。

（二）神经胶质

神经胶质（neuroglia）或称神经胶质细胞（glia cells），在中枢神经系统中，神经胶质的数量比神经元要多数十倍。神经胶质不能传导神经冲动，但它是保障神经元存活和神经元行使正常功能的重要结构。神经胶质除了对神经元具有支持、保护和营养作用外，还对神经元递质的代谢、神经元环境离子浓度的维持和神经冲动的传递等方面具有重要作用。神经胶质细胞包括星形胶质细胞、小胶质细胞、少突胶质细胞、室管膜细胞和施万细胞等。

1. 星形胶质细胞（astrocyte）　在各种胶质细胞中，星形胶质细胞数量最多、体积最大、分

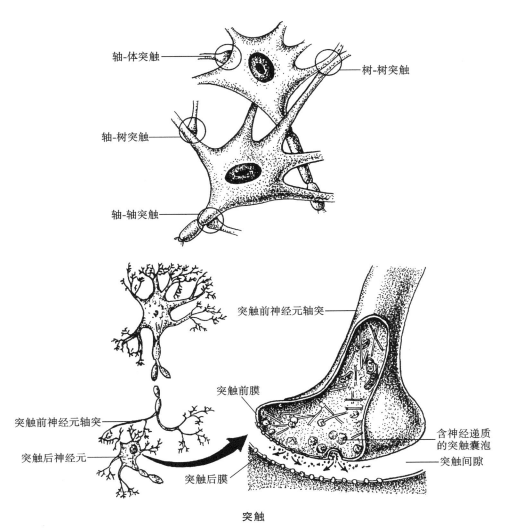

轴-体突触

树-树突触

轴-树突触

轴-轴突触

突触前神经元轴突

突触前膜

突触前神经元轴突

突触后神经元

突触后膜

含神经递质的突触囊泡

突触间隙

突触

布最广,位于神经元胞体及其突起之间。星形胶质细胞具有很多功能:①调节神经元代谢和离子环境:星形胶质细胞膜上存在某些神经递质转运体,能够摄取神经元释放的神经递质,并参与神经递质的代谢;星形胶质细胞膜上还存在有多种离子通道,可以转运神经元兴奋时外流到细胞外间隙的过多的钾离子,保持细胞外间隙离子的稳定和平衡。②合成和分泌神经营养因子等活性物质:星形胶质细胞能合成和分泌神经生长因子(NGF)、碱性成纤维生长因子(bFGF)和纤维粘连蛋白(fibronectin)等,维持神经元生存和促进神经突起生长,有助于神经的修复。③参与脑免疫反应:星形胶质细胞表面有主要组织相容性复合体(MHC)Ⅱ类蛋白分子,能够结合经处理过的外来抗原,将其递呈给 T 淋巴细胞。④引导神经元迁移:在神经系统发育过程中,星形胶质细胞的突起可以引导神经元迁移到一定部位,同时可引导神经元的突起向靶区迁移,使神经系统建立完善的连接。

2. 小胶质细胞(microglia) 其实质为神经系统中的巨噬细胞,分布于灰质和白质,但灰质内更多。它们可能起源于血液中的单核细胞,进入发育中的中枢神经系统,转变成具有吞噬能力的阿米巴样小胶质细胞,吞噬发育中的一些自然退变的残余物,同时自我增殖。中枢神经系统发育完成后,它们即变为静止状态的小胶质细胞。中枢神经受损伤时,处于静止状态的小胶质细胞被激活,变为巨噬细胞并进行增殖,吞噬和清除细胞碎片及溃变物质。除此之外,小胶质细胞还能刺激轴突的生长和参与对脑内局部免疫反应的调节。

3. 少突胶质细胞(oligodendrocyte) 分布于中枢神经系统血管周围、脑和脊髓白质的纤

知识链接
第五篇 总论

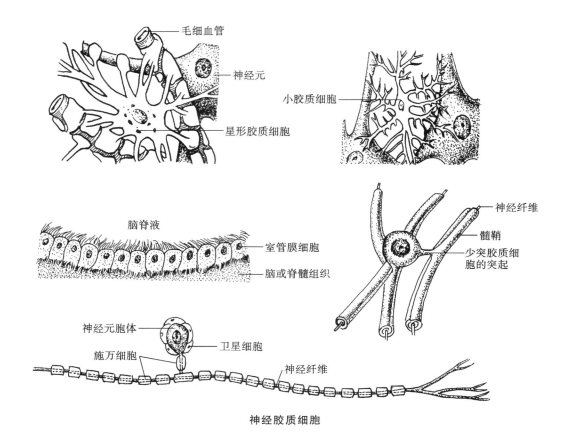

神经胶质细胞

维束之间及灰质的神经元周围。小突胶质细胞的功能主要是形成中枢神经系统内有髓鞘纤维的髓鞘。

4. 室管膜细胞（ependymocyte） 一层立方、柱形或扁平的上皮细胞，覆盖脑室和脊髓中央管，称为室管膜。室管膜细胞参与神经组织与脑脊液之间的物质交换。

三、神经系统的活动方式

神经系统活动的基本方式是反射。反射是神经系统通过与其相连的各种感受器，接受内、外环境变化的各种刺激，然后做出反应的过程。反射的结构基础是反射弧（reflex arc），包括五个环节，即感受器→传入（感觉）神经→中枢→传出（运动）神经→效应器。一般的反射弧，在传入神经元和传出神经元之间有一个或多个中间神经元参加，中间神经元越多，引起的反射活动就越复杂。人类大脑皮质的思维活动，就是通过大量中间神经元极为复杂的反射活动来完成的。如果反射弧任何一部分损伤，反射即出现障碍。在神经系统的作用下，人体不同细胞、组织、器官和系统间的活动成为有机的整体，以适应内外环境的不断变化，维持机体内环境的稳定与平衡及自身和种系的生存和发展，保证生命活动的正常进行。

四、神经系统的常用术语

1. 灰质（gray matter） 在中枢部，神经元的胞体及树突聚集的部位，因其富含血管，在新鲜标本上色泽灰暗，故名灰质。

2. 皮质（cortex） 分布在脑表面的灰质，如大、小脑皮质。

3. 神经核（nucleus） 除皮质以外，形态和功能相似的神经元胞体在中枢部聚集成团或柱，称为神经核。

4. 白质（white matter）和髓质（medulla） 在中枢部神经纤维聚集的部位，因髓鞘含有类

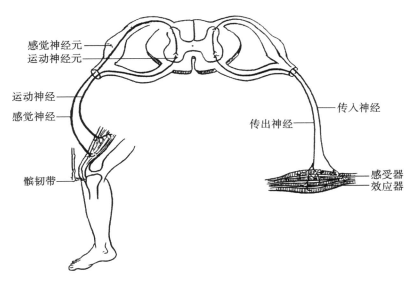

反射弧

脂质,色泽亮白,称白质,位于大脑和小脑皮质深面的白质称为髓质。

5. 纤维束(fasciculus) 在中枢部,起止、行程和功能基本相同的神经纤维集合在一起称为纤维束。

6. 神经节(ganglion) 在周围部,形态和功能相似的神经元胞体聚集称神经节,包括感觉神经节和内脏运动神经节。前者由假单极或双极神经元等感觉神经元的胞体聚集而成;后者由传出神经元的胞体聚集而成,支配心血管、腺体、平滑肌活动。

7. 神经(nerves) 神经纤维在周围部聚集而成粗细不等的神经。

8. 网状结构(reticular formation) 在某些中枢部,神经纤维交织成网状,其间散布有大小不一的神经元胞体,称为网状结构,如脑干网状结构。

第十三章 中枢神经系统

 学习要点

1. 脊髓的位置及外形。

2. 脊髓灰质的分部,灰质前角的功能、灰质后角固有核的位置与功能,白质后索薄束楔束、外侧索的皮质脊髓侧束和脊髓丘脑侧束、前索的皮质脊髓前束和脊髓丘脑前束的起止与功能。

3. 脊髓的功能。

4. 脑的位置与组成,脑干的组成,脑干的外形,第四脑室的位置,脑干内 18 对脑神经核的位置与功能,薄束核与楔束核的位置与功能,脑干白质的 4 个丘系及锥体束的走行特点与交叉部位。

5. 小脑的形态、分部及分叶,小脑的基本功能。

6. 间脑的分部,背侧丘脑的位置,背侧丘脑中的腹后内侧核和腹后外侧核的功能,后丘脑的功能。

7. 端脑的位置、形态、内部结构及功能。

8. 脑和脊髓 3 层被膜的组成,硬脊膜及硬膜外隙的位置与特点,硬脑膜的双层特点及其形成的结构,包括大脑镰、小脑幕、幕切迹和硬脑膜窦的位置与形态,蛛网膜下隙的位置及特点。

9. 椎动脉、基底动脉及大脑后动脉的位置和走行分布,颈内动脉、大脑前动脉及大脑中动脉的位置、走行分布,大脑动脉环的组成、位置及作用。

10. 脑脊液循环。

中枢神经系统包括脊髓和脑。脑又分为端脑、间脑、小脑、中脑、脑桥、延髓六部分。中脑、脑桥和延髓合称脑干。

第一节 脊 髓

一、脊髓的位置及外形

脊髓(spinal cord)位于椎管中,外面包裹着被膜。脊髓外形呈扁圆柱状,它的长度在成人为 42～45 cm,上端在枕骨大孔水平处与延髓相续,下端在第 1 腰椎水平变细,呈圆锥状,称脊髓圆锥(conus medullaris)。圆锥的下端延续成一根细丝称终丝(filum terminale)。因此成人在第 1 腰椎体下缘水平以下的椎管中已经没有脊髓。脊髓全长粗细不一,有两个膨大:颈膨大(cervical enlargement)为第 5 颈节至第 1 胸节,其发出神经分布至上肢;腰骶膨大(lumbosacral enlargement)为第 2 腰节至第 3 骶节,其发出神经分布至下肢。脊髓的前面有一条纵行的深裂,称前正中裂(anterior median fissure);脊髓的后面也有一条纵行的浅沟,称后正中沟(posterior median sulcus)(图 13-1)。脊髓的前外侧及后外侧均连着许多神经根丝,后外侧的根丝较粗,向椎间孔方向集中,合成后根,内含传入神经纤维。前外侧的根丝则较细,合成前根,内含传出神经纤维。前根、后根在椎间孔处合成脊神经,脊神经共 31 对,除第 1 颈神经和尾神经外,都通过椎间孔离开椎管。脊神经包括颈神经 8 对,胸神经 12 对,腰神经 5 对,骶神经 5 对和尾神经 1 对。脊神经的前后根会合前,在后根上有一膨大处,称脊神经节,内含传入神经元的胞体。

因为脊髓较椎管短,脊神经根距各自的椎间孔自上而下愈来愈远,致使脊神经根在椎管内自上而下逐渐斜行,腰、骶、尾部的神经根几乎垂直下行于脊髓圆锥下方,并包绕终丝,形成马尾(cauda equina)。成人椎管内在第 1 腰椎平面以下已无脊髓而只有马尾,因此,临床进行腰椎穿刺时常选择在第 3、4 或第 4、5 腰椎棘突之间进针,可以避免损伤脊髓(图 13-2)。

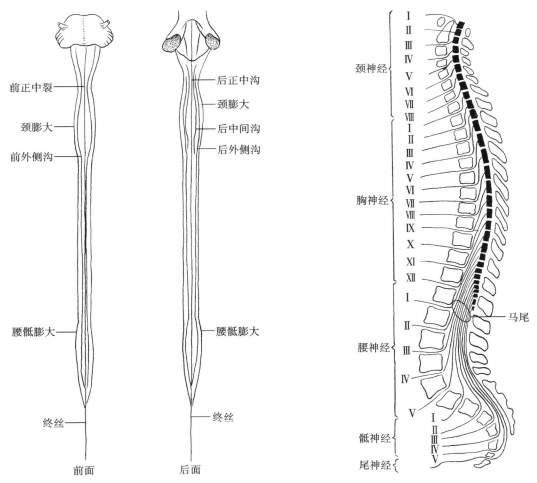

图 13-1　脊髓的外形　　　　　　图 13-2　脊髓节段与椎骨的对应关系

脊髓表面无明显节段性,通常把每一对脊神经的根丝相连的一段脊髓称为一个脊髓节段。因为有 31 对脊神经与脊髓相连,故脊髓也相应地分为 31 个节段,其名称也与脊神经名称相一致。如与第 1 颈神经相连的脊髓节段为第一颈节;与第 2 胸神经相连的脊髓节段为第 2 胸节等。

早期胚胎脊髓与脊柱等长,所有脊神经根呈直角自脊髓发出,进入相应的椎间孔。从胚胎第 4 个月开始,脊髓的生长速度比椎管缓慢,而脊髓头端连脑固定,脊髓尾端相对上升。因此,除脊髓的第1、2颈节基本与第1、2颈椎位置相当外,其余脊髓节段位置都比相应的椎骨位置高,而且越靠近脊髓下段差距越大。了解每一脊髓节段平对哪一椎骨,对诊断病变部位及选择手术切口等有一定的临床意义。

在成人,一般粗略的推算方法是:上颈节（$C_1 \sim C_4$）大致与同序数椎骨相对应;下颈节（$C_5 \sim C_8$）和上胸节（$T_1 \sim T_4$）与同序数椎骨的上一个椎体平对;中胸节（$T_5 \sim T_8$）与同序数椎骨的上2个椎体平对;下胸节（$T_9 \sim T_{12}$）与同序数椎骨的上3个椎体平对;腰节约平对第11及第12胸椎范围;骶节和尾节约平对第1腰椎(图 13-2)。

二、脊髓的内部结构

在脊髓内部,灰质(gray matter)位居中央,白质(white matter)围绕在灰质周围,现于脊髓的横断面上说明其内部构造(图 13-3,图 13-4)。

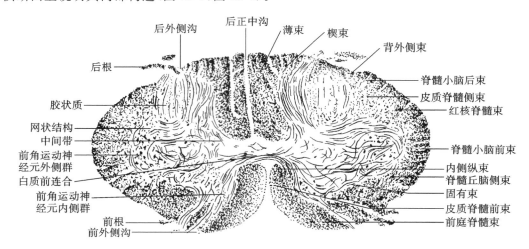

图 13-3 脊髓颈部的水平断面 1

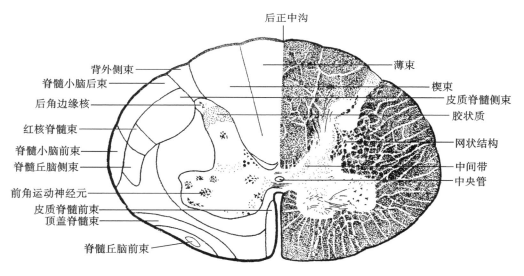

图 13-4 脊髓颈部的水平断面 2

(一)灰质

灰质呈"H"形,每侧灰质前部膨大,称前角(anterior horn),后部较细,称后角(posterior horn)。在脊髓胸段及上腰段(第1胸节至第3腰节),灰质前、后角间尚有一较小的、向外侧突

NOTE

出的侧角(lateral horn)。连接两侧灰质的中间部分,称为灰质连合(gray commissure),灰质连合的前方有脊髓两侧交叉纤维构成的白质前连合(anterior white commissure),灰质连合的中间有一小孔,是中央管(central canal)的断面。若除掉灰质周围的白质,可见前、后角均呈柱状,纵贯脊髓全长,分别称前柱(anterior column)和后柱(posterior column)。

1. 后角 又称后柱,神经元直接接受后根的终支和侧支,从后向前分为四个核团:后角边缘核(posteromarginal nucleus)是后角尖侧的薄层灰质,由大细胞组成;胶状质(substantia gelatinosa)由大量小细胞组成,在新鲜标本上呈半透明胶冻状,它可能参与脊髓节段间的联系;后角固有核(nucleus proprius)占后角大部分,由大、中型细胞构成,树突伸向胶状质,轴突组成白质的上行束;胸核(nucleus thoracicus),又称背核(nucleus dorsalis)或 Clarke 柱,位于后角基部内侧,边界清楚,仅见于脊髓 C_8 ~ L_2 节段。

2. 前角 又称前柱,主要由大型多极的前角运动神经元胞体构成。它们接受来自后根、后角细胞和脑下行纤维的联系,其轴突自前外侧沟突出,构成前根。前角运动神经元为大、中型多极神经元,分为两类:α 运动神经元,属大型细胞,直径大于 25 μm,胞体中 Nissl 体呈粗大块状,这是支配骨骼肌的神经元;γ 运动神经元,属中型神经元,其轴突随前根穿出支配肌梭的梭内肌,在维持肌张力中起重要作用。前角运动神经元在配布上分为内、外侧两群,内侧群也称内侧核,见于脊髓全长,支配躯干肌和颈肌;外侧群又称外侧核,在颈膨大和腰骶膨大处最发达,支配四肢肌。前角内,还有许多小型的中间神经元,其中有一种称为 Renshaw 细胞,能接受 α 运动神经元轴突侧支,其轴突反过来又与同一个 α 运动神经元或其他的 α 运动神经元形成突触联系,因其含有抑制性神经递质 γ-氨基丁酸,故对 α 运动神经元起抑制作用,形成回返性抑制环路。

3. 侧角 又称侧柱,由中、小型细胞构成,仅见于脊髓 T_1 ~ L_3 节段,这是交感神经的低级中枢,其轴突随前根突出,构成交感神经的节前纤维。在脊髓 S_2 ~ S_4 节段,相当于侧角的部位,由小型神经元组成核团,称为骶副交感核,是副交感神经在脊髓的低级中枢。

Rexed 板层的概念如下:1952 年 Rexed 根据猫的脊髓结构,提出脊髓灰质板层构筑学说,认为脊髓灰质神经元不是分群存在,而是从后角到前角分为 10 个板层(图 13-5)。Ⅰ层含后角边缘核;Ⅱ层相当于胶状质;Ⅲ、Ⅳ层含后角固有核;Ⅴ、Ⅵ层位于后角基部;Ⅶ层含中间带;Ⅷ层位于前角基部;Ⅸ层相当于前角运动细胞群;Ⅹ层位于中央管周围。以后发现人的脊髓也同样具有 10 层构筑。

知识链接 13-1

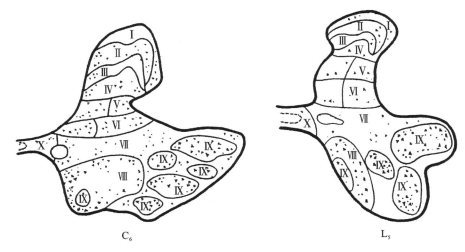

图 13-5 脊髓灰质的 Rexed 板层

NOTE

（二）白质

脊髓的白质主要由许多传导束组成，位于灰质的外围。传导束一般按起止命名。凡将神经冲动传向脑的不同部位的传导束，称上行传导束。从脑的不同部位传向脊髓的传导束，称下行传导束。在脊髓横断面上，可将白质分为三部分。位于后根与后正中沟之间的部分，称后索（posterior funiculus）；位于前、后根之间的部分，称外侧索（lateral funiculus）；位于前根与前正中裂之间的部分，称前索（anterior funiculus）。

在脊髓内除上述长传导束外，尚有行走距离较短、联系脊髓不同节段的纤维束，称固有束，它们紧靠在脊髓灰质的周围。一般起止、功能相同的纤维集中在一起组成束（fasciculus）。索（funiculus）是区域的概念。两者含意不同，不可混用。

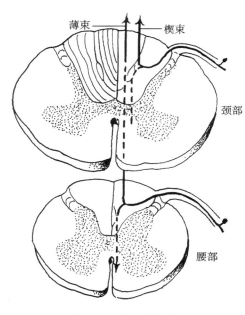

图 13-6　薄束和楔束

1. 上行传导束

（1）薄束和楔束：占据后索，薄束（fasciculus gracilis）位于内侧，楔束（fasciculus cuneatus）位于外侧（图 13-6），它们是由脊神经节细胞的中枢突，经后根内侧部进入脊髓后索直接上升构成的。薄束来自第 5 胸节以下的后根，楔束来自第 4 胸节以上（含第 4 胸节）的后根。后索内的纤维排列有明确的定位，自外向内依次为颈、胸、腰、骶的纤维。薄束和楔束的功能是传递意识性本体感觉（肌、腱、关节囊、韧带、皮肤的位置觉、运动觉和振动觉）和精细触觉（两点间距离的辨别觉）的冲动至延髓的薄束核和楔束核。脊髓后索病变患者，损伤平面以下意识性本体感觉和精细触觉丧失，表现为感觉性共济失调。

（2）脊髓丘脑束：分脊髓丘脑前束（anterior spinothalamic tract）和脊髓丘脑侧束（lateral spinothalamic tract）（图 13-7）。脊髓丘脑前束位于前索中，传递粗触觉和压觉；脊髓丘脑侧束位于外侧索，传递痛、温觉信息。脊髓丘脑束主要起自后角边缘核、胶状质及后角固有核等核团，它们的轴突在脊髓中先上升 1～2 节，再经白质前连合交叉到对侧，在外侧索和前索形成脊髓丘脑束，上行止于背侧丘脑。该束在脊髓内定位明确，由外向内依次为骶、腰、胸、颈节段的感觉纤维。传导躯干四肢皮肤的痛觉、温度觉和触压觉至丘脑。

（3）脊髓小脑束：分脊髓小脑前束（anterior spinocerebellar tract）和脊髓小脑后束（posterior spinocerebellar tract）。前者位于外侧索周边部的腹侧，主要起自后角基部和中间带外侧部，多数纤维交叉至对侧、少数纤维在同侧上行进入旧小脑皮质。后者位于外侧索周边部的背侧，主要起自背核，上行止于旧小脑皮质。脊髓小脑束传递下肢和躯干下部的非意识性本体感觉信息，与肢体运动和姿势反射有关。

2. 下行传导束

（1）皮质脊髓束（corticospinal tract）（图 13-8）：起自大脑皮质躯体运动中枢，下行至延髓锥体交叉时，大部分纤维（75%～90%）交叉到对侧，行于脊髓外侧索，脊髓小脑后束的内侧，形成皮质脊髓侧束（lateral corticospinal tract），而在此处小部分不交叉的纤维形成皮质脊髓前束（anterior corticospinal tract），行于前正中裂两侧。皮质脊髓侧束止于同侧前角外侧核群，皮质脊髓前束在下行过程中部分纤维交叉至对侧，部分纤维自始至终不交叉，因此，本束控制

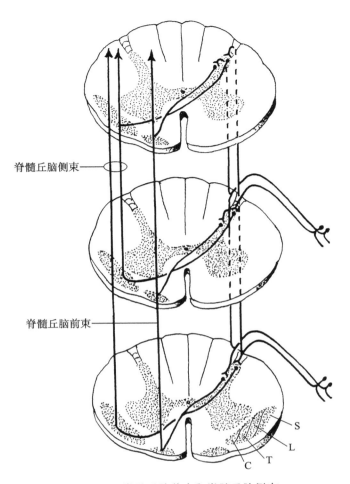

脊髓丘脑侧束

脊髓丘脑前束

S
L
T
C

图 13-7　脊髓丘脑前束和脊髓丘脑侧束

双侧前角内侧核群。皮质脊髓束的功能是传递随意运动冲动至前角细胞,调控骨骼肌的随意运动。

　　(2) 红核脊髓束(rubrospinal tract):位于外侧索,皮质脊髓侧束的前方,该束起自中脑红核,发出后立即交叉下行于脊髓外侧索,止于同侧前角细胞,其功能是兴奋同侧屈肌运动神经元,同时抑制伸肌运动神经元,参与姿势反射。

　　(3) 前庭脊髓束(vestibulospinal tract):位于前索,起自脑桥的前庭神经核,终于同侧前角运动神经元。其功能主要是兴奋同侧躯干及四肢伸肌运动神经元,抑制屈肌运动神经元。

三、脊髓的功能

　　1. 传导功能　脊髓有许多上、下行传导束,上行传导束将感觉信息上传至脑,下行传导束传递高级中枢的调控信息,因此脊髓成为脑与脊髓低级中枢和周围神经联系的重要通道。脊髓横断时,因传导束全部阻断,脊髓失去高级中枢的调控,则损伤节段以下躯体的感觉和运动全部丧失,称为截瘫。

　　2. 反射功能　反射是中枢神经系统的基本活动方式。脊髓作为一个低级中枢,可执行一些基本的反射活动,包括躯体反射和内脏反射。脊髓的反射都是通过固有束和前、后根来完成的。

　　(1) 躯体反射:即引起骨骼肌运动的反射,依感受器部位不同,分浅反射和深反射。浅反射是指刺激皮肤、黏膜的感受器而引起骨骼肌收缩的反射,如腹壁反射。反射弧中任何环节受

NOTE

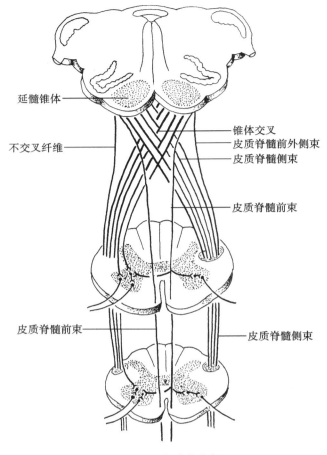

延髓锥体

锥体交叉
皮质脊髓前外侧束
皮质脊髓侧束

不交叉纤维

皮质脊髓前束

皮质脊髓前束

皮质脊髓侧束

图 13-8　皮质脊髓束

到破坏,反射即减弱或消失;深反射是指刺激肌、腱、骨膜感受器而引起骨骼肌收缩的反射,又称牵张反射。它属单突触反射,反射弧仅由两个神经元构成,即后根传入纤维直接与前角运动神经元形成突触联系。膝反射、肱二头肌反射、肱三头肌反射等都属牵张反射。此外,肌张力反射也属牵张反射。肌张力是指人体在安静状态时,骨骼肌不完全松弛,而是始终处于轻度收缩状态,使肌保持一定的紧张度。肌的感受器(肌梭)由于受重力牵拉刺激,通过脊髓反射性地使被牵拉的肌保持一定的紧张度,这对维持人体的姿势平衡十分重要,如站立位时的竖脊肌、臀大肌等。

　　(2) 内脏反射:因脊髓灰质内有交感神经和副交感神经的低级中枢,故脊髓内有部分内脏反射活动的初级中枢,如排尿和排便中枢等。这些内脏反射活动,也是通过脊髓的反射弧来实现的,但受到大脑皮质的控制。以排尿反射为例:尿液刺激膀胱壁上的感受器,感受器产生的神经冲动经过传入神经传递到脊髓的排尿中枢,经排尿中枢,神经冲动继续上传到大脑,使机体产生尿意。由大脑发出的神经冲动下传到脊髓的排尿中枢,经传出神经到膀胱,引起排尿反射。

┃ 第二节　脑 ┃

　　脑(brain)位于颅腔内,由胚胎时期神经管前部分化发育而成,形态结构及功能都较脊髓更为复杂。一般可将脑分为六部分:端脑、间脑、中脑、脑桥、延髓和小脑(图 13-9,图 13-10)。

通常将中脑、脑桥和延髓合称为脑干。胚胎早期,神经管前部首先分化为前脑(forebrain)、中脑(midbrain)和菱脑(hindbrain)。此后前脑进一步发育为端脑和间脑,中脑无明显的变化,菱脑则进一步发育为后脑(metencephalon)和末脑(myelencephalon)。随着胚胎的发育,后脑最终演化为脑桥和小脑,而末脑则形成延髓。延髓向下经枕骨大孔与脊髓相连续。随着脑的进一步发育,胚胎时期的神经管内腔将在脑的各部内形成脑室系统。

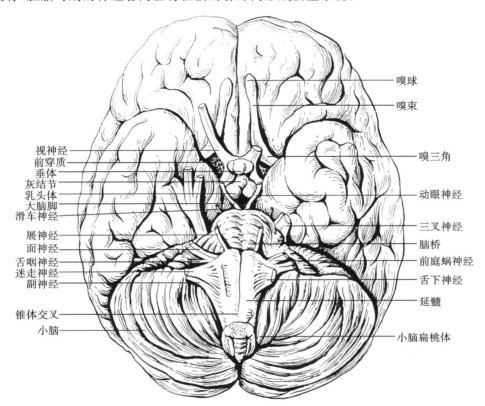

图 13-9 脑的底面

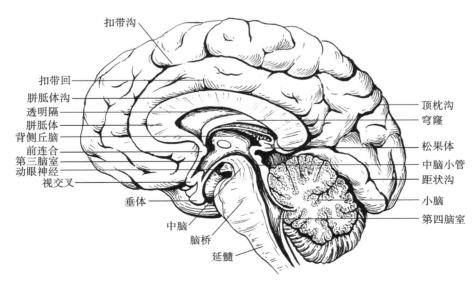

图 13-10 脑的正中矢状面

一、脑干

脑干(brain stem)是位于脊髓和间脑之间的较小部分,自下而上由延髓、脑桥和中脑组成。脑干位于颅后窝前部,其中延髓和脑桥的腹侧邻接枕骨斜坡,背面与小脑相连。延髓、脑桥和小脑之间的腔隙为第四脑室,其向下续于延髓和脊髓的中央管,向上接中脑的中脑水管。

（一）脑干的外形

1. 脑干腹侧面　脑干的腹侧面有多处凹陷和膨隆。各部膨隆的深面有纵行的纤维束或神经核,凹陷处则有不同的脑神经穿出(图 13-11)。

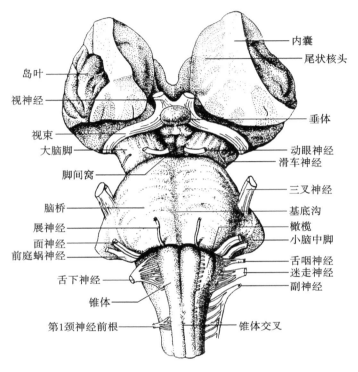

图 13-11　脑干的腹侧面

（1）延髓(medulla oblongata):形似倒置的圆锥体,下端平枕骨大孔处与脊髓相接,上端借横行的延髓脑桥沟(bulbopontine sulcus)与脑桥相隔开。延髓下部与脊髓外形相似,脊髓表面的各条纵行沟、裂向上延续到达延髓。其腹侧面正中为前正中裂,其两侧的纵行隆起称锥体(pyramid),由大脑皮质发出的锥体束(主要为皮质脊髓束)纤维构成。在锥体的下端,大部分皮质脊髓束纤维左右交叉,形成发辫状的锥体交叉(decussation of pyramid),将前正中裂部分截断。延髓上部,锥体外侧的卵圆形隆起称橄榄(olive),其深面藏有下橄榄核。每侧橄榄和锥体之间的纵沟称前外侧沟,舌下神经根丝由此穿出。在橄榄背外侧的橄榄后沟内,自上而下依次有舌咽神经、迷走神经和副神经根丝穿出。

（2）脑桥(pons):腹侧面中部宽阔隆起,称脑桥基底部(basilar part of pons),其正中线上的纵行浅沟称基底沟(basilar sulcus),容纳基底动脉。基底部向两侧逐渐缩细的部分,称小脑中脚(middle cerebellar peduncle)(又称脑桥臂(brachium pontis))。基底部与小脑中脚交界处有三叉神经根相连。脑桥腹侧下缘与延髓之间为深而明显的、横行的延髓脑桥沟,沟内自中线向外依次有展神经、面神经和前庭蜗神经根穿出。沟的外侧端,恰是延髓、脑桥和小脑的夹角处,临床上称为脑桥小脑三角(pontocerebellar trigone),此部位的肿瘤常可侵及面神经和前庭蜗神经而出现相应的症状。

（3）中脑（midbrain）：上界为间脑的视束，下界为脑桥上缘。两侧粗大的纵行柱状隆起为大脑脚（cerebral peduncle），其浅部主要由大量自大脑皮质发出的下行纤维组成。两侧大脑脚之间的凹陷称脚间窝（interpeduncular fossa），动眼神经由此穿出。脚间窝的窝底由于有许多血管穿入的小孔，故称为后穿质（posterior perforated substance）。

脑干腹侧面共有 9 对脑神经相连。动眼神经（Ⅲ）连于中脑，由大脑脚内侧（脚间窝）穿出。有 4 对脑神经连于脑桥：三叉神经（Ⅴ）连于脑桥基底部和小脑中脚的交界处；在延髓脑桥沟内，由内侧向外侧依次有展神经（Ⅵ）、面神经（Ⅶ）和前庭蜗神经（Ⅷ）相连。有 4 对脑神经连于延髓：在橄榄背外侧自上而下依次为舌咽神经（Ⅸ）、迷走神经（Ⅹ）和副神经（Ⅺ）根丝相连；在锥体和橄榄之间有舌下神经（Ⅻ）根丝相连。

2. 脑干背侧面 脑干的背侧面与小脑相连。在其中份（延髓上半部和脑桥）由于中央管的敞开形成第四脑室，室底为一菱形浅窝，即菱形窝。菱形窝下半部属于延髓，上半部属于脑桥，二者以横行的髓纹为界（图 13-12）。

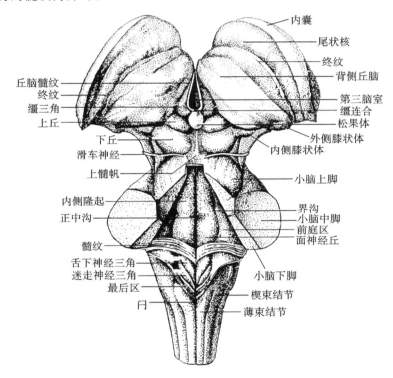

图 13-12 脑干背侧面

（1）延髓：延髓背面的上部构成菱形窝的下半；下部形似脊髓，正中线的纵行浅沟为脊髓后正中沟的延伸。脊髓后索内的薄束、楔束向上延伸至延髓下部时，分别扩展为膨隆的薄束结节（gracile tubercle）和楔束结节（cuneate tubercle），二者深面分别含有薄束核及楔束核，它们是薄束及楔束的终止核。楔束结节外上方的隆起为小脑下脚（inferior cerebellar peduncle），由与小脑相连的白质纤维构成。

（2）脑桥：脑桥背面的中部构成菱形窝上半部，其两侧为小脑上脚（superior cerebellar peduncle）和小脑中脚，连于小脑。

（3）中脑：中脑背面有上、下两对圆形的隆起。上方为上丘（superior colliculus），其深面是板层结构；下方为下丘（inferior colliculus），深面有下丘核。通常将上、下丘合称为四叠体。在上、下丘的外侧，各有一横行的隆起称上丘臂（brachium of superior colliculus）和下丘臂（brachium of inferior colliculus），分别与间脑的外侧膝状体和内侧膝状体相连。

(4) 菱形窝(rhomboid fossa)：位于延髓上部及脑桥的背面,由延髓和脑桥内的中央管后壁开放形成。由于和小脑共同围成第四脑室,故又称第四脑室底。菱形窝的外上界为两侧的小脑上脚,外下界自内下向外上依次为薄束结节、楔束结节和小脑下脚。窝的外侧角与其背侧的小脑之间为第四脑室的外侧隐窝(lateral recess of fourth ventricle),此隐窝逐渐向外延伸并转向腹侧。由外侧隐窝横行向内至中线可见不甚明显的浅表纤维束,称髓纹(striae medullares),可作为脑桥和延髓在菱形窝表面的分界线。在菱形窝的正中有纵贯全长的正中沟(median sulcus),将菱形窝分为对称的左、右两半。正中沟的两侧,各有一条大致与之平行的界沟(sulcus limitans)。界沟和正中沟之间的部分轻微隆起称内侧隆起(medial eminence),其紧靠髓纹上方的部位,有一较明显的圆形隆凸称为面神经丘(facial colliculus),其深面含展神经核及面神经膝;在髓纹下方,则可见两个小的三角形区域,内上方者为舌下神经三角(hypoglossal triangle),内含舌下神经核,外下方者为迷走神经三角(vagal triangle),深面含迷走神经背核。迷走神经三角的外下缘有一斜形的窄嵴称分隔索(funiculus separans),其和菱形窝下外缘(薄束结节)之间的狭窄带状区称为最后区(area postrema),此区富含血管,是室周器官之一,缺少血脑屏障,对脑内化学感受器和神经分泌活动起协调作用。界沟的外侧是较宽阔的三角形区,称前庭区(vestibular area),其深面含有前庭神经核。前庭区外侧角有一小隆起称听结节(acoustic tubercle),内含蜗神经背核。在新鲜标本上,界沟上端可见一呈蓝灰色的小区域,称为蓝斑(locus ceruleus),其深面的蓝斑核细胞富含色素,蓝斑核是脑内去甲肾上腺素的来源地。菱形窝下角处,两侧外下界之间的圆弧形移行部称闩(obex),与第四脑室脉络组织相连。

3. 第四脑室(fourth ventricle)(图 13-13,图 13-14) 位于延髓、脑桥和小脑之间,近似四棱锥形。其底为菱形窝,尖向后上朝向小脑蚓。向上经中脑水管与第三脑室相通,向下可通延髓和脊髓的中央管。第四脑室顶的前上部由两侧小脑上脚及中央的上髓帆构成,后下部由下髓帆及第四脑室脉络组织构成。上髓帆(superior medullary velum)为位于两侧小脑上脚之间的一小块薄层白质板,向后下与小脑相连,其上方被小脑蚓所遮盖。滑车神经根在上髓帆内交叉后,由其上部出脑。下髓帆(inferior medullary velum)亦为薄片白质,在小脑扁桃体前上方,自前面向后下延伸很短距离,即移行为第四脑室脉络组织(tela choroidea of fourth ventricle),后者向后下方连于菱形窝两外下界,第四脑室脉络组织由上皮性的室管膜(ependyma)以及外面覆盖的软脑膜和表面的血管构成。脉络组织内的部分血管反复分支,相互缠绕成丛状,夹带着软膜和室管膜上皮突入室腔,形成第四脑室脉络丛(choroid plexus of fourth ventricle),可产生脑脊液。第四脑室脉络丛呈 U 形分布,两侧横行向外延伸至第四脑室的外侧隐窝,并经第四脑室外侧孔凸出于蛛网膜下隙。第四脑室脉络组织上有 3 个孔:单一的第四脑室正中孔(median aperture of fourth ventricle),位于菱形窝下角的上方;成对的第四脑室外侧孔(lateral apertures of fourth ventricle),位于第四脑室外侧隐窝的尖端。第四脑室通过此 3 个孔与蛛网膜下隙相通,脑室系统内的脑脊液通过这些孔注入蛛网膜下隙的小脑延髓池。

(二) 脑干的内部结构

和脊髓一样,脑干的内部结构也主要由灰质和白质构成,但较脊髓更为复杂,同时还出现了大面积的网状结构。

1. 脑干内部结构特征 和脊髓相比较,脑干的内部结构出现了如下的变化特征。

(1) 延髓下部的结构类似脊髓,中央管依然保留,但逐渐移向背侧。至延髓上部及脑桥,中央管由背侧向两侧展开成菱形窝,和小脑共同围成第四脑室。因而原先围绕在中央管周围的灰质也相应向两侧展开,分布于菱形窝表面而变成第四脑室的室底灰质;同时,脊髓灰质内

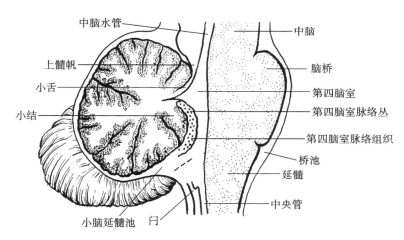

图 13-13 第四脑室正中矢状切面

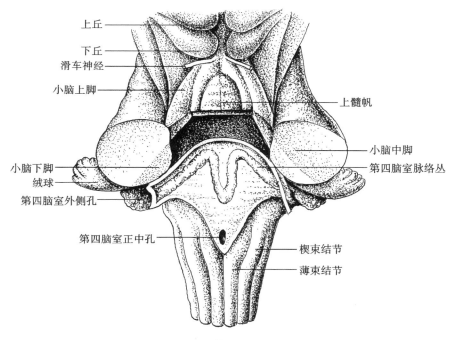

图 13-14 第四脑室脉络丛

由前角至后角依次为躯体运动核、内脏运动核和感觉性核团的腹、背排列关系,在脑干的室底灰质内则变成了由中线向两侧的内、外侧排列关系。脊髓内围绕在灰质周围的白质结构至脑干中部则被推挤到脑干的腹外侧部。这样,脊髓内灰质和白质的内、外排列关系在脑干的大部分区域则变成了背、腹排列关系。

(2)脑干内的灰质不再像脊髓内的灰质连续成纵贯脑干全长的灰质柱,而是聚合成彼此相互独立的各种神经核。

(3)脊髓灰质的神经核团基本上都与脊神经相联系,而脑干灰质的神经核团除包含与脑神经直接联系的脑神经核外,由于经过脑干的上行或下行的长纤维束以及脑干与小脑联系的纤维,有的终止于脑干,有的则在脑干内中继,因此又出现了许多与纤维束中继有关的神经核团。

(4)在灰质与白质之间的区域出现的网状结构面积急剧扩大,结构更加复杂,其中包含生命中枢(如心跳、血压和呼吸中枢)等许多重要的神经核团。

2. 脑干的灰质　脑干灰质的核团,根据其纤维联系及功能,可分为 3 类:脑神经核,与第 3～12 对脑神经发生联系;中继核,经过脑干的上、下行纤维束在此进行中继换元;网状核,位于脑干网状结构中。后两类合称"非脑神经核"。

1) 脑神经核　已知脊髓灰质内含有与脊神经内 4 种纤维成分相对应的 4 种核团:脊神经内的躯体运动纤维,起始于脊髓前角运动核;内脏运动纤维,起始于脊髓侧角的交感神经核或骶副交感核;内脏感觉纤维,终止于脊髓中间内侧核;躯体感觉纤维则直接或间接终止于脊髓后角的有关核团。

在生物进化过程中,随着头部出现高度分化的视、听、嗅、味觉感受器,以及由鳃弓演化而成的面部和咽喉部骨骼肌,与脊神经相比,脑神经的纤维成分亦变得更加复杂——含有 7 种不同性质的纤维,脑干内部也随之出现了与其相应的 7 种脑神经核团,根据其性质和功能,在脑干内按照以下规律纵行排列成 6 个功能柱:在第四脑室室底灰质中,运动性神经核柱位于界沟内侧,感觉性神经核柱位于界沟外侧;由中线向两侧依次为一般躯体运动核柱、一般内脏运动核柱、一般和特殊内脏感觉核柱和特殊躯体感觉核柱。特殊内脏运动核柱和一般躯体感觉核柱则位于室底灰质(或中央灰质)的腹外侧的网状结构内(图 13-15,图 13-16),具体包括:

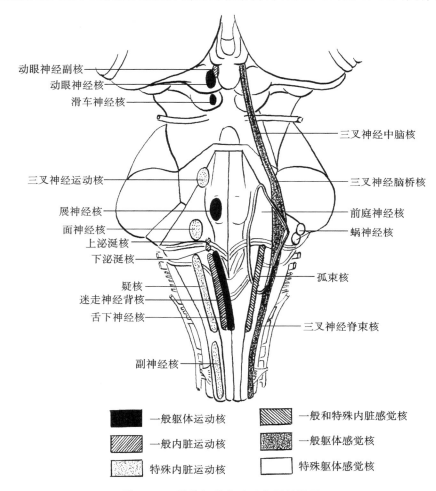

图 13-15　脑神经核在脑干背面的投影

（1）一般躯体运动核:共 4 对,自上而下依次为动眼神经核、滑车神经核、展神经核和舌下神经核,相当于脊髓前角运动核。它们发出一般躯体运动纤维分别支配由肌节衍化的眼外肌和舌肌的随意运动。

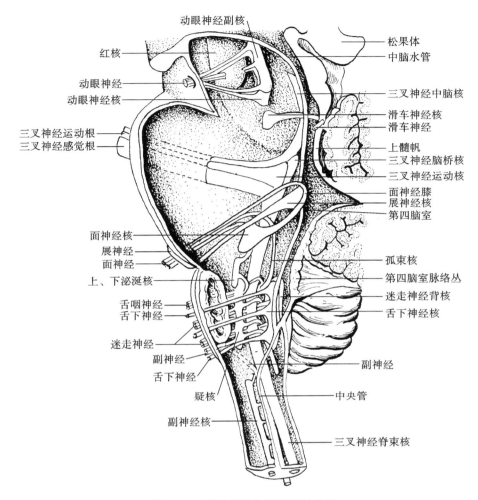

图 13-16　脑神经核与脑神经的关系

动眼神经核（nucleus of oculomotor nerve）位于中脑上丘高度,导水管周围灰质的腹侧部。此核接受双侧皮质核束纤维的传入,发出一般躯体运动纤维穿脚间窝外侧壁出脑参与构成动眼神经,支配眼的上、下、内直肌及下斜肌和上睑提肌的运动。

滑车神经核（nucleus of trochlear nerve）位于中脑下丘高度,导水管周围灰质的腹侧部,正对动眼神经核的下方。此核接受双侧皮质核束纤维的传入,发出一般躯体运动纤维向后绕中脑水管至导水管周围灰质背侧,在上髓帆内左右交叉后,经下丘下方出脑组成滑车神经,支配眼上斜肌的运动。

展神经核（nucleus of abducent nerve）位于脑桥下部室底灰质、面神经丘的深面。此核接受双侧皮质核束纤维的传入,发出一般躯体运动纤维行向腹侧,经延髓脑桥沟内侧部出脑构成展神经,支配眼的外直肌运动。

舌下神经核（nucleus of hypoglossal nerve）位于延髓上部室底灰质内,舌下神经三角的深面。此核仅接受对侧皮质核束纤维的传入,发出纤维走向腹侧,经锥体与橄榄之间出延髓组成舌下神经,支配同侧舌内、外肌的随意运动。

（2）特殊内脏运动核:共 4 对,位于一般躯体运动核的腹外侧,网状结构内。自上而下依次为三叉神经运动核、面神经核、疑核以及副神经核。它们发出特殊内脏运动纤维支配由鳃弓衍化而成的表情肌、咀嚼肌、咽喉肌及胸锁乳突肌和斜方肌。将鳃弓衍化的骨骼肌视为"内脏",是因为在种系发生上,鳃弓与属于内脏的呼吸功能有关。

三叉神经运动核(motor nucleus of trigeminal nerve)位于脑桥中部,室底灰质的腹外侧,脑桥被盖的背外侧,网状结构内。三叉神经根纤维紧邻其外侧。此核接受双侧皮质核束纤维的传入,发出特殊内脏运动纤维组成三叉神经运动根加入三叉神经,支配咀嚼肌、二腹肌前腹、下颌舌骨肌等由鳃弓衍化的骨骼肌运动。

面神经核(nucleus of facial nerve)位于脑桥下部,脑桥被盖的腹外侧,网状结构内。此核发出特殊内脏运动纤维,先行向背内侧,绕过展神经核背侧形成面神经膝(genu of facial nerve),继而转向腹外侧经面神经核外侧出脑构成面神经的运动根,支配面部表情肌。其中面神经核上份接受双侧皮质核束支配,发出纤维支配同侧眼裂以上的表情肌,面神经核下份只接受对侧皮质核束的支配,发出纤维支配同侧眼裂以下的面部表情肌。

疑核(nucleus ambiguus)位于延髓内,下橄榄核背外侧的网状结构中,纵贯延髓的全长。此核接受双侧皮质核束纤维的传入,发出特殊内脏运动纤维加入舌咽神经、迷走神经,支配咽喉部和食管上段骨骼肌的运动。

副神经核(accessory nucleus)包括两部分:延髓部较小,实为疑核的下端,脊髓部位于疑核的下方,延伸至上5～6个颈脊髓节段,副神经核也接受双侧皮质核束纤维的传入,其延髓部发出纤维构成副神经的脑根,最终加入迷走神经,支配咽喉肌;脊髓部发出纤维组成副神经脊髓根,支配胸锁乳突肌和斜方肌。

(3)一般内脏运动核:又称副交感核,共4对,分别为动眼神经副核、上泌涎核、下泌涎核和迷走神经背核,相当于脊髓的骶副交感核。它们发出一般内脏运动(副交感)纤维管理头、颈、胸、腹部平滑肌和心肌的收缩以及腺体的分泌。

动眼神经副核(accessory nucleus of oculomotor nerve)又称Edinger-Westphal核(简称E-W核),位于中脑上丘高度,动眼神经核的背内侧。此核由副交感神经元胞体组成,发出副交感神经的节前纤维加入动眼神经,进入眶腔后,在副交感性的睫状神经节内换神经元。由该神经节发出的副交感神经节后纤维支配睫状肌和瞳孔括约肌的收缩,以调节晶状体的曲度和缩小瞳孔。

上泌涎核(superior salivatory nucleus)位于脑桥的最下端,该核的神经元散在于面神经核尾侧周围的网状结构内,故核团轮廓不清。此核发出副交感神经节前纤维,加入面神经,经其分支岩大神经至翼腭神经节、鼓索至下颌下神经节换元,其副交感神经节后纤维管理泪腺、下颌下腺、舌下腺以及口、鼻腔黏膜腺的分泌。

下泌涎核(inferior salivatory nucleus)轮廓不清,其神经元散在于延髓上端的网状结构中,疑核的上方。此核发出副交感神经节前纤维加入舌咽神经,经其分支至相应的耳神经节换元,节后纤维支配腮腺的分泌活动。

迷走神经背核(dorsal nucleus of vagus nerve)位于延髓室底灰质内,迷走神经三角的深面,舌下神经核的背外侧,由橄榄中部向下延伸至(内侧)丘系交叉平面。此核发出副交感神经节前纤维,走向腹外侧经下橄榄核的背侧出脑,参与组成迷走神经,支配颈部、胸部和腹部大部分器官的平滑肌、心肌的运动以及腺体的分泌,其节前纤维在所支配的器官旁和器官壁内副交感神经节换神经元。

(4)一般内脏感觉核:即孤束核下部,相当于脊髓的中间内侧核。接受来自内脏器官、心血管系统的一般内脏感觉纤维。

孤束核(nucleus of solitary tract)位于延髓内,界沟外侧,迷走神经背核的腹外侧,上端可达脑桥下端,下端达(内侧)丘系交叉平面。此核的下部为一般内脏感觉核,主要接受经迷走神经和舌咽神经传入的一般内脏感觉初级纤维的终止。

(5)特殊内脏感觉核:即孤束核头端,接受来自味蕾的味觉传入纤维。

孤束核的上端属特殊内脏感觉核,接受经舌咽神经和面神经传入的味觉初级纤维终止,故又称味觉核。

(6) 一般躯体感觉核：共 3 对，为三叉神经中脑核、三叉神经脑桥核以及三叉神经脊束核，相当于脊髓后角 Ⅰ～Ⅵ 层细胞，并与之相连续。它们接受来自头面部皮肤和口、鼻黏膜及眼的一般躯体感觉冲动。

三叉神经中脑核(mesencephalic nucleus of trigeminal nerve)上起中脑上丘平面，下端达脑桥中部，位于中脑水管周围灰质的外侧边缘和菱形窝上部室底灰质的外侧缘。此核相当于脊神经后根上的脊神经节，由大而深染的感觉神经元组成。传递头面部咀嚼肌等的本体感觉冲动；纤维可终止于三叉神经运动核和三叉神经脊束核等换神经元。

三叉神经脑桥核(pontine nucleus of trigeminal nerve)是三叉神经感觉核的膨大部。位于脑桥中部网状结构内，三叉神经运动核的外侧，主要接受经三叉神经传入的头面部触、压觉初级纤维，还接受部分来自三叉神经中脑核的纤维传入。

三叉神经脊束核(spinal nucleus of trigeminal nerve)为一细长的核团，其上端达脑桥中、下部，与三叉神经脑桥核相续；下端可延伸至第 1、2 颈段脊髓，与颈髓灰质后角相续。此核的外侧始终与三叉神经脊束(spinal tract of trigeminal nerve)相邻，并接受此束纤维的终止。在延髓下部二者位于延髓背外侧部浅层；在延髓上部，位于孤束核的腹外侧；在脑桥中下部，位于前庭神经核的腹外侧。此核主要接受三叉神经根内传递头面部痛、温觉的初级感觉纤维，下部还接受来自面神经、舌咽神经和迷走神经的一般躯体感觉纤维的传入。

由三叉神经脊束核发出纤维越中线交叉至脑干对侧半上升，并和发自三叉神经脑桥核上升的纤维共同形成三叉丘脑束(又称三叉丘系)，伴随内侧丘系上行，终止于背侧丘脑，传递头面部的痛、温觉和触、压觉。此外，此二核还发出纤维侧支终止于脑神经运动核及网状结构，参与完成一系列的反射活动。

(7) 特殊躯体感觉核：共 2 对，分别为前庭神经核和蜗神经核。接受来自内耳的平衡觉和听觉纤维。之所以将听觉和平衡觉归入"躯体感觉"，是由于内耳膜迷路在发生上起源于外胚层。

前庭神经核(vestibular nuclei)位于前庭区的深面，由前庭上核(superior vestibular nucleus)、前庭下核(inferior vestibular nucleus)、前庭内侧核(medial vestibular nucleus)及前庭外侧核(lateral vestibular nucleus)构成。此核主要接受前庭神经传入的初级平衡觉纤维，还接受来自小脑的传入纤维；发出纤维组成前庭脊髓束和内侧纵束，调节伸肌张力以及参与完成视、听觉反射。另外部分纤维组成前庭小脑束，经小脑下脚进入小脑。

蜗神经核(cochlear nucleus)位于菱形窝外侧角听结节的深面，分为蜗腹侧核(ventral cochlear nucleus)及蜗背侧核(dorsal cochlear nucleus)。此核接受内耳经蜗神经传入的初级听觉纤维。蜗神经核发出的纤维，大部分沿脑桥被盖前部越中线交叉到对侧上升，这些横行交叉的纤维构成斜方体(trapezoid body)；小部分纤维不交叉，在同侧上行，部分纤维经上橄榄核和外侧丘系核中继后上升加入外侧丘系。对侧交叉过来的纤维和同侧未交叉的纤维共同构成外侧丘系(lateral lemniscus)上升，其中多数纤维终止于中脑下丘核，部分纤维直接进入间脑的内侧膝状体核；上橄榄核和外侧丘系核亦被认为是听觉传导路上的中继核(参见听觉传导通路)。

2) 非脑神经核

(1) 延髓内的非脑神经核

薄束核(gracile nucleus)与楔束核(cuneate nucleus)(图 13-17，图 13-18)分别位于延髓下部，薄束结节和楔束结节的深面。此二核分别接受脊髓后索内薄束和楔束纤维的终止。其传出纤维绕过中央灰质外侧形成内弓状纤维(internal arcuate fibers)，并在中央管腹侧越中线交叉至对侧，形成(内侧)丘系交叉(decussation of medial lemniscus)。交叉后的纤维在中线两侧、锥体束的后方折转上行,称为内侧丘系(medial lemniscus),终止于背侧丘脑。薄束核和楔束核是向脑的高级部位传递躯干四肢意识性本体感觉和精细触觉冲动的中继核团。

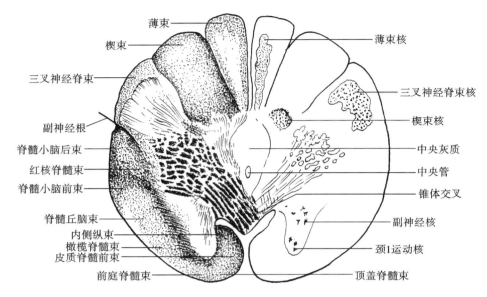

图 13-17　延髓经锥体交叉切面

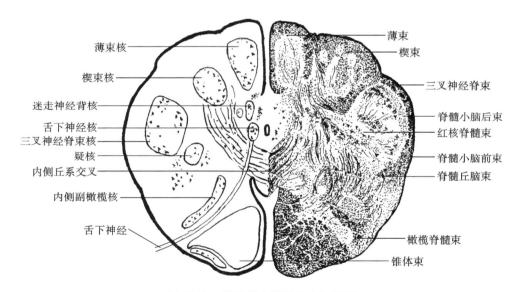

图 13-18　延髓经内侧丘系交叉切面

　　下橄榄核(inferior olivary nucleus)(图 13-19,图 13-20)位于延髓橄榄的深面,主核为一巨大的开口向内的皱褶囊袋状灰质团,为核群。下橄榄核广泛接受脊髓全长的上行投射纤维和脑干感觉性中继核团的传入纤维。还接受大脑皮质、背侧丘脑、基底核、红核和中脑的导水管周围灰质的下行投射纤维。下橄榄核发出纤维越过中线行向对侧,与脊髓小脑后束等共同组成小脑下脚,进入小脑。故下橄榄核可能是大脑皮质、红核等与小脑之间纤维联系的重要中继站,参与小脑对运动的调控。

　　(2) 脑桥内的非脑神经核

　　脑桥核(pontine nucleus)(图 13-21,图 13-22)为大量分散存在于脑桥基底部的神经元。接受来自同侧大脑皮质广泛区域的皮质脑桥纤维,其传出纤维横行交叉至对侧,组成小脑中脚进入小脑。因此,脑桥核可作为大脑皮质和小脑皮质之间纤维联系的中继站。

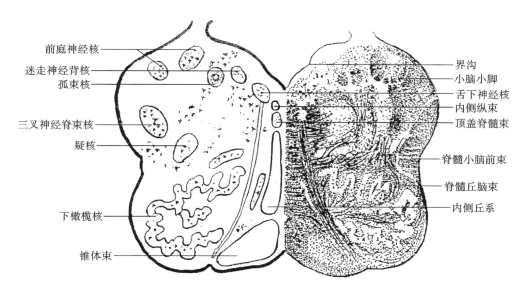

图 13-19　延髓经橄榄中部切面

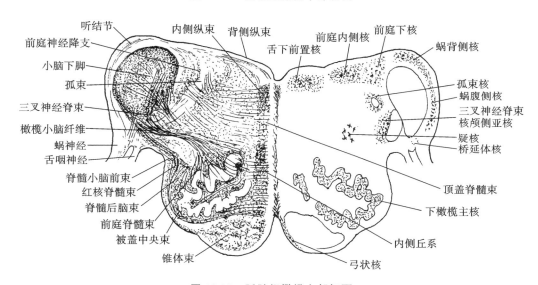

图 13-20　延髓经橄榄上部切面

上橄榄核(superior olivary nucleus)(图 13-21)位于脑桥中、下部的被盖腹侧部，内侧丘系的背外侧，脊髓丘脑束的背侧。此核接受双侧蜗腹侧核的传出纤维，发出纤维加入双侧的外侧丘系，参与声音的空间定位。

（3）中脑内的非脑神经核

上丘(superior colliculus)位于中脑背侧，由浅入深呈灰、白质相间排列的板层结构，在人类构成重要的视觉反射中枢(图 13-23)。

上丘浅层经上丘臂接受视网膜节细胞轴突的传入纤维，还接受额叶皮质额眼区(8 区)和枕叶皮质枕眼区(18、19 区)发出的传入纤维。前者与随意性两眼水平共轭注视有关，后者与反射性两眼水平注视功能有关。上丘深层还接受颞叶皮质、下丘核、各级听觉中继核、前庭神经核和脊髓的传入纤维。上丘的传出纤维主要由其深层发出，传出纤维到达脑桥旁正中网状结构，经与第Ⅲ、Ⅳ、Ⅵ对脑神经的纤维联系，实现眼球水平方向的侧视；还发出纤维绕过中脑的导水管周围灰质腹侧，越中线交叉，称被盖背侧交叉(dorsal tegmental decussation)，然后下降构成顶盖脊髓束(tectospinal tract)，该束终止于颈段脊髓的中间带和前角内侧部，实现头、

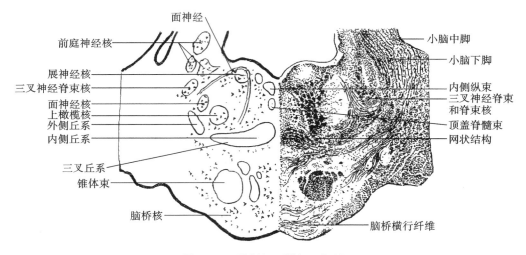

图 13-21　脑桥经面神经丘切面

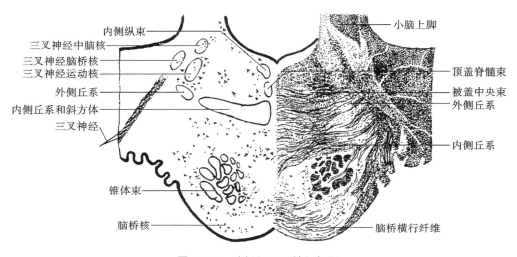

图 13-22　脑桥经三叉神经切面

颈部的视、听反射活动。

下丘核(nucleus of inferior colliculus)(图 13-24)位于下丘的深面,此核为听觉传导通路的重要中继站,接受外侧丘系的大部分纤维,传出纤维经下丘臂投射至内侧膝状体。同时也是重要的听觉反射中枢,可发出纤维终止于上丘,再经顶盖脊髓束终止于脑干和脊髓,参与听觉反射活动。

顶盖前区(pretectal area)位于中脑和间脑的交界部,包括上丘上端至后连合及中脑水管周围灰质背外侧部的若干小核团。此区细胞直接接受经视束和上丘臂来的视网膜节细胞的纤维传入,发出纤维至双侧的动眼神经副核换元,从而使双眼同时完成直接和间接的瞳孔对光反射。

红核(red nucleus)(图 13-23)位于中脑上丘高度的被盖中央部,黑质的背内侧,上端延伸至间脑尾部。此核主要接受来自对侧半小脑新皮质及小脑中央核经小脑上脚传入的纤维。其传出纤维在上丘下部平面,被盖的腹侧部交叉至对侧形成被盖腹侧交叉(ventral tegmental decussation),然后下行组成红核脊髓束(rubrospinal tract),终止于脊髓颈段的前角运动细胞,以调节屈肌的张力和协调运动。

黑质(substantia nigra)(图 13-23,图 13-24)位于中脑被盖和大脑脚底之间,呈半月形,占

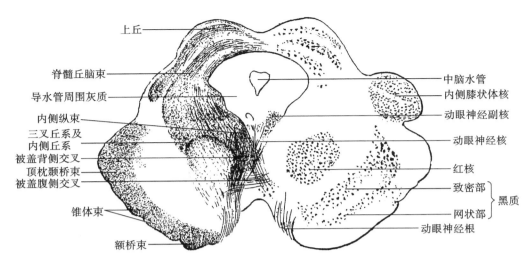

图 13-23　中脑经上丘切面

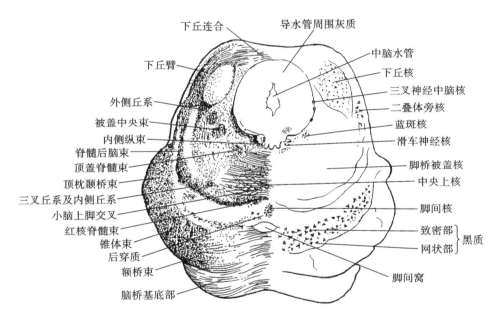

图 13-24　中脑经下丘切面

据中脑全长，并伸入间脑尾部。根据其细胞构筑，黑质可分为两部，即腹侧的黑质网状部（reticular part）和背侧的黑质致密部（compact part）。黑质致密部细胞主要为多巴胺能神经元，其合成的多巴胺可经黑质纹状体纤维释放至纹状体，以调节纹状体的功能活动。多巴胺是锥体外系的重要介质，纹状体多巴胺含量下降 50％ 以上，就出现震颤性麻痹的症状。

3. 脑干的白质　脑干中的白质主要由长的上行纤维束、下行纤维束和出入小脑的纤维组成。长的上行纤维束主要有内侧丘系、脊髓丘脑束、外侧丘系、三叉丘系和内侧纵束等；长的下行纤维束主要有锥体束及红核脊髓束、顶盖脊髓束、前庭脊髓束、网状脊髓束等；出入小脑的纤维主要有脊髓小脑前、后束，小脑中脚和上脚等。

1）长的上行纤维束

（1）内侧丘系（medial lemniscus）（图 13-18 至图 13-22）：由薄束核和楔束核发出的二级感觉纤维所组成。此束依次穿过延髓、脑桥和中脑，止于背侧丘脑腹后外侧核。该丘系内传递身体不同部位感觉的纤维有明确的定位排列关系：在延髓，此束位于中线两侧，锥体的后方。传递下肢感觉的纤维位于腹侧部,传递上肢感觉的纤维位于背侧部;在脑桥,行于基底和被盖之间,纵行穿过斜方体。传递上肢感觉的纤维靠近中线,传递下肢感觉的纤维位于外侧;在中脑,斜行位于红核背外侧,纤维排列和脑桥部相似。内侧丘系传递对侧躯干、四肢的本体感觉和精细触觉。

(2)脊髓丘脑束(spinothalamic tract)(图 13-17,图 13-18):为脊髓内脊髓丘脑侧束和脊髓丘脑前束的延续,两者在脑干内逐渐靠近,又称脊丘系。该纤维束与止于脑干网状结构的脊髓网状束、止于中脑顶盖和中脑水管周围灰质的脊髓中脑束相伴。在延髓,它们位于外侧区,下橄榄核的背外侧;在脑桥和中脑,位于内侧丘系的背外侧。脊髓丘脑束最后终止于背侧丘脑腹后外侧核。该束传递对侧躯干、四肢的痛温觉和粗略触压觉。

(3)三叉丘脑束(trigeminothalamic tract):又称三叉丘系(trigeminal lemniscus)(图 13-23),由三叉神经脊束核及大部分三叉神经脑桥核发出的二级感觉纤维所组成。两个核团的传出纤维首先越过中线至对侧上行,形成三叉丘脑束,紧贴于内侧丘系的背外侧,最终止于背侧丘脑腹后内侧核。该纤维束主要传导对侧头面部皮肤、牙及口、鼻黏膜的痛温觉和触压觉。三叉神经脑桥核有部分神经元发出传导牙和口腔黏膜触、压觉的纤维直接进入同侧三叉丘脑束,止于同侧的背侧丘脑腹后内侧核。

(4)外侧丘系(lateral lemniscus)(图 13-21 至图 13-23):由起于双侧蜗神经核和双侧上橄榄核的纤维所组成。蜗神经核和上橄榄核发出的二、三级听觉纤维大部分经脑桥中、下部的被盖腹侧部上行,越过中线交叉至对侧,形成斜方体(其外侧部被上行的内侧丘系纤维所穿过),然后在上橄榄核的外侧折转上行,构成外侧丘系;少部分纤维不交叉,加入同侧的外侧丘系而上行。该丘系在脑桥行于被盖的腹外侧边缘部,在中脑的下部进入下丘核,大部分纤维在此终止换元,部分纤维则止于内侧膝状体。外侧丘系主要传导双侧耳的听觉冲动。

(5)脊髓小脑前、后束(anterior and posterior spinocerebellar tracts):此二束起于脊髓,行于延髓外侧的周边部,脊髓小脑后束在延髓上部参与构成小脑下脚进入小脑;脊髓小脑前束继续上行,在脑桥上部经小脑上脚进入小脑。二束均参与本体感觉的反射活动。

(6)内侧纵束(medial longitudinal fasciculus):主要由来自前庭神经核、中脑的 Cajal 中介核、Darkschewitsch 核以及网状结构的传出纤维组成。前庭神经核发出的纤维部分交叉至对侧,部分不交叉,然后在室底灰质的腹侧,紧靠中线两侧走行。部分纤维上行止于双侧动眼神经核、滑车神经核和展神经核;部分纤维下行构成内侧纵束的降部,止于颈段脊髓的中间带和前角内侧核。内侧纵束的功能主要是协调眼外肌之间的运动,调节眼球的慢速运动和头部姿势。

2)长的下行纤维束

(1)锥体束(pyramidal tract)(图 13-18 至图 13-24):主要由大脑皮质中央前回及中央旁小叶前部的巨型锥体细胞(Betz 细胞)和其他类型锥体细胞发出的轴突构成,亦有部分纤维起自额、顶叶的其他皮质区。该锥体束纤维经端脑的内囊下行达脑干,穿行于中脑的大脑脚底中3/5,脑桥基底,至延髓腹侧聚集为延髓的锥体。

锥体束包括两部分:皮质核束(又称皮质延髓束)和皮质脊髓束。皮质核束纤维在脑干内下行过程中发出分支终止于大部分双侧的一般躯体运动核和特殊内脏运动核以及部分对侧的面神经核的神经元和舌下神经核,以支配大部分双侧的头面部骨骼肌和对侧眼裂以下的表情肌及对侧的舌肌。皮质脊髓束穿过脑干直达锥体下端,大部分纤维在此越中线交叉至对侧,形成锥体交叉,交叉后的纤维在对侧半脊髓侧索内下降,称皮质脊髓侧束;小部分未交叉的纤维仍在本侧半脊髓前索内下降,称皮质脊髓前束。皮质脊髓侧束支配同侧肢体骨骼肌,皮质脊髓前束终止于支配躯干肌的随意运动双侧前角运动细胞。

(2)其他起自脑干的下行纤维束:在延髓内除上述锥体束外,还有起自对侧红核的红核脊髓束,行于中脑和脑桥被盖的腹侧和腹外侧;起自上丘的顶盖脊髓束,行于脑干中线的两侧,内侧纵束的腹侧;起自前庭核的前庭脊髓束和起于网状结构的网状脊髓束等。

4. 脑干的网状结构 脑干的网状结构(reticular formation)是进化过程中出现最早的结构,位于延髓、脑桥、中脑的中央灰质以及第四脑室室底灰质的前外侧,大致指除前述已命名的各束、各核以外的广泛区域。网状结构神经纤维交织成网,网眼内散在各种神经细胞和核团(图 13-25)。

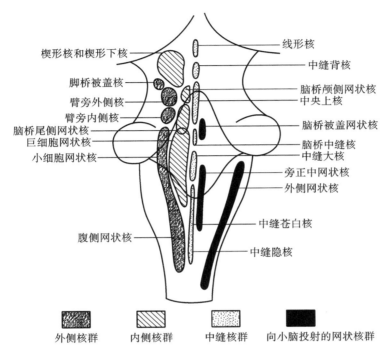

图 13-25 脑干网状结构的核团在脑干背部的投影

1) 脑干网状结构的主要核团 弥散在网状结构内的神经元,部分聚集形成神经核。根据细胞的构筑及所在位置,脑干网状结构的核团大致可分为中缝核群、内侧核群和外侧核群。

(1) 中缝核群:位于脑干中缝的两侧,主要由 5-羟色胺能神经元构成,如中缝背核(nucleus raphes dorsalis)、中缝大核(nucleus raphes magnus)等。在中缝核的外侧,尚存在与小脑相联系的核团,如旁正中网状核(paramedian reticular nucleus)等。

(2) 内侧核群:靠近中线,在中缝核的外侧,占据网状结构内侧 2/3,如巨细胞网状核(gigantocellular reticular nucleus)、腹侧网状核(ventral reticular nucleus)、脑桥网状核(pontine reticular nuclei)等。内侧核群主要接受外侧核群、脊髓及脑神经感觉核的传入纤维,也可接受中脑顶盖区的视、听觉有关的传入纤维;发出长的上、下行传出纤维,构成脑干网状结构的"效应区"。

(3) 外侧核群:位于内侧核群的外侧,占据网状结构的外侧 1/3。大部分为肾上腺素和去甲肾上腺素能神经元,如外侧网状核(lateral reticular nucleus)、小细胞网状核(parvocellular reticular nucleus)和臂旁核(parabrachial nuclei)等。外侧核群接受广泛的传入投射,包括大部分上行传导通路的侧支,发出传出纤维到达内侧核群,构成脑干网状结构的"感受区"。

2) 脑干网状结构的纤维联系及功能

(1) 对大脑皮质机能活动的影响:在脑干上行的四大丘系经背侧丘脑中继投射到大脑皮质功能区,产生视、听、痛、温、触、压等特异性感觉,它所涉及的结构属于特异投射系统,中继神经元少,突触少,在种系发生出现较晚。特异投射系统在上行投射过程中发出侧支进入网状结构外侧核群,中继后到达内侧核群,或直接进入内侧核群,再由此发出上行纤维终止于背侧丘脑的非特异性核团及下丘脑,中继后广泛地投射到大脑皮质,它所涉及的结构属于非特异投射系统,中继神经元多,多突触联系,在种系发生中是比较古老的系统。经过非特异投射系统,特异性感觉信息转化为非特异性的信息,激发大脑皮质,使其处于适度的兴奋状态,保持对特异性投射系统的感知能力,故此系统又被称为非特异性的上行激动系统(ascending reticular activating system)。临床上脑干病灶处理不当,可损害脑干网状结构,导致患者昏迷。某些脑干网状结构药物阻断或抑制上行激动系统,减少传向大脑皮质的神经冲动,有利于大脑皮质抑制扩散,达到镇静安眠的效果。还有实验证明,刺激脑干网状结构可以诱发动物进入睡眠状态,称为脑干上行网状抑制系统,对大脑皮质发挥抑制作用。脑干网状结构就是通过这种兴奋与抑制作用的对立统一参与调节大脑皮质的机能活动。

(2)与脊髓的联系及调节躯体运动:脑干网状结构的内侧核群发出网状脊髓束,终止于脊髓前角运动细胞,可对肌张力产生增强或减弱的调节作用。起自中脑和脑桥的纤维(如部分脑桥网状脊髓束)可兴奋脊髓前角的 α 和 γ 运动神经元,从而增强肌张力,其兴奋、增强作用为自主性的;而由延髓下行的纤维则可抑制 γ 运动神经元,使肌张力减弱,这种抑制和减弱只有在大脑皮质的作用下才发挥效应。

(3)脑干内部的联系及调节内脏活动:在脑干的网状结构中,存在着重要的生命中枢,如心血管运动中枢和呼吸中枢,以及血压调节中枢和呕吐中枢等。脑干网状结构外侧核群中的肾上腺素和去甲肾上腺素能神经元,有的发出纤维投射至迷走神经背核、疑核和孤束核,参与完成胃肠道和呼吸道的反射活动;有的发出纤维参与心血管、呼吸、血压和化学感受器的反射活动,并对内脏痛的传递进行调制。

(4)参与睡眠发生,抑制痛觉传递:中缝核群中的 5-羟色胺能神经元,发出上行投射纤维到达大脑皮质,使大脑皮质受到抑制,产生睡眠作用;5-羟色胺能神经元发出下行纤维投射到脊髓后角和脊髓胸段侧角,参与痛觉和心血管运动的调节。

(三)脑干各代表横切面特点

1. 延髓锥体交叉平面(图 13-17)   大量锥体交叉束纤维成片成段越过前正中裂,切割一侧脊髓前角,交叉后的纤维在三叉神经脊核腹内侧形成纤维密集、染色深的皮质脊髓侧束。可见脊髓前角上延的细胞核团,中央管在中央,薄束和楔束明显,而薄束核和楔束核隐约可见。三叉神经脊束和核明显(相当于脊髓后外侧束和胶状质的位置),其前方可见脊髓小脑束。

2. 丘系交叉平面(图 13-18)   此平面突出特点为薄束、楔束纤维减少,薄束核和楔束核明显增大,并有其发出纤维内弓状纤维绕中央灰质前行,越中线组成丘系交叉。中央灰质腹侧有时可见舌下神经核,锥体束明显位于前正中裂两侧,其背侧可见少许下橄榄核。

3. 延髓橄榄中部平面(图 13-19)   下橄榄核群最大最完整,主核细胞群行曲皱折呈口袋状,"门"口向内,内侧、背侧副橄榄核分别位于主核的内侧和背侧。中央管敞开成第四脑室,中央灰质延续为室底灰质。正中沟向外,室底灰质中依次为舌下三角及其深面的舌下神经核、迷走三角及其深面的迷走神经背核、界沟、前庭区及其深面的前庭神经核、小脑下脚。孤束核位于迷走神经核的腹外侧,紧贴小脑小脚的腹内侧是三叉神经脊束和脊束核,在下橄榄核背侧有三五成群的疑核细胞。

4. 延髓橄榄上部平面(图 13-20)   第四脑室更敞开,室底有髓纹通过。舌下神经核消失,由舌下前置核代替。前庭内外侧核位于室底外侧,小脑下脚明显,其背侧耳蜗结节深面有耳蜗背核,腹侧有耳蜗腹核。

5. 脑桥面神经丘平面(图 13-21)   脑桥基底部有分散的脑桥核,核发出的纤维清楚可见,纤维越中线组成对侧强大的小脑中脚。锥体束纤维成束分散在脑桥基底部,斜方体作为脑桥

知识链接 13-2

NOTE

基底部和被盖部的分界有内侧丘系纤维通过。中线两侧的圆形隆起为面神经丘,其深面有面神经膝和展神经核。该核发出面神经根丝,以面神膝经勾绕展神经核,在穿被盖部外侧、脑桥基底部出脑。

6. 脑桥中部水平切面(图 13-22) 通过三叉神经跟连脑处,脑桥基底部膨大,菱形窝及第四脑室缩小,靠近第四脑室侧壁的纤维束为小脑上脚。在被盖外侧部,三叉神经脑桥核和三叉神经运动核分居三叉神经纤维的外、内侧。上橄榄核很小,居三叉神经运动核的腹侧,被盖中央束的外侧。脊髓小脑前束已加入小脑上脚,在被盖中线旁、腹侧及腹外侧边缘的上、下行纤维束仍占据原位。

知识链接 13-3

7. 脑桥上部水平切面 通过滑车神经根交叉处。脑桥基底部缩小,纵行纤维聚集于基底部的外侧。在被盖外侧的浅表可见外侧丘系,其腹内侧为脊髓丘脑束、三叉丘系和内侧丘系。小脑上脚从室底灰质两侧,进入被盖腹侧部,并有少量纤维在中线越边,形成小脑上脚交叉。室底灰质的外侧部为三叉神经中脑核,其腹内侧为蓝斑核。室底灰质腹侧、中线旁仍为内侧纵束和顶盖脊髓束。滑车神经根在上髓帆内交叉后出脑。

8. 中脑上丘平面(图 13-23) 上丘的深面为上丘核,其细胞分层排列。在中央灰质腹侧有动眼副核和动眼神经核,动眼神经向腹侧经红核出脚间窝,在被盖部有红核,其外侧是内侧丘系、脊丘系、外侧丘系。

9. 中脑下丘平面(图 13-24) 大脑脚由黑质和脚底组成,脚底中间 3/5 是锥体束纤维,内侧 1/5 是额桥束的纤维,外侧 1/5 是顶、枕、颞桥束的纤维。黑质的背侧由内向外依次为内侧丘系、脊丘系、外侧丘系。下丘深面有下丘核,有外侧丘系的纤维参加终于此核。在中央灰质腹内侧有滑车神经核嵌入内侧纵束中,可见滑车神经根。在内侧纵束腹侧有结合臂交叉,交叉的腹侧有红核脊髓束纤维下行。

知识链接 13-4

二、小脑

小脑(cerebellum)是随着躯体运动而进化、发展起来的一个脑部。与端脑、间脑、脑干和脊髓有密切的联系,是一个比较高级的躯体运动调节中枢,并对维持身体平衡有重要作用。小脑位于颅后窝,在延髓和脑桥的背面,小脑上面隔小脑幕与端脑的枕叶相邻。

(一)小脑的外形分部与分区

1. 小脑的外形分部 小脑的上面较平坦,其前、后缘凹陷,为小脑前切迹和小脑后切迹;小脑两侧膨大部分称小脑半球(cerebellar hemisphere);中间缩窄变细的部分称小脑蚓(vermis),小脑蚓的下面由前向后依次为小结(nodule)、蚓垂(uvula of vermis)、蚓锥体(pyramid of vermis)和蚓结节(tuber of vermis)。小结向两侧通过绒球脚与绒球(flocculus)相连(图 13-26 至图 13-28)。小脑半球下面,与蚓垂相连的半球膨出,称为小脑扁桃体(tonsil of cerebellum),紧邻延髓和枕骨大孔两侧,当颅内压增高时,小脑扁桃体向枕骨大孔挤压可形成小脑扁桃体疝,压迫延髓,危及生命。

小脑表面借两条深沟,可分为 3 叶:小脑上面有一个呈"V"字形的较深的沟称原裂(primary fissure),原裂以前的部分和蚓垂、蚓锥体一起为前叶(anterior lobe),原裂以后的部分属后叶(posterior lobe)。小脑的下面前部可见呈横位的后外侧裂(posterolateral fissure),此裂是小脑后叶与绒球小结叶(flocculonodular lobe)的分界。

2. 小脑的功能分区 根据小脑的传入与传出联系和功能,将小脑分为 3 个主要功能区(图 13-29)。绒球小结叶位于小脑下面的最前方,包括绒球、小结以及连于二者之间的绒球脚,此部主要与前庭神经核和前庭神经相联系,又称前庭小脑(vestibulocerebellum),在种系发生上最古老,又称原小脑(archicerebellum),其功能为维持身体平衡;小脑前叶皮质结构主要接

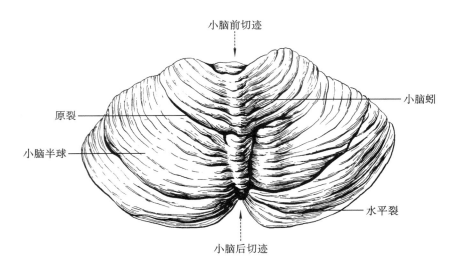

图 13-26 小脑的外形（上面）

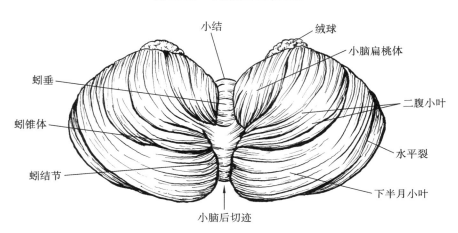

图 13-27 小脑的外形（下面）

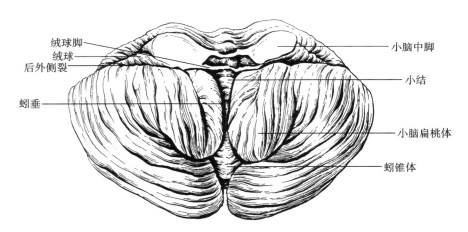

图 13-28 小脑的外形（前面）

受来自脊髓的信息，为脊髓小脑（spinocerebellum），在种系发生上晚于绒球小结叶，又称为旧小脑（paleocerebellum），其功能与调节肌张力有关；小脑后叶的皮质结构主要接受大脑皮质经脑桥核中继的信息，传出纤维经齿状核中继传出，称为大脑小脑（cerebrocerebellum），该部在进化过程中出现最晚，与大脑皮质的发展有关，又称为新小脑（neocerebellum），功能是协调骨骼肌的随意运动。

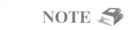

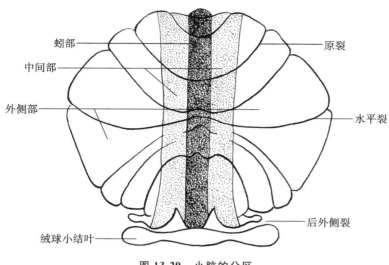

图 13-29　小脑的分区

（二）小脑的内部结构

小脑的内部结构包括表面的小脑皮质、深部的小脑髓质和小脑核。

1. 小脑皮质(cerebellar cortex)　为位于表层的灰质,较薄。在小脑表面有许多相互平行的浅沟,沟间稍隆起的部分称小脑叶片。小脑皮质神经元有 5 种:星形细胞、篮细胞、梨状细胞、颗粒细胞和 Golgi 细胞。依据神经递质属性,其中颗粒细胞为谷氨酸能兴奋性神经元,其余的细胞均为 γ-氨基丁酸(GABA)能的抑制性神经元。小脑各部皮质的构筑相同,由浅入深分为 3 层,依次为分子层、梨状细胞层和颗粒层(图 13-30)。

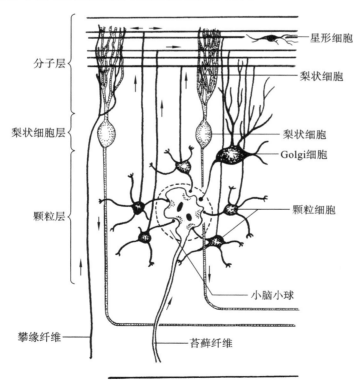

图 13-30　小脑皮质细胞构筑

分子层（molecular layer）主要由梨状细胞的树突、颗粒细胞的轴突形成的平行纤维（parallel fiber）及攀缘纤维（climbing fiber）构成。细胞成分较少，主要为星形细胞和篮细胞。篮细胞的轴突侧支缠绕有梨状细胞的胞体，起抑制作用。

梨状细胞层（piriform cell layer）由单层排列的梨状细胞（又称 Purkinje 细胞）组成，其树突呈扇形深入分子层，并与平行纤维形成大量的突触联系。梨状细胞还接受来自延髓下橄榄核的一种兴奋性的攀缘纤维与分子层的星形细胞和篮细胞的抑制性信息，梨状细胞为 GABA 能神经元，其轴突构成小脑皮质唯一的传出纤维，大部分止于小脑核，小部分止于前庭神经核，发挥抑制作用。

颗粒层（granular layer）内有大量小的颗粒细胞和 Golgi 细胞。该层接受来自脊髓、前庭神经核、脑桥核和脑干网状结构等部位的苔藓纤维（谷氨酸能传入纤维），构成了小脑的主要传入系统。颗粒细胞的轴突进入分子层呈"T"形分叉，形成与小脑叶片长轴相平行的平行纤维，穿行在与其方向垂直的梨状细胞的树突丛中，与之形成兴奋性突触。

2. 小脑核（cerebellar nuclei） 小脑髓质内埋有 4 对灰质团块，称小脑核或小脑中央核。由内侧向外侧依次为顶核（fastigial nucleus）、球状核（globose nucleus）、栓状核（emboliform nucleus）和齿状核（dentate nucleus）（图 13-31），球状核与栓状核也合称为中间核。其中顶核位于第四脑室顶上方中线两侧的白质内，最古老，属于原小脑；栓状核呈楔形，前后狭长，位于齿状核袋口的内侧，球状核在栓状核的稍内侧，两者在进化上属于旧小脑；最大的小脑核为齿状核，位于小脑半球的白质内，属于新小脑，形如锯齿状囊袋，袋口朝向前内侧。小脑核同时含有兴奋性和抑制性神经元，其轴突构成小脑的主要传出纤维，轴突侧支可以返回小脑皮层，形成反馈联系。

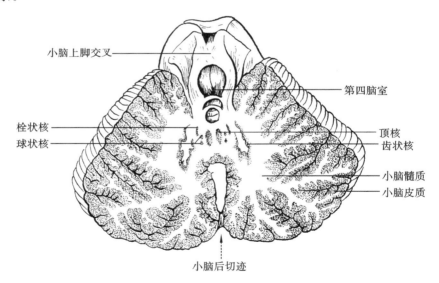

图 13-31 小脑的水平切面（示小脑核）

3. 小脑髓质 小脑的髓质位于皮质的深部，由 3 类纤维组成：①小脑皮质与小脑核之间的往返纤维联系；②相邻小脑叶片间或小脑各叶之间的联络纤维；③小脑的传入和传出纤维。小脑的传入和传出纤维主要组成上、中、下 3 对小脑脚。其中位居外侧的小脑中脚最大，与脑桥相连；小脑下脚稍小，与中脚的界限不清，居其下内侧，与延髓相连；小脑上脚较薄，居中脚上内侧，与中脑相连（图 13-32）。

小脑下脚（inferior cerebellar peduncle）又称绳状体，包括连于小脑与延髓、脊髓之间的传入和传出两种纤维。传入纤维有来自前庭神经、前庭神经核、延髓下橄榄核、延髓网状结构进入小脑的纤维，脊髓小脑后束及楔小脑束的纤维。传出纤维包括发自绒球和部分小脑蚓部皮

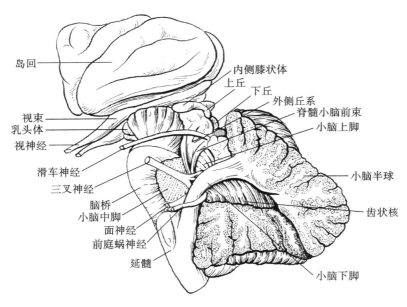

图 13-32　小脑脚示意图

质,止于前庭神经核的小脑前庭纤维,起于顶核,止于延髓的顶核延髓束纤维(包括顶核前庭纤维和顶核网状纤维)。

小脑中脚(middle cerebellar peduncle)又称脑桥臂,是 3 对小脑脚中最粗大的,主要含小脑传入纤维,几乎全部是由对侧脑桥核发出的脑桥小脑纤维,只有少量脑桥网状核到小脑皮质的纤维。此脚中传出纤维非常少,为小脑至脑桥的纤维。

小脑上脚(superior cerebellar peduncle)又称结合臂,主要为起自小脑核,止于对侧红核和背侧丘脑的小脑传出纤维。小脑传入纤维有脊髓小脑前束、三叉小脑束及起自顶盖和红核的顶盖小脑束、红核小脑束等。

(三) 小脑的纤维联系和功能

1. 前庭小脑(原小脑)(图 13-33) 来自同侧前庭神经核或前庭神经的纤维,经小脑下脚,止于绒球小结叶皮质,向小脑传递头部位置变化和头部相对于重力作用方向的信息。而由绒球小结叶皮质发出的传出纤维,经小脑下脚至同侧前庭神经核,再经前庭脊髓束和内侧纵束,至脊髓前角运动神经元和脑干的一般躯体运动核,调节躯干肌和眼外肌的运动,维持躯体姿势平衡,协调眼球运动。前庭小脑损伤,如肿瘤压迫绒球小结叶,患者可出现平衡失调,站立不稳、步态蹒跚等。

2. 脊髓小脑(旧小脑)(图 13-34) 接受经小脑上脚和下脚传入的脊髓小脑束纤维(包括脊髓小脑前、后束),获取在运动过程中身体各部的各种信息。其传出纤维经顶核和中间核中继后离开小脑,至前庭神经核、脑干网状结构及红核,通过前庭脊髓束、网状脊髓束和红核脊髓束作用于脊髓前角运动神经元,调节肌张力。旧小脑病变时,主要表现为肌张力降低。

3. 大脑小脑(新小脑)(图 13-35) 来自大脑皮质广大区域的额桥束和顶枕颞桥束在脑桥核中继,由脑桥核发出的纤维交叉后,组成小脑中脚至小脑新皮质,新皮质传出纤维经齿状核接替后,经小脑上脚交叉到对侧,终于红核和背侧丘脑腹外侧核,再投射到大脑皮质躯体运动区,最后经皮质脊髓束下行,支配脊髓前角运动神经元,调控骨骼肌的随意、精细运动。通过小脑-大脑反馈,影响大脑对肢体精细运动的计划、起始和协调。新小脑主要协调骨骼肌的随意运动,其病变表现为运动不协调,即共济失调,如步行时举足过高、不能准确指到鼻尖等。

在个体进行活动时,小脑接受大脑皮质运动区发出的随意运动指令信息,同时也接受头

知识链接 13-5

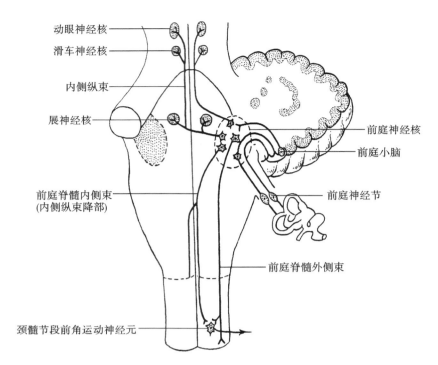

动眼神经核

滑车神经核

内侧纵束

展神经核

前庭神经核

前庭小脑

前庭神经节

前庭脊髓内侧束
(内侧纵束降部)

前庭脊髓外侧束

颈髓节段前角运动神经元

图 13-33　前庭小脑的主要传入、传出纤维联系

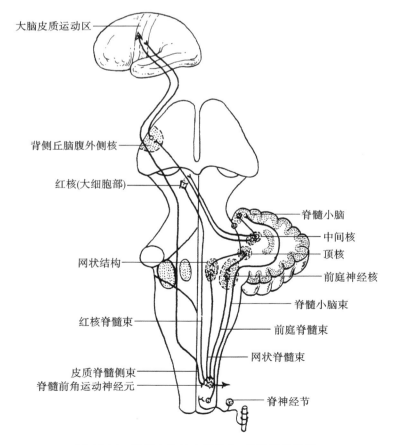

大脑皮质运动区

背侧丘脑腹外侧核

红核(大细胞部)

脊髓小脑

中间核

顶核

前庭神经核

脊髓小脑束

前庭脊髓束

网状脊髓束

脊神经节

网状结构

红核脊髓束

皮质脊髓侧束

脊髓前角运动神经元

图 13-34　脊髓小脑的主要传入、传出纤维联系

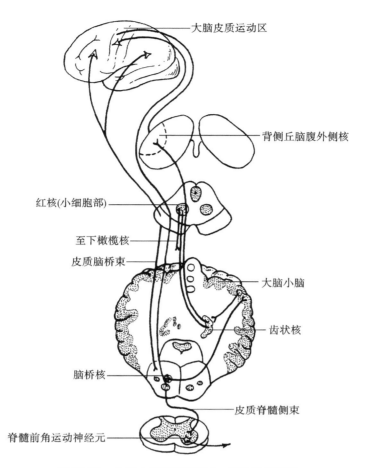

大脑皮质运动区

背侧丘脑腹外侧核

红核(小细胞部)

至下橄榄核

皮质脑桥束

大脑小脑

齿状核

脑桥核

皮质脊髓侧束

脊髓前角运动神经元

图 13-35   大脑小脑的主要传入、传出纤维联系

颈、躯干、四肢运动过程中的运动感觉信息,经小脑汇聚、比较、整合接收的信息,及时发现运动指令与运动实施之间的误差,经小脑-大脑反馈,修正大脑皮质运动区有关运动的起始、方向、速度、终止的指令,并经小脑传出联系影响各级下行通路,使运动得以精确实现。

三、间脑

间脑(diencephalon)位于中脑与端脑之间,由胚胎时期的前脑泡发育而来。间脑除腹侧面的一部分露于脑表面外,其他的大部分被高度发展的大脑半球掩盖。间脑的外侧壁与大脑半球愈合,内侧壁游离,衬有室管膜,构成第三脑室侧壁。间脑可分为背侧丘脑、后丘脑、上丘脑、下丘脑和底丘脑五部分(图 13-36,图 13-37)。间脑的体积虽小,但结构和功能相当复杂,是仅次于端脑的高级中枢部位。

第三脑室(third ventricle)是位于两侧背侧丘脑和下丘脑之间的矢状狭窄腔隙。在脑正中矢状面上可见其前部以左、右室间孔通左、右侧脑室,后部通中脑水管。

（一）背侧丘脑

背侧丘脑(dorsal thalamus)又称丘脑(图 13-38),为间脑的最大部分,位居间脑的背侧份,是两个卵圆形的灰质团块。两者借丘脑间黏合(中间块)相连。其前端的突出部称丘脑前结节;后端膨大为丘脑枕(pulvinar);丘脑内侧面游离,构成第三脑室侧壁。与下丘脑之间以下丘脑沟为界,沟的前端始于室间孔,后端止于中脑水管。

背侧丘脑内部被一"Y"形白质板——内髓板(internal medullary lamina)分隔为 3 个主要的核群:在内髓板分叉处前方的前核群(anterior nuclear group),位于内髓板内侧的内侧核群

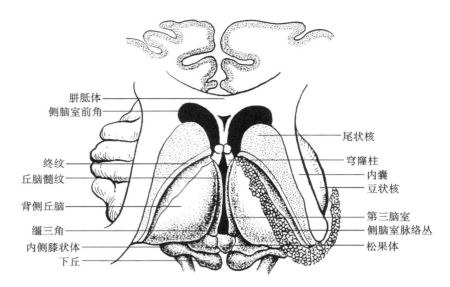

图 13-36　间脑和尾状核

胼胝体
侧脑室前角
终纹
丘脑髓纹
背侧丘脑
缰三角
内侧膝状体
下丘
尾状核
穹窿柱
内囊
豆状核
第三脑室
侧脑室脉络丛
松果体

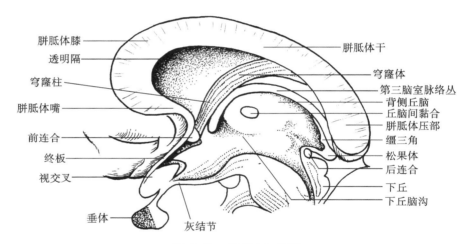

图 13-37　脑正中矢状面

胼胝体膝
透明隔
穹窿柱
胼胝体嘴
前连合
终板
视交叉
垂体
灰结节
胼胝体干
穹窿体
第三脑室脉络丛
背侧丘脑
丘脑间黏合
胼胝体压部
缰三角
松果体
后连合
下丘
下丘脑沟

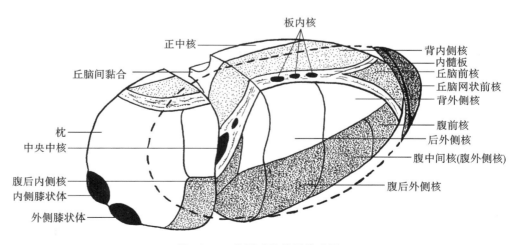

图 13-38　背侧丘脑核团模式图

板内核
正中核
丘脑间黏合
枕
中央中核
腹后内侧核
内侧膝状体
外侧膝状体
背内侧核
内髓板
丘脑前核
丘脑网状前核
背外侧核
腹前核
后外侧核
腹中间核(腹外侧核)
腹后外侧核

(medial nuclear group)和内髓板外侧的外侧核群(lateral nuclear group)。前核群是边缘系统的中继核,与内脏活动有关。内侧核群可能是感觉活动的整合中枢。外侧核群又分为背侧和腹侧两组。背侧组自前向后分为背外侧核、后外侧核和枕,腹侧组由前向后分为腹前核(ventral anterior nucleus)、腹外侧核(ventral lateral nucleus)(腹中间核)和腹后核(ventral posterior nucleus)。腹后核又分为腹后内侧核(ventral posteromedial nucleus)和腹后外侧核(ventral posterolateral nucleus)。此外,丘脑的核团还包括:在内髓板中有板内核群(intralaminar nuclear group),丘脑间黏合内和第三脑室侧壁的薄层灰质内的核团为中线核群(midline nuclear group);外侧核群与内囊之间的薄层灰质为丘脑网状核(thalamic reticular nucleus)。

众多背侧丘脑的核团,可归纳为以下3类:

1. 非特异性投射核团 在进化上是比较古老的部分,为古丘脑,包括中线核群、丘脑网状核和板内核群,主要接受嗅脑和脑干网状结构的传入纤维,传出纤维主要至下丘脑和纹状体等皮质下结构,并与这些结构形成往返的纤维联系。脑干网状结构上行激动系统的纤维经这些核团中继后,弥散地投射到大脑皮质广泛区域,维持机体的觉醒状态。

2. 特异性中继核团 称为旧丘脑,为进化上较新的丘脑核群,随大脑皮质的进化而进化。包括腹前核、腹外侧核和腹后核。

腹前核和腹外侧核主要接受小脑齿状核、苍白球和黑质的纤维,传出纤维主要投射到大脑皮质躯体运动区,这两个核团作为大脑皮质与小脑、纹状体、黑质之间相互联系的枢纽,参与调节躯体运动。

腹后核包括腹后内侧核和腹后外侧核。腹后内侧核接受三叉丘系和由孤束核发出的味觉纤维;腹后外侧核接受内侧丘系和脊髓丘系的纤维,这些传入纤维定位严格,传导头面部感觉信息的纤维投射至腹后内侧核,传导上肢、躯干和下肢感觉信息的纤维由内向外依次投射到腹后外侧核,由腹后核发出纤维组成丘脑中央辐射,投射到大脑皮质中央后回和中央旁小叶后部(躯体感觉区)。

3. 联络性核团 在进化上属最新的丘脑核群,称为新丘脑。包括内侧核、外侧核群背侧组和前核群,这些核团接受广泛的传入纤维,与大脑皮质联络区和丘脑其他核团有往返的纤维联系。可汇聚躯体和内脏的感觉、运动信息,与脑的高级神经活动如情感、学习记忆等有关。

在大脑不发达的鸟类,背侧丘脑是高级的感觉中枢;在人类背侧丘脑是皮质下感觉的最后中继站,并可感知粗略的痛觉。当背侧丘脑受损时,可引起感觉功能障碍和痛觉过敏、自发性疼痛等。

（二）后丘脑

后丘脑(metathalamus)位于丘脑枕的后下方,包括内侧膝状体和外侧膝状体(图13-38),属特异性感觉中继站,分别借下丘臂和上丘臂连于下丘和上丘。

内侧膝状体(medial geniculate body)接受下丘经下丘臂来的听觉传导通路的纤维,经中继后由内侧膝状体发出纤维组成听辐射,投射至颞叶的听觉中枢;外侧膝状体(lateral geniculate body)接受视束的传入纤维,中继后由外侧膝状体发出纤维组成视辐射,投射至枕叶的视觉中枢。

（三）上丘脑

上丘脑(epithalamus)位于第三脑室顶部的周围,是背侧丘脑与中脑顶盖前区相移行的部分。自前向后依次包括丘脑髓纹、缰三角、缰连合、后连合和松果体(pineal body)等(图13-36)。丘脑髓纹是来自隔核,位于丘脑背侧面和内侧面交界处的一束纵行纤维,它向后进入缰三角,大部分止于缰三角内的缰核,缰核发出纤维投射至中脑脚间核。缰核是边缘系统与中脑之间的中继站。两侧缰三角在第三脑室顶后端于中线处构成缰连合,其后方连松果体。松果体为内分泌腺,可产生褪黑激素,具有抑制性腺和调节生物钟的功能。16岁后松果体逐渐钙化,可作为X线诊断颅内占位性病变的定位标志。

（四）底丘脑

底丘脑(subthalamus)（图13-39）位于背侧丘脑与中脑之间的移行区,内含底丘脑核,与红核、黑质、苍白球之间有密切的纤维联系,是锥体外系的重要结构。人类一侧底丘脑核受损,可致对侧肢体,尤其是上肢不自主的舞蹈样动作,称为半身舞蹈病或半身颤搐。

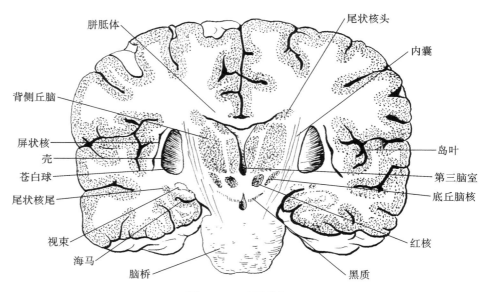

图13-39　脑冠状切面

（五）下丘脑

1. 下丘脑的外形与分区　下丘脑(hypothalamus)位于背侧丘脑下方,下丘脑沟以下,构成第三脑室侧壁的下份和底壁。前方和外侧分别由端脑基底部和底丘脑所包围,后端与中脑被盖相续。在脑下面,视交叉(optic chiasma)位于最前部,向前上方连接终板(lamina terminalis),向后外方移行为两侧视束,视交叉的后方有灰结节(tuber cinereum),向前下方延为漏斗,漏斗向下连于垂体(hypophysis);灰结节后外方的一对圆形隆起为乳头体(mamillary body)。

下丘脑的核团边界不甚明显,每侧下丘脑自前向后可分为视前区、视上区、结节区和乳头体区四部,视前区位于视交叉前缘与前连合之间,内有视前核。其余三部分别位于视交叉、灰结节及乳头体上方。视上区主要核团有:位于视交叉背外侧的视上核(supraoptic nucleus),第三脑室侧壁上部的室旁核(paraventricular nucleus);在结节区有漏斗深面的漏斗核(infundibular nucleus)、腹内侧核和背内侧核;在乳头体区有乳头体深面的乳头体核及下丘脑后核(图13-40)。

每侧下丘脑自内向外可分为室周带、内侧带和外侧带3个带。室周带是第三脑室室管膜深面的薄层灰质,穹窿柱和乳头丘脑束位于内侧带和外侧带之间。

2. 下丘脑的纤维联系　下丘脑是内脏活动的较高级中枢,具有复杂的纤维联系和功能,可归纳为以下4个方面。

（1）与垂体的联系:主要由下丘脑的神经内分泌神经元产生激素,沿轴突运送至垂体后叶或正中隆起（图13-40）。室旁核和视上核发出的纤维形成室旁垂体束(paraventriculohypophyseal tract)和视上垂体束(supraopticohypophyseal tract),运送催产素和加压素至垂体后叶并释放

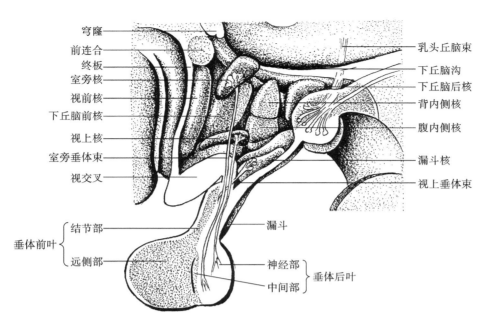

图 13-40　下丘脑的主要核团

入血液,影响靶器官。结节垂体束(tuberohypophyseal tract)(又称结节漏斗束(tuberoinfundibular tract))起自漏斗核和下丘脑基底内侧部的一些神经元,止于正中隆起,将神经内分泌物质(包括促激素释放和抑制激素等)释放于该处血管丛,再通过垂体门静脉运输至垂体前叶,控制垂体前叶的内分泌功能。

(2)与背侧丘脑的联系:主要为乳头丘脑束(mamillothalamic tract),始自乳头体核,至丘脑前核群,丘脑前核与大脑皮质的扣带回有往返的纤维联系,参与构成边缘系统 Papez 环路。乳头体与丘脑前核之间、丘脑前核与扣带回之间都是往返纤维联系。

(3)与边缘系统的联系:①前脑内侧束(medial forebrain bundle):为比较分散的纤维束,位于下丘脑外侧区,连接隔区、下丘脑和中脑被盖。始自端脑边缘系统的隔区和嗅脑等处,其中有些纤维终于视前区,自视前区发出的纤维也参加此束;有些纤维终于下丘脑的各部,同样由下丘脑各部发出的纤维也参加此束;前脑内侧束有许多纤维下降终于中脑被盖,中脑的上行纤维也参与此束的组成。②穹窿(fornix):起自海马,终于乳头体核以及下丘脑视前区、外侧区和下丘脑后核,是下丘脑最粗大的纤维束。③杏仁下丘脑纤维:组成终纹,其纤维主要始自杏仁核,终于视前内侧核、下丘脑前核和视上核。

(4)与脑干和脊髓的联系:①背侧纵束(dorsal longitudinal fasciculus)是位于中脑水管腹外侧,联系下丘脑与脑干及脊髓之间的上、下行纤维束,主要始自下丘脑后核、视上核及结节核等,终于脑干和脊髓内的内脏运动神经节前神经元,如动眼神经副核、疑核、迷走神经背核、孤束核、脊髓中间外侧核等。此外,尚有一部分纤维沿脑干网状结构的背外侧部下降,终于呼吸中枢和血管舒缩中枢。②通过前脑内侧束接受来自脑干的纤维。

3. 下丘脑的功能　下丘脑通过内脏神经系统及神经内分泌系统可控制机体内脏活动和内分泌活动,从而保证机体内环境的稳定。①下丘脑为神经内分泌中心,通过与垂体之间的密切联系,将神经调节与体液调节融为一体,调节机体的内分泌活动。②下丘脑是皮质下调节内脏活动的较高级中枢,参与对体温、摄食、生殖、水盐代谢平衡等的调节。③下丘脑还可直接通过血液接受相关信息而实现其调节功能。④通过下丘脑与边缘系统的联系,参与对情绪行为的调节。⑤视交叉上核与人类昼夜节律有关,调节人体的昼夜节律。

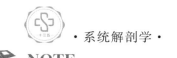
四、端脑

端脑(telencephalon)由左、右大脑半球借胼胝体连接而成。两侧大脑半球之间为大脑纵裂(cerebral longitudinal fissure),有大脑镰分隔,此裂的底为胼胝体。大脑半球表面被覆的灰质层称大脑皮质,深部的白质称大脑髓质,髓质内包埋的灰质团块称基底核,半球内的室腔称侧脑室。

(一)端脑的位置

端脑占据颅腔的大部分,位于颅前窝、颅中窝和小脑上方。端脑与小脑之间为大脑横裂(cerebral transverse fissure),有小脑幕分隔。端脑遮盖间脑和中脑。

(二)端脑的形态

大脑半球(cerebral hemisphere)有 3 个面:上外侧面(superolateral surface)圆凸,内侧面(medial surface)较平坦,下面(inferior surface)起伏不平。大脑半球前端称额极(frontal pole),后端称枕极(occipital pole),颞叶前端称颞极(temporal pole)。大脑半球表面有许多深浅不同的大脑沟(cerebral sulci),沟间的隆起称大脑回(cerebral gyri)。大脑半球借外侧沟、中央沟和顶枕沟分为额叶、顶叶、枕叶、颞叶和岛叶 5 个叶。外侧沟(lateral sulcus)自半球下面前份转到上外侧面并伸向后上,为额叶和顶叶与颞叶的分界。中央沟(central sulcus)起自半球上缘中点稍后方,在上外侧面斜向前下,几乎达外侧沟,为额叶与顶叶的分界。中央沟的上端延伸至半球内侧面。顶枕沟(parietooccipital sulcus)位于半球内侧面后部,向后上转至上外侧面,为顶叶与枕叶的分界。顶叶、枕叶和颞叶在上外侧面的分界是假设的,顶枕沟上端与枕前切迹(枕极前约 4 cm 处)的连线作为枕叶的前界,此线中点至外侧沟后端的连线作为顶、颞两叶的分界。在外侧沟的深部藏有岛叶,此叶以底部周围的环状沟与额、顶、颞叶分界(图 13-40)。

大脑皮质发育缓慢的部分陷在深处成为大脑沟,发育迅速的部分露在表面形成大脑回。胚胎发生中出现早的沟较恒定,如外侧沟、中央沟、顶枕沟、扣带沟、距状沟等;出现较晚的沟不恒定,如额上、下沟和顶内沟等。左、右大脑半球的沟和回不完全对称,个体之间也有差异。

1. 上外侧面

(1)额叶(frontal lobe)(图 13-41):中央沟的前方有相平行的中央前沟,两沟之间为中央前回(precentral gyrus)。自中央前沟向前伸出额上沟和额下沟。额上回(superior frontal gyrus)位于额上沟上方,额中回(middle frontal gyrus)位于额上、下沟之间,额下回(inferior frontal gyrus)位于额下沟与外侧沟之间。

(2)顶叶(parietal lobe)(图 13-41):中央沟的后方有相平行的中央后沟,两沟之间为中央后回(postcentral gyrus)。在中央后沟的后方有一条与大脑半球上缘平行的顶内沟,此沟将中央后沟以后的顶叶分为顶上小叶和顶下小叶。顶下小叶包括缘上回(supramarginal gyrus)和角回(angular gyrus),分别围绕外侧沟后端和颞上沟末端。

(3)颞叶(temporal lobe)(图 13-41):有与外侧沟大致平行的颞上沟和颞下沟,将颞叶分为颞上回、颞中回和颞下回。在外侧沟下壁,近颞上回后部外侧沟底部有 2~3 个短而横行的脑回,称颞横回(transverse temporal gyri)。

(4)枕叶(occipital lobe)(图 13-41):在上外侧面的沟回多不恒定。

(5)岛叶(insular lobe)(图 13-42):又称脑岛,位于外侧沟底,被邻近的额、顶、颞叶遮盖。岛叶有 3~4 个长短不等的脑回,多以放射状排列。

2. 内侧面 沿胼胝体背侧有胼胝体沟,该沟上方有相平行的扣带沟,两沟之间为扣带回(cingular gyrus)。中央前、后回延至内侧面的部分,称中央旁小叶(paracentral lobule)。在顶

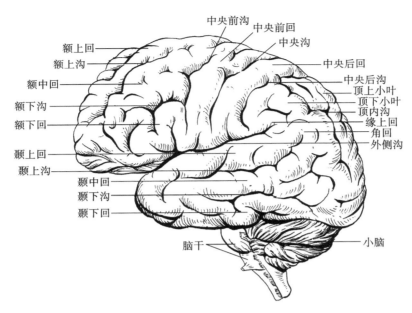

图 13-41 大脑半球(外侧面)

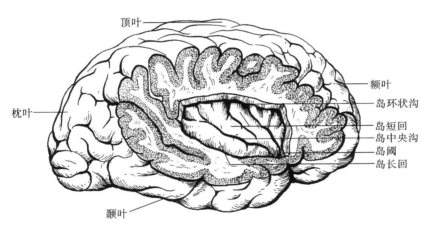

图 13-42 岛叶(岛盖部分已切除)

枕沟后下方有一弧形的距状沟(calcarine sulcus),该沟与顶枕沟之间为楔回(cuneus),与下方的侧副沟之间为舌回(lingual gyrus)(图 13-43)。

3. 下面 额叶下面有纵行的嗅球(olfactory bulb),嗅神经终止于此。嗅球向后借嗅束(olfactory tract)连于嗅三角(olfactory trigone)。嗅三角与视束之间为前穿质,此区有许多小血管穿入脑。此外,嗅束上方的毗邻是嗅沟,嗅沟外侧是直回,内侧是眶回。枕叶和颞叶的下面有纵行的侧副沟及其外下方平行的枕颞沟,后者两侧分别为枕颞内侧回和枕颞外侧回。侧副沟前部的内侧有海马旁回(parahippocampal gyrus),此回前内方的突起称钩(uncus)。位于海马旁回上缘的沟称海马沟,沟内有一锯齿状的皮质窄条,称齿状回。齿状回外侧的一部分皮质卷入侧脑室下角,形成海马(hippocampus)。海马和齿状回合称海马结构(图 13-44,图 13-45)。

在脑干周围,隔区(胼胝体下区和终板旁回)、扣带回、海马旁回、钩、海马和齿状回以及脑岛前部、颞叶前端和眶回后部共同形成一个环形皮质结构,称为边缘叶(limbic lobe)。

(三) 端脑的内部结构和功能

1. 大脑皮质 大脑皮质(cerebral cortex)是脑的最高中枢所在部位。根据进化理论,大

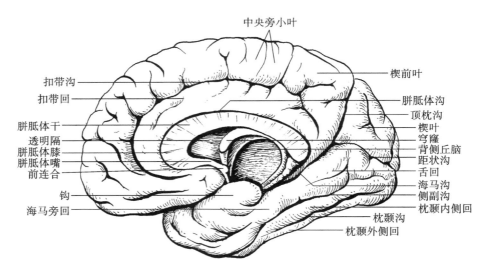

图 13-43　大脑半球(内侧面)

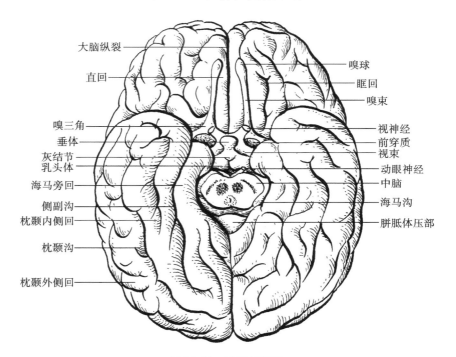

图 13-44　端脑(下面)

脑皮质可分为古皮质(海马和齿状回)、旧皮质(嗅脑)和新皮质(其余皮质)。鱼类和两栖类的端脑主要接受嗅觉,自高级爬行类开始出现非嗅性皮质。人类古、旧皮质仅为 4%,位于大脑半球腹内侧部。高等哺乳类动物的新皮质很发达,人类大脑新皮质约占 96%,表面积约为 2200 cm²,1/3 露于脑表面,2/3 位于大脑沟壁和沟底。大脑皮质各处厚薄不一,中央前回约 4.5 mm,枕叶的视区仅 1.5 mm,平均约 2.5 mm。

大脑细胞呈垂直柱状排列,称皮质柱。皮质柱由传出神经元、中间神经元和传入纤维组成,贯穿皮质全厚。每个皮质柱的直径为 350~500 μm,由 10^3~10^4 个神经元构成。皮质柱内神经元有特异的联系模式,因此皮质柱被视为大脑皮质的基本单位。新皮质自浅入深可分为 6 层:①分子层,主要由水平细胞和星形细胞以及与皮质表面平行的神经纤维构成;②外颗粒层,主要由星形细胞和少数小型锥体细胞构成;③外锥体细胞层,由小和中型锥体细胞和星

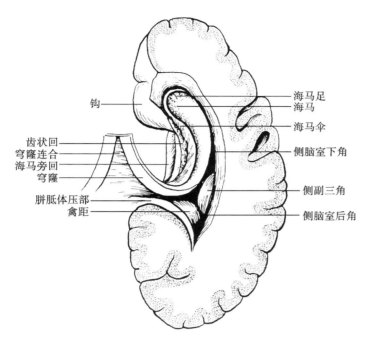

图 13-45 海马结构

形细胞构成;④内颗粒层,主要由星形细胞构成;⑤内锥体细胞层,主要由中和大型锥体细胞构成;⑥多形细胞层,以梭形细胞为主,并含有锥体细胞和星形细胞等。古皮质和旧皮质分为分子层、锥体细胞层和多形细胞层。大脑皮质各层细胞相互联系,构成复杂的神经微环路,除接收信息和发送指令外,还可分析、整合和储存信息。根据皮质构筑的特点,可将其分为许多区。常应用 Brodmann 的 52 分区法(图 13-46,图 13-47)。

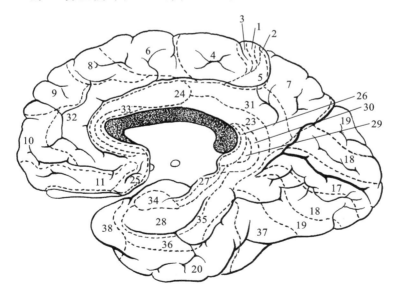

图 13-46 大脑皮质分区(内侧面)

身体各部的感觉冲动经传入神经传至大脑皮质,在此分析和整合,产生特定的感觉,维持觉醒状态,进行学习和记忆。另外,产生运动冲动,传向低位中枢,控制机体的活动,应答内外环境的刺激。在大脑皮质上,特定功能多相对集中于特定部位,即皮质的功能区。大脑皮质的功能区可分为感觉区(感觉中枢)、运动区(运动中枢)和联络区(包括语言功能区)。联络区具

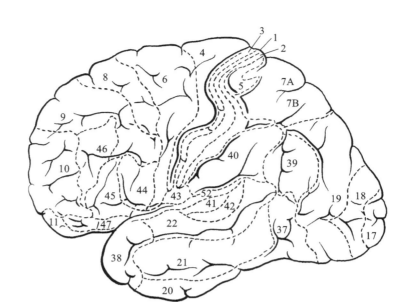

图 13-47　大脑皮质分区（外侧面）

有更广泛更复杂的联系,它们将各种单项信息进行综合分析,在情绪、意识、记忆、思维、语言等方面有重要作用。大脑皮质主要的功能定位如下。

（1）第Ⅰ躯体运动区（first somatic motor area）：位于中央前回和中央旁小叶的前部,相当于 Brodmann 第 4 区、第 6 区的一部分。此区主要接受来自中央前回和背侧丘脑腹前核、腹外侧核、腹后核的纤维,发出纤维组成锥体束,至脑干一般躯体运动核、特殊内脏运动核和脊髓前角,控制骨骼肌运动。第Ⅰ躯体运动区与功能靶区的关系是：①身体各部代表区呈上下倒置关系,但头面部是正置的。②支配对侧肢体的运动,但躯干固有肌、咽喉肌、咀嚼肌、眼球外肌以及睑裂以上面肌等是双侧支配。第Ⅰ躯体运动区损伤时,可出现对侧肢体痉挛性瘫痪。③身体各部代表区的大小与运动的精细程度成正比,运动愈是精细的部位,如手、舌、唇等,代表区愈大（图 13-48）。

第Ⅱ躯体运动区位于外侧沟的上壁,与中央前、后回相续,此区仅有上、下肢运动的代表区,刺激此区可诱发双侧肢体运动。补充运动区位于半球内侧面中央旁小叶前方,即Brodmann 第 6 区和第 8 区的一部分,与姿势调节有关。

（2）第Ⅰ躯体感觉区（first somatic sensory area）：位于中央后回和中央旁小叶的后部,相当于 Brodmann 第 3、1、2 区。接受背侧丘脑腹后核中继的浅感觉和本体感觉冲动,产生相应的感觉。第Ⅰ躯体感觉区与功能靶区的关系是：①身体各部代表区呈上下倒置关系,但头面部是正置的。②接受对侧半身的感觉冲动。③身体各部代表区的大小与感觉的敏感程度成正比,如手指、唇、舌等,代表区较大（图 13-49）。第Ⅰ躯体感觉区损伤时,本体感觉和精细触觉消失,但因间脑可感知粗略的浅感觉等,患者仍能感知温度觉、痛觉和粗略触觉。

第Ⅱ躯体感觉区位于外侧沟后部的上壁,毗邻岛叶,此区可对感觉进行粗略分析,并且是双侧性的,但以对侧为主。

（3）视区（visual area）：位于距状沟的上、下方的皮质,即楔回和舌回,相当于 Brodmann第 17 区。视区接受外侧膝状体中继的同侧视网膜颞侧半和对侧视网膜鼻侧半的视觉冲动,产生视觉。视区损伤时,可出现双眼对侧同向性偏盲。

（4）听区（auditory area）：位于颞横回,相当于 Brodmann 第 41、42 区。听区接受内侧膝状体中继的听觉冲动。一侧听区皮质接受双侧的听觉冲动,但以对侧为主。单侧听区的损伤,不致引起全聋。

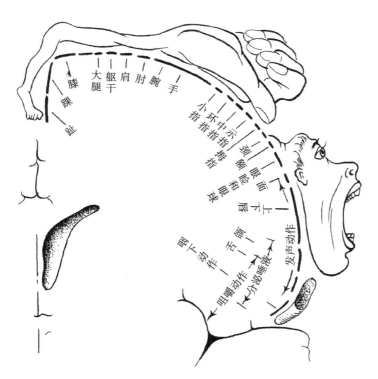

图 13-48　人体各部在第Ⅰ躯体运动区的定位

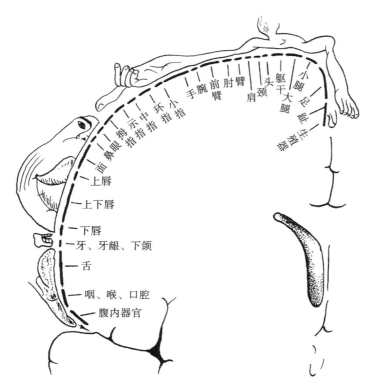

图 13-49　人体各部在第Ⅰ躯体感觉区的定位

（5）嗅区：位于海马旁回钩附近，相当于 Brodmann 第 34 区。

（6）味区：位于中央后回下端，即面部躯体感觉区的下方，相当于 Brodmann 第 43 区。

（7）平衡觉区：可能位于中央后回下端，头面部代表区附近。

（8）内脏活动区：位于边缘叶，调节血压、呼吸、瞳孔变化和内脏器官活动等。

（9）语言区：为人类大脑皮质所独有，集中在优势半球上。右利人和多数左利人的语言区位于左侧大脑半球，少数左利人的语言区位于右侧大脑半球。优势半球是在人类社会历史发展过程中形成的。左侧大脑半球主要与语言、意识、数学分析等密切相关，而右侧大脑半球主要感知音乐、图形和时空等，两者互相协调和配合，以完成各种高级的神经和精神活动（图 13-50）。

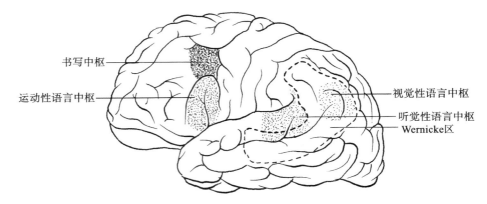

图 13-50　语言中枢

①运动性语言中枢（motor speech area）：又称说话中枢、Broca 区，位于额下回后部，相当于 Brodmann 第 44、45 区。此区损伤时，患者虽能发音，但丧失说话的能力，称运动性失语症。

②书写中枢（writing area）：位于额中回后部，相当于 Brodmann 第 8 区。此区损伤时，患者的手能够运动，但不能写出文字，称失写症。

③听觉性语言中枢（auditory speech area）：又称听话中枢，位于颞上回后部，相当于 Brodmann 第 22 区。此区损伤时，患者听觉无障碍，但听不懂别人说的话，称感觉性失语症。

④视觉性语言中枢（visual speech area）：又称阅读中枢，位于角回，相当于 Brodmann 第 22 区。此区损伤时，患者视觉无障碍，但不能理解文字和符号的含义，称失读症。

并非由视、听和肌肉运动障碍所引起的语言缺陷，称为失语症。

2. 基底核　基底核（basal nuclei）为位于大脑半球底部的灰质核团的总称，包括尾状核、豆状核、屏状核和杏仁体（图 13-51）。

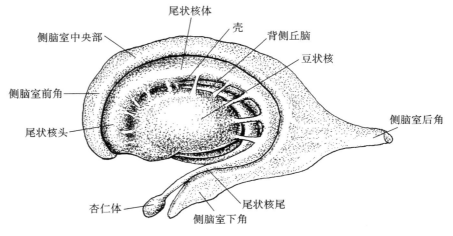

图 13-51　纹状体和背侧丘脑（左侧）

（1）尾状核（caudate nucleus）：为呈 C 形的圆柱体，弯绕背侧丘脑外侧份周围，全长伴随侧脑室。尾状核前部膨大,称尾状核头,背面突向侧脑室前角;中部稍细,称尾状核体,沿背侧丘脑的背外侧缘延伸,突向侧脑室中央部;下部逐渐变细,称尾状核尾,自背侧丘脑后端向腹侧弯曲,沿侧脑室下角的顶前行,末端与杏仁体相连。

(2)豆状核(lentiform nucleus):形似扁豆,位于岛叶深方、内囊外侧。此核前部与尾状核头相连,其余部分借内囊与尾状核和背侧丘脑相分隔。在水平切面上,豆状核呈三角形,被两个白质板分为 3 部:外侧部最大,称壳(putamen),内侧两部分称苍白球(globus pallidus)。

豆状核和尾状核合称纹状体(corpus striatum)。在种系发生上,壳和尾状核是纹状体较新的结构,合称新纹状体;苍白球为较古老的部分,称为旧纹状体。纹状体是锥体外系的重要组成部分,主要功能是调节肌张力和协调骨骼肌运动。

(3)屏状核(claustrum):位于岛叶皮质与豆状核之间,纤维联系和功能不清楚。

(4)杏仁体(amygdaloid body):位于侧脑室下角前端的上方、海马旁回钩内,属于边缘系统。

3. 大脑髓质 大脑髓质(cerebral medullary substance)由大量神经纤维组成,纤维可分为联络纤维、连合纤维和投射纤维 3 类。

1)联络纤维(图 13-52) 是连于同侧半球不同部位皮质间的纤维。短纤维经脑沟深面连接相邻的脑回,称弓状纤维。长纤维连接同侧半球各叶,主要包括:①上纵束:位于岛叶和豆状核的上方,连接额、顶、枕、颞 4 个叶。②下纵束:沿侧脑室下角和后角的外侧壁走行,连接颞、枕两叶。③钩束:勾绕外侧沟底,连接额、颞两叶的前部。④扣带:位于扣带回和海马旁回的深面,连接边缘叶各部。

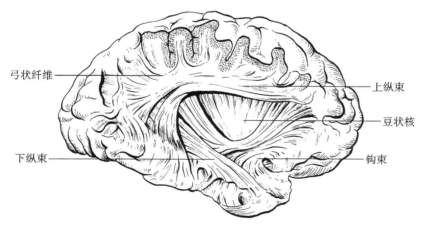

图 13-52 大脑半球的联络纤维

2)连合纤维 是连于两侧半球皮质间的纤维,包括胼胝体、前连合和穹窿连合(图 13-53)。

(1)胼胝体(corpus callosum):由连合左、右大脑半球新皮质的大量纤维组成,构成大脑纵裂底以及侧脑室前角、中央部和后角的上壁。胼胝体在正中线处形成宽厚的白质板,在正中矢状切面上自前向后分为嘴、膝、干、压部 4 部,嘴向下连接终板。在大脑半球内,胼胝体的纤维向前、后、左、右等方向放射。

(2)前连合(anterior commissure):由连接两侧嗅球和颞叶前部的前、后弓形纤维束构成。在正中矢状切面上,前连合位于胼胝体嘴、终板和穹窿交会处,纤维断面聚成卵圆形。

(3)穹窿连合(commissure of fornix):是连接两侧海马的三角形纤维薄片。海马发出的纤维在其内侧形成海马伞。穹窿(fornix)由海马伞向后上方弯曲形成,弓形向上走行于胼胝体下面,其中部分纤维越中线交叉至对侧穹窿,形成穹窿连合。在穹窿连合前方,两侧穹窿并

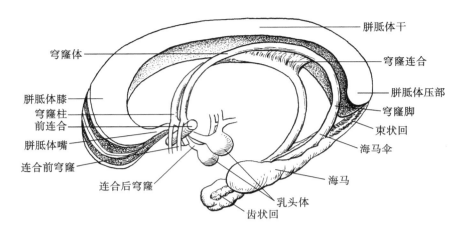

图 13-53　大脑半球的连合纤维

行向前,绕室间孔前方,大部分纤维向下止于乳头体。穹窿与胼胝体之间的薄板,称透明隔。

　　大脑皮质的功能是联络不同脑回、脑区共同作用,联络纤维或连合纤维对于体现完整的皮质功能都是不可或缺的。

　　3) 投射纤维　为联系大脑皮质和皮质下中枢的上、下行纤维。大多数投射纤维经背侧丘脑、尾状核和豆状核之间出入大脑半球,形成内囊(internal capsule)(图 13-54,图 13-55)。内囊为宽厚的白质纤维板,位于背侧丘脑和尾状核的外侧,豆状核的内侧。在大脑水平切面上,内囊呈向外开放的 V 形,可分 3 部:①内囊前肢(anterior limb of internal capsule),位于豆状核和尾状核头之间,有额桥束和丘脑前辐射等通过。②内囊膝(genu of internal capsule),位于内囊前支和内囊后支汇合处,主要有皮质核束通过。③内囊后肢(posterior limb of internal capsule),其中位于豆状核和背侧丘脑之间的部分,称丘脑豆状核部,主要有皮质脊髓束和丘脑中央辐射通过,另有皮质红核束、皮质网状束等通过。内囊后肢向后下延续至豆状核的后方和下方,分别称豆状核后部和豆状核下部,前者有视辐射通过,后者有听辐射通过。另外,内囊后肢还有顶、枕、颞桥束等通过。内囊纤维向各方向放射至大脑皮质,称辐射冠,与胼胝体的纤

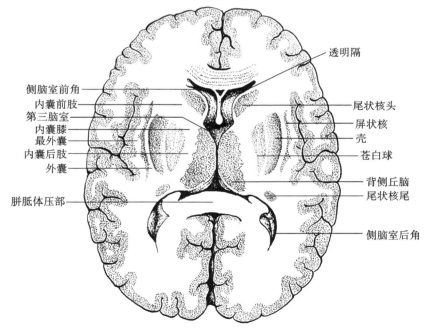

图 13-54　大脑水平切面

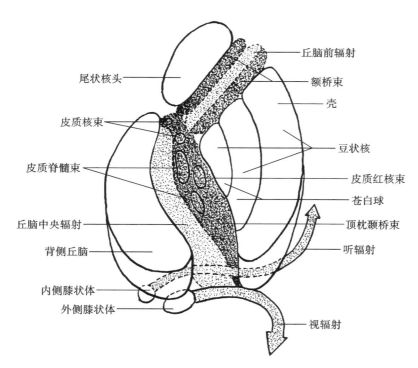

图 13-55 内囊内主要纤维束排列示意图

维交错。内囊向下续于中脑的大脑脚底。

4. 侧脑室 侧脑室(lateral ventricle)(图 13-56)位于大脑半球内,为一扁窄的室腔,前部经室间孔(interventricular foramen)与第三脑室相通。侧脑室可分为 4 部:中央部位于顶叶内,由此伸出 3 个角,前角宽而短,向前伸入额叶;后角长短不恒定,伸入枕叶;下角比前、后角长,在颞叶内伸向前方,抵达海马旁回钩处,底壁上有隆起的海马;齿状回位于海马内侧。

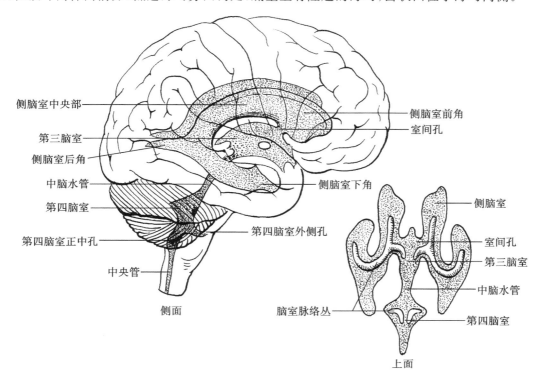

图 13-56 侧脑室投影

侧脑室脉络丛位于侧脑室中央部和下角内,产生脑脊液。此丛前部经室间孔与第三脑室脉络丛相连。

（四）嗅脑和边缘系统

1. 嗅脑（rhinencephalon）（图 13-57） 位于端脑底部,包括嗅球、嗅束、嗅三角和海马旁回的钩等。人类嗅脑不发达。

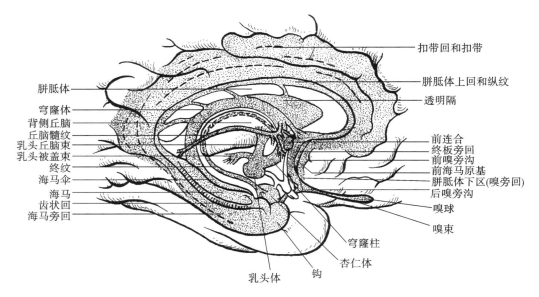

图 13-57 嗅脑和边缘系统

嗅球与嗅神经相连,向后延为较细的嗅束,嗅束后端分为内侧嗅纹和外侧嗅纹,两纹夹成嗅三角。外侧嗅纹将嗅觉冲动传至海马旁回的钩附近的皮质,此处是产生嗅觉的主要区域。病变刺激钩区皮质及其相联系的皮质下结构可以引起嗅幻觉。内侧嗅纹转至额叶内侧面,终止于隔区（隔区位于终板前方的小区,深面有隔核）。隔区可能不参加嗅觉的感知,而是参与边缘系统的情绪功能。

2. 边缘系统（limbic system） 又称内脏脑,由边缘叶和与之联系密切的皮质下结构,如杏仁体、下丘脑、背侧丘脑前核群和中脑被盖区的一些结构等共同组成。边缘系统在进化上较古老,与内脏活动、情绪反应、性功能及记忆等有关,在维持个体生存及延续后代等方面起重要作用。

（潘爱华 曾乐平）

第三节 脑和脊髓的被膜、血管及脑脊液循环

一、脑和脊髓的被膜

脑和脊髓的表面由外向内都被覆着三层被膜,对脑和脊髓具有营养、支持和保护作用。由外向内依次为硬膜（dura mater）、蛛网膜（arachnoid mater）和软膜（pia mater）,合称为脑脊膜（meninges）。

（一）脊髓的被膜

1. 硬脊膜（spinal dura mater）（图 13-58） 呈管状包被脊髓和脊神经,由致密结缔组织构

成,厚而坚韧。上端附着于枕骨大孔的周缘,与硬脑膜相延续;下端在第 2 骶椎平面以下逐渐缩窄,呈锥状包裹终丝,末端附着于尾骨。硬脊膜在椎间孔、骶前孔和骶后孔等处,移行于脊神经的外膜。硬脊膜与椎管内面的骨膜之间的间隙,称为硬膜外隙(epidural space)。硬脊膜在枕骨大孔边缘处与骨膜紧密愈着,椎管内的硬膜外隙略呈负压,不与颅内相通。硬膜外隙内除有脊神经根通过外,还有疏松结缔组织、脂肪、淋巴管和椎内静脉丛,临床上常于此进行硬膜外麻醉,以阻滞脊神经传导。

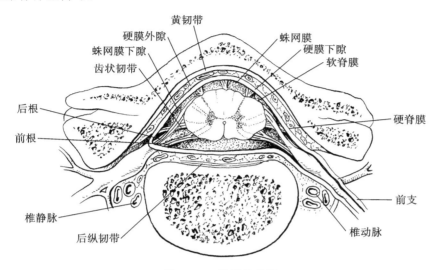

图 13-58　脊髓的被膜

2. 脊髓蛛网膜(spinal arachnoid mater)　位于硬脊膜与软脊膜之间,为一半透明薄膜,缺乏血管和神经。脊髓蛛网膜跨越脊髓表面的沟和裂,向上与脑蛛网膜相延续。脊髓蛛网膜外面与硬脊膜间有潜在性的硬膜下隙(subdural space);内面与软脊膜之间有宽阔的蛛网膜下隙(subarachnoid space)。蛛网膜下隙内有许多纤细的状若蜘蛛网的结缔组织小梁,为蛛网膜小梁,蛛网膜小梁从蛛网膜连至软脊膜,有支持作用。蛛网膜下隙内充满脑脊液,脊髓蛛网膜下隙向上与脑的蛛网膜下隙相通;向下自脊髓下端至第 2 骶椎平面,其间隙特别扩大,称终池(terminal cistern)。终池内有马尾、终丝和脑脊液,临床上常在第 3～4 或 4～5 腰椎间进行穿刺、抽取脑脊液或注入药物而不伤及脊髓。

3. 软脊膜(spinal pia mater)　为薄而富含血管和神经的结缔组织膜。软脊膜紧贴于脊髓表面,并深入脊髓的沟和裂内,自脊髓下端构成终丝(filum terminale)。软脊膜在脊髓两侧,脊神经的前、后根之间连同被覆蛛网膜向外突出,形成 18～24 对锯齿状突起,附着于硬脊膜的内面,几乎分布于脊髓的全长,称齿状韧带(denticulate ligament)。齿状韧带、蛛网膜小梁、终丝和脊神经根一起,将脊髓固定在蛛网膜下隙的脑脊液内,连同硬膜外隙内的脂肪组织和椎内静脉丛组织起弹性垫的作用,使脊髓不易受到外界震荡而损伤。临床上,齿状韧带可作为椎管内手术时,区分脊神经前、后根的标志。

（二）脑的被膜

1. 硬脑膜(cerebral dura mater)(图 13-59)　为厚而坚韧的双层膜,外层源自颅骨的内骨膜,内层较外层坚厚,有血管和神经行于两层之间。硬脑膜外面紧贴颅骨内面,没有硬膜外隙。硬脑膜与颅骨内面的结合,颅顶部较疏松,颅底部结合紧密。颅顶部外伤易在颅骨与硬脑膜间形成血肿;颅底处骨折易将硬脑膜和脑蛛网膜一起撕裂,致使脑脊液外漏。硬脑膜在枕骨大孔处,移行为硬脊膜和枕骨大孔处的骨膜,在脑神经出、入颅处,移行为脑神经的外膜和颅骨外面的骨膜。

NOTE

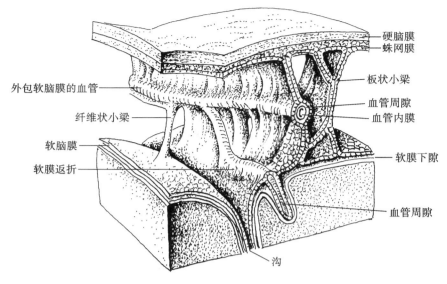

图 13-59　脑的被膜

硬脑膜在某些部位两层分开,内层折叠形成若干突起伸入脑部之间,防止脑组织移位并支持和保护脑,称硬脑膜隔(septum of dura mater)。硬脑膜隔有:

(1) 大脑镰(cerebral falx):硬脑膜内层在正中矢状位突入大脑纵裂折叠而成,分隔大脑两半球,外形似镰刀,前端连于鸡冠,后端连于小脑幕上面的正中线上,下缘游离于胼胝体上方。

(2) 小脑镰(cerebellar falx):硬脑膜内层突入左、右小脑半球之间,形成尖端向下的三角形小隔。

(3) 小脑幕(tentorium of cerebellum):横窦沟和乙状窦沟处的硬脑膜内层伸入大脑横裂内,分隔大脑和小脑,呈半月形。小脑幕附着于横窦沟和颞骨岩部的上缘,上面在中线处连大脑镰,前内侧缘游离,称幕切迹(tentorial incisure)。切迹与鞍背间形成一环形裂孔,称小脑幕裂孔(tentorial hiatus),内有中脑通过。小脑幕将颅腔不完全地分隔成上、下两部。当颅内压增高时,切迹上方两侧的海马旁回和钩,可被挤入此切迹,并压迫其下方的大脑脚和动眼神经,称小脑幕切迹疝或海马沟回疝。

(4) 鞍膈(diaphragma sellae):位于蝶鞍上方硬脑膜内层,张于前床突、鞍结节和鞍背上缘之间,构成垂体窝的顶壁。鞍膈中央留有一孔,有垂体柄通过,垂体位于鞍膈和硬脑膜外层之间。

硬脑膜在某些部位内、外两层分开,内衬以内皮细胞,是颅内静脉血回流的通道,称硬脑膜窦(sinuses of dura mater)(图 13-60)。窦壁无平滑肌,无收缩功能,损伤时难以止血,易形成颅内血肿。硬脑膜窦属于特殊的静脉,管壁无肌层,管腔内缺乏瓣膜,主要收集脑、脑膜、颅骨、眼眶和内耳等处的静脉血,并引流脑脊液。硬脑膜窦通过众多的导静脉(emissary veins),与颅外的静脉广泛交通。重要的硬脑膜窦有:

(1) 上矢状窦(superior sagittal sinus):位于矢状沟内大脑镰的上缘,前方起于额骨的盲孔,向后止于窦汇,横断面呈三角形。主要引流大脑皮质内侧面和上外侧面的静脉血。

(2) 下矢状窦(inferior sagittal sinus):位于大脑镰下缘,与上矢状窦走向一致,向后汇入直窦。主要收集大脑镰和胼胝体的静脉血。

(3) 直窦(straight sinus):位于大脑镰和小脑幕的连接处,由大脑大静脉和下矢状窦汇合而成,向后在枕内隆凸处汇入窦汇。

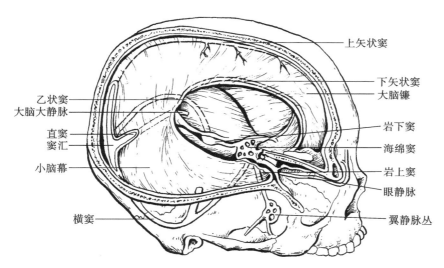

图 13-60　硬脑膜及硬脑膜窦

（4）窦汇（confluence of sinuses）：位于枕内隆凸前方，为上矢状窦与直窦汇合处，向左、右两侧移行为横窦。

（5）横窦（transverse sinus）：成对，位于小脑幕后外侧缘附着处的枕骨横窦沟处，连接窦汇与乙状窦。横窦主要接受上矢状窦和直窦的血液。

（6）乙状窦（sigmoid sinus）：成对，位于乙状窦沟内，为横窦的延续，向前下在颈静脉孔处移行为颈内静脉。

（7）岩上窦（superior petrosal sinus）：位于小脑幕前外侧缘，颞骨岩部上缘，向前通海绵窦，向后通乙状窦或横窦。

（8）岩下窦（inferior petrosal sinus）：位于颞骨岩部后缘处，向前通海绵窦，在颈静脉孔处注入颈静脉或乙状窦。

（9）海绵窦（cavernous sinus）（图 13-61）：位于蝶鞍两侧，每侧一个，为两层硬脑膜间不规则腔隙。腔内被纤维小梁分隔成交通的小腔，两侧借横支相通，形似海绵。海绵窦的外侧壁内层中，自上而下分别有动眼神经、滑车神经、眼神经和上颌神经通过；窦腔内有颈内动脉和展神经通过。

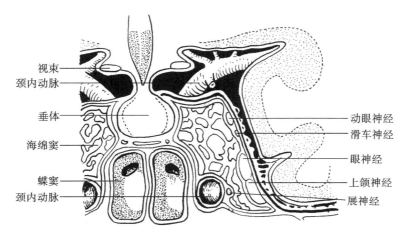

图 13-61　海绵窦

海绵窦向前经眼上静脉与面静脉交通；向上经大脑中静脉与上矢状窦及横窦交通；向下借卵圆孔的小静脉与翼静脉丛相通；向后借岩上、下窦通入横窦、乙状窦或颈内静脉。海绵窦和周围静脉有广泛交通,面部感染可蔓延至海绵窦,引起海绵窦炎症及血栓形成,并累及通过窦内和窦壁的神经和血管,出现相应症状;海绵窦向后与椎静脉丛相通,椎静脉丛又与腔静脉系交通,故腹、盆腔的感染也可经此途径蔓延至颅内;海绵窦与蝶窦之间,仅隔一层薄的骨壁,在严重的蝶窦感染时,也可波及海绵窦。

硬脑膜内的血液流向归纳如下:

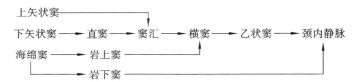

2. **脑蛛网膜**(cerebral arachnoid mater) 位于硬脑膜和软脑膜之间的结缔组织膜,缺乏神经和血管,薄而透明。脑蛛网膜与硬脑膜之间为硬膜下隙;脑蛛网膜与软脑膜之间有宽阔的蛛网膜下隙(subarachnoid space)。蛛网膜下隙宽阔,内含脑脊液和较大的血管,并与脊髓的蛛网膜下隙相通,可通过腰椎穿刺抽检脑脊液。脑蛛网膜除在大脑纵裂和大脑横裂处突入裂内,在其他部位则跨过沟和裂。因此,脑蛛网膜下隙大小不一,较大的蛛网膜下隙称蛛网膜下池(subarachnoid cistern)。位于小脑和延髓后下方的蛛网膜下池,称小脑延髓池(cerebellomedullary cistern),第四脑室内的脑脊液通过第四脑室正中孔和外侧孔进入小脑延髓池,进而充满整个蛛网膜下隙,临床上可在枕骨大孔处进针,抽取小脑延髓池处脑脊液。此外,较大的蛛网膜下池,还有位于两侧大脑脚之间的脚间池(interpeduncular cistern)、视交叉前方的交叉池(chiasmatic cistern)、胼胝体压部与小脑上面之间的环池(cisterna ambiens)和脑桥腹侧的桥池(pontine cistern)等。

脑蛛网膜紧贴硬脑膜内层,在上矢状窦两侧形成许多绒毛状突起,突入上矢状窦内,称蛛网膜粒(arachnoid granulations)(图13-62)。脑脊液通过这些突起渗透入硬脑膜窦内,回流入静脉,为脑脊液回流入静脉的途径。

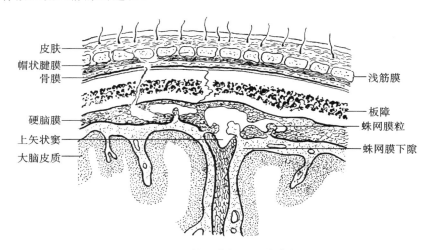

图13-62 蛛网膜粒和硬脑膜窦

3. **软脑膜**(cerebral pia mater) 紧贴于脑的表面并深入其沟裂中,薄而富有神经和血管。在脑室的一定部位,软脑膜及其血管与脑室壁的室管膜上皮共同构成脉络组织(tela choroidea)。某些部位脉络组织的血管反复分支成丛,并连同其表面的软脑膜和室管膜上皮突入脑室,形成脉络丛(choroid plexus)。脉络丛是产生脑脊液的主要部位。

二、脑和脊髓的血管

脑和脊髓构成的中枢神经系统,血液供应非常丰富,是体内代谢最旺盛的部位。静息状态下,人的脑重仅占体重的 2%,但脑的耗氧量却占全身总耗氧量的 20%。脑血流的减少或中断,可导致脑神经细胞的缺氧,甚至造成严重的神经、精神障碍。

（一）脊髓的血管

1. 脊髓的动脉（图 13-63） 脊髓的动脉来源于椎动脉和节段动脉。脊髓的动脉与脑的血液供应不同,除供应脊髓外,还供应脊髓被膜及椎骨的血液。

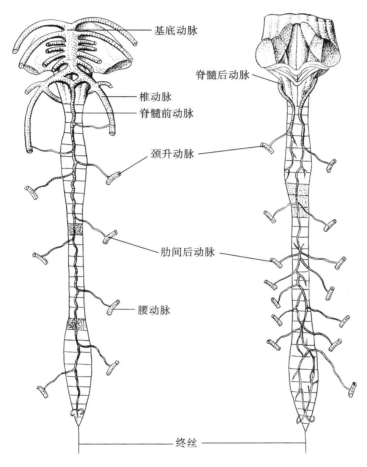

图 13-63　脊髓的动脉

（1）椎动脉在颅内发出脊髓前动脉（anterior spinal artery）和脊髓后动脉（posterior spinal artery）。脊髓前动脉在椎动脉末端发出,为左、右两条,沿延髓腹侧下降,在枕骨大孔上方汇合成一干,沿脊髓前正中裂下降至脊髓末端;脊髓后动脉自椎动脉发出左、右两条,向后走行,经枕骨大孔处出颅后,分别在脊髓的左、右后外侧沟内下行,直至脊髓末端。

（2）节段动脉:主要有颈升动脉、肋间后动脉以及腰动脉和骶外侧动脉的脊髓支（spinal branches）。它们逐节经椎间孔入椎管,沿脊神经前、后根至脊髓,并与脊髓前、后动脉吻合,从而增强了纵向走行的动脉,并在软脊膜表面形成动脉网,共同营养脊髓。

脊髓前、后动脉之间,借横行的吻合支互相交通,形成动脉冠（图 13-64）,由动脉冠再分支进入脊髓内部。脊髓前动脉的分支,主要分布于脊髓前角、侧角、灰质连合、后角基部、前索和外侧索,大约营养脊髓的前 2/3;脊髓后动脉的分支,则分布于脊髓后角的其余部分和后索,大约营养脊髓的后 1/3。在某些部位，脊髓不同来源的动脉有时吻合不良，这些部位的脊髓易缺血受损，这些部位又被称为脊髓的危险区。临床上常见的易受损区多在第 1～4 胸节和第 1 腰节的腹侧部。

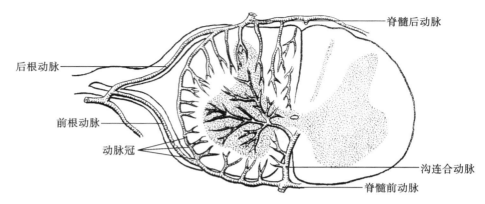

图 13-64　脊髓内部动脉分布

2. 脊髓的静脉　脊髓的静脉较动脉多而粗，收集脊髓内的小静脉，汇合成脊髓前静脉（anterior spinal veins）和脊髓后静脉（posterior spinal veins）。脊髓前、后静脉注入硬膜外隙中的椎内静脉丛，再经椎骨外面的椎外静脉丛，汇入节段静脉，分别与胸、腹、盆腔的其他静脉相交通。

（二）脑的血管

1. 脑的动脉（图 13-65）　脑的动脉来源于颈内动脉和椎动脉。以顶枕沟为界，颈内动脉供应大脑半球的前 2/3 和部分间脑，椎动脉供应大脑半球的后 1/3、部分间脑、脑干和小脑，称颈内动脉系和椎-基底动脉系两个系统。此两系在端脑的分支，都有皮质支和中央支两种分支。皮质支供应端脑和小脑的皮质及浅层髓质；中央支营养深层髓质、基底核、内囊和间脑等处。

1）颈内动脉（internal carotid artery）　在甲状软骨上缘平面起于颈总动脉，垂直上行入颅底，经颈动脉管入颅，而后贴海绵窦的内侧壁向前上，至前床突弯向上后并穿出硬脑膜而分支。颈内动脉根据行程可分为颈部、岩部、海绵窦部和前床突上部。海绵窦部和前床突上部常呈 U 形或 V 形弯曲，称为虹吸部，是动脉硬化的好发部位。颈内动脉的主要分支有：

（1）大脑前动脉（anterior cerebral artery）（图 13-66）：发自颈内动脉，在视神经的上方向前内，进入大脑纵裂，与对侧同名的动脉借前交通动脉（anterior communicating artery）相连，而后沿胼胝体沟向后行。皮质支分布于顶枕沟以前的大脑半球内侧面，额叶底面的一部分，以及额叶、顶叶上外侧面的上部；中央支从大脑前动脉的近侧段发出，经前穿质进入脑实质，供应尾状核、豆状核前部和内囊前肢。

（2）大脑中动脉（middle cerebral artery）（图 13-67）：为颈内动脉主干的直接延续，沿大脑外侧沟向后行，分布于岛叶和大脑半球外侧面的大部分。大脑中动脉营养大脑皮质的躯体运动区、躯体感觉区和语言中枢，如阻塞，将影响机体相应的运动、感觉及语言功能。大脑中动脉途经前穿质时发出中央支（图 13-68），垂直上行入脑实质，供应尾状核、豆状核、内囊膝和后肢的上部，称豆纹动脉。豆纹动脉在高血压时易破裂出血，累及内囊，引起相应功能障碍。

（3）后交通动脉（posterior communicating artery）：发自颈内动脉，在视束的下面向后，与大脑后动脉相吻合，是颈内动脉系与椎-基底动脉系的吻合支。

（4）脉络丛前动脉（anterior choroidal artery）：后交通动脉的外侧，在视束的下面向后外，经大脑脚与海马旁回的钩之间进入侧脑室下角，参与侧脑室脉络丛的构成，沿途发出分支营养

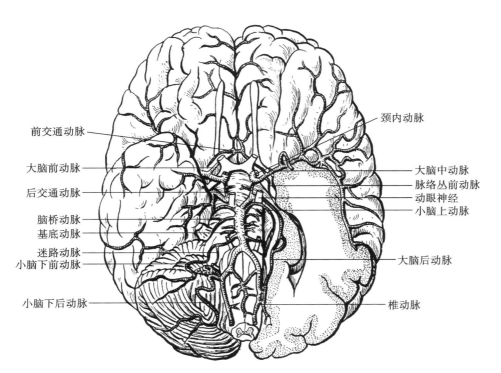

图 13-65　脑底的动脉

前交通动脉
大脑前动脉
后交通动脉
脑桥动脉
基底动脉
迷路动脉
小脑下前动脉
小脑下后动脉

颈内动脉
大脑中动脉
脉络丛前动脉
动眼神经
小脑上动脉
大脑后动脉
椎动脉

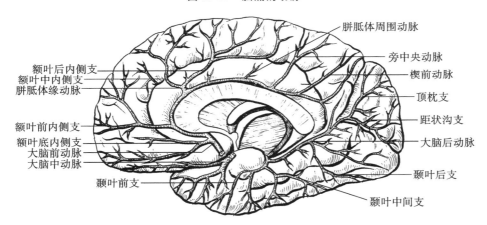

图 13-66　大脑半球内侧面的动脉

额叶后内侧支
额叶中内侧支
胼胝体缘动脉
额叶前内侧支
额叶底内侧支
大脑前动脉
大脑中动脉
颞叶前支

胼胝体周围动脉
旁中央动脉
楔前动脉
顶枕支
距状沟支
大脑后动脉
颞叶后支
颞叶中间支

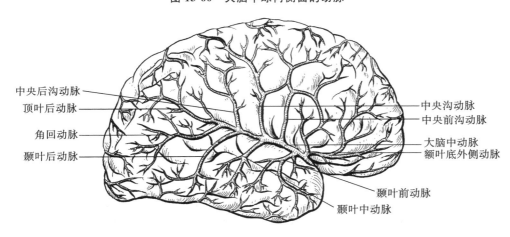

图 13-67　大脑半球外侧面的动脉

中央后沟动脉
顶叶后动脉
角回动脉
颞叶后动脉

中央沟动脉
中央前沟动脉
大脑中动脉
额叶底外侧动脉
颞叶前动脉
颞叶中动脉

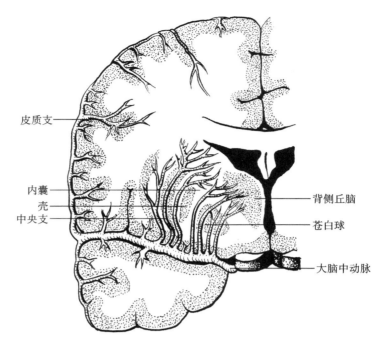

图 13-68　大脑中动脉的皮质支和中央支

外侧膝状体、内囊后肢的后下部、大脑脚底的中 1/3 和苍白球等结构。此动脉行程长且管径细,易发生栓塞。

2)椎-基底动脉(vertebral-basilar artery)　椎动脉(vertebral artery)起自锁骨下动脉,穿第 6～1 颈椎横突孔,经枕骨大孔入颅腔,于延髓的腹外侧上行,至延髓与脑桥交界处,两侧椎动脉合成一条基底动脉(basilar artery)。基底动脉在脑桥腹侧面基底沟内上行,至脑桥上缘处分为左、右大脑后动脉两终支。

椎动脉在合成基底动脉前的主要分支:

(1)脊髓前动脉(anterior spinal artery)、脊髓后动脉(posterior spinal artery):见脊髓的动脉。

(2)小脑下后动脉(posterior inferior cerebellar artery):椎动脉入颅内后合成基底动脉前最大分支。营养小脑下面的后部和延髓后外侧部。该动脉行程弯曲,易发生栓塞,出现同侧面部浅感觉障碍、对侧躯体的浅感觉障碍和共济失调等。

基底动脉的主要分支:

(1)小脑下前动脉(anterior inferior cerebellar artery):发自基底动脉起始段,供应小脑下面的前部。

(2)迷路动脉(labyrinthine artery):细长,随面神经和前庭蜗神经入内耳,供应内耳迷路,又称内听动脉。

(3)脑桥动脉(pontine arteries):一些细小动脉,供应脑桥基底部。

(4)小脑上动脉(superior cerebellar artery):发自基底动脉的末端,向外侧走行,绕大脑脚向后,供应小脑上部。

(5)大脑后动脉(posterior cerebral artery):基底动脉的一对终支,在脑桥上缘,绕大脑脚向后,沿海马旁回的钩转至颞叶和枕叶的内侧面,近侧部借后交通动脉与颈内动脉吻合。大脑后动脉皮质支分布于颞叶内侧面、底面及枕叶;中央支由起始部发出,由脚间窝入脑,供应背侧丘脑、内外侧膝状体和下丘脑、底丘脑等。

大脑后动脉的起始段与小脑上动脉很接近,在小脑上动脉的上方与之平行向外,中间夹持

知识链接 13-7

着动眼神经。当颅内压增高,发生小脑幕切迹疝或海马沟回疝时,可使大脑后动脉向下方移位,压迫并牵拉动眼神经,出现相应眼神经麻痹的症状。

3)大脑动脉环(cerebral arterial circle) 又称 Willis 环,由前交通动脉、两侧大脑前动脉起始段、两侧颈内动脉末端、两侧后交通动脉和两侧大脑后动脉起始段共同组成。大脑动脉环位于脑底下方、蝶鞍上方,环绕视交叉、灰结节及乳头体周围,使两侧颈内动脉与椎-基底动脉相交通,又称脑底动脉环。正常情况下,颈内动脉和椎-基底动脉的血液,各有其供应范围,互不相混,但当某一动脉血流量减少或慢性阻断时,血液可经此环重新分配,得到一定程度的代偿,维持脑的血供。大脑动脉环发育不全或异常者,易在前交通动脉和大脑前动脉连接处发生动脉瘤。

2. 脑的静脉(图 13-69) 不与动脉相伴行,无瓣膜,可分浅、深两组,两组间互相吻合。浅组收集皮质及皮质下髓质的静脉血,直接注入邻近的硬脑膜窦;深静脉收集大脑深部髓质、基底核、间脑、脑室脉络丛等处静脉血,汇合成一条大脑大静脉,向后注入直窦(图 13-70)。

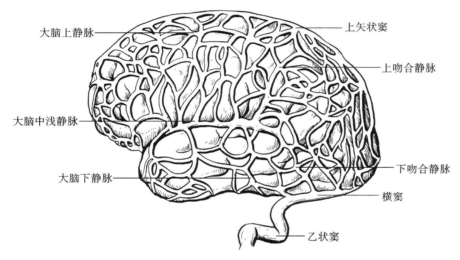

大脑上静脉
上矢状窦
上吻合静脉
大脑中浅静脉
大脑下静脉
下吻合静脉
横窦
乙状窦

图 13-69 脑的静脉(浅组)

三、脑脊液及其循环

脑脊液(cerebral spinal fluid,CSF)为无色透明液体,内含多种浓度不等的无机离子、葡萄糖、微量蛋白和少量淋巴细胞等。成人平均为 150 mL,95%由侧脑室脉络丛产生,少量由室管膜上皮和毛细血管产生。脑脊液充满于脑室系统、脊髓中央管和蛛网膜下隙,处于不断产生、循环和回流的平衡状态,对中枢神经系统起缓冲、保护、营养、运输及维持正常颅内压等作用。

脑脊液循环途径(图 13-71)为:自左、右侧脑室脉络丛产生的脑脊液经左、右室间孔流入第三脑室,与第三脑室脉络丛产生的脑脊液一起,向下经中脑水管流至第四脑室,汇合第四脑室脉络丛产生的脑脊液,经第四脑室正中孔和两外侧孔流入蛛网膜下隙,蛛网膜下隙内的脑脊液流向大脑背面,经蛛网膜粒渗透到硬脑膜窦(主要是上矢状窦),回流入静脉。脑脊液循环通路受阻,可致脑积水(hydrocephalus)。脑积水引起的颅内压升高,可使脑组织受压甚至移位,形成脑疝而危及生命。

四、脑屏障

中枢神经系统内对毛细血管或脑脊液与脑组织间物质转运有一定限制或选择的结构称脑屏障(brain barrier)(图 13-72)。脑屏障由三部分组成。

NOTE

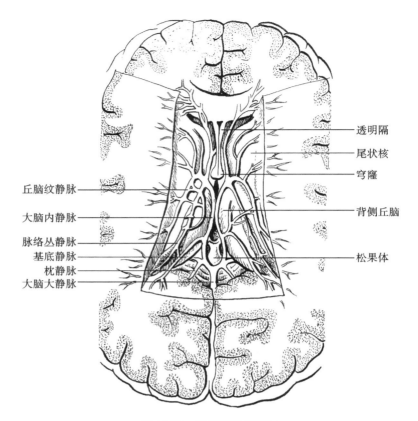

透明隔
尾状核
穹窿
丘脑纹静脉
大脑内静脉
背侧丘脑
脉络丛静脉
基底静脉
枕静脉
大脑大静脉
松果体

图 13-70　脑的静脉(深组)

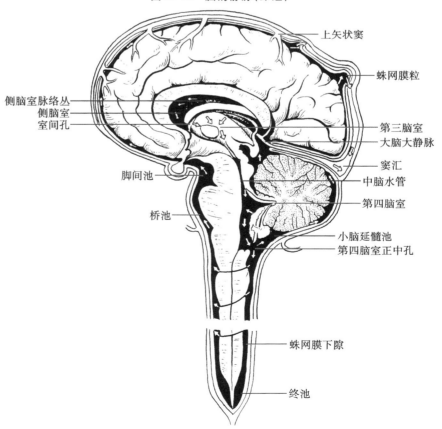

上矢状窦
蛛网膜粒
侧脑室脉络丛
侧脑室
室间孔
第三脑室
大脑大静脉
窦汇
中脑水管
第四脑室
脚间池
桥池
小脑延髓池
第四脑室正中孔
蛛网膜下隙
终池

图 13-71　脑脊液循环模式图

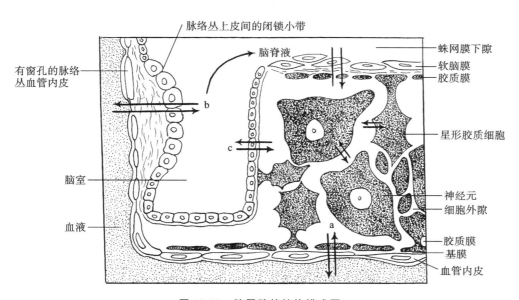

图 13-72　脑屏障的结构模式图

a.血-脑屏障　b.血-脑脊液屏障　c.脑脊液-脑屏障

（一）血-脑屏障

血脑屏障（blood-brain barrier，BBB）位于血液与脑和脊髓的神经细胞间。选择性地通过营养物质和代谢产物，阻止有害物质进入神经细胞，维持神经细胞内环境的稳定。结构基础：脑和脊髓内的毛细血管内皮细胞无窗孔，水和某些离子可通过，大分子物质不能通过；毛细血管基膜完整而连续；毛细血管基膜外有星形胶质细胞突起形成的胶质膜。

（二）血-脑脊液屏障

血-脑脊液屏障（blood-cerebrospinal fluid barrier，BCB）位于脑室脉络丛的血液和脑脊液之间。结构基础是脉络丛上皮细胞之间有闭锁小带相连，但脉络丛的毛细血管内皮细胞上有窗孔，因此该屏障仍有一定的通透性。

（三）脑脊液-脑屏障

脑脊液-脑屏障（cerebrospinal fluid-brain barrier，CBB）位于脑室和蛛网膜下隙的脑脊液与脑和脊髓的神经细胞间。结构基础是室管膜上皮、软脑膜和软脑膜下胶质膜，但室管膜上皮没有闭锁小带，不能有效限制大分子物质通过，软脑膜的屏障作用也很弱。因此，脑脊液的化学成分与脑组织细胞外液的成分大致相同。

脑屏障在正常情况下免受内、外环境变化的影响，对于维持神经元正常活动所需的稳定的微环境有重要作用。脑屏障受到损害会影响脑屏障的通透性，致脑或脊髓的神经细胞受到致病因素刺激，出现相应脑水肿、脑出血等症状。

知识链接 13-8

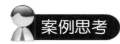案例思考

患者，女，53 岁。主诉：右侧肢体无力伴感觉障碍 1 天。

现病史：患者 1 天前与家人发脾气后出现手抖，右侧肢体无力，伴右侧肢体感觉障碍。入我院行头颅 CT 平扫示：左侧内囊出血（量约 30 mL）。为进一步诊治，以"急性脑血管病"（脑出血）收住我院。既往史：高血压病史 3 年，最高血压 160/110 mmHg，服药不规律，否认"糖尿病"及心脏病史。

案例思考 13-1
问题解析

NOTE

能力检测答案

提问：

1. 内囊出血的典型表现是什么？

2. 脊髓节段与椎骨对应关系是什么？

3. 简述端脑第Ⅰ躯体运动区位置及对骨骼肌管理的特点。

能力检测

1. 成人脊髓下端平（　　）。

A. 第 2 腰椎体上缘　　　　　　　B. 第 1 腰椎体下缘　　　　　　C. 第 3 腰椎体下缘

D. 第 4 腰椎体上缘　　　　　　　E. 第 5 腰椎体上缘

2. 第 8 胸椎骨折可伤及脊髓的节段是（　　）。

A. 胸 5 节　　　　B. 胸 11 节　　　C. 胸 10 节　　　D. 胸 8 节　　　E. 胸 9 节

3. 从脑干背侧出脑的脑神经是（　　）。

A. 三叉神经　　　B. 舌下神经　　　C. 副神经　　　D. 滑车神经　　　E. 面神经

4. 大脑皮质的躯体运动区位于（　　）。

A. 中央前回和中央旁小叶的前部　　　　　　B. 距状沟的两侧

C. 中央后回和中央旁小叶的后部　　　　　　D. 颞横回

E. 扣带回

5. 颞横回是（　　）。

A. 躯体运动区　　　　　　　B. 躯体感觉区　　　　　　　C. 视区

D. 听区　　　　　　　　　　E. 听觉性语言中枢

6. 运动性语言中枢位于（　　）。

A. 优势半球中央前回下部　　　　　　B. 优势半球中央后回下部

C. 优势半球颞上回后部　　　　　　　D. 优势半球额下回后部

E. 优势半球角回

7. 阅读中枢位于（　　）。

A. 距状裂周围的枕叶皮质　　　B. 角回　　　　　　　　C. 缘上回

D. 额中回后部　　　　　　　　E. 眶回

8. 躯体感觉中枢位于（　　）。

A. 海马旁回　　　　　　　　　　　B. 中央后回和中央旁小叶后部

C. 中央前回和中央旁小叶前部　　　　D. 顶下小叶

E. 顶上小叶

9. 不属于基底核的是（　　）。

A. 豆状核　　　　B. 屏状核　　　C. 杏仁体　　　D. 尾状核　　　E. 齿状核

10. 通过内囊膝的纤维束是（　　）。

A. 丘脑中央辐射　　　　　　　B. 听辐射　　　　　　　C. 皮质核束

D. 视辐射　　　　　　　　　　E. 皮质脊髓束

11. 不属于小脑核的是（　　）。

A. 顶核　　　　　B. 齿状核　　　C. 豆状核　　　D. 球状核　　　E. 栓状核

12. 一侧视束损伤可出现（　　）。

A. 同侧眼鼻侧 1/4 视野偏盲　　　　　　B. 同侧眼颞侧 1/4 视野偏盲

C. 同侧眼颞侧视野偏盲　　　　　　　　D. 对侧眼颞侧视野偏盲

E. 对侧眼鼻侧视野偏盲

13. 脑由哪几部分组成？什么叫脑干？

14. 简述大脑皮质的功能定位。

15. 上、下神经元损伤会出现哪些不同的临床症状？

16. 躯干和四肢深感觉（本体）传导路 3 级神经元各位于何处？

17. 简述大脑动脉环的组成及功能。

（郑　伟）

第十四章　周围神经系统

 学习要点

> 1．周围神经系统的分部。
> 2．脊神经的组成、纤维成分、分支及分布概况。
> 3．颈丛、臂丛、腰丛、骶丛以及胸神经前支的组成、位置及主要分支的行程、分支分布。
> 4．12 对脑神经的名称、纤维成分、行程、分支分布及损伤后表现。

　　周围神经系统(peripheral nerve system)是指分布于全身各处(脑和脊髓除外)的神经组织和结构,结构上与属于中枢神经系统的脑和脊髓分别相连,同时借助各种末梢装置分布于全身各处,从而实现中枢神经系统与身体各系统器官组织的功能联系。

　　周围神经系统属于一个完整的结构系统,主要由分布于全身各处的神经、神经节、神经丛以及神经终末装置等构成。神经元是构成神经系统的基本构成单位,其胞体的长突起与包裹在其外面的髓鞘组成一根神经纤维,若干条神经纤维由神经束膜包裹形成神经束,粗细不一的神经束外面包被一层结缔组织被膜构成的神经外膜后即形成一条神经(nerve)。神经按照支配效应器的不同可分为躯体神经和内脏神经。脊神经是指与脊髓相连的周围神经,由 31 对神经组成,多呈条索状走行并分布于全身的骨骼肌和皮肤。脑神经是指与脑干和端脑相连的周围神经,由 12 对神经组成,多交织成丛分布于内脏平滑肌、心肌和腺体。按照功能的不同,神经可分为感觉神经和运动神经。感觉神经将神经冲动由外周感受器传导至中枢,又称为传入神经(afferent nerve),运动神经将神经冲动由中枢神经系统传出到外周效应器,又称为传出神经(efferent nerve)。内脏神经对效应器的控制不受大脑皮质意识层面的控制,表现为不受主观意志调控,故又被称为自主神经系统(autonomic nerve system)或植物神经系统(vegetative nerve system),其运动神经成分因具有不同的形态学特点及对效应器的不同作用而被分为交感神经(sympathetic nerve)和副交感神经(parasympathetic nerve)。周围神经按照上述不同的分类原则划分出多个相关概念,但各不同类型神经之间并非绝对独立,如脑神经或脊神经分别都含有躯体神经纤维和内脏神经纤维,这些纤维成分有感觉(传入)性和运动(传出)性之分。为叙述方便,对于周围神经系统中的周围神经常被分为脑神经、脊神经和内脏神经描述,本章节主要描述前两个部分。

　　位于中枢神经系统之外的神经元胞体及树突聚集形成了周围神经节,与前述基本一致的是,这些神经节可分为脑神经节、脊神经节和内脏神经节(包括交感神经节和副交感神经节),其中所有脊神经节均为感觉神经节,脑神经节部分属于感觉神经节,部分属于运动性质的副交感神经节。

第一节 脊 神 经

一、概述

脊神经(spinal nerve)是指与脊髓相连的周围神经,共 31 对。每对脊神经均与一个脊髓节段相连,由前根(anterior root)和后根(posterior root)组成。前根与脊髓前外侧沟相连,由运动神经纤维根丝构成;后根与脊髓后外侧沟相连,由感觉神经纤维根丝构成。前根和后根在椎间孔处合成脊神经,因此 31 对脊神经既含有感觉纤维又含有运动纤维,均属于混合性神经。脊神经后根在椎间孔处有一椭圆形膨大,称脊神经节(spinal ganglion),其内聚集着大量的假单极神经元。

按照脊神经与脊髓相连部位的不同,可依次把脊神经分为 5 对颈神经(cervical nerve)、12 对胸神经(thoracic nerve)、5 对腰神经(lumbar nerve)、5 对骶神经(sacral nerve)和 1 对尾神经(coccygeal nerve)。通过上述神经分布至相应的躯干和四肢部位。脊神经属于混合性神经,含有躯体和内脏性成分,其中躯体性纤维成分主要分布至躯干、四肢的骨骼肌和皮肤,而内脏性纤维则主要分布至躯干四肢的心肌、平滑肌及腺体等。

这些脊神经都经同序数椎体上方或下方的椎间孔传出椎管或骶管,具有特定的位置关系。第 1 颈神经干在寰椎与枕骨之间离开椎管,第 2～7 颈神经干经同序数颈椎上方的椎间孔穿出,第 8 颈椎神经干则在第 7 颈椎下方的椎间孔穿出椎管。所有胸神经干和腰神经干均经过同序数椎管下方的椎间孔穿出椎管,第 1～4 骶神经从同序数骶前孔和骶后孔穿出骶管,第 5 骶神经和尾神经则经骶管裂孔穿出。

(一)脊神经的纤维分布

脊神经为混合性神经,含有躯体和内脏性纤维成分,而躯体和内脏神经均含有感觉和运动纤维,故脊神经实际上有 4 种纤维成分(图 14-1)。

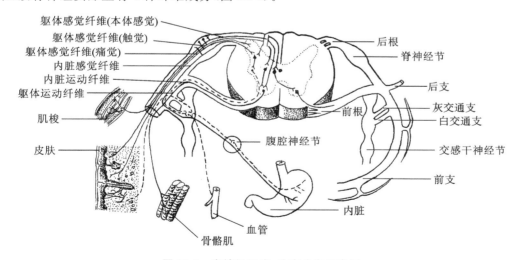

图 14-1 脊神经组成、分支分布示意图

1. 躯体感觉纤维 由脊神经节内的假单极神经元周围突形成,传导的是躯干四肢各部皮肤、骨骼肌、肌腱和关节等处的感觉(即躯体感觉),包括皮肤浅感觉(痛、温、触、压觉)和关节的深感觉(运动和位置觉),经中枢突传入脊髓。

2. 内脏感觉纤维 由脊神经节内的假单极神经元周围突形成,传导的是躯干四肢各部位的内脏、心血管和腺体的感觉冲动,经中枢突组成后根进入脊髓。

3. 躯体运动纤维 由位于脊髓灰质前角的运动神经元轴突构成,形成脊神经前根,随脊神经分布,支配躯干四肢各部的骨骼肌运动。

4. 内脏运动纤维 由位于胸髓第 12 节段和腰髓第 1～3 节段的中间带外侧核(即交感低级中枢)以及骶髓第 2～4 节段的骶副交感核内的内脏运动神经元轴突构成,通过脊神经前根,随脊神经分布,支配躯干、四肢各部的心肌、平滑肌及腺体的运动。

(二)脊神经的分支

1. 前支(anterior branch) 混合性,是脊神经干的主要分支,最粗大,分布范围最广,主要分布至躯干前、外侧部和四肢前后部的骨骼肌和皮肤。除 12 对胸神经呈节段性分布外,其余脊神经前支相互交织成颈丛、臂丛、腰丛和骶丛,由这些神经丛再发出神经分支分布到身体的各效应器和感受器。

2. 后支(posterior branch) 混合性,较前支细小,主要分布于躯干背部(项部、背部和腰骶部),分布具有明显的节段性特点。大部分后支可分为肌支和皮支,前者主要分布于躯干背部的深层肌,后者则分布于这些部位的皮肤。

某些脊神经后支形成较为粗大的神经干,分布范围较大,具有明显的临床意义。

(1)枕下神经(suboccipital nerve),即第 1 颈神经后支,粗大,在寰椎后弓上方与椎动脉下方之间穿行,支配椎枕肌(包括头后大直肌、头后小直肌、头上斜肌、头下斜肌等)。

(2)枕大神经(greater occipital nerve),即第 2 颈神经后支,穿斜方肌至皮下,分布于枕、项部皮肤。

(3)臀上皮神经(superior clunial nerve),即第 1～3 腰神经后支的外侧支,粗大,分布于臀上部皮肤。

(4)臀中皮神经(middle clunial nerve),即第 1～3 骶神经后支的皮质,分布于臀中区域。

3. 交通支(communicating branch) 运动性纤维成分,为连于脊神经与交感干之间的细支,包括白交通支和灰交通支。其中由脊髓侧角中间外侧核神经元发出的交感节前神经纤维,因有髓鞘反光发亮呈白色而被命名为白交通支,而由交感干神经节细胞发出的节后纤维组成的灰交通支因神经纤维多无髓鞘、色灰暗而得名。

4. 脊膜支(meningeal branch) 为脊神经出椎间孔后发出的一条返支,可分为横、升和降支,分布于脊髓被膜、血管壁、骨膜、韧带和椎间盘等处。

二、颈丛

(一)颈丛的组成和位置

1. 组成 颈丛(cervical plexus)由第 1～4 颈神经的前支组成(图 14-2)。

2. 位置 位于胸锁乳突肌上部的深面,中斜角肌和肩胛提肌起始端前方。

(二)颈丛的分支

1. 皮支 在胸锁乳突肌深面集中,从该肌后缘中点附近浅出,该处是颈部浅层结构浸润麻醉的重要阻滞点,临床上称其为神经点。颈丛的主要皮支包括(图 14-3):

(1)枕小神经(lesser occipital nerve)(C_2):沿胸锁乳突肌后缘上行,分布于枕部及耳廓背面上部皮肤。

(2)耳大神经(great auricular nerve)(C_2,C_3):沿胸锁乳突肌表面向耳垂方向上行,分布于耳廓及附近皮肤。

(3)颈横神经(transverse nerve of neck)(C_2,C_3):横行跨过胸锁乳突肌表面向前走行,分布于颈前部皮肤。

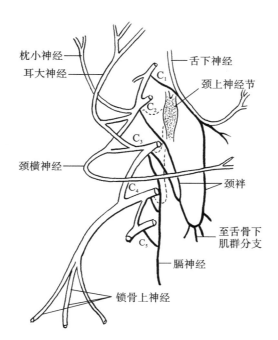

图 14-2 颈丛的组成及颈襻示意图

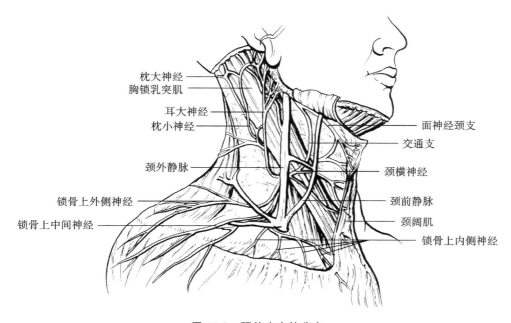

图 14-3 颈丛皮支的分布

（4）锁骨上神经（supraclavicular nerve）（C₃，C₄）：共 2～4 支，呈辐射状向下和下外方走行，越过锁骨到达胸前壁上份及肩部，主要支配颈侧区下份、胸壁上部和肩部的皮肤。

2. 肌支 主要支配颈部深层肌、肩胛提肌、舌骨下肌群和膈，主要分支是膈神经。

膈神经（phrenic nerve）（C₃～C₅）：在前斜角肌上端外侧下行，继而沿该肌前面下降至该肌的内侧，在锁骨下动静脉之间经胸廓上口进入胸腔，与心包膈血管伴行，经肺根前方，在纵隔胸膜与心包之间下行达到膈，最后在中心腱附近穿入膈肌纤维中（图 14-4）。膈神经的运动纤维支配膈肌运动，其感觉纤维则主要分布在胸膜、心包及膈下面的部分腹膜。

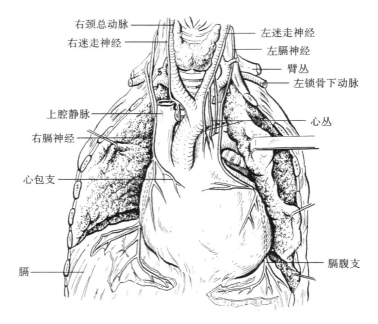

图 14-4 膈神经

三、臂丛

(一)臂丛的组成和位置

1. 组成 臂丛(brachial plexus)由第 5～8 颈神经前支和第 1 胸神经前支的大部分组成。

2. 位置 第 5 颈神经至第 1 胸神经前支从椎间孔发出(称"根"),第 5～6 颈神经根合成上干,第 7 颈神经单独形成中干,第 8 颈神经根至第 1 胸神经根合成下干。3 个神经干分别发出前后两股,其中上、中干前股形成外侧束,下干前股形成内侧束,所有干发出的后股形成后束,因分别走行于腋动脉的内侧、外侧及后方而得名(图 14-5)。

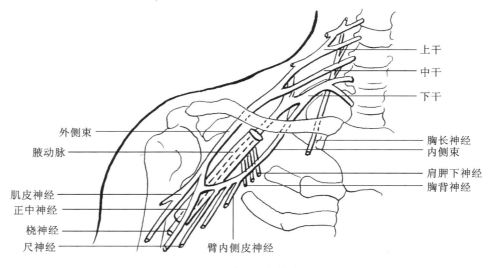

图 14-5 臂丛组成模式图

(二)臂丛的分支

为叙述方便,根据臂丛各支发出分支的部位将其分为锁骨上分支和锁骨下分支两大类,锁骨上分支在锁骨上方发自臂丛尚未形成 3 条神经束前的各级神经干,锁骨下分支在锁骨下方发自臂丛内侧、外侧及后束。

1. 锁骨上分支

(1) 胸长神经(long thoracic nerve)($C_5 \sim C_7$):经相应神经根起始后,经臂丛主要结构后方斜向外下进入腋窝,沿胸侧壁前锯肌表面,伴胸外侧动脉下行,分布于前锯肌和乳房外侧。该神经损伤后出现"翼状肩"体征(表现为肩胛骨内侧缘翘起)。

(2) 肩胛背神经(dorsal scapular nerve)(C_4,C_5):经相应神经根起始后,穿中斜角肌,向后越过肩胛提肌,在肩胛骨与脊柱之间伴肩胛背动脉下行,分布于菱形肌和肩胛提肌(图 14-6)。

(3) 肩胛上神经(suprascapular nerve)(C_5,C_6):起自臂丛上干,向后经肩胛上切迹进入冈上窝,与肩胛上动脉伴行,支配冈上肌、冈下肌和肩关节。该神经损伤可表现为冈上肌、冈下肌无力,肩关节疼痛等症状(图 14-6)。

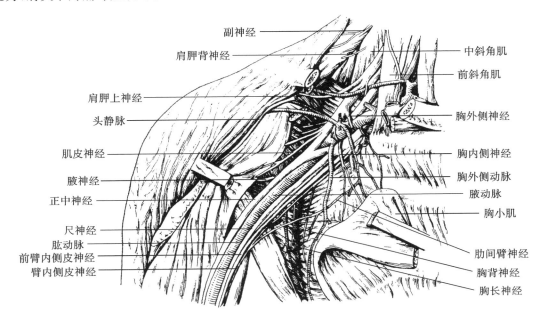

图 14-6　臂丛及其分支

2. 锁骨下分支

(1) 胸内侧神经(medial pectoral nerve)(C_8,T_1):起自臂丛内侧束,自腋动脉、腋静脉之间弯曲向前,与胸外侧神经一支汇合后从深面进入并支配胸小肌,部分纤维穿出胸小肌或绕至其下缘支配胸大肌。

(2) 臂内侧皮神经(medial brachial cutaneous nerve)(C_8,T_1):起自臂丛内侧束,在腋静脉内侧下行,继而在肱动脉与贵要静脉内侧下行至臂部中份附近浅出,分布于臂内侧及臂前面的皮肤。

(3) 前臂内侧皮神经(medial antebrachial cutaneous nerve)(C_8,T_1):起自臂丛内侧束,在腋动静脉之间下行至肱动脉内侧,在臂中份浅出后与贵要静脉伴行,终末支可远达腕部。该神经主要分布于前臂内侧份的前面及后面的皮肤。

(4) 胸外侧神经(medial pectoral nerve)($C_5 \sim C_7$):起自臂丛外侧束,跨经腋动脉及腋静脉前方,穿锁胸筋膜行至胸大肌深面并发出分支支配该肌。

(5) 肌皮神经(musculocutaneous nerve)($C_5 \sim C_7$):起自臂丛外侧束,斜穿喙肱肌,在肱二头肌与肱肌之间下行并发出分支支配。

(6) 肩胛下神经(subscapular nerve)($C_5 \sim C_7$):起自臂丛后束,发出上下支分别支配肩胛下肌和大圆肌。

（7）胸背神经（thoracodorsal nerve）（$C_6 \sim C_8$）：起自臂丛后束，沿着肩胛骨外侧缘与肩胛下血管伴行，分支分布于背阔肌。该肌在乳腺癌根治术中容易因淋巴结清扫而累及，应注意避免。

（8）腋神经（axillary nerve）（C_5，C_6）：起自臂丛后束，与旋肱后血管伴行，穿腋窝后壁四边孔，自肱骨外科颈绕至三角肌，发出分支支配该肌与小圆肌（图 14-7，图 14-8）。腋神经自三角肌后缘穿出后即延续为臂外侧皮神经，传导肩部、臂外侧区上部皮肤的感觉。肱骨外科颈骨折、肩关节脱位或腋杖使用不当等均可导致腋神经受损导致三角肌瘫痪，表现为臂部不能外展，肩部及臂外侧上部皮肤感觉障碍，而三角肌的萎缩可使患者肩部失去圆隆外观，表现为"方肩"。

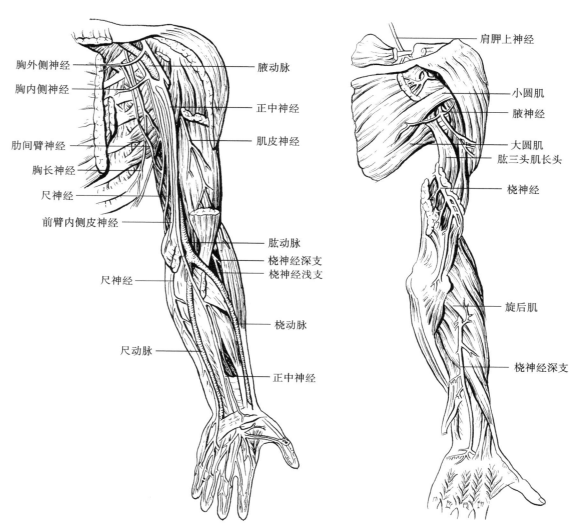

图 14-7　上肢的神经（左上肢前面观）　　　　图 14-8　上肢的神经（右上肢后面观）

（9）正中神经（median nerve）（$C_6 \sim T_1$）：由臂丛内侧束与外侧束分别发出的内侧根与外侧根汇合而成，两根呈锐角夹持腋动脉行向外下方形成正中神经主干，依次自腋动脉外侧逐渐转至其内侧，臂部在肱二头肌内侧沟下行，肘部向下穿旋前圆肌与指浅屈肌腱弓后在前臂正中下行，经指浅、指深屈肌之间下行至腕部，经屈肌支持带深面进入腕管。

正中神经在整个行程过程中发出分支的分布具体如下（图 14-7）：

①臂部：无分支。

②肘部、前臂部：支配除肱桡肌、尺侧腕屈肌和指深屈肌尺侧半之外的所有前臂屈肌和旋前肌。

③手部：见图14-9至图14-11。

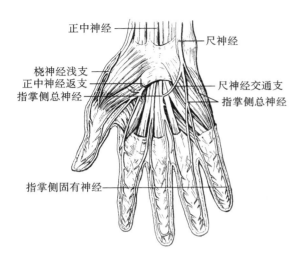

图 14-9 手的神经（掌侧面）

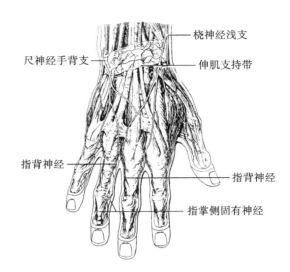

图 14-10 手的神经（背侧面）

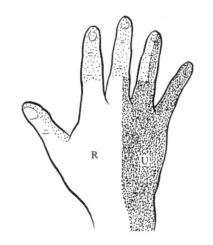

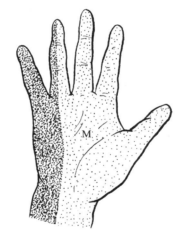

图 14-11 手部皮肤的神经支配

M.正中神经 U.尺神经 R.桡神经

肌支：支配第1、2蚓状肌（多由正中神经第一、第二掌侧总神经支配）以及除拇收肌外的鱼际肌群（由正中神经在手部屈肌支持带下方发出的返支支配）。

皮支：传导桡侧半手掌、桡侧半三个半手指掌面皮肤及其中远节指背皮肤感觉。

正中神经在穿经旋前圆肌和指浅屈肌起点腱弓处易受压表现出"旋前圆肌综合征"，即该神经支配肌收缩无力以及手掌感觉障碍。腕管处，正中神经易因周围结构炎症、肿胀或关节病变等受压损伤而出现"腕管综合征"，表现为鱼际肌萎缩，手掌变平，呈"猿掌"外观，并伴有桡侧三个半指掌面皮肤及桡侧半手掌出现感觉障碍（图14-12）。

（10）尺神经（ulnar nerve）（C_8，T_1）：起自臂丛内侧束，经腋动静脉之间穿出腋窝，在肱二头肌内侧沟伴行肱动脉内侧，穿臂部内侧肌间隔至臂后区内侧，经肱骨内上髁后方进入尺神经沟，自后向前穿尺侧腕屈肌的起点至前臂内侧，伴尺动脉内侧在尺侧腕屈肌与指深屈肌之间下行，经掌腱膜深面及腕管浅面进入手掌。尺神经在整个行程过程中发出分支的分布具体如下（图14-7）：

知识链接 14-1

NOTE

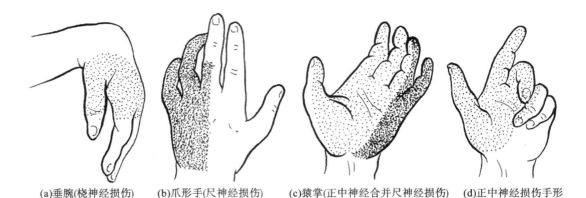

|(a)垂腕(桡神经损伤)|(b)爪形手(尺神经损伤)|(c)猿掌(正中神经合并尺神经损伤)|(d)正中神经损伤手形|

图 14-12　桡神经、尺神经、正中神经损伤的手形及皮肤感觉丧失区示意图

①臂部：无分支。

②前臂部：支配尺侧腕屈肌和指深屈肌尺侧半。

③手部：见图 14-9，图 14-10，图 14-11。

肌支：支配小鱼际肌、拇收肌、骨间掌侧肌、骨间背侧肌以及第 3、4 蚓状肌（由尺神经在豌豆骨桡侧、屈肌支持带浅面发出的深支支配）。

皮支：小鱼际表面的皮肤、小指掌面和环指尺侧半掌面皮肤（由尺神经在豌豆骨桡侧、屈肌支持带表面发出的浅支支配）；手背尺侧半和小指、环指及中指尺侧半背面皮肤（由尺神经在桡腕关节上方发出的手背支支配）。

尺神经在肘部肱骨内上髁后方、尺侧腕屈肌起点处受损可出现"爪形手"（图 14-12），表现为屈腕能力减退，环指与小指远节关节不能屈曲，小鱼际肌和骨间肌萎缩，拇指不能内收，各指不能靠拢，且各掌指关节过伸，同时出现手掌和手背内侧缘皮肤感觉丧失。尺神经在豌豆骨外侧也容易受损，由于手的感觉支已经发出，故手的感觉不受影响，主要表现为骨间肌的运动障碍。

（11）桡神经（radial nerve）：起自臂丛后束，经腋动脉后方，与肱深动脉伴行，经肱三头肌长头与内侧头之间下行，沿桡神经沟绕肱骨中段后面行向外下，在肱骨外上髁上方穿外侧肌间隔至肱桡肌与肱肌之间，继而在肱肌与桡侧腕长深肌之间下行。桡神经在肱骨外上髁前方分为浅支和深支两终末支。桡神经浅支（superficial branch of radial nerve）为皮支，自肱骨外上髁前外侧与桡动脉外侧伴行向下，在前臂中下 1/3 处转向背侧并下行至手背部，分为 4～5 支指背神经，分布于手背桡侧半皮肤和桡侧三个半手指近节背面的皮肤（图 14-8）。桡神经深支（deep branch of radial nerve）为肌支，较皮支粗大，该支在桡骨颈外侧穿旋后肌至前臂后方，沿前臂骨间膜后面，经前臂浅、深伸肌群之间下行至腕关节背面，沿途发出分支支配前臂伸肌群、桡侧远节关节、腕关节和掌骨间关节等。鉴于深支的走行及分布特点，该分支又称为"骨间后神经"（图 14-8）。

①臂部：

肌支：支配肱三头肌。

皮支：臂后区皮肤（由臂后皮神经在腋窝处发出分支支配）、臂下外侧部皮肤（由臂外侧下皮神经在三角肌止点远侧发出分支支配）。

②前臂部：支配肱桡肌及前臂所有伸肌肌群。

皮支：前臂后部皮肤（由前臂后皮神经在臂中份外侧发出分支支配）。

③手部：见图 14-10，图 14-11。

皮支：手背桡侧半皮肤和桡侧三个半手指近节背面的皮肤（由桡神经浅支发出的指背神经支配）。

桡神经在肱骨中段时紧贴肱骨的桡神经沟走行，故肱骨中段或中下 1/3 交界处骨折时易合并桡神经损伤，表现为前臂伸肌瘫痪所致"垂腕"征（图 14-12），同时合并有第 1、2 掌骨间背面皮肤感觉障碍。另外桡神经在桡骨颈处也容易导致桡神经深支受损，表现为伸腕无力、不能伸指等症状。

四、胸神经前支

共有 12 对胸神经前支，保留原始的节段性分布特点。除了第 1 对胸神经前支分支参与构成臂丛外，第 1～11 对均位于相应的肋间隙中，称为肋间神经（intercostal nerve），第 12 对胸神经前支位于第 12 肋下方，故名肋下神经（subcostal nerve）。肋间神经位于肋间血管下方，位于肋间内肌与肋间外肌之间，在肋下缘的肋沟内走行，行至腋前线附近离开肋沟，继续在肋间隙中间走行。下 6 对肋间神经及肋下神经走向前下方，越过肋弓，在腹横肌与腹内斜肌之间走行，经腹直肌鞘外侧缘穿鞘进入腹直肌后方，继而向前穿腹直肌前鞘形成前皮支。具体胸神经前支的分支分布如下（图 14-13）：

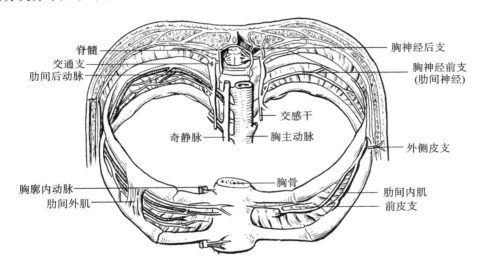

图 14-13 肋间神经走行及分支

1. 第 1 对胸神经前支 分支分布于第 1 肋间隙外，尚发出较大分支加入臂丛。

2. 第 2～6 对肋间神经

肌支：支配肋间肌、上后锯肌和胸横肌。

皮支：外侧皮支在斜穿前锯肌浅出后发出前后两支，分别支配胸外侧壁和肩胛区的皮肤；前皮支主要分布于胸前壁的皮肤及内侧份胸膜壁层。

3. 第 7～11 对肋间神经及肋下神经

肌支：支配下 5 对肋间肌和腹前外侧壁肌群。

皮支：分布于胸部和腹部的皮肤及胸腹膜的壁层（外侧皮支和前皮支）。

4. 特殊分布

第 4～6 对肋间神经的外侧皮支和第 2～4 对肋间神经前皮支分别向内外方向发出分支分布于乳房。

第 2 对肋间神经外侧皮支又称肋间臂神经（intercostobrachial nerve），该神经横过腋窝到达臂内侧部,与臂内侧皮神经交通,分布于臂上部内侧皮肤。

胸神经前支发出的皮支在胸腹部皮肤的分布具有明显的节段性特点,且分布区域较为恒定(图 14-14),如:T_2分布区相当于胸骨角平面,T_4相当于乳头平面,T_6相当于剑突平面,T_8相当于两侧肋弓中点连线水平,T_{10}相当于脐平面,T_{12}相当于脐与耻骨联合连线中点的平面。根据这种节段性分布特点,可在临床上通过对躯体感觉障碍发生区域分析判断受损胸神经,亦可反过来通过躯干皮肤感觉障碍分布区域推测受损的胸神经。

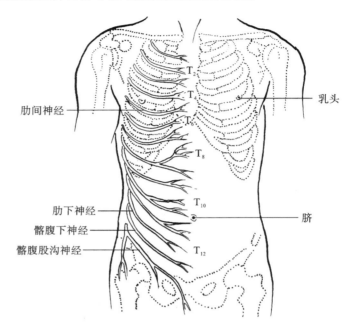

图 14-14 躯干皮神经的节段性分布

五、腰丛

(一) 腰丛的组成及位置

1. 组成 腰丛(lumber plexus)由第 12 胸神经前支的一部分、第 1~3 腰神经前支以及第 4 腰神经前支的一部分构成。

2. 位置 位于腰大肌深面、腰椎横突前方。该丛发出分支分布于髂腰肌、腰方肌以及腹股沟区、股前区和股内侧区(图 14-15)。

(二) 腰丛的分支

1. 髂腹下神经(iliohypogastric nerve)(T_{12},L_1) 自腰大肌外侧缘穿出,经肾脏后方和腰方肌前面行向外下,由髂嵴后份上方进入腹横肌与腹内斜肌之间,继而穿腹横肌浅出至腹内斜肌与腹外斜肌之间,最终在腹股沟管浅环上方约 3 cm 处穿腹外斜肌腱膜到达皮下。该神经沿途发出分支支配腹肌前外侧群,并发出皮支分布于臀外侧区、腹股沟区和下腹部皮肤(图 14-16)。

2. 髂腹股沟神经(ilioinguinal nerve)(L_1) 在髂腹下神经下方自腰大肌外侧穿出,斜行跨越腰方肌和髂肌上部,在髂嵴前端附近穿腹横肌浅出,继续在腹横肌与腹内斜肌之间穿行进入腹股沟管,与精索(子宫圆韧带)伴行,从腹股沟管浅环穿出。该神经与髂腹下神经相比较为细小,其肌支主要分布于走行附近的腹壁肌,皮支则分布于腹股沟、阴囊或大阴唇的皮肤(图14-16)。

3. 股外侧皮神经(lateral femoral cutaneous nerve)(L_2,L_3) 自腰大肌外侧缘穿出后,向

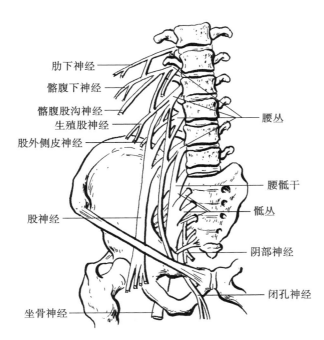

肋下神经

髂腹下神经

髂腹股沟神经
生殖股神经

股外侧皮神经

腰丛

腰骶干

骶丛

股神经

阴部神经

闭孔神经

坐骨神经

图 14-15　腰丛、骶丛的组成模式图

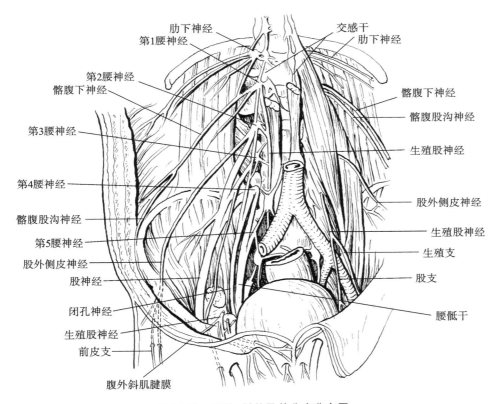

肋下神经
第1腰神经

交感干
肋下神经

第2腰神经
髂腹下神经

髂腹下神经

髂腹股沟神经

第3腰神经

生殖股神经

第4腰神经

髂腹股沟神经

股外侧皮神经

第5腰神经

生殖股神经

股外侧皮神经

生殖支

股神经

股支

闭孔神经

生殖股神经

腰骶干

前皮支

腹外斜肌腱膜

图 14-16　腰丛、骶丛及其分支分布图

外侧越过髂肌表面行至髂前上棘内侧,在腹股沟韧带深面进入股部。该神经在髂前上棘下方
5～6 cm 处穿出深筋膜分布于股前外侧区皮肤(图 14-16)。

　　4. 股神经(femoral nerve)($L_2 \sim L_4$)　是腰丛最大的分支,自腰大肌外侧缘穿出后,在腰大
肌与髂肌之间下行到腹股沟区,进而在腹股沟韧带中点稍外侧处的深面穿出至股部,在股动脉

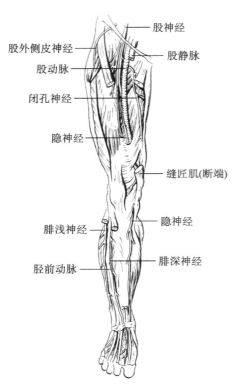

图 14-17　下肢的神经(前面观)

外侧进入股三角区并发出肌支分布于髂肌、耻骨肌、股四头肌和缝匠肌。股神经的皮支包括股中间皮神经、股内侧皮神经和隐神经(saphenous nerve),其中短行程的股中间和股内侧皮神经主要分布于股前区及膝关节前面的皮肤,行程较长的隐神经伴股动脉进入收肌管,出管后在膝关节内侧继续下行,在缝匠肌下端的后方浅出至皮下,与大隐静脉在小腿内侧区伴行至足内侧缘,沿途发出分支至髌下、小腿内侧区及足内侧缘的皮肤,此外该神经尚发出分支至膝关节和股动脉(图 14-17)。

股神经受损后可出现屈髋无力、坐位时不能伸膝、行走困难、膝跳反射消失以及股前区域小腿内侧区皮肤感觉障碍。

5. 闭孔神经(obturator nerve)($L_2 \sim L_4$)　自腰大肌内侧缘穿出,紧贴盆壁内面前行,与闭孔血管伴行穿闭膜管,随即形成前后两支,分别在短收肌的前后方浅出至股内侧区(图 14-15)。该神经的肌支主要支配闭孔外肌、长收肌、短收肌、大收肌及股薄肌,偶见有分支支配耻骨肌,其皮支主要分布于股内侧区(图 14-17),此外,该神经尚发出分支支配髋关节和膝关节。

6. 生殖股神经(genitofemoral nerve)(L_1,L_2)　自腰大肌前面穿出并在其表面下行,斜越输尿管后方行至腹股沟区,在腹股沟韧带上方分为生殖支和股支。生殖支自腹股沟管深环处进入该管,与管内结构分布于提睾肌和阴囊(男性)或随子宫圆韧带至大阴唇(女性)。股支则穿过股鞘与阔筋膜,分支传导股三角区的皮肤感觉。在腹股沟疝修补术中注意勿伤及在腹股沟管内走行的髂腹股沟神经和生殖股神经的生殖支。

六、骶丛

(一)骶丛的组成及位置

1. 组成　骶丛(sacral plexus)是全身最大的脊神经丛,由腰骶干及所有骶、尾神经的前支组成。腰骶干由第 4 腰神经前支的部分纤维与第 5 腰神经前支在腰丛下方合成,随后下行越过盆腔上口进入小骨盆,加入骶丛(图 14-15)。

2. 位置　位于盆腔内,骶骨与梨状肌的前方,髂血管后方,左侧骶丛前方为乙状结肠,右侧骶丛前方是回肠袢。盆腔脏器的恶性肿瘤可因这些器官与骶丛位置彼此邻近而浸润扩散至该丛,从而出现疼痛及多个神经根受累的临床表现。

(二)骶丛的分支

骶丛可发出短支和长支,其中短支直接分布于邻近的梨状肌、闭孔内肌等盆壁肌,长支则分布于臀部、会阴、股后区、小腿和足部的肌群与皮肤,主要如下:

1. 臀上神经(superior gluteal nerve)(L_2,L_5,S_1)　自骶丛发出后与臀上血管穿梨状肌上孔至臀部,行于臀中、小肌之间,分支分布于臀中肌、臀小肌和阔筋膜张肌(图 14-18)。

2. 臀下神经(inferior gluteal nerve)(L_5,S_1,S_2)　自骶丛发出后与臀下血管伴行穿梨状肌下孔达臀部,在臀大肌深面走行,发出分支支配该肌(图 14-18)。

3. 股后皮神经（posterior femoral cutaneous nerve）（$S_1 \sim S_3$） 自骶丛发出后与臀下血管伴行穿梨状肌下孔至臀部，在臀大肌深面下行，在其下缘处浅出至股后区皮肤。该神经分支分布于臀区、股后区和腘窝的皮肤（图 14-18）。

4. 阴部神经（pudendal nerve）（$S_2 \sim S_4$） 自骶丛发出后与阴部血管穿出梨状肌下孔至臀部，绕坐骨棘经坐骨小孔进入坐骨肛门窝，贴此窝外侧壁由后向前分别经过肛三角和尿生殖三角，沿途发出分支控制会阴部的肌群与皮肤以及外生殖器的皮肤（图 14-19）。

5. 坐骨神经（sciatic nerve）（L_4，L_5，$S_1 \sim S_3$） 是全身最粗大的脊神经，经梨状肌下孔穿出盆腔至臀大肌深面，位于股方肌表面，经坐骨结节和股骨大转子之间稍内侧处进入股后区，中线附近沿股二头肌长头与大收肌见下降，并发肌支支配股后群肌，多在腘窝上角处分为胫神经和腓总神经（图 14-18）。

1）胫神经（tibial nerve）（L_4，L_5，$S_1 \sim S_3$） 是坐骨神经本干的直接延续，腘窝内与深部的腘血管伴行向下，在小腿后区比目鱼肌深面与胫后血管伴行下降，经内踝后方，在屈肌支持带深面分为足底内侧神经与足底外侧神经两终末支至足底。胫神经的分支分布如下：

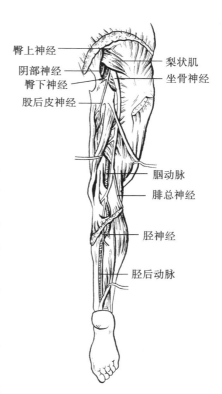

图 14-18　下肢的神经（后面观）

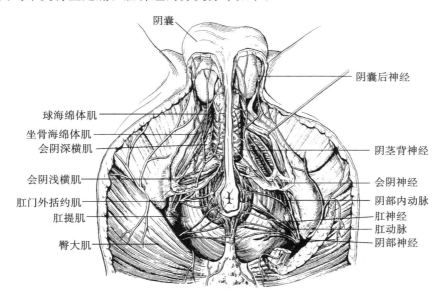

图 14-19　会阴的神经（男性）

（1）胫神经主干：沿途发出肌支支配小腿后群肌。

（2）腓肠内侧皮神经：由胫神经在腘窝处发出，伴小隐静脉下行，在小腿下部与来自腓总神经发出的腓肠外侧皮神经吻合形成腓肠神经，经外踝后方弓形向前，分布于小腿后面下部、足背外侧缘及小趾外侧的皮肤。

（3）足底内侧神经：主要分布于足底肌内侧群以及足底内侧及内侧三个半趾跖面皮肤。

（4）足底外侧神经：主要分布于足底肌中间和外侧肌群，以及足底外侧和外侧一个半趾跖面皮肤(图 14-20)。

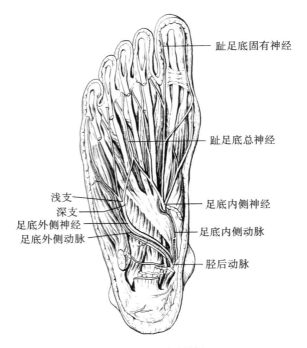

图 14-20 足底的神经

胫神经受损后可表现为足内翻力量弱,不能跖屈,不能以足尖站立。由于小腿前外侧肌群的过度牵拉,导致足呈现背屈、外翻体位,呈"钩状足"外观,且足底皮肤感觉障碍明显(图 14-21)。

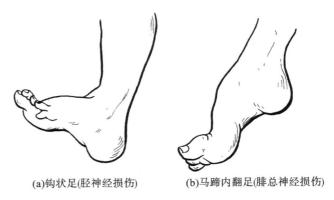

(a)钩状足(胫神经损伤)　　　　　(b)马蹄内翻足(腓总神经损伤)

图 14-21 神经损伤后的足部畸形

2)腓总神经(common peroneal nerve)(L_4,L_5,$S_1 \sim S_2$) 与胫神经分离后沿股二头肌内侧行向外下,绕腓骨头后方至腓骨颈外侧向前,穿腓骨长肌分为腓浅神经和腓深神经两分支。此外该神经尚发出腓肠外侧皮神经(图 14-17,图 14-18)。腓总神经的分支分布如下:

(1)腓浅神经(superior peroneal nerve):在腓骨长短肌之间与趾长伸肌间下行,发出肌支支配腓骨长短肌(图 14-17),在小腿中下 1/3 交界处穿深筋膜浅出形成皮支,分布于小腿外侧、足背和第 2~5 趾背的皮肤。

(2)腓深神经(deep peroneal nerve):经腓骨颈与腓骨长肌之间斜向前下,与胫前血管伴行,分别经胫骨前肌和趾长伸肌之间下行至足背(图 14-17),分布于小腿肌前群、足背肌以及第 1、2 趾背面相对缘的皮肤。

(3)腓肠外侧皮神经:由腓总神经在腘窝处发出,穿深筋膜,分支分布于小腿外侧皮肤,并与胫神经发出的腓肠内侧皮神经吻合形成腓肠神经。

腓总神经在绕经腓骨颈的位置表浅,容易受损出现足不能背屈,趾不能伸,足下垂且内翻的"马蹄内翻足"外观,行走呈"跨阈步态",且出现以小腿外侧面和足背较为明显的皮肤感觉障碍(图 14-21)。

第二节 脑 神 经

一、概述

脑神经(cranial nerve)是指与脑相连的周围神经,共 12 对,其中除第 1 对嗅神经连于端脑,第 2 对视神经与间脑相连外,其余 10 对脑神经均与脑干相连。根据脑神经连脑部位的不同,从上而下按排列顺序以罗马数字表示(图 14-22,表 14-1,表 14-2)。

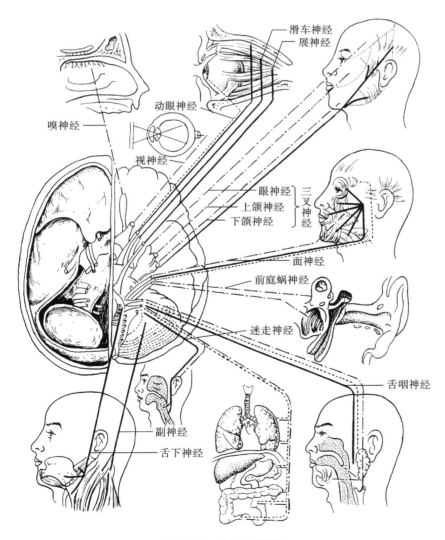

图 14-22　脑神经概述图

表 14-1 脑神经的名称、性质、连脑部位及进入颅腔的部位

顺序及名称	性质	连脑部位	进出颅腔的部位
CN. Ⅰ 嗅神经	感觉	端脑	筛孔
CN. Ⅱ 视神经	感觉	间脑	视神经管
CN. Ⅲ 动眼神经	运动	中脑	眶上裂
CN. Ⅳ 滑车神经	运动	中脑	眶上裂
CN. Ⅴ 三叉神经	混合	脑桥	眼神经穿眶上裂 上颌神经穿圆孔 下颌神经穿卵圆孔
CN. Ⅵ 展神经	运动	脑桥	眶上裂
CN. Ⅶ 面神经	混合	脑桥	内耳门→茎乳孔
CN. Ⅷ 前庭蜗神经	感觉	脑桥	内耳门
CN. Ⅸ 舌咽神经	混合	延髓	颈静脉孔
CN. Ⅹ 迷走神经	混合	延髓	颈静脉孔
CN. Ⅺ 副神经	运动	延髓	颈静脉孔
CN. Ⅻ 舌下神经	运动	延髓	舌下神经管

表 14-2 脑神经简表

顺序及名称	成分	起始核	终止核	分布	损伤症状
CN. Ⅰ 嗅神经	特殊内脏感觉	—	嗅球	鼻腔嗅黏膜	嗅觉障碍
CN. Ⅱ 视神经	特殊躯体感觉	—	外侧膝状体	视网膜	视觉障碍
CN. Ⅷ 前庭蜗神经	特殊躯体感觉	—	前庭神经核群	半规管壶腹嵴、球囊斑和椭圆囊斑	眩晕、眼球震颤等
	特殊躯体感觉	—	蜗神经核	耳蜗螺旋器	听力障碍
CN. Ⅲ 动眼神经	一般躯体运动	动眼神经核	—	上、下、内直肌，下斜肌、上睑提肌	外斜视、上睑下垂
	一般内脏运动	动眼神经副核	—	瞳孔括约肌、睫状肌	对光及调节反射消失
CN. Ⅳ 滑车神经	一般躯体运动	滑车神经核	—	上斜肌	不能外下斜视
CN. Ⅵ 展神经	一般躯体运动	展神经核	—	外直肌	内斜视
CN. Ⅻ 舌下神经	一般躯体运动	舌下神经核	—	舌内肌以及部分舌外肌	舌肌瘫痪、萎缩,伸舌时舌尖偏向患侧

顺序及名称	成分	起始核	终止核	分布	损伤症状
CN. XI 副神经	特殊内脏运动	疑核（脑部）	—	咽喉肌	咽喉肌功能异常
		副神经核（脊髓部）	—	胸锁乳突肌	一侧胸锁乳突肌瘫痪时面无力转向对侧,斜方肌瘫痪时出现肩下垂、提肩无力
CN. V 三叉神经	一般躯体感觉	—	三叉神经脊束、脑桥、中脑核	头面部皮肤、口腔、鼻腔黏膜、牙及牙龈、眼球、硬脑膜	分布区感觉障碍
	特殊内脏运动	三叉神经运动核	—	咀嚼肌、二腹肌前腹、下颌舌骨肌、鼓膜张肌、腭帆张肌	咀嚼肌瘫痪
CN. VII 面神经	一般躯体感觉	—	三叉神经脊束核	耳部皮肤	分布区感觉障碍
	特殊内脏感觉	—	孤束核上部	舌前 2/3 味蕾	舌前 2/3 味觉障碍
	一般内脏运动	上泌涎核	—	泪腺、下颌下腺、舌下腺及鼻腔和腭部腺体	腺体分泌障碍
	特殊内脏运动	面神经核	—	面肌、颈阔肌、茎突舌骨肌、二腹肌后腹、镫骨肌	额纹消失、不能闭眼、口角歪向健侧、鼻唇沟变浅
CN. IX 舌咽神经	一般躯体感觉	—	三叉神经脊束核	耳后皮肤	分布区感觉障碍
	一般内脏感觉	—	孤束核	咽、鼓室、咽鼓管、软腭、舌后 1/3 黏膜、颈动脉窦、颈动脉小球	咽与舌后 1/3 一般感觉丧失、咽反射消失
	特殊内脏感觉	—	孤束核上部	舌后 1/3 味蕾	舌后 1/3 味觉障碍
	一般内脏运动	下泌涎核	—	腮腺	腮腺分泌障碍
	特殊内脏运动	疑核	—	茎突咽肌	—
CN. X 迷走神经	一般躯体感觉	—	三叉神经脊束核	硬脑膜、耳廓及外耳道皮肤	分布区感觉障碍
	一般内脏感觉	—	孤束核	颈胸、腹腔脏器、咽喉黏膜	分布区感觉障碍
	一般内脏运动	迷走神经背核	—	颈、胸、腹内脏平滑肌、心肌、腺体	心动过速、内脏活动障碍
	特殊内脏运动	疑核	—	咽喉肌	发声困难、声音嘶哑、吞咽障碍

脑神经的成分较脊神经更为复杂,有 7 种不同功能的纤维成分。对于脑神经与脊神经分布范围内没有特殊性的纤维成分,统称为一般性纤维成分,共有四种一般的躯干及内脏感觉和运动纤维。而与脊神经不同的是,头面部、颈部在胚胎时期分化形成了一些躯干四肢区域(脊神经分布范围)没有的特殊感觉器官,如视器、嗅器、听器、味器等,同时头面颈部除肌节来源的横纹肌外(与脊神经分布范围的躯干四肢同源),尚有一些横纹肌来自胚胎的腮弓,上述这些特殊感觉器官或者特殊横纹肌是脑神经分布范围内所特有,故相对脊神经而言将在 4 种纤维成分基础上多出 3 种特殊纤维成分。其中头面部特有感觉器官对应的感觉包括特殊躯体(视觉、位听觉)和特殊内脏感觉(嗅觉、味觉),将分布到视器和位听器的神经纤维视为与躯体感觉有关,而分布到嗅器和味器的神经纤维视为与内脏感觉相关。而对于头面部、颈部特有的腮弓演化横纹肌相对躯干四肢肌节来源横纹肌的特殊性给予特殊内脏运动纤维的命名。脑神经的 7 种纤维成分归纳如下:

1. 一般躯体感觉纤维 分布于头面部、颈部的躯体性感受器(如皮肤、骨骼肌、肌腱以及口腔和鼻腔黏膜)。

2. 一般内脏感觉纤维 分布于头颈、胸腔和腹腔的器官。

3. 一般躯体运动纤维 分布于头颈部肌节演化横纹肌(如眼球外肌、舌肌)。

4. 一般内脏运动纤维 分布于头颈、胸腹部的平滑肌、心肌和腺体。

5. 特殊躯体感觉纤维 分布于头颈部的躯体性特殊感受器(如视器、位听器)。

6. 特殊内脏感觉纤维 分布于头颈部的内脏性特殊感受器(如嗅器、味器)。

7. 特殊内脏运动纤维 分布于头颈部腮弓演化横纹肌(如面肌、胸锁乳突肌等)。

脑神经虽然有 7 种之多的纤维类型,但并非所有脑神经都含有这 7 种纤维成分,这些脑神经可以是单纯的某一种纤维类型,也可以是两种以上,最多可达 5 种纤维成分,这与每一对都是 4 种纤维成分的混合型脊神经不同。脑神经按照纤维成分性质的不同,可进一步分为纯感觉性脑神经(包括Ⅰ、Ⅱ、Ⅷ)、纯运动性脑神经(包括Ⅲ、Ⅳ、Ⅵ、Ⅺ、Ⅻ)以及混合性脑神经(包括Ⅴ、Ⅶ、Ⅸ、Ⅹ)。

脑神经与脊神经都含有一般内脏运动纤维,按照这些纤维的形态特点、功能作用及药理学特点等可分为交感神经和副交感神经两大系统(详见内脏神经系统章节)。脊神经所含内脏运动纤维多属交感性质,仅第 2～4 骶神经所含内脏运动纤维属于副交感纤维。由于脑神经与脑相连,而交感的低级中枢在脊髓,故脑神经如果含有一般内脏运动纤维一定都是属于副交感纤维性质,且仅存于第Ⅲ、Ⅶ、Ⅸ、Ⅹ对脑神经中。这些脑神经所含副交感纤维从脑干的相应神经核发出后,需先在其对应副交感神经节内进行换元,由节后神经元发出纤维支配效应器,故在这些脑神经支配器官的附近肉眼可见其专属的副交感神经节。

脑神经除有对应的运动神经节外,尚有感觉性神经节。感觉神经纤维实际上是位于周围感觉神经节内的假单极神经元或双极神经元的周围突起,其性质与脊神经后根上的脊神经节相似,故凡是含有感觉纤维的脑神经都有对应的感觉神经节,如三叉神经对应的三叉神经节,面神经对应膝神经节,前庭蜗神经对应前庭神经节和蜗神经节,舌咽及迷走神经对应上下神经节等。

二、嗅神经

第Ⅰ对嗅神经(olfactory nerve),属纯感觉性脑神经,由特殊内脏感觉纤维组成,与端脑额叶相连,传导嗅觉。其纤维来自上鼻甲及其相对鼻中隔黏膜内的嗅细胞,这些细胞的中枢突起聚集形成 20 余条嗅丝,向上穿筛孔进入颅前窝,加入嗅球。颅前窝骨折若累及筛板,可撕脱脑膜和嗅丝,进而引起嗅觉障碍。

三、视神经

第Ⅱ对视神经(optic nerve)(图 14-23),属纯感觉性脑神经,由特殊躯体感觉纤维组成,与间脑相连,传导视觉。其纤维是视网膜节细胞的轴突在视神经盘处聚集向后穿巩膜筛板后延续形成。视神经在眼眶内长 2.5～3 cm,向后内穿视神经管进入颅中窝。在颅内向后内走行至垂体上方移行为视交叉,视交叉向两侧发出视束,绕大脑脚外侧到达背侧丘脑后部的外侧膝状体。视交叉处,来自双侧眼球颞侧半视网膜节细胞的神经纤维不交叉,进入同侧视束;来自双侧眼球鼻侧半的神经纤维交叉到对侧并进入对侧视束。

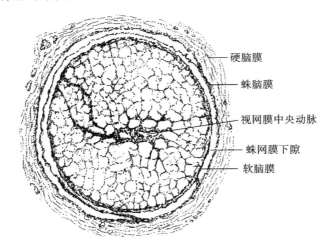

图 14-23　视神经横切面

- 硬脑膜
- 蛛脑膜
- 视网膜中央动脉
- 蛛网膜下隙
- 软脑膜

胚胎发生时期,视器由间脑向外突出形成,视神经实际上是视器发生过程中连于间脑与视器之间的部分,因此视神经表面的被膜实际上源自脑表面的三层被膜,脑的蛛网膜下隙可随着视神经表面相同被膜下间隙延伸至视神经盘处,故颅内高压时可出现视神经盘水肿。另外,脑膜或视神经被膜处的疾病也可沿此途径相互累及。

知识链接 14-2

四、动眼神经

第Ⅲ对动眼神经(oculomotor nerve),含一般躯体运动纤维和一般内脏运动纤维,属纯运动性脑神经,与中脑相连。一般躯体运动纤维源自中脑上丘平面的动眼神经核,一般内脏运动纤维起自同平面的动眼神经副核。两个运动核发出的两种运动纤维合成动眼神经,自中脑脚间窝出脑,紧贴小脑幕切迹边缘和蝶鞍后床突侧方前行,穿海绵窦外侧壁上部继续前行,经眶上裂入眶后立即分成上下两支(图 14-24)。上支较为细小,支配上睑提肌和上直肌;下支粗大,除分布于下直肌、内直肌和下斜肌外,尚分出一含有一般内脏运动纤维的小分支,称为睫状神经短根,前行至视神经后段外侧的睫状神经节内换元,节后纤维进入眼球,控制睫状肌和瞳孔括约肌的运动,参与视物调节反射和瞳孔对光反射。

睫状神经节(ciliary ganglion),属副交感神经节,扁平椭圆形外观的一般内脏运动神经节。该节位于视神经与外直肌之间,体积约为 2 mm×2 mm×1 mm。睫状神经节有 3 种不同性质的神经支与之相连,称神经节的根,分别是副交感神经根、交感神经根和感觉根。副交感神经根即睫状神经节短根,动眼神经内的副交感纤维经此根进入睫状神经节内换神经元,节后纤维加入睫状短神经进入眼球,控制睫状肌和瞳孔括约肌的运动。交感神经根来自颈内动脉表面的交感神经丛(详见第 15 章内脏神经系统),这些纤维属于节后纤维,穿过睫状神经节直接加入睫状短神经,经此神经进入眼球后支配瞳孔开大肌,并分布到眼球壁的中膜。感觉根来自三

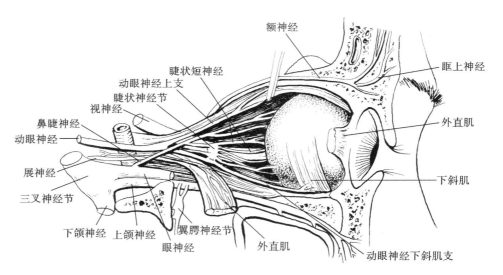

图 14-24 眶内的神经(右侧,外面观)

叉神经眼神经发出的鼻睫神经根,其神经纤维经神经节随着睫状短神经进入眼球,传导眼球的一般躯体感觉。睫状短神经一般有 6~10 条,自睫状神经节发出后在视神经周围经眼球后极进入眼球。鉴于睫状神经节是集交感、副交感及感觉纤维于一体的部位,此处若对该节及其附近的神经根处行阻滞麻醉,可有效阻断结膜、角膜及脉络膜等处的感觉,同时麻醉也可使眼球内血管收缩,从而达到降低眼内压的目的。

五、滑车神经

第Ⅳ对滑车神经(trochlear nerve),含一般躯体运动纤维,属纯运动性脑神经,与中脑相连。中脑下丘平面的滑车神经核是发出该神经躯体运动纤维的起始核,形成的滑车神经从中脑背侧下丘下方出脑,根丝很细,是唯一一对从脑干背面出脑的脑神经。该神经离开中脑后,绕过大脑脚外侧并向前行,穿海绵窦外侧壁继续向前,穿眶上裂入眶,跨过上直肌和上睑提肌,向前内侧方走行,分支支配上斜肌(图 14-25)。

六、三叉神经

第Ⅴ对三叉神经(trigeminal nerve),含一般躯体感觉纤维和特殊内脏运动纤维,是脑神经中最粗大的混合性脑神经,与脑桥相连。一般躯体感觉纤维是三叉神经的主要纤维类型,由三叉神经节(trigeminal ganglion)内的假单极神经元的中枢突聚集形成,感觉根非常粗大,在脑桥基底部与脑桥臂交界处入脑,止于三叉神经脊束核(接受痛温觉纤维传入)及脑桥核(接受触觉纤维传入)。三叉神经的特殊内脏运动纤维源自脑桥中段的三叉神经运动核,这些核团发出的神经纤维组成三叉神经的运动根,位于感觉根内侧,两种纤维成分一起从脑桥基底部与脑桥臂交界处出入脑。

三叉神经节位于颅中窝颞骨岩部尖端处的三叉神经压迹内,由硬脑膜形成的被囊所包裹,该节内的假单极神经元周围突组成三叉神经的三大分支,即眼神经、上颌神经和下颌神经。这些神经分支分布于面部皮肤、眼眶及眼球的黏膜、口腔、鼻腔及鼻旁窦内的黏膜以及牙髓腔和脑膜等广泛区域,传导这些部位的浅深感觉(图 14-25,图 14-26)。这些外周感觉经三叉神经节内假单极神经元的中枢突向上止于三叉神经感觉核。

(一) 眼神经

眼神经(ophthalmic nerve)为三叉神经的感觉性神经分支,仅含一般躯体感觉纤维。该神

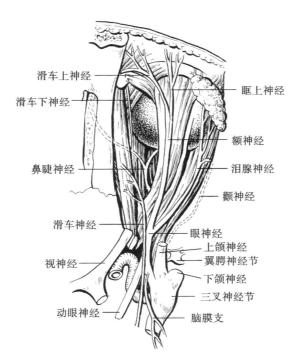

图 14-25　眶内的神经(右侧,上面观)

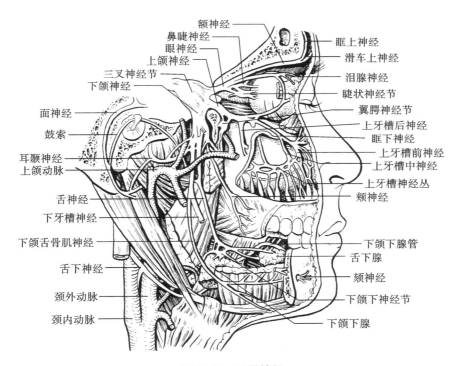

图 14-26　三叉神经

经自三叉神经节发出后,穿海绵窦外侧壁,经眶上裂入眶,分支如下:

1. 额神经(frontal nerve)　眼神经最上面的分支,直径较粗,在眶顶骨膜与上睑提肌之间走行,有 2~3 条分支,其中经眶上切迹伴同名血管穿出者称为眶上神经(supraorbital nerve),分布于额顶和上睑部皮肤。另有一支向前内经滑车上方出眶,称滑车上神经(supratrochlear nerve),分布于鼻背及内眦附近的皮肤(图 14-26)。

2. 泪腺神经（lacrimal nerve） 眼神经较为细小的分支，纯感觉性神经，自眼神经发出后沿眶外侧壁，外直肌上方向前外达泪腺，传导泪腺及附近区域的感觉冲动。泪腺神经尚与上颌神经的颧神经之间有交通，可将颧神经中来自面神经的副交感纤维导入泪腺。

3. 鼻睫神经（nasociliary nerve） 在上直肌与视神经之间向前内走行到眶内侧壁，沿途发出很多分支。其中滑车下神经（infratrochlear nerve）是鼻睫神经的较大分支，在下斜肌下方走行在滑车下方出眶，传导鼻背及眼睑的皮肤和泪囊。睫状长神经在眼球后方穿入眼球，分布于角膜、睫状体和虹膜等处。另外鼻睫神经尚发出一小支连于睫状神经节，构成该节的感觉根。

（二）上颌神经

上颌神经（maxillary nerve）与眼神经一样都只含有一般躯体感觉纤维。该神经离开三叉神经节后即进入海绵窦外侧壁，在其下部向前穿圆孔出颅到达颞下窝，进而前行到翼腭窝上部，经眶下裂入眶延续为眶下神经。上颌神经的分布范围主要是上颌牙齿、口腔及鼻腔黏膜、睑裂与口裂之间的皮肤及部分硬脑膜，该神经的主要分支如下：

1. 眶下神经（infraorbital nerve） 是上颌神经主干的终末支，经眶下裂入眶后，紧贴眶下壁前行进入眶下沟、眶下管，出眶下孔后分为数支，传导下睑、鼻翼、上唇的皮肤及黏膜感觉。眶下孔可作为临床上颌部手术的麻醉部位。

2. 颧神经（zygomatic nerve） 自翼腭窝处分出的细小分支，经眶下裂入眶后分为两条终末支，穿眶外侧壁，分支分布于颧、颞部皮肤。该神经尚含有来自面神经的副交感节后纤维，通过与眼神经的交通支将这些纤维导入泪腺，控制泪腺分泌。

3. 上牙槽神经（superior alveolar nerve） 包括上牙槽前、中、后三条分支，其中上牙槽后支在翼腭窝内自上颌神经本干发出后，穿上颌骨体后面进入上颌窦，上牙槽前、中支则分别在眶下管和眶下沟内自眶下神经发出，向下穿上颌骨进入上颌窦。上述上牙槽的分支在上颌骨骨质内相互吻合形成上牙槽神经丛后，分支分布于上颌牙的牙髓腔、牙龈和上颌窦内的黏膜。

4. 翼腭神经（pterygopalatine nerve） 是上颌神经主干在行经翼腭窝上方所发出的细小神经分支，多为2～3条，也称神经节支，向下连于翼腭神经节（副交感神经节），是该神经节的感觉神经根，传导腭部和鼻腔的黏膜以及腭扁桃体的感觉冲动。

（三）下颌神经

下颌神经（mandibular nerve）是三叉神经三大分支中最粗大的一支，含有一般躯体感觉和特殊内脏运动两种纤维成分，属于混合性神经。下颌神经从卵圆孔出颅，在翼外肌深面分为前后两干，前干相对较为细小，主要发出感觉分支颊神经以及控制咀嚼肌、鼓膜张肌和腭帆张肌的运动支；后者较为粗大，且分支较多，感觉分支主要分布于下颌牙、牙龈、舌前2/3部分黏膜和口腔底部的黏膜、口裂以下面部和耳颞区的皮肤，亦有细小肌支分布于下颌舌骨肌和二腹肌前腹，具体分支如下：

1. 耳颞神经（auriculotemporal nerve） 以两条神经根起于下颌神经主干，这两个神经根分别从脑膜中动脉深面和浅面向后绕行合为一支神经干，在下颌颈内侧转向上，与颞浅血管伴行并穿过腮腺，分布于颞区皮肤（图14-27）。耳颞神经在穿过腮腺时尚有分支分布到腮腺深面，将来自舌咽神经的副交感纤维导入腺体并控制腮腺的分泌。

2. 颊神经（buccal nerve） 从下颌神经前干发出，沿颊肌外侧行向前下，分支分布于颊部皮肤及口腔侧壁的黏膜。

3. 舌神经（lingual nerve） 从下颌神经后干发出，紧贴下颌支内侧下降，沿舌骨舌肌外侧呈弓形越过下颌下腺上方并向前到达口腔底部，传导口腔底部及舌前2/3的黏膜的浅感觉。舌神经在行程过程中，接受面神经的鼓索的加入，鼓索含有一般内脏运动纤维（控制腺体分泌的副交感纤维）和特殊内脏感觉纤维（传导味觉）两种纤维，其中一般内脏运动纤维（即副交感

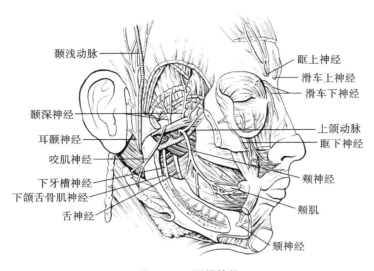

图 14-27 下颌神经

纤维)随着舌神经到达下颌下腺体上方后进入该节换神经元,节后纤维分支分布到下颌下腺及舌下腺(图 14-26,图 14-27)。鼓索内的味觉纤维随舌神经到达舌前 2/3 区域的味蕾,传导该区域的味觉信息。

4. 下牙槽神经(inferior alveolar nerve)　从下颌神经后干发出的较大分支,含有一般躯体感觉纤维和少量特殊内脏运动纤维,属混合性神经。该神经在舌神经后方沿翼内肌外侧下行,在下颌支内侧处穿下颌孔进入下颌管。在管内,下牙槽神经发出分支形成下牙槽神经丛,分布于下颌牙的牙髓腔和牙龈,终末支从下颌骨颏孔穿出,称为颏神经,传导颏部以及下唇的皮肤及唇内侧黏膜感觉。下牙槽神经中的运动支单独成干,组成下颌舌骨肌神经,在下颌支内侧下行至口腔底部,分布于下颌舌骨肌和二腹肌前腹(图 14-26,图 14-27)。

5. 咀嚼肌神经(nerves for muscles of mastication)　下颌神经大部分运动纤维为此神经,经卵圆孔下降至颞下窝,离开下颌神经主干形成咬肌神经、颞深神经、翼内肌神经、翼外肌神经等较短的神经分支,分布于同名咀嚼肌。

三叉神经的三大分支在头面部的皮肤分布(图 14-28),以眼裂和口裂为界,分为眼裂以上的眼神经分布区,眼裂与口裂之间的上颌神经分布区以及口裂以下的下颌神经分布区。当一侧三叉神经发生损伤,可出现同侧头面部皮肤及眼、口腔和鼻腔黏膜的一般感觉缺失、角膜反射消失、一侧咀嚼肌瘫痪、张口时下颌偏向患侧等症状。

知识链接 14-3

七、展神经

第 Ⅵ 对展神经(abducent nerve),含一般躯体运动纤维,属纯运动性脑神经,与脑桥下部相连。起自展神经核,自延髓脑桥沟中部出脑,向前穿海绵窦,窦内位于颈内动脉外下方继续前行穿眶上裂入眶,分支支配外直肌(图 14-29)。展神经损伤可引起外直肌瘫痪,产生内斜视。

八、面神经

第 Ⅶ 对面神经(facial nerve),含 4 种纤维成分,属混合性脑神经,与脑桥相连。起自面神经核的特殊内脏运动纤维支配面肌运动;起自上泌涎核的一般内脏运动纤维(副交感性质)支配面部除腮腺外其他唾液腺及面部泪腺、鼻腭等处黏膜腺体的分泌;特殊内脏感觉纤维胞体位于膝神经节,周围突分布于舌前 2/3 味蕾,司舌前 2/3 的味觉,中枢突止于孤束核;一般躯体感觉纤维胞体也位于膝神经节,传导耳部皮肤的一般感觉及表情肌本体感觉。面神经由较大运

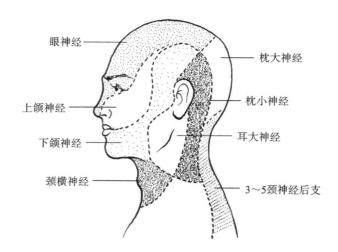

图 14-28　头面部皮神经分布示意图

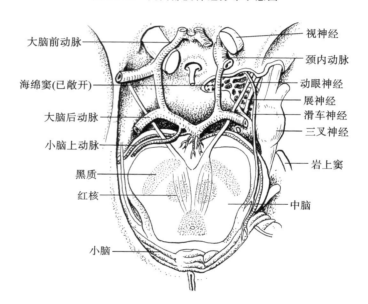

图 14-29　眼球外肌的神经与海绵窦的关系

动根与较小的混合根(称中间神经(intermediate nerve))从延髓脑桥沟外侧出脑,在内耳门处二者合为一干,经内耳道底进入面神经管,先水平走行后垂直自茎乳孔出颅,进入腮腺,以扇形分支分布于面部表情肌(图 14-30,图 14-31)。

（一）面神经管内分支

1. 岩大神经(greater petrosal nerve)　含副交感纤维,该神经自膝神经节处自面神经主干发出,在破裂处与颈内动脉脚感丛发出的岩深神经合成翼管神经,后者穿翼管后进入翼腭窝,在翼腭神经节内换神经元,节后纤维支配泪腺、鼻腭黏膜腺体的分泌,该分支损伤可导致上述腺体分泌障碍。

2. 镫骨肌神经(stapedial nerve)　支配镫骨肌运动,该分支损伤可导致听觉过敏。

3. 鼓索(chorda tympani)　含味觉(特殊内脏感觉)和副交感(一般内脏运动)两种纤维成分,其中味觉纤维随着舌神经分布管理舌前 2/3 的味觉,副交感纤维随舌神经到达下颌下神经节换神经元,节后纤维分布控制下颌下腺、舌下腺的分泌,该分支损伤可导致上述腺体分泌障碍(图 14-26,图 14-31)。

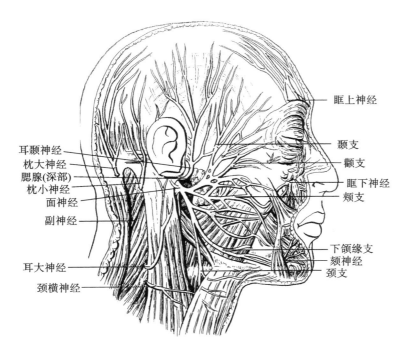

图 14-30 面神经在面部的分支

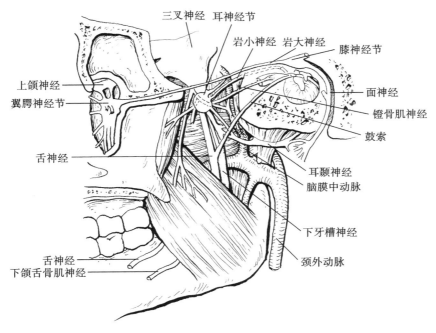

图 14-31 鼓索、翼腭神经节与耳神经节

（二）颅外分支

面神经自茎乳孔出颅后，发出一些小支支配邻近的枕额肌枕腹、耳周围肌、二腹肌后腹及茎突舌骨肌等，其主干传入腮腺，在腮腺前缘呈扇形分支分布于面肌（图 14-30），具体分支如下：

1. 颞支（temporal branches） 常为 3 支，支配额肌、眼轮匝肌。

2. 颧支（zygomatic branches） 多为 3～4 支，支配眼轮匝肌、颧肌。

3. 颊肌（buccal branches） 多为 3～4 支，支配颊肌、口轮匝肌及其他口周围肌。

4. 下颌缘支（marginal branches） 沿下颌缘向前分布于下唇各肌。

5. 颈支（cervical branches） 下颌角处下行到颈阔肌深面控制该肌。

面神经的岩大神经、鼓索二分支均含有副交感纤维，其对应换神经元的神经节（图 14-32）如下：

翼腭神经节（pterygopalatine ganglion）：位于翼腭窝上部，上颌神经下方的不规则神经节，具有副交感根（来自岩大神经）、交感根（岩深神经）和感觉根（翼腭神经）3 个神经根，仅岩大神经在此节内换神经元。由该节发出的分支分布于泪腺、鼻腭黏膜，传导黏膜的一般感觉并支配相关腺体的分泌。

下颌下神经节（submandibular ganglion）：位于下颌下腺与舌神经之间，具有副交感根（鼓索）、交感根（面动脉交感丛）和感觉根（舌神经）3 个神经根，仅鼓索在此节换神经元。由该节发出的分支分布于下颌下腺和舌下腺，传导其一般感觉并支配腺体分泌。

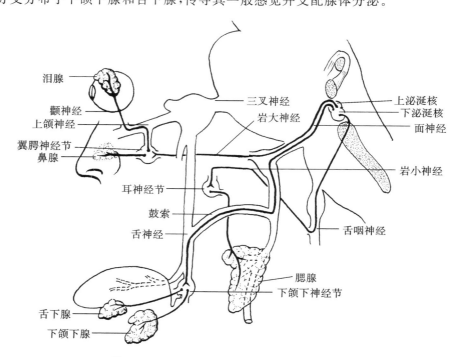

图 14-32 头部腺体的副交感纤维来源模式图

面神经行程长，在颞骨及腮腺内穿梭，与鼓室关系也十分密切，该神经可在脑桥小脑角、内耳道、面神经管、中耳鼓室、腮腺等区发生损伤，依据损伤部位水平的不同，累及神经分支的多少不同而呈现不同的临床症状。

九、前庭蜗神经

第Ⅷ对前庭蜗神经（vestibulocochlear nerve），含特殊躯体感觉纤维，属纯感觉性脑神经，与延髓脑桥沟相连，传导平衡觉和听觉，包括前庭神经和蜗神经两部分，二者伴行经内耳门入颅，在脑桥小脑角处入脑。

（一）前庭神经

前庭神经（vestibular nerve）传导平衡觉，其感觉神经元是位于内耳道底的前庭蜗神经节，节内聚集双极神经元，周围突分布于内耳壶腹嵴、球囊斑和椭圆囊斑的毛细胞，中枢突组成前庭神经止于位于脑桥的前庭神经核群及小脑。

（二）蜗神经

蜗神经（cochlear nerve）传导听觉，其感觉神经元位于蜗轴内的蜗神经节，节内的双极细胞周围突分布在内耳螺旋器的毛细胞，中枢突组成蜗神经终止于脑桥的蜗神经腹核及背侧核。

前庭蜗神经损伤后可表现为伤侧耳聋及平衡功能障碍，通常伴有呕吐及眩晕等症状。

十、舌咽神经

第Ⅸ对舌咽神经（glossopharyngeal nerve），含 5 种纤维成分，属于混合性脑神经，与延髓相连。起自疑核的特殊内脏运动纤维支配茎突咽肌；起自下泌涎核的一般内脏运动纤维（副交感性质）在耳神经节内换元，节后纤维控制腮腺分泌；位于颈静脉裂孔处的下神经节内有一般内脏感觉和特殊内脏感觉神经元胞体聚集，其中咽、舌后 1/3、咽鼓管、鼓室等处的黏膜及颈动脉窦和颈动脉小体等处感觉信息经中枢突终止于脑干孤束核下部，舌后 1/3 味蕾的味觉信息则止于孤束核上部；上神经节内有一般躯体感觉神经元胞体聚集，传导耳后皮肤的感觉。舌咽神经出颅后，在颈内动静脉之间下行，分支支配茎突咽肌，并向前进舌骨舌肌内侧达到舌根。其分支如下：

1. 鼓室神经（tympanic nerve） 下神经节发出进入鼓室后与交感神经纤维组成鼓室丛，发出小支分布管理鼓室、咽鼓管等处的黏膜感觉。鼓室丛发出一支岩小神经，出鼓室后进入耳神经节换元，随耳颞神经分布并控制腮腺的分泌（图 14-32）。

2. 颈动脉窦支（carotid sinus branches） 分布于颈动脉窦和颈动脉小球，反射性调节血压及呼吸（图 14-33）。

3. 舌支（lingual branches） 舌咽神经终末支，分布舌后 1/3 黏膜，管理一般感觉及味觉（图 14-33）。

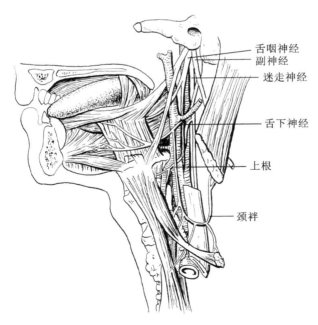

舌咽神经
副神经
迷走神经

舌下神经

上根

颈袢

图 14-33 舌咽神经与舌下神经

4. 咽支 与迷走神经分支和交感神经交织成咽丛，分布于咽肌与咽部黏膜。

耳神经节（otic ganglion）为舌咽神经的副交感神经节，位于卵圆孔下方，居下颌神经内侧，有副交感根（岩小神经）、交感根（脑膜中动脉交感丛）、感觉根（耳颞神经）及运动根（下颌神经）4 条根，其中岩小神经主要在该节内换神经元，节后纤维随耳颞神经控制腮腺分泌，耳颞神

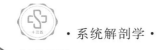

主要传导腮腺的一般感觉,下颌神经主要分支支配鼓膜张肌和腭帆张肌的运动(图 14-32)。

舌咽神经损伤可出现患侧舌后 1/3 味觉消失以及舌根及咽峡区痛觉消失,且患侧咽肌收缩乏力等。

十一、迷走神经

第 X 对迷走神经(vagus nerve),含有 4 种纤维成分,属混合性脑神经,与延髓相连。起自迷走神经背核的一般内脏运动纤维(副交感),随迷走神经分支分布于颈、胸、腹部(结肠左曲以上)内脏器官,在器官内或器官旁的副交感神经节内换神经元,节后纤维就近支配上述器官的平滑肌、心肌和腺体活动;起自疑核的特殊内脏运动纤维,随迷走神经分支(喉上神经与喉返神经)支配咽喉肌;位于颈静脉孔的迷走神经上神经节内的一般躯体感觉神经元胞体的周围突随迷走神经分布于硬脑膜、耳廓及外耳道皮肤,上述感觉信息经中枢突传至三叉神经脊束核;位于颈静脉孔下方的迷走神经下神经节内的假单极神经元胞体,其周围突随迷走神经分支分布于颈、胸、腹部多个器官,这些一般内脏感觉信息经中枢突传至孤束核。

迷走神经从延髓橄榄后沟中部出脑,经颈静脉裂孔出颅(在孔内及其稍下方,迷走神经干上分别有膨大的上、下神经节,分别由躯体和内脏感觉神经元组成)。进入颈部后,迷走神经在颈内静脉和颈内动脉、颈总动脉之间的后方下行,经胸廓上口进入胸腔。在胸腔内的左、右迷走神经走行及位置各异:左侧迷走神经下降至主动脉弓前方,经肺根后方分出数小支,分别形成左肺丛及食管前丛,在食管下端汇合为迷走神经前干;右迷走神经经右锁骨下动、静脉之间沿气管右侧下降至肺根后方分出数支,参加右肺丛及食管后丛,至食管下端汇合成迷走神经后干。迷走神经前、后干随食管经膈的食管裂孔进入腹腔,其中前干分布于胃前壁、肝和胆囊,后干主要分布于腹腔内诸多器官。迷走神经在颈、胸和腹部的重要分支如下(图 14-34):

(一)颈部分支

1. 喉上神经(superior laryngeal nerve) 自迷走神经下神经节发出,沿颈内动脉内侧下行,在舌骨大角处分为内、外两支。内支:感觉支,伴喉上动脉穿甲状舌骨膜入喉,分布于会厌、舌根及声门裂以上的喉黏膜。外支:细小,含特殊内脏运动纤维,伴甲状腺上动脉下行,支配环甲肌。甲状腺手术结扎甲状腺上动脉时,注意勿伤及喉上神经。

2. 颈心支(cervical cardiac branches) 有上、下两支,在喉及气管两侧下行进入胸腔,与心神经(来自颈交感神经节)交织形成心丛,调节心脏活动。颈上支有一分支称主动脉神经或减压神经,分布于主动脉弓壁内,感受血压变化及血液内化学刺激等信息。

此外,颈部尚发出到耳廓及外耳道皮肤(耳支)、咽部软腭等处肌肉及黏膜(咽支)以及分布到颅后窝的硬脑膜(脑膜支)等分支。

(二)胸部的分支

1. 喉返神经(recurrent laryngeal nerve) 左、右侧喉返神经起始及行程有所差异。左喉返神经在左迷走神经跨过主动脉弓前方时发出,向后勾绕主动脉弓向上至颈部;右喉返神经在右迷走神经跨右锁骨下动脉前方时发出,向后勾绕右锁骨下动脉向上返至颈部。左、右喉返神经均沿气管食管沟走行,经甲状腺侧叶深面环甲关节后方入喉,改称喉下神经,分别传导声门裂以下喉黏膜感觉并发出运动纤维支配除环甲肌以外的所有喉肌。

鉴于喉返神经在入喉前与甲状腺下动脉及其分支相互交叉,故甲状腺手术结扎甲状腺下动脉时,应避免损伤该神经。若损伤一侧喉返神经可出现声音嘶哑,若两侧均受损可引起患者失音、呼吸困难,甚至窒息等。

2. 支气管支和食管支 是迷走神经在胸部发出的细小分支,主要含一般内脏感觉和一般内脏运动纤维,分别加入肺丛、食管丛和心丛,再由这些神经丛发出细支分布于气管、支气管、

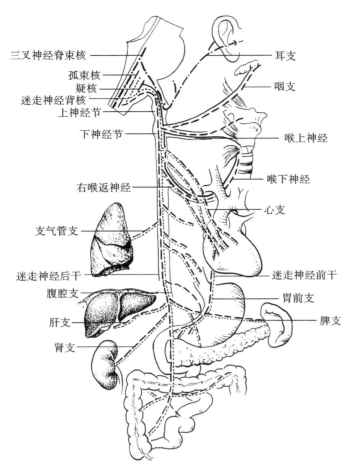

图 14-34 迷走神经的纤维成分及分布示意图

肺及食管,传导这些脏器及胸膜的感觉,并支配这些器官平滑肌及腺体的运动(图 14-35)。

(三)腹部的分支

腹部的分支均由一般内脏运动(副交感)和一般内脏感觉纤维构成。

1. 胃前支和肝支(anterior gastric branches and hepatic branches) 迷走神经前干进入腹腔后续为胃前支,沿胃小弯分布于胃前壁,末梢呈"鸦爪"状分布于幽门部前壁(图 14-35,图 14-36)。肝支:由迷走神经前干在贲门附近发出,向右行于小网膜内,与交感神经一起构成肝丛,随肝固有动脉分布于肝、胆囊和胆道(图 14-34)。

2. 胃后支和腹腔支(posterior gastric branches and celiac branches) 胃后支为迷走神经后干的终支,分支较多,分布于胃后壁,末梢也呈"鸦爪"状分布于幽门窦(图 14-36)。腹腔支:此支向后与交感神经一起组成腹腔丛,发出分支随腹腔干、肾动脉及肠系膜上动脉分支分布至肝、脾、胰、肾及结肠左曲以上的消化管(图 14-34,图 14-36)。

迷走神经主干损伤可出现脉速、心悸、恶心、呕吐、呼吸深慢和窒息等症状。若累及咽喉部,尚可因咽喉感觉障碍及肌肉瘫痪出现声音嘶哑、语言及吞咽困难等症状。

十二、副神经

第Ⅺ对副神经(accessory nerve),含有特殊内脏运动纤维,属纯运动性脑神经,与延髓相连。该神经由起于疑核的脑根和起于副神经脊髓核的脊髓根组成,脑根从延髓橄榄沟下部的迷走神经根下方出脑,脊髓根从 C_1 到 C_5 脊神经前后根之间出脊髓并沿着脊髓表面上行,经枕

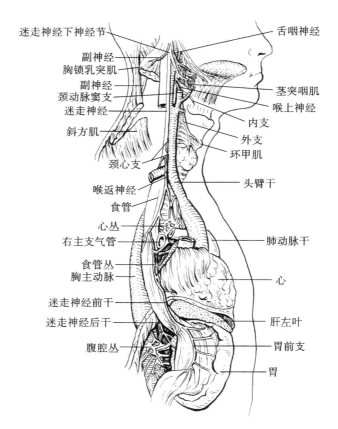

图 14-35　舌咽神经、迷走神经和副神经

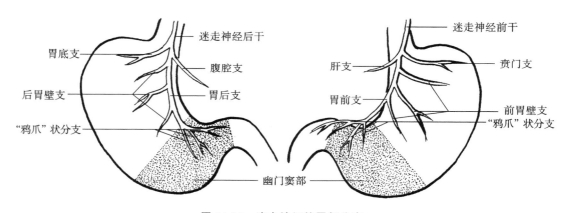

图 14-36　迷走神经的胃部分支

骨大孔入颅腔,与脑根汇合后经颈静脉裂孔出颅。之后脑根加入迷走神经,随其分支支配咽喉肌运动。脊髓根则绕颈内静脉向外下方经胸锁乳突肌深面,自该肌后缘中上 1/3 交界处浅出并进入斜方肌深面,发出分支支配二肌(图 14-35,图 14-37)。

一侧副神经损伤可导致头不能向患侧侧屈,面部不能转向对侧,斜方肌的瘫痪可导致患侧肩胛骨下垂。

十三、舌下神经

第Ⅻ对舌下神经(hypoglossal nerve),含有一般躯体运动纤维,属纯运动性脑神经,与延髓相连。舌下神经核发出的一般躯体运动纤维经延髓前外侧沟出脑,经舌下神经管出颅,在颈内动静脉之间下降到舌骨上方,呈弓形越过颈外动脉向前内到达舌骨舌肌浅面,在舌神经与下

NOTE

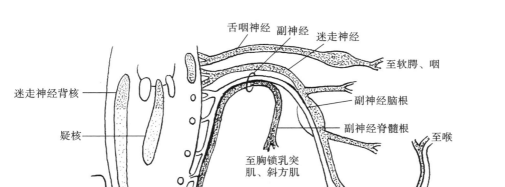

图 14-37 副神经的中枢核团及其纤维走向

颌下腺管下方穿颏舌肌入舌,控制全部舌内肌、茎突舌肌、舌骨舌肌以及颏舌肌运动(图 14-33)。

该神经受损可出现患侧舌肌瘫痪,伸舌偏向患侧。舌肌若瘫痪时间过长可出现舌肌萎缩。

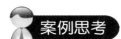 **案例思考**

患者,女,65岁。近一个月来出现头痛、头昏症状,伴随着右侧面部麻木及右眼上睑下垂、斜视、视物双影、不能正常看右边的物体等。2015 年 9 月 8 日做头颅 MR 平扫结果为:脑内未见异常信号灶,脑室系统及中线结构居中。鞍区及右侧鞍旁见团片状长 T_1 等 T_2 信号影,大小为 2.8 cm×2.2 cm,右侧颈内动脉包绕变窄。头 MR 增强检查结果为右侧海绵窦区病灶呈明显强化,右侧颈内动脉被包绕,其管腔略狭窄,垂体及垂体柄受压、移位,脑实质内未见明显异常强化灶。

查体:神清语明,VOD 0.5,VOS 1.0,眼球突出度双眼 12 mm,右眼外斜 10°～15°,眼球运动:右眼外展受限,向上、下、内运动轻度受限。右眼上睑轻度下垂,角膜透明,角膜反射消失。右眼瞳孔散大,直径约 5.0 mm,直接及间接对光反射消失。右眼眼底未见明显异常。双侧额纹对称,鼻唇沟对称,双侧鼓腮有力。右侧口裂水平以上痛觉减退,深感觉正常。四肢肌力 5 级,肌张力及腱反射双侧对称正常。

诊断:右侧海绵窦占位性病变,性质待查。

治疗:由于病灶包绕颈动脉,手术无法进行,可试用 γ-刀治疗。

提问:

1. 该病可能累及哪些重要结构?

2. 解释斜视及视物重影。

案例思考 14-1
问题解析

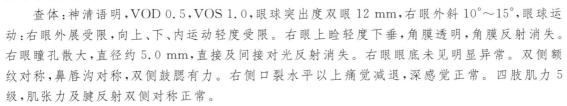 **能力检测**

1. 动眼神经受损伤可出现( )。

A.角膜反射消失　　　　　B.瞳孔开大　　　　　C.瞳孔缩小

D.不能闭眼　　　　　E.眼球向内转

2. 控制眼外肌运动的神经包括以下哪些?( )

能力检测答案

A. 滑车神经、动眼神经、展神经 　　　B. 三叉神经、舌咽神经、动眼神经

C. 三叉神经、面神经、动眼神经 　　　D. 三叉神经、滑车神经、动眼神经

E. 舌咽神经、迷走神经、舌下神经

3. 三叉神经(　　　)。

A. 含有特殊内脏运动纤维和一般躯体感觉纤维 　　　B. 含有内脏运动纤维

C. 传导舌后 1/3 的黏膜感觉和味觉 　　　D. 在脑桥下部下缘出脑

E. 不管理咀嚼肌运动

4. 下颌神经从下列何结构出颅腔?(　　　)

A. 圆孔 　　　B. 卵圆孔 　　　C. 茎乳孔 　　　D. 破裂孔 　　　E. 眶上裂

5. 支配泪腺分泌的神经是(　　　)。

A. 面神经 　　　B. 三叉神经 　　　C. 舌咽神经 　　　D. 迷走神经 　　　E. 副神经

6. 面神经不支配下列哪一个腺体的分泌?(　　　)

A. 腮腺 　　　B. 泪腺 　　　C. 舌下腺 　　　D. 下颌下腺 　　　E. 鼻黏膜腺

7. 对鼓索的描述下列哪项错误?(　　　)

A. 经鼓室后出茎乳孔 　　　B. 属混合性神经

C. 控制泪腺的分泌 　　　D. 味觉纤维分布于舌前 2/3 的味蕾

E. 其一般内脏运动纤维在下颌下神经节内换神经元

8. 前庭神经(　　　)。

A. 传导本体感觉 　　　B. 起自内耳门处前庭神经节双极神经元

C. 在橄榄体上端入脑 　　　D. 与蜗神经同行在桥延沟外侧端入脑

E. 全部纤维终止于延髓前庭神经核

9. 关于舌咽神经哪项错误?(　　　)

A. 传导舌前 2/3 舌黏膜的一般感觉和味觉

B. 与迷走、副神经一同在橄榄体外方(进)出脑

C. 与迷走、副神经同经颈静脉孔出颅

D. 控制腮腺分泌

E. 支配茎突咽肌的运动

10. 有关喉返神经的叙述,哪项错误?(　　　)

A. 右侧绕腋动脉 　　　B. 左侧绕主动脉弓

C. 上行于气管食管沟内 　　　D. 后改名为喉下神经

E. 与甲状腺下动脉交叉

11. 损伤副神经主干结果为(　　　)。

A. 患侧肩下垂,面转向患侧 　　　B. 患侧肩下垂,面转向健侧

C. 健侧肩下垂,面转向患侧 　　　D. 健侧肩下垂,面转向健侧

E. 胸锁乳突肌瘫痪,斜方肌正常

12. 有关舌下神经的说法哪项正确?(　　　)

A. 经卵圆孔出颅 　　　B. 管理舌前 2/3 的味觉

C. 管理舌前 1/3 的一般躯体感觉 　　　D. 根丝由延髓脑桥沟出脑

E. 一侧损伤伸舌偏向患侧

13. 副交感性质神经节不包括(　　　)。

A. 睫状神经节 　　　B. 翼腭神经节 　　　C. 椎旁节

D. 耳神经节 　　　E. 器官壁内神经节

14. 以下关于脊神经错误的是(　　　)。

A. 前、后根合成脊神经干

B. 脊神经干分成前支、后支、脊膜支和交通支

C. 前支除胸神经前支呈节段性分布外，其余脊神经前支均成丛

D. 脊神经干以及前、后支皆为混合神经

E. 前根均含有躯体运动及交感纤维，后根均含躯体及内脏感觉纤维

15. 支配臂前群肌的神经是（   ）。

A. 尺神经　　　B. 正中神经　　　C. 桡神经　　　D. 腋神经　　　E. 肌皮神经

16. 支配手骨间肌的神经是（   ）。

A. 正中神经　　　　　　　　B. 桡神经　　　　　　　　C. 尺神经

D. 肌皮神经　　　　　　　　E. 尺神经和正中神经

17. 正中神经支配的肌有（   ）。

A. 肱三头肌　　　　　　　　B. 尺侧腕屈肌

C. 手内侧大部分肌　　　　　D. 拇收肌以外的鱼际肌，1～2 蚓状肌

E. 骨间肌

18. 分布到脐平面的胸神经前支为（   ）。

A. T_4 前支　　　B. T_6 前支　　　C. T_7 前支　　　D. T_{10} 前支　　　E. T_{12} 前支

19. 穿四边孔的神经是（   ）。

A. 旋肩胛神经　　　B. 桡神经　　　C. 腋神经　　　D. 肌皮神经　　　E. 胸背神经

20. 患者，因暴力外伤致肱骨中段骨折，X 线检查显示骨折近侧端向前错位，远侧端向后错位。检查发现患侧不能伸指伸腕，前臂抬起时，呈垂腕手。分析骨折后出现症状的原因是（   ）。

A. 损伤了桡神经使臂后群肌和前臂前群肌瘫痪所致

B. 损伤了桡神经使前臂前群肌瘫痪所致

C. 损伤了桡神经使前臂后群肌瘫痪所致

D. 损伤了尺神经使前臂前群肌瘫痪所致

E. 损伤了尺神经使前臂后群肌瘫痪所致

21. 支配拇收肌的是（   ）。

A. 正中神经返支　　　　　B. 桡神经浅支　　　　　C. 肌皮神经

D. 尺神经深支　　　　　　E. 尺神经浅支

22. 坐骨神经支配（   ）。

A. 臀大肌　　　B. 股后群肌　　　C. 股四头肌　　　D. 臀中肌　　　E. 臀小肌

23. 左下肢外伤患者，X 线检查提示腓骨颈骨折，远侧端错位明显。检查发现左踝关节不能背屈，不能伸趾，提起小腿出现足下垂，足不能外翻。足背感觉丧失。分析出现此症状的原因是（   ）。

A. 损伤了胫神经致小腿后群肌和外侧群肌瘫痪

B. 损伤了胫神经致小腿前群肌和外侧群肌瘫痪

C. 损伤了腓总神经致小腿前群肌和外侧群肌和瘫痪

D. 损伤了腓浅神经致小腿前群肌和外侧群肌瘫痪

E. 损伤了腓肠神经致小腿前群肌和外侧群肌瘫痪

（蔡　艳）

第十五章　内脏神经系统

学习要点

1. 内脏神经的分布对象。
2. 交感神经的低级中枢部位、交感神经节及交感干的组成和位置，白交通支和灰交通支的概念。
3. 副交感神经低级中枢的部位及器官旁节和器官内节的位置。

内脏神经又称自主神经、植物神经，包括内脏运动神经和内脏感觉神经。该系统分布范围不局限在内脏，可分布到人体的七个器官系统，即消化、呼吸、泌尿、生殖、心血管、淋巴系统和内分泌腺。自主神经通常不受人的主观意识控制，因此有人又将内脏运动神经称为自主神经系（autonomic nervous system）。实际上自主神经不受意识的控制，并不是绝对的，诸如排便和排尿。植物神经是指其分布到管理新陈代谢的器官系统，植物和动物均有新陈代谢（由于植物并不存在神经，因此该名词已多不采用）。内脏神经是神经系统不可分割的一部分，它与全身内脏器官、血管、腺体、糖、水、盐、脂肪代谢以及体温、睡眠、血压调节等有关。内脏神经障碍可出现全身各系统的症状，例如内脏神经疾病可以影响情绪和记忆等脑的活动，当患者有胃肠道炎症、心绞痛时常常伴有焦虑、恐惧等剧烈的情绪变化。

第一节　内脏运动神经

内脏运动神经（visceral motor nerve）调节内脏运动、心血管运动以及腺体的分泌，受大脑皮质和皮质下各级中枢的调控。它和躯体运动神经在功能上互相协调，维持机体内环境的相对平衡（图 15-1）。尽管如此，两者在结构和功能上存在较大的差别：

（1）支配的器官不同：躯体运动神经支配骨骼肌，一般都是受意识的直接控制；内脏运动神经则支配平滑肌、心肌和腺体，在一定程度上不受意识的直接支配。

（2）纤维成分不同：躯体运动神经只有一种纤维成分，而内脏运动神经则有交感和副交感两种纤维成分，大多数内脏器官同时接受这两种纤维的双重支配。

（3）神经元数目不同：躯体运动神经自低级中枢至骨骼肌只有一级神经元。而内脏运动神经自低级中枢发出后需要在周围神经节内交换神经元，再由该节内的神经元发出纤维到达效应器。内脏神经在解剖结构上有两级神经元（肾上腺髓质除外，其只需一个神经元）。第一级神经元称节前神经元（preganglionic neuron），其胞体位于脑干和脊髓内，其轴突称节前纤维，与二级神经元发生突触联系；第二级神经元称节后神经元（postganglionic neuron），其胞体位于周围神经节内，其轴突称节后纤维，分布至各内脏。

（4）纤维的粗细不同：躯体运动神经纤维一般是比较粗的有髓纤维，而内脏运动神经纤维则是薄髓（节前纤维）或无髓（节后纤维）的细纤维。

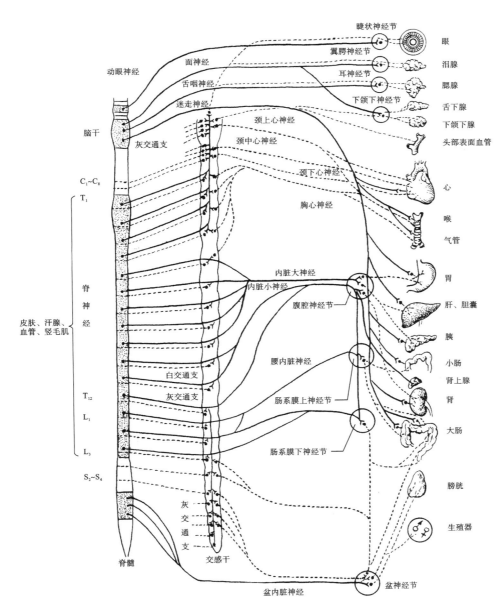

图 15-1　内脏运动神经的分布概况

（5）节后纤维分布形式不同：躯体运动神经以神经干的形式分布，而内脏运动神经节后纤维常攀附于脏器或血管的外膜下形成神经丛，再由丛分支至各效应器。

根据形态、功能和药理的特点，内脏运动神经分为交感神经和副交感神经两部分。二者有着各自的中枢部和周围部，现分别介绍如下。

一、交感神经

（一）交感神经的低级中枢

交感神经的低级中枢位于脊髓 $T_1 \sim L_2$（或 L_3）节段的灰质侧角的中间带外侧核。节前纤维起自中间带外侧的细胞，因此也称为胸腰部。交感神经的周围部包括交感神经节（分为椎旁节及椎前节）、节前纤维、节后纤维、交感神经丛等。

NOTE

（二）交感神经节

根据交感神经节的位置不同,又可分为椎旁神经节和椎前神经节两种。

1. 椎旁神经节（paravertebral ganglia） 又称交感干神经节（ganglia of sympathetic trunk）,位于脊柱两旁,借节间支（interganglionic branches）连成左、右两条交感干（sympathetic trunk）（图 15-2）。交感干上至颅底外面,下端在第 3 尾椎前方,两条交感干于尾骨前方合并。交感干分颈、胸、腰、骶、尾 5 部。各部交感干神经节的数目,除颈部有 3～4 个和尾部为 1 个（奇神经节）外,其余各部均与该部椎骨的数目近似,每一侧交感干神经节的总数为 19～24 个。交感干神经节由多极神经元组成,大小不等（胞体直径为 15～55 μm）,部分交感神经的节后纤维即起自这些神经元。

2. 椎前神经节（prevertebral ganglia） 呈不规则的节状团块,位于脊柱前方,腹主动脉不成对脏支的根部,故称椎前节。椎前神经节包括腹腔神经节（celiac ganglia）、肠系膜上神经节（superior mesenteric ganglia）、肠系膜下神经节（inferior mesenteric ganglia）及主动脉肾神经节（aorticorenal ganglia）等,各节均位于同名动脉根部附近（图 15-2）。

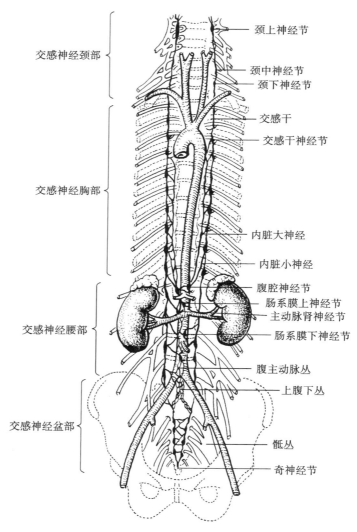

图 15-2　交感干和交感神经节

（三）交通支

每一个交感干神经节与相应的脊神经之间有交通支（communicating branches）相连。交通支分白交通支（white communicating branches）和灰交通支（gray communicating branches）两类。白交通支主要由含有髓鞘的节前纤维组成，因髓鞘反光发亮，呈白色，因此称其为白交通支。由于节前神经元的细胞体仅存在于 $T_1 \sim L_3$ 节段的脊髓侧角，因此白交通支也只存在于 $T_1 \sim L_3$ 共 15 对脊神经中。灰交通支由椎旁节神经元发出的节后纤维组成，多无髓鞘，色泽灰暗，故称灰交通支。它连于交感干与 31 对脊神经前支之间。因此，脊神经的分支一般都含有交感神经节后纤维。

交感神经节前纤维由脊髓中间带外侧核发出后，经脊神经前根、脊神经干和白交通支进入椎旁节后，有 3 种去向：①终止于相应的椎旁节，并于此处换元。②在交感干内上行或下行，终于上方或下方的椎旁节。一般认为，来自脊髓上胸段（$T_1 \sim T_6$）中间带外侧核的节前纤维，在交感干内上升至颈部，在颈部椎旁神经节内换元；中胸段者（$T_6 \sim T_{10}$）在交感干内上升或下降，至其他胸部交感神经节内换元；下胸段和腰段者（$T_{11} \sim L_3$）则在交感干内下降，在腰骶部交感神经节内换元。③穿过椎旁节，至椎前节换元。

交感神经节后纤维也有 3 种去向：①经灰交通支返回脊神经，并随脊神经分布至头颈部、躯干和四肢的血管、汗腺和竖毛肌等处，31 对脊神经都有灰交通支联系，其分支一般都含有交感神经的节后纤维。②攀附动脉走行，在动脉外膜形成神经丛，并随动脉分布到靶器官，各丛的名称按所攀附的动脉来命名（如颈内、外动脉丛，腹腔丛，肠系膜上丛等）。③由交感神经节直接分布到靶器官。

（四）交感神经的分布

交感神经的节后纤维，除经灰交通支返回脊神经并随脊神经的分支分布外，其余的节后纤维均有一定的分布范围。

1. 颈部 颈交感干位于颈血管鞘后方，颈椎横突的前方。一般每侧有 3～4 个交感神经节（多者达 6 个），分别称颈上、中、下节。颈上神经节（superior cervical ganglion）最大，呈梭形，位于第 1～3 颈椎横突前方，颈内动脉后方。颈中神经节（middle cervical ganglion）最小，有时缺如，位于第 6 颈椎横突处。颈下神经节（inferior cervical ganglion）位于第 7 颈椎处，在椎动脉的起始部后方，常与第 1 胸交感神经节合并成颈胸神经节（cervicothoracic ganglion）（亦称星状神经节（stellate ganglion））。有 2/3 的人有颈中间神经节存在，位于颈中、下神经节之间，靠近椎动脉进入第 6 颈椎横突孔处，称为椎神经节。

颈部交感干神经节发出节后纤维的分布，概括如下：①经灰交通支连于 8 对颈神经，并随颈神经分支分布至头颈部和上肢的血管、汗腺和竖毛肌等。②由神经节发出分支至邻近动脉，形成颈内动脉丛、颈外动脉丛、锁骨下动脉丛和椎动脉丛等，伴随这些动脉的分支至头颈部的腺体（如泪腺、唾液腺、口腔和鼻腔黏膜内腺体、甲状腺等）、竖毛肌、血管、瞳孔开大肌等。③发出的咽支，直接进入咽壁，与迷走神经和舌咽神经咽支共同组成咽丛。④3 对颈交感神经节分别发出心上、心中和心下神经，下行进入胸腔，加入心底部的心丛（图 15-3）。

2. 胸部 胸交感干位于肋骨头的前方，每侧有 10～12 个（以 11 个最为多见）胸交感神经节（thoracic ganglia）。胸交感干发出下列分支：①经灰交通支进入 12 对胸神经，并随其分布于胸、腹壁的血管、汗腺和竖毛肌等。②上 5 对胸交感干神经节发出分支至胸主动脉、食管、气管和支气管，并加入肺丛及心丛等。③内脏大神经（greater splanchnic nerve）起自第 5 或 6 至第 9 胸交感干，由穿过椎旁节的节前纤维组成，向前下方走行并于胸椎的前外侧面合成一干，沿椎体表面倾斜下降穿膈脚，主要终于腹腔神经节。④内脏小神经（lesser splanchnic nerve），起自第 10～12 胸交感干，为节前纤维，下行穿过膈脚，主要终于主动脉肾节。有时穿经最下一

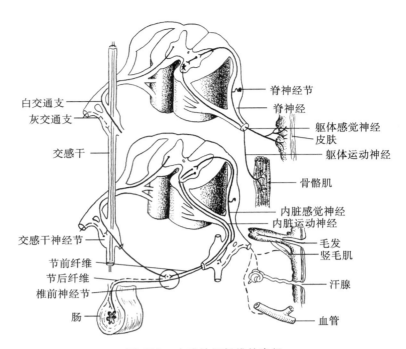

图 15-3 交感神经纤维的走行

个胸神经节的节前纤维组成内脏最小神经,伴交感干下行穿膈脚入腹腔,加入肾神经丛。由腹腔神经节和主动脉肾节等发出的节后纤维,随腹腔动脉及肠系膜上动脉分布至肝、脾和肾等实质性脏器和结肠左曲以上的消化管。

3. 腰部 约有 4 对腰神经节,位于腰椎体前外侧,腰大肌内侧缘。腰交感干发出的分支有:①灰交通支连接 5 对腰神经,并随腰神经分布至下肢的血管、汗腺和竖毛肌等。②腰内脏神经(lumbar splanchnic nerves)由穿过腰神经节的节前纤维组成,终于腹主动脉丛和肠系膜下丛,并在此交换神经元。节后纤维分布至结肠左曲以下的消化管和盆腔脏器,并有纤维伴随血管分布至下肢(图 15-4)。下肢痉挛时,可手术切除腰交感干获得缓解。

4. 盆部 盆交感干位于骶骨前面,骶前孔内侧,有 2～3 对骶交感干神经节(sacral ganglia)和 1 个奇神经节。盆交感干节后纤维的分支有:①灰交通支,连接相应的骶神经和尾神经,并随这些神经分布于下肢及会阴部的血管、汗腺和竖毛肌等。②一些小支加入盆丛,分布于盆腔器官。

交感神经节前纤维和节后纤维分布均有一定规律,如来自脊髓 T_1～T_5 节段中间带外侧核的节前纤维,更换神经元后,其节后纤维支配头、颈、胸腔脏器和上肢的血管、汗腺和竖毛肌;来自脊髓 T_6～T_{12} 节段中间带外侧核的节前纤维,在更换神经元后,其节后纤维支配肝、脾、肾等实质性器官和结肠左曲以上的消化管;来自脊髓上腰段中间带外侧核的节前纤维,更换神经元后,其节后纤维支配结肠左曲以下的消化管、盆腔脏器以及下肢的血管、汗腺和竖毛肌。

二、副交感神经

(一)副交感神经的低级中枢

副交感神经的低级中枢为位于脑干的副交感脑神经核和脊髓 S_2～S_4 节段灰质的骶副交感核,因此副交感神经又被称为内脏运动神经的颅骶部。

1. 颅部副交感神经核

(1)动眼神经副核:位于中脑上丘颅侧部阶段,动眼神经核的背内侧。

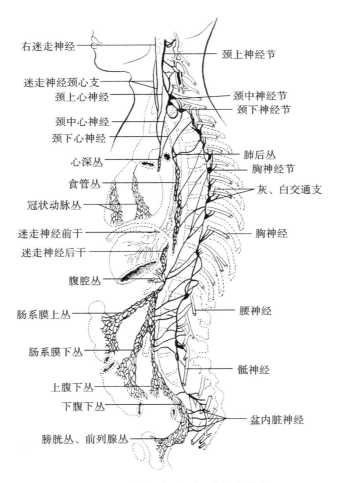

图 15-4　交感干与胸、腹、盆丛的联系

（2）上泌涎核：位于脑桥下部，面神经核尾侧部附近的网状结构内。

（3）下泌涎核：位于延髓橄榄上部，迷走神经背核嘴侧端附近的网状结构内。

（4）迷走神经背核：位于延髓内侧丘系交叉至橄榄中部平面，菱形窝内迷走神经三角深面的室底灰质内。

2. 骶部副交感神经核　位于脊髓 $S_2 \sim S_4$ 节段前角基部外侧灰质。

（二）副交感神经节

副交感神经节又称器官旁节或器官内节，两者也称终节。节内的神经元即为节后神经元，位于颅部的副交感神经节较大，肉眼可见，共有 4 对：睫状神经节、下颌下神经节、翼腭神经节和耳神经节。颅部副交感神经节前纤维在这些神经节内交换神经元，然后发出节后纤维随相应脑神经到达所支配的器官。另外，节内还有交感神经纤维及感觉神经纤维通过（二者均不交换神经元），分别称为交感根及感觉根。此外，身体其他部位还有一些很小的副交感神经节，需借助显微镜才能看到。例如，位于心丛、肺丛、盆丛、膀胱丛和子宫阴道丛内的神经节，以及位于支气管和消化管壁内的神经节等。

（三）副交感的分支和分布

1. 颅部副交感神经　其节前纤维分别走行于第 Ⅲ、Ⅶ、Ⅸ、Ⅹ 对脑神经内（图 15-5）。

（1）随动眼神经走行的副交感神经节前纤维，由中脑的动眼神经副核发出，进入眶腔后在睫状神经节内交换神经元，其节后纤维进入眼球壁，分布于瞳孔括约肌和睫状肌。

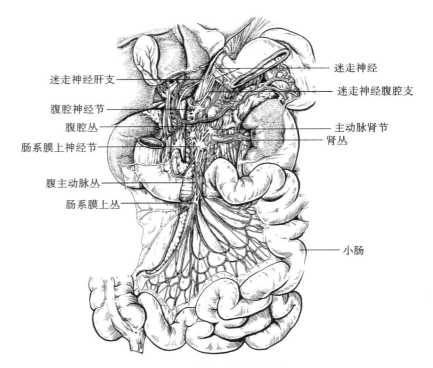

迷走神经肝支

腹腔神经节

腹腔丛

肠系膜上神经节

腹主动脉丛

肠系膜上丛

迷走神经

迷走神经腹腔支

主动脉肾节

肾丛

小肠

图 15-5　腹部的内脏神经丛

（2）随面神经走行的副交感神经节前纤维，发自于脑桥的上泌涎核，一部分节前纤维经岩大神经至翼腭窝内的翼腭神经节换神经元，节后纤维经上颌神经、颧神经和泪腺神经分布于泪腺，还有一些节后纤维分布于鼻腔、口腔以及腭黏膜的腺体。另一部分节前纤维经鼓索加入舌神经，再到下颌下神经节换神经元，节后纤维控制下颌下腺和舌下腺的分泌。

（3）随舌咽神经走行的副交感节前纤维，由延髓的下泌涎核发出，经鼓室神经至鼓室丛，由丛内发出岩小神经至卵圆孔下方的耳神经节内交换神经元，节后纤维经耳颞神经分布于腮腺。

（4）随迷走神经走行的副交感节前纤维，由延髓的迷走神经背核发出，伴随迷走神经的分支到达胸、腹腔脏器附近或壁内的副交感神经节交换神经元，节后纤维分布于胸、腹腔脏器（降结肠、乙状结肠和盆腔脏器等除外）。

2. 骶部副交感神经　节前纤维由脊髓 $S_2 \sim S_4$ 节段灰质的骶副交感核发出后，随骶神经出骶前孔，又从骶神经分出组成盆内脏神经（pelvic splanchnic nerves）加入盆丛，随盆丛分支分布到盆腔脏器，在脏器附近或脏器壁内的副交感神经节交换神经元，节后纤维支配结肠左曲以下的消化管、盆腔脏器和外生殖器等（图 15-6）。

三、交感神经与副交感神经的主要区别

交感神经和副交感神经同属内脏运动神经，常形成对内脏器官的双重神经支配。但是，交感神经与副交感神经在来源、形态结构、分布范围和功能上又有明显的区别。

1. 末梢释放神经递质不同　交感神经和副交感神经的功能是通过神经末梢释放神经递质来完成的。按释放的神经递质不同，可分为胆碱能神经核肾上腺素能神经。交感、副交感神经的节前纤维、副交感神经的节后纤维末梢释放乙酰胆碱。除了支配汗腺、骨骼肌的交感舒血管纤维末梢释放乙酰胆碱外，其余的交感神经节后纤维释放去甲肾上腺素。

2. 低级中枢的部位不同　交感神经低级中枢位于脊髓胸腰部灰质侧角的中间带外侧核，而副交感神经的低级中枢则位于脑干的副交感核和脊髓骶部的骶副交感核。

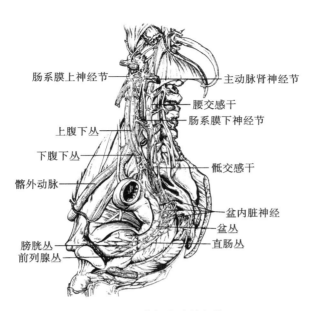

图 15-6 盆部内脏神经丛

3. 周围部神经节的位置不同 交感神经节位于脊柱两旁(椎旁节)和脊柱前方(椎前节),而副交感神经节则位于所支配的器官附近(器官旁节)或器官壁内(器官内节)。因此,副交感神经的节后纤维则较短;副交感节前纤维与节后纤维长短的比值远大于交感神经的比值。

4. 节前神经元与节后神经元的比例不同 一个交感神经节前神经元的轴突可与许多节后神经元形成突触,而一个副交感神经节前神经元的轴突则只与较少的节后神经元形成突触。因此,交感神经的作用范围较广泛,而副交感神经的作用则较局限。

5. 分布范围不同 交感神经在周围的分布范围较广,除至头颈部、胸、腹、盆腔脏器外,尚遍及全身血管、腺体和竖毛肌等。相比之下,副交感神经的分布则不如交感神经广泛,一般认为大部分血管、汗腺、竖毛肌和肾上腺髓质均无副交感神经支配。

6. 对同一器官所起的作用不同 交感神经与副交感神经对同一器官的作用在互相拮抗中达到协调统一。例如:当机体剧烈运动时,交感神经兴奋增强,副交感神经兴奋减弱。于是出现心跳加快、血压升高、血流加速、肝糖元释放、支气管扩张、瞳孔开大,但消化活动受抑制等现象。此时机体的代谢加强,能量消耗加快,以适应环境的剧烈变化。而当机体处于安静或睡眠状态时,副交感神经兴奋加强,交感神经相对抑制,因而出现心跳减慢、血压下降、血流减慢、支气管收缩、瞳孔缩小、消化系统分泌吸收活动增强等现象,这有利于体力的恢复和能量的储存。交感和副交感神经互相拮抗又互相统一,使机体更好地适应环境的变化。交感神经和副交感神经的活动,是在脑的较高级中枢,特别是在下丘脑和大脑边缘叶的调控下进行的。

四、内脏神经丛

交感神经、副交感神经和内脏感觉神经在到达所支配脏器的过程中,常互相交织,共同构成内脏神经丛。内脏神经丛攀附于头颈部和胸、腹腔内动脉的周围,或分布于脏器附近和器官之内。除颈内动脉丛、颈外动脉丛、锁骨下动脉丛和椎动脉丛等没有副交感神经参加外,其余的内脏神经丛均由交感神经和副交感神经共同组成。另外,在这些丛内也有内脏感觉纤维通过。胸、腹及盆腔重要的神经丛如下:

1. 心丛(cardiac plexus) 位于心底部,主动脉弓后下方,气管杈的前后及两侧。由交感干的颈上、中、下节和上5对胸神经节发出的心支及迷走神经的心支共同组成。心丛又可分为心浅丛和心深丛。心浅丛位于主动脉弓下方,右肺动脉前方;心深丛位于主动脉弓和气管杈之间,浅丛和深丛相互交织,其内有心神经节(属于副交感神经节),来自迷走神经的副交感节前纤维在此交换神经元。心丛的分支组成心房丛和左、右冠状动脉丛,随动脉分支分布于心肌和心的血管等处。

2. 肺丛(pulmonary plexus) 位于肺根内支气管和血管的前、后方,分别称为肺前丛和肺后丛,丛内有小的神经节。肺丛由迷走神经的支气管支和交感干的 $T_2 \sim T_5$ 节的分支组成,分支随支气管和肺血管的分支入肺。

3. 腹腔丛(celiac plexus) 在第 12 胸椎高度,位于腹腔动脉和肠系膜上动脉根部周围,是最大的内脏神经丛。该丛内主要含有内脏大神经、内脏小神经、上部腰神经节的分支及迷走神经后干的腹腔支。丛内有腹腔神经节、肠系膜上神经节、主动脉肾节等。来自内脏大神经、内脏小神经的交感神经节前纤维在节内交换神经元,来自迷走神经的副交感神经节前纤维到达所分布的器官旁神经节或器官内神经节交换神经元。腹腔丛分成一些副丛,如肝丛、胃丛、脾丛、肾丛及肠系膜上丛等。各副丛则分别沿同名血管分支到达相应的脏器。

4. 腹主动脉丛(abdominal aortic plexus) 又称肠系膜间丛,位于腹主动脉两侧及前面,是腹腔丛在腹主动脉表面向下延续的部分,并接受第 1～2 腰交感神经节的分支。此丛分出肠系膜下丛,沿肠系膜下动脉分布于结肠左曲以下至直肠上段的部分结肠。腹主动脉丛的一部分纤维下行入盆腔,参加腹下丛的组成;另一部分纤维攀附动脉,形成髂总动脉丛、髂外动脉丛,随动脉分布于下肢血管、汗腺和竖毛肌。

5. 腹下丛(hypogastric plexus) 分为上腹下丛和下腹下丛。上腹下丛位于第 5 腰椎体前面,腹主动脉末端及两髂总动脉之间,是腹主动脉丛向下的延续部分,并接受第 3～4 腰神经节分支,以及肠系膜下丛的纤维。

下腹下丛即盆丛(pelvic plexus),由上腹下丛延续到直肠两侧,并接受骶交感干的节后纤维和第 2～4 骶神经的副交感节前纤维。在男性,此丛位于直肠、精囊、前列腺及膀胱后部的两侧;在女性,此丛位于直肠、子宫颈、阴道穹和膀胱后部的两侧。此丛伴随髂内动脉的分支组成直肠丛、精索丛、输尿管丛、膀胱丛、输精管丛、前列腺丛和子宫阴道丛等,分布于各盆腔脏器。

第二节　内脏感觉神经

内脏神经除了运动和分泌功能外,还含有传导血管及内脏感觉的传入纤维。作为一种生理功能,内脏感觉也是不可或缺的。内脏感觉分为一般内脏感觉(除嗅觉和味觉)和特殊内脏感觉。与躯体感觉相比较,内脏感觉有其自身特点。

1. 对适宜的刺激不同 内脏对炎症缺血痉挛和牵拉刺激敏感;对切割、烧灼等不敏感。

2. 感觉弥散,定位不准确,分辨力差 内脏感觉的传入较分散,一个器官的内脏感觉传入可以经过多个节段的脊神经进入,而一条脊神经包含来自多个器官的感觉纤维。

内感受器接受来自内脏的刺激,内脏感觉神经(visceral sensory nerve)将其变成神经冲动,并将其传到中枢,中枢可直接通过内脏运动神经或间接通过体液调节各内脏器官的活动。内脏感觉神经参与完成生命活动所需的生理反射,这些反射由皮质下的内脏活动中枢调节。内脏感觉神经元胞体亦位于脑神经节和脊神经节内,为假单极神经元,其周围突是粗细不等的有髓或无髓纤维。脑神经节包括膝神经节、舌咽神经下节、迷走神经下节,神经元的周围突,随同面神经、舌咽神经和迷走神经分支分布至头颈部的黏膜、腺体、血管及器官,而中枢突随同以上脑神经进入脑干,并终止于孤束核。脊神经节神经元的周围突,随同脊神经分布于躯干、四肢的血管和腺体,而中枢突进入脊髓,止于灰质后角。一般内脏感觉传导通路传入路径复杂,至今不清楚。特殊内脏感觉如嗅觉的传导通路在神经系统传导通路有介绍。

在内脏器官过度膨胀、平滑肌痉挛、缺血时可产生内脏痛。内脏痛、胃收缩可引起饥饿感，直肠、膀胱充盈引起膨胀感可以传至大脑皮质，达到意识水平。

第三节 内脏神经的中枢

内脏神经系统的中枢部包括大脑、间脑、脑干和脊髓。

(1) 旁中央小叶与膀胱、肛门括约肌调节有关，岛叶、边缘叶与内脏活动有关。

(2) 下丘脑是自主神经皮质下调节中枢，与体温、血压、睡眠、呼吸调节有关。下丘脑分为前区（副交感神经中枢）和后区（交感神经中枢）。

(3) 中脑、延髓、骶髓是副交感神经中枢，脊髓胸、腰侧角是交感神经中枢。脑干网状结构与睡眠、清醒状态的维持、注意力集中以及知觉等有关，延髓有呕吐、咳嗽、吞咽、心跳、呼吸等中枢。

第四节 牵涉痛及其机制

当某些内脏器官发生病变时，常在体表一定区域产生感觉过敏或疼痛感，这种现象称为牵涉痛。临床上将内脏患病时体表发生感觉过敏、骨骼肌反射性痉挛以及血管运动和汗腺分泌障碍的部位称为海德带（Head zones），该带有助于对内脏疾病的定位诊断。牵涉痛有时发生在患病内脏邻近的皮肤区，而有时则发生在距患病内脏较远的皮肤区。例如，心绞痛时，常在胸前区及左上臂内侧皮肤感到疼痛；而发生肝胆疾病时，患者常在右肩部感到疼痛；发生肾盂、输尿管疾病时，患者常在腰区与腹股沟区感到疼痛。

有关牵涉痛的发生机制，目前仍不十分清楚，说明内脏痛及其机制的复杂性，或许内脏牵涉痛的发生本就不遵循一种机制，不同内脏器官的牵涉痛遵循不同的机制。目前公认的有几种学说：会聚易化学说、会聚投射学说、周围神经分支学说、交感反射。

【附】 一些重要器官的内脏神经支配

以眼的神经支配为例进行阐述。

眼 球

1. 感觉神经 眼球的一般感觉冲动沿睫状神经、眼神经和三叉神经进入脑干，止于三叉神经核。

2. 交感神经 从下丘脑（一级神经元）下行至颈8至胸2脊髓节段侧角处交感神经节前神经元（二级神经元），发出节前纤维经白交通支至交感干，通过颈下、中神经节到颈上神经节（三级神经元）换元后伴随颈内动脉入颅，经海绵窦伴眼神经入眶腔，再经睫状长神经，穿过睫状神经节，进入眼内支配瞳孔开大肌。该通路阻断可以出现瞳孔缩小、眼睑下垂及同侧汗腺分泌障碍等症状（Horner综合征）。这是由于交感神经除了支配瞳孔外，也管理眼睑平滑肌及头部汗腺的分泌。

3. 副交感神经 副交感神经节前纤维起自中脑的动眼神经副核（E-W核），随动眼神经到达眶腔，在睫状神经节交换神经元后，节后纤维经睫状短神经分布于瞳孔括约肌和睫状肌。

眼副交感神经兴奋后，可以使瞳孔缩小和睫状肌收缩。切断这些纤维，则会出现瞳孔散大及调节视力功能障碍。临床上损伤动眼神经的患者，除有副交感神经损伤症状外，还会出现大部分眼球外肌瘫痪的症状。

NOTE

案例思考 15-1
问题解析

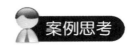

患者，男，56 岁，教师。反复胸痛发作 1 年，再发加重 1 周，疼痛在胸骨后，可放射至左肩、左上肢前内侧，达无名指和小指。1 周前开始每天发作，疼痛时必须停止工作、休息、含服硝酸甘油，疼痛在 1～2 min 内缓解。根据发作时含服硝酸甘油症状缓解和心电图检查结果初步诊断：心绞痛。

提问：

1. 患者产生心绞痛的神经机制是什么？

2. 为何出现左肩、左上肢前内侧的疼痛？

能力检测答案

能力检测

1. 内脏大神经主要终于（　　　）。

A. 腹腔神经节　　　　　　　　　B. 奇神经节　　　　　　　　　C. 肠系膜上神经节

D. 肠系膜下神经节　　　　　　　E. 主动脉肾节

2. 内脏小神经由下列何种纤维组成？（　　　）

A. 交感神经节后纤维　　　　　　　　　　　B. 副交感神经节后纤维

C. 交感神经节前纤维　　　　　　　　　　　D. 副交感神经节前纤维

E. 椎前节神经元发出的纤维

3. 有关星状神经节的描述，正确的是（　　　）。

A. 属于椎前节　　　　　　　　　B. 属于椎旁节　　　　　　　　C. 具有内脏感觉性质

D. 具有躯体感觉性质　　　　　　E. 位于胸部

4. 下列哪项不是内脏运动神经的特点？（　　　）

A. 支配平滑肌、心肌和腺体　　　　　　　　B. 一般只有一种纤维成分

C. 从低级中枢经过两个神经元到效应器　　　D. 节后纤维形成神经丛

E. 神经纤维为薄髓或无髓细纤维

5. 有关内脏感觉神经元和内脏感觉神经的描述，正确的是（　　　）。

A. 内脏感觉神经元胞体只位于脊神经节

B. 内脏感觉神经元是多极神经元

C. 内脏感觉神经痛阈低

D. 外科手术切割或烧灼内脏，患者可以感觉疼痛剧烈

E. 内脏器官过度膨胀牵拉，缺血和代谢产物积聚，可刺激神经，产生内脏痛

6. 有关交感神经节后纤维的描述，不正确的是（　　　）。

A. 经灰交通支返回脊神经并随之分布于躯干、四肢、头颈部的血管、汗腺、竖毛肌

B. 攀附动脉周围构成丛，并随动脉分布到器官

C. 由交感神经节直接分支到所支配的器官

D. 终止于相应的椎旁节，并换神经元

E. 由周围部的自主性神经节发出节后纤维

7. 有关交感神经节前纤维的描述，正确的是（　　　）。

A. 穿过第 3～5 胸交感干神经节的节前纤维组成内脏大神经

B. 穿过第 6～9 胸交感干神经节的节前纤维组成内脏小神经

C. 均终止于相应的椎旁节

D. 在交感干内上升或下降,然后终止于上方或下方的椎旁节

E. 发出节前纤维的神经元只位于脊髓

8. 有关副交感神经的描述,正确的是（　　）。

A. 副交感神经的低级中枢只存在于脑干的副交感神经核

B. 副交感神经节,称器官旁节和器官内节

C. 随动眼神经走行的副交感神经节前纤维在翼腭神经节换元

D. 随面神经走行的副交感神经节前纤维在耳神经节换元

E. 随迷走神经走行的副交感神经的节后纤维分布于所有胸、腹腔脏器

（李　芳）

第十六章　神经系统的传导通路

 学习要点

> 1. 躯干和四肢意识性本体感觉及精细触觉传导通路的组成、各级神经元胞体的位置、各级纤维束在中枢神经系统内的位置和走行、(内侧丘系)交叉的位置及最终在皮质的投射部位。
> 2. 痛温觉、粗触觉和压觉(包括躯干和四肢及头面部)传导通路的组成、各级神经元胞体的位置、各级纤维束在中枢神经系统内的位置和走行、各级纤维交叉的位置及最终在皮质的投射部位。
> 3. 视觉传导通路的组成、交叉特点及在皮质的投射部位;瞳孔对光反射的组成及不同部位损伤引起不同视野缺损的现象。
> 4. 皮质脊髓束的起始、在内囊和脑干不同部位的走行位置、锥体交叉的部位和特点、皮质脊髓侧束和前束的下行路线及终止部位。
> 5. 皮质核束的起始、在内囊的位置及对脑神经核的支配情况。
> 6. 上、下运动神经元的概念及损伤后的临床表现。

根据传导方向的不同,神经系统内的传导通路可被分为两大类:上行传导通路(感觉传导通路)和下行传导通路(运动传导通路)。感受器接受机体内外环境的刺激,将其转化为神经冲动并沿着传入神经传递到中枢相应部位,最后在大脑皮层形成感觉的神经传导路径称为感觉传导通路。大脑皮层将传入的感觉信息分析整合后发出指令,沿穿出神经经低级中枢的运动神经元到达躯体或内脏的效应器,从而产生效应的神经传导路径称为运动传导通路。因此,感觉传导通路和运动传导通路分别是反射弧中的传入部和传出部。

第一节　感觉传导通路

感觉传导通路包括躯体感觉传导通路和内脏感觉传导通路,其中一般内脏感觉传导通路参见内脏神经系统,此处主要介绍躯体感觉传导通路及特殊内脏感觉(嗅觉和味觉)传导通路。躯体感觉传导通路一般由三级神经元构成,第1级神经元通常位于感觉神经节细胞,第2级神经元通常位于脊髓和脑干,第3级神经元通常位于间脑。

一、深部感觉传导通路

深部感觉包括本体感觉和精细触觉。前者是指肌、腱和关节等的位置觉、运动觉和振动觉,如:闭眼时去除视力代偿可感知身体各部的位置及运动状况;精细触觉包括两点辨别觉和物体的纹理觉等。躯干和四肢的本体感觉传导通路可分为2条(因头面部者尚不十分明确,故不在此处进行描述):一条是传向大脑皮质产生意识性感觉,称意识性本体感觉传导通路

(pathways for conscious proprioception),该通路同时传导皮肤的精细触觉;另一条是传向小脑不产生意识性感觉,称非意识性本体感觉传导通路(pathways for unconscious proprioception),该通路反射性地调节肌张力和协调肌肉运动以维持身体的平衡和姿势。

（一）躯干和四肢意识性本体感觉传导通路

由三级神经元组成(图 16-1)。第 1 级神经元为胞体位于脊神经节内的大、中型假单极神经元,纤维较粗(髓鞘较厚),其周围突经脊神经分布于肌、肌腱和关节等处的本体感受器和皮肤的精细触觉感受器,中枢突经脊神经后根内侧部(粗纤维)进入脊髓后索,分为长的升支和短的降支。其中来自第 5 胸节及其以下的升支在后索的内侧部形成薄束,传导下肢和躯干下部的深感觉。来自第 4 胸节及其以上的升支在后索的外侧部形成楔束,传导上肢和躯干上部的深感觉。两束上行至延髓分别止于薄束核和楔束核。短的降支至脊髓的后角或前角,完成脊髓牵张反射。第 2 级神经元的胞体位于薄束核和楔束核内,由二核发出的内弓状纤维向前绕过延髓中央灰质的腹侧,在中线处左右纤维交叉形成内侧丘系交叉,交叉后的纤维折向上行,行于延髓中线两侧锥体束的后方,称内侧丘系。内侧丘系在脑桥位于被盖前缘,在中脑被盖位于红核的后外侧,最后向上止于背侧丘脑的腹后外侧核。第 3 级神经元的胞体即位于腹后外侧核,发出纤维组成丘脑中央辐射,经内囊后肢大部分投射至中央后回的中、上部和中央旁小叶后部,小部分纤维投射至中央前回。

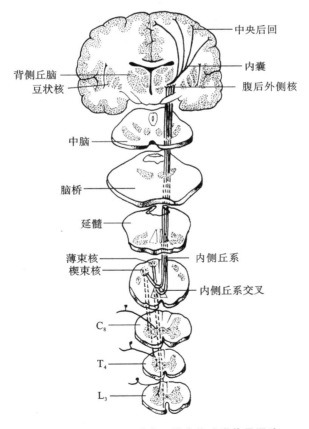

图 16-1　躯干和四肢意识性本体感觉传导通路

该通路的损伤将导致患者闭眼时不能确定关节的位置和运动方向及两点间距离等深感觉受累症状。当损伤发生在内侧丘系交叉以上时,症状出现在损伤对侧;损伤发生在内侧丘系交叉以下时,症状出现在损伤同侧。

（二）躯干和四肢非意识性本体感觉传导通路

该通路实际上是反射通路的上行部分,为传入至小脑的本体感觉传导通路,由两级神经元组成(图16-2)。第1级神经元的胞体位于脊神经节内,其周围突经脊神经分布于肌、肌腱和关节等处的本体感受器,中枢突经脊神经后根内侧部进入脊髓终止于脊髓 C_8~L_3 节段的背核、腰骶膨大Ⅴ~Ⅶ层的外侧部。第2级神经元的胞体位于脊髓 C_8~L_3 的背核、腰骶膨大Ⅴ~Ⅶ外侧部和延髓的楔束副核。由背核发出的纤维在同侧脊髓外侧索形成脊髓小脑后束,向上经小脑下脚进入旧小脑皮质;由脊髓腰骶膨大Ⅴ~Ⅶ外侧部发出的纤维大部分经白质前连合交叉到对侧外侧索形成脊髓小脑前束,小部分不交叉加入同侧脊髓小脑前束,最后经小脑上脚进入旧小脑皮质。这两束纤维传导躯干(除颈部外)和下肢的非意识性本体感觉。传导上肢和颈部非意识性本体感觉纤维来自延髓楔束副核,其发出的背外弓状纤维经小脑下脚进入旧小脑皮质。

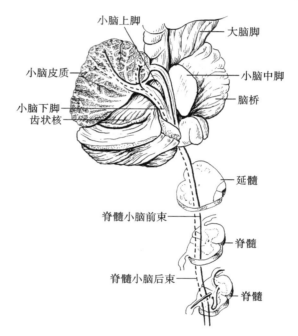

图 16-2　躯干和四肢非意识性本体感觉传导通路

二、浅部感觉传导通路

浅部感觉传导通路又称痛温觉、粗触觉和压觉传导通路,由三级神经元组成。

（一）躯干和四肢的浅感觉传导通路

第1级神经元为胞体位于脊神经节内的中、小型假单极神经元(图16-3),突起较细且髓鞘较薄或无髓鞘,其周围突经脊神经分布于躯干、四肢皮肤内的感受器,中枢突经脊神经后根外侧部(细纤维,传导痛、温觉)和内侧部(传导粗触觉和压觉)进入脊髓终止于第2级神经元。第2级神经元的胞体主要位于脊髓灰质后角(Ⅰ、Ⅳ~Ⅷ层),其发出的纤维大部分上升1~2个节段再经白质前连合交叉到对侧的外侧索和前索内上行形成脊髓丘脑侧束(传导痛、温觉)和脊髓丘脑前束(含少部分不交叉纤维,传导粗触觉和压觉)。两束合称脊髓丘脑束,在脊髓内分别上行,进入脑干后合并上行又称脊髓丘系。该束在延髓行于下橄榄核的背外侧,在脑桥和中脑行于内侧丘系的外侧,向上止于背侧丘脑腹后外侧核。第3级神经元的胞体位于腹后外侧核,发出的纤维组成丘脑中央辐射,经内囊后肢投射至中央后回中、上部和中央旁小叶后部。

脊髓丘脑束或脊髓丘系损伤,浅感觉障碍症状表现在损伤的对侧。

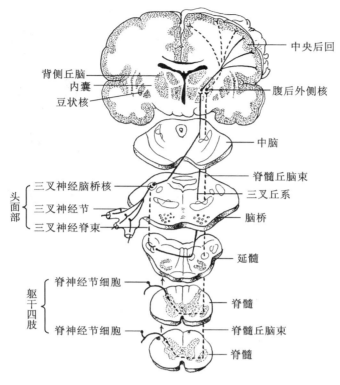

图 16-3　浅感觉传导通路

（二）头面部的浅感觉传导通路

第 1 级神经元的胞体主要位于三叉神经节内(图 16-3),部分位于舌咽神经上神经节、迷走神经上神经节和膝神经节内。其周围突经相应脑神经分支分布于头面部皮肤及口、鼻腔黏膜及眼结膜、角膜和硬脑膜的感受器,中枢突经三叉神经、舌咽神经、迷走神经和面神经入脑干。其中三叉神经中传导痛、温觉的纤维下降形成三叉神经脊束,与舌咽神经、迷走神经和面神经的纤维共同止于三叉神经脊束核;传导触觉和压觉的纤维止于三叉神经脑桥核。第 2 级神经元的胞体位于三叉神经脊束核和三叉神经脑桥核,发出纤维交叉至对侧形成三叉丘系,止于背侧丘脑的腹后内侧核。第 3 级神经元的胞体位于腹后内侧核,其发出的纤维组成丘脑中央辐射,经内囊后肢投射至中央后回下部。

三叉丘系以上传导通路的损伤,症状表现在损伤对侧;三叉丘系以下传导通路的损伤,症状表现在损伤同侧。

三、视觉传导通路

（一）视觉传导通路

视觉传导通路(visual pathway)由三级神经元组成(图 16-4)。第 1 级神经元是位于视网膜中层的双极细胞,其周围突至光感受器细胞(视网膜外层的视锥细胞和视杆细胞),中枢突至视网膜最内层的节细胞。第 2 级神经元即视网膜内的节细胞,其轴突在视神经盘处集合形成视神经,经视神经管入颅腔。在垂体窝前方两侧视神经部分纤维交互形成视交叉并延续为视束。在视交叉中,交叉的纤维是来自双眼鼻侧半视网膜的神经纤维,而来自颞侧半的纤维不交叉。因此,左侧视束内含有来自两眼视网膜左侧半的纤维,右侧视束内含有来自两眼视网膜右侧半的纤维。视束向后绕过大脑脚,主要终止于后丘脑的外侧膝状体。第 2 级神经元的胞体位于后丘脑的外侧膝状体内,由外侧膝状体核发出的纤维形成视辐射,经内囊后肢投射到距状沟上下的视觉中枢,产生视觉。

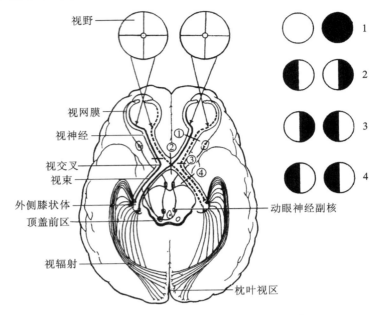

图 16-4 视觉传导通路和瞳孔对光反射通路

视束中有少数纤维经上丘臂终止于上丘和顶盖前区。上丘发出纤维组成顶盖脊髓束下行至脊髓,完成视觉反射。顶盖前区是瞳孔对光反射通路的一部分。

眼球固定向前平视所看到的空间范围称视野(visual field)。每侧眼视野可分为颞侧半视野和鼻侧半视野。由于眼球屈光装置对光线的折射作用,鼻侧半视野物像投射到颞侧半视网膜,颞侧半视野物像投射到鼻侧半视网膜,上半视野物像投射到下半视网膜,下半视野物像投射到上半视网膜。

当视觉传导通路不同部位损伤时,可致不同的视野缺损:①视网膜损伤引起的视野缺损即为损伤部位有对应的盲点;②一侧视神经损伤可致患侧视野全盲;③视交叉中央部交叉纤维损伤(如垂体瘤压迫)可致双眼视野颞侧半偏盲;④视交叉外侧部非交叉纤维损伤(如颈内动脉瘤压迫)可致患侧视野鼻侧半偏盲;⑤一侧视束及以后的传导路(视辐射、视区皮质)的损伤可致双眼对侧半视野同向性偏盲,如右侧损伤可致右眼视野鼻侧半和左眼视野颞侧半偏盲。

(二)瞳孔对光反射通路

瞳孔对光反射是指光照一侧瞳孔引起两眼瞳孔缩小的反应。其中光照侧的瞳孔缩小反应称直接对光反射,未光照侧的瞳孔缩小反应称间接对光反射。该反射通路为:视网膜产生的视觉冲动依次经视神经、视交叉及视束传导,视束中的少量纤维经上丘臂至中脑顶盖前区,顶盖前区(对光反射中枢)的细胞接收信息并发出纤维至双侧动眼神经副核,该核发出纤维经动眼神经达睫状神经节,交换神经元后发出节后纤维分布至瞳孔括约肌,该肌收缩使瞳孔缩小。

知识链接 16-1

四、听觉传导通路

听觉传导通路(auditory pathway)由四级神经元组成(图 16-5)。第 1 级神经元为蜗神经节内的双极细胞,其周围突分布于内耳螺旋器(Corti 器),中枢突组成蜗神经,与前庭神经一起经内耳门入颅腔,在延髓、脑桥和小脑脚交界处入脑,止于脑干的蜗神经前核(蜗腹侧核)和后核(蜗背侧核)。第 2 级神经元胞体位于脑干的蜗腹侧核和蜗背侧核,发出纤维大部分横穿脑桥的内侧丘系形成斜方体,越过中线至上橄榄核外侧折向上行形成外侧丘系,少部分不交叉纤维加入同侧外侧丘系;还有一些蜗神经核发出的纤维先经上橄榄核交换神经元后再加入同侧的外侧丘系。外侧丘系的纤维在脑桥被盖部的外侧上行,大部分止于下丘,少部分直接止于内侧膝状体。第 3 级神经元的胞体位于下丘,发出纤维经下丘臂止于内侧膝状体。第 4 级神经元的胞体位于内侧膝状体,发出纤维组成听辐射,经内囊后肢投射到颞横回的听觉中枢。

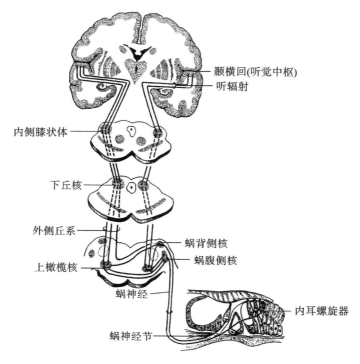

图 16-5 听觉传导通路

下丘是听觉的反射中枢。下丘神经元发出纤维到上丘,由上丘发出顶盖脊髓束下行至脊髓的前角运动神经元,完成听觉反射。

由于外侧丘系含有来自双侧的听觉纤维,故单侧外侧丘系及以上的该传导通路损伤不致产生明显听觉障碍。

五、平衡觉传导通路

平衡觉传导通路(vestibular pathway)由三级神经元组成(图 16-6)。第 1 级神经元为位于前庭神经节内的双极细胞,其周围突分布于内耳半规管的壶腹嵴及前庭内的椭圆囊斑和球囊斑;中枢突组成前庭神经,与蜗神经一起经内耳门进入颅腔,在延髓、脑桥和小脑相交处入脑,止于脑桥前庭神经核。第 2 级神经元的胞体位于前庭神经核,发出纤维止于双侧的丘脑腹后外侧核。第 3 级神经元的胞体位于丘脑腹后外侧核,其发出纤维投射至中央后回下部的头面部投影区。此外,前庭神经核发出的纤维还参与构成:①内侧纵束:上升的纤维止于动眼神经核、滑车神经核和展神经核,完成眼肌前庭反射;下降的纤维止于副神经核脊髓部和上段颈髓前角运动神经元,完成眼球注视与头颈姿势的反射性调节。②前庭脊髓束:下行止于各节段的脊髓前角运动神经元,完成躯干、四肢的姿势的反射性调节,以维持身体的直立。③前庭小脑束:经小脑下脚入原小脑以维持身体平衡。前庭脊髓束和前庭小脑束共同完成眼注视与躯干、四肢姿势反射和平衡。④脑干网状结构、迷走神经背核和疑核等。当前庭受刺激时可引起眩晕、恶心和呕吐等反应。

NOTE

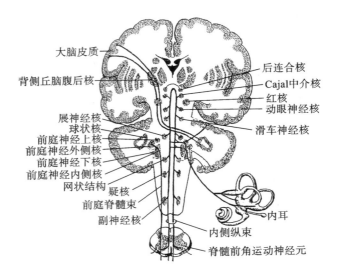

图 16-6　平衡觉传导通路

平衡觉传导通路中只有小部分到达大脑皮质产生意识,大部分通过上述各种途径,最终影响与平衡觉相关的功能。

六、嗅觉传导通路

内脏感觉传导通路(visceral sensory pathway)包括一般内脏感觉(心血管、腺体和脏器的感觉)传导通路和特殊内脏感觉(嗅觉和味觉)传导通路,由于前者传入路径复杂,至今尚不完全清楚,这里主要介绍嗅觉传导通路。

嗅觉传导通路(olfactory pathway)由两级神经元组成。第 1 级神经元为位于鼻腔上部嗅黏膜内的嗅细胞,兼有嗅觉感受器和冲动传导的双重作用。其周围突分布于附近嗅黏膜,中枢突组成嗅丝(即嗅神经)穿过筛板,止于嗅球。第 2 级神经元位于嗅球内,发出神经纤维形成嗅束,经外侧嗅纹投射至海马旁回钩及其邻近皮质。

由于左右两侧纤维联系较多,故中枢病变极少出现嗅觉丧失,但可出现幻嗅。

第二节　运动传导通路

运动可分为躯体运动、内脏运动,运动传导通路也可被分为躯体运动传导通路和内脏运动传导通路,内脏运动传导通路见内脏神经系统。通常讲的运动传导通路是指躯体运动(含特殊内脏运动)传导通路,其按形态和功能的不同又分为锥体系和锥体外系。

一、锥体系

锥体系(pyramidal system)因皮质脊髓束行经延髓锥体而得名。锥体系调控骨骼肌的随意运动,由上运动神经元和下运动神经元两级神经元组成。上运动神经元(upper motor neuron)主要由位于中央前回和中央旁小叶前部第 V 层的锥体细胞(主要是巨型锥体细胞,Betz 细胞)组成,额、顶叶部分区域的锥体细胞也参与组成。该神经元的轴突共同组成锥体束经内囊下行,其中下行至脊髓的纤维束称为皮质脊髓束,下行至脑干脑神经运动核的纤维束称为皮质核束。下运动神经元(lower motor neuron)由位于脊髓的前角运动神经元和位于脑干的脑神经运动核组成,该神经元的胞体和轴突构成传导运动冲动的最后公路(final common pathway)。

（一）皮质脊髓束

皮质脊髓束是由起始于大脑皮质初级躯体运动区（头面部投影区除外）、运动前区、补充运动区和初级躯体感觉区（头面部投影区除外）的锥体细胞轴突集合而成，是哺乳动物最大的下行传导束（图16-7）。该束下行依次经内囊后肢的前部、中脑的大脑脚底中 3/5 的外侧部、脑桥的基底部（在此被横行的脑桥小脑束分隔为众多小束）和延髓的锥体。在锥体下端，75％～90％的纤维交叉至对侧形成锥体交叉，交叉后的纤维继续行于对侧脊髓外侧索的后部，形成皮质脊髓侧束；不交叉纤维行于前索的最内侧形成皮质脊髓前束。皮质脊髓侧束在下行过程中逐节止于前角运动神经元，主要支配四肢肌。皮质脊髓前束在下行过程中，大部分纤维经白质前连合逐节交叉至对侧，止于前角运动神经元，主要支配躯干和四肢肌的运动；少部分纤维止于同侧前角细胞，这些纤维主要支配躯干肌。从中可知，四肢肌受对侧大脑皮质的支配，躯干肌受双侧大脑皮质的支配。所以，一侧皮质脊髓束在锥体交叉以上受损，主要引起对侧肢体的瘫痪，而对躯干肌的运动没有明显的影响。

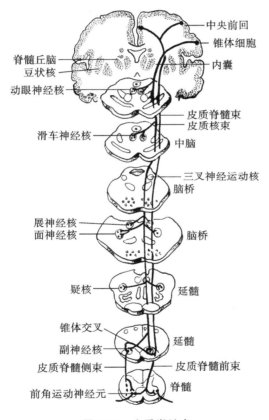

图 16-7　皮质脊髓束

研究表明，只有起始于初级躯体运动区（主要是巨型锥体细胞）的 10％～20％的纤维直接终止于前角运动神经元，主要控制手部肌的精细运动；而起始于其他皮质区的纤维大部分需经中间神经元的中继再与前角细胞联系，从而达到使一部分肌肉兴奋、另一部分拮抗肌抑制、运动协调的效果。

（二）皮质核束

皮质核束是由起始于大脑皮质初级躯体运动区和初级躯体感觉区头面部投影区的锥体细胞轴突集合而成（图16-8）。该束下行依次经内囊膝、中脑大脑脚底中 3/5 的内侧部，陆续发出纤维至脑神经运动核,此后主干基本与皮质脊髓束伴行至脑桥和延髓。该束在脑干的下行过程中陆续发出的纤维大部分终止于双侧脑神经运动核,包括动眼神经核、滑车神经核、展神经核、三叉神经运动核、面神经核上部(支配额肌和眼轮匝肌)、疑核和副神经核,分别支配眼外肌、咀嚼肌、面上部表情肌、咽喉肌、胸锁乳突肌和斜方肌等;小部分纤维完全交叉到对侧,终止于面神经核下部(支配口周围肌、颊肌等)和舌下神经核,分别支配面下部表情肌和舌肌。由此可知,面神经核下部和舌下神经核仅受单侧(对侧)皮质核束的支配,而其他脑神经运动核均受双侧皮质核束的支配。故当一侧皮质核束受损(核上瘫)时,只出现对侧口周围肌和对侧舌肌等的瘫痪,前者表现为口角低垂、露齿、鼻唇沟消失、不能鼓腮,后者表现为伸舌时舌尖伸向病灶对侧。而当一侧面神经(包括面神经核)受损(核下瘫)时,会出现患侧所有面肌的瘫痪,表现为额纹消失、不能闭眼、口角偏向病灶对侧。一侧舌下神经(包括舌下神经核)受损时,会出现患侧舌肌的瘫痪,表现为患侧舌肌萎缩,伸舌时舌尖伸向患侧(图 16-9,图 16-10)。

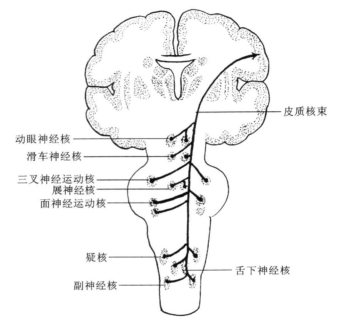

图 16-8　皮质核束

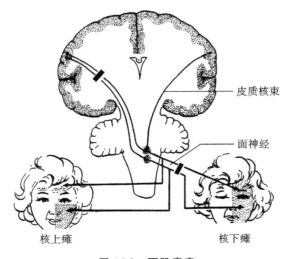

图 16-9　面肌瘫痪

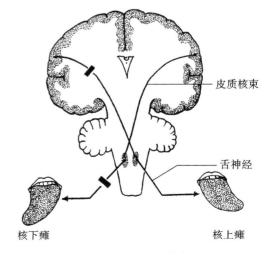

图 16-10　舌肌瘫痪

（三）上运动神经元和下运动神经元损伤

锥体系任何部位的损害都可以引起随意运动障碍，出现肢体瘫痪。但上运动神经元损害与下运动神经元损害的临床表现不同（表 16-1）。

表 16-1　上、下运动神经元损害后临床表现的比较

项　目	上运动神经元损伤	下运动神经元损伤
损伤结构	锥体细胞	脑神经运动核、前角运动细胞
瘫痪特点	痉挛性（硬瘫）	弛缓性（软瘫）
肌张力	增高	降低
深反射	亢进	消失
浅反射	减弱或消失	消失
病理反射	有	无
肌萎缩	无	有

对上、下运动神经元损害表现的临床差异，传统上从上、下运动神经元的关系来解释。认为上运动神经元抑制下运动神经元的功能活动，在锥体束损害时，上运动神经元失去对下运动神经元的抑制作用，下运动神经元处于抑制释放状态，而表现如上表所列的锥体束征，实际上是下运动神经元功能亢奋的表现。下运动神经元损害的表现是由于肌肉失去下运动神经元支配（包括下运动神经元为肌肉提供营养因子）所引起。但也有研究者侧重于用锥体外系的损伤来解释临床表现。

二、锥体外系

锥体外系（extrapyramidal system）是指锥体系以外影响和控制躯体运动的所有传导通路。主要结构包括大脑皮质、纹状体、小脑、丘脑、底丘脑核、红核、黑质、脑桥核、前庭神经核和脑干网状结构等以及它们之间的纤维联系。锥体外系的纤维最后经红核脊髓束、网状脊髓束等中继，止于脑神经运动核和脊髓前角运动神经元。在种系发生上，锥体外系较为古老，从鱼类开始出现，在鸟类则是控制全身运动的主要系统。而到了哺乳类，特别是人类，由于大脑皮质和锥体系的高度发展，锥体外系逐渐退居从属地位。人类锥体外系的主要功能是调节肌张力、协调肌肉运动、维持体态姿势、完成习惯性和节律性的动作等，如走路时的双臂自然摆动和某些防御性反应等。锥体外系损伤后不出现明显瘫痪症状，而出现肌张力、肌协调和姿势障碍。

锥体系和锥体外系在运动功能上是一个不可分割的整体。锥体系在随意运动的意识、发动上至关重要，而锥体外系为锥体系的活动提供最适宜的肌张力和背景条件。当锥体系意识和发动精细运动时，如书法或刺绣，必须在锥体外系的参与下来保持肢体的协调与稳定才能完成。大脑皮质发出锥体束外还发出大量的下行传导束调控锥体外系，如通过皮质红核束直接调控红核脊髓束，通过皮质网状束直接调控网状脊髓束等。锥体外系又通过皮质丘脑束和丘脑皮质束往返的纤维联系及皮质-脑桥-小脑-背侧丘脑-皮质这个大、小脑反馈影响大脑皮质的功能活动。下面简单介绍锥体外系的主要通路（图 16-11）。

1. 皮质-新纹状体-苍白球系　本系统有多条环路，其中主要是皮质-新纹状体-苍白球-丘脑-皮质环路。此环路主要由额、顶叶皮质发出纤维到新纹状体，新纹状体发出纤维到苍白球，苍白球发出纤维到达背侧丘脑腹前核和腹外侧核，再发纤维终止于同侧额叶躯体运动皮质。该环路主要对锥体束发出的皮质运动区的活动起重要的反馈调节作用。苍白球还可发出纤维分别到达红核、黑质、丘脑底核、网状结构等处，由红核、网状结构等分别发出红核脊髓束和网

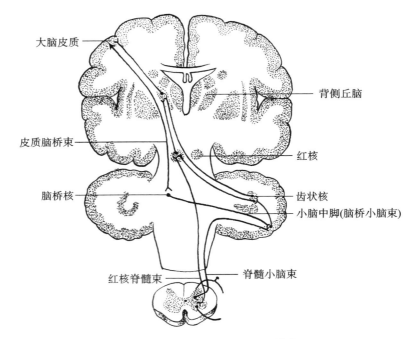

图 16-11　锥体外系的神经环路模式图

状脊髓束,终止于脊髓前角运动细胞。

　　新纹状体、苍白球损害的主要症状是肌张力的增高或降低和运动过多或过少。苍白球和黑质病变多发生肌张力和运动过少症候群。表现为肌强硬(肌张力增加)、步态缓慢、缺少两臂摆动、随意运动减少和变慢、手作"搓丸"动作,静止手常发生震颤(帕金森病)。

　　2. 皮质-脑桥-小脑系　由大脑额、顶、枕、颞叶广泛皮质发出皮质脑桥束纤维(额桥束和顶枕颞桥束)下行达同侧脑桥核,脑桥核发出的脑桥横纤维交叉组成对侧小脑中脚(脑桥小脑束)到达对侧小脑皮质,小脑皮质整合大脑皮质信息以及脊髓和前庭器官输入的本体感觉信息后发纤维经齿状核中继,再发纤维组成小脑上脚,纤维交叉并上行分两路:一路到达红核,再由红核发出纤维交叉至对侧下行为红核脊髓束,终止于脊髓前角运动细胞,主要维持肌张力,并对机体的体位姿势和失衡状态做反射性的调整;另一路到达背侧丘脑腹前核和腹外侧核,再发纤维终止于同侧躯体运动皮质,对其发出的躯体运动的指令进行调整和修正,使随意运动起止适当,共济协调,精细准确。

　　此环路是锥体外系的重要反馈环路之一,在人类最为发达。该环路任何环节的损伤,都将引起肌肉活动的共济失调和平衡失调,如行走蹒跚和醉酒步态等。

案例思考

　　患者,女,50岁。几个月前,初觉右侧四肢无力,动作不灵活,随后出现说话困难,视物出现重影。检查发现:左眼上睑下垂,瞳孔比右侧大,直接对光反射和调节反射消失。向前平视时,左眼转向外下方。右侧眼裂以下面肌瘫痪,口角向左歪。伸舌时舌尖偏向右侧,无舌肌萎缩。右侧上、下肢痉挛性瘫痪,腱反射亢进,Babinski 征阳性。

　　诊断:动眼神经交叉性偏瘫征(Weber 综合征),可为大脑脚的局部病变所致,也可以因外部压迫(如小脑幕切迹疝)引起。

　　提问:

　　1. 简述瞳孔对光反射途径。

能力检测答案

2. 试述上、下运动神经元损害的临床表现。

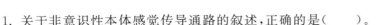
能力检测

1. 关于非意识性本体感觉传导通路的叙述,正确的是( )。
A. 由 3 级神经元构成
B. 第一级神经元为脊神经节细胞,感受器为躯干、四肢本体感受器
C. 第二级神经元位于脊髓胶状质
D. 二级纤维全部在脊髓白质前连合越边,形成脊髓小脑束
E. 二级纤维经小脑上脚止于原小脑

2. 关于本体感觉传导通路的叙述,正确的是( )。
A. 后索内纤维属意识性本体感觉传导通路的第二级纤维
B. 非意识性本体感觉经脊髓后索
C. 一侧脊髓病变,症状出现于对侧
D. 意识性本体感觉通路经脊髓丘脑束
E. 以上都不是

3. 传导意识性本体觉的神经纤维的交叉水平位于( )。
A. 脊髓　　　　B. 延髓　　　　C. 中脑　　　　D. 脑桥　　　　E. 丘脑

4. 躯干、四肢痛、温觉传导通路( )。
A. 第一级神经元位于脊髓后角　　　　　　B. 在延髓水平交叉
C. 由脑桥核中继　　　　　　　　　　　　D. 丘脑腹后外侧核中继
E. 丘脑腹后内侧核中继

5. 头面部以下痛、温觉传导通路的第二级神经元位于( )。
A. 脊神经节　　　　　　　　　　　　　　B. 脊髓灰质背核
C. 脊髓灰质中间带外侧核　　　　　　　　D. 位于脊髓 Ⅰ、Ⅳ、Ⅴ、Ⅶ层中
E. 三叉神经脊束核

6. 头面部的触觉信息传导至( )。
A. 三叉神经中脑核　　　　　B. 三叉神经脊束核　　　　　C. 三叉神经运动核
D. 脊神经节　　　　　　　　E. 三叉神经脑桥核

7. 头面部痛、温觉和轻触觉传导通路的第三级神经元胞体在( )。
A. 腹前核　　　　　　　　　　　　　　　B. 底丘脑核
C. 背侧丘脑腹后内侧核　　　　　　　　　D. 背侧丘脑腹后外侧核
E. 背侧丘脑腹外侧核

8. 关于躯干、四肢的痛、温觉和粗触觉传导通路,正确的是( )。
A. 传导痛、温觉的纤维越边后组成脊髓丘脑前束
B. 第一级神经元位于脊髓后角
C. 第三级纤维止于中央后回下部
D. 第二级纤维止于腹后内侧核
E. 传导粗触觉的纤维在脊神经根位于内侧部

9. 关于头面部浅感觉传导通路的第二级神经元,下列哪项是正确的?( )
A. 发出纤维组成三叉神经脊束　　　B. 接受对侧三叉神经节细胞中枢突
C. 发出纤维止于同侧腹后内侧核　　D. 发出纤维交叉后组成三叉丘系

E. 发出纤维交叉后形成三叉神经脊束

10. 关于视觉传导通路的叙述,正确的是( )。

A. 视神经由双极细胞轴突构成   B. 视锥、视杆细胞是第一级神经元

C. 传导鼻侧视网膜信息的纤维交叉   D. 传导颞侧视网膜信息的纤维交叉

E. 视神经内的纤维全部交叉到对侧,组成视束

11. 光照患者左眼,双眼瞳孔缩小,而照右眼时,双眼瞳孔不缩小,病灶在( )。

A. 左顶盖前区   B. 右外侧膝状体   C. 右动眼神经

D. 右视神经   E. 左外侧膝状体

12. 关于上运动神经元的叙述正确的是( )。

A. 指位于脑内的躯体运动神经元

B. 是组成锥体束皮质区的 Betz 细胞及其他锥体细胞

C. 轴突直接止于下运动神经元

D. 仅见于躯体运动中枢

E. 与脑神经躯体运动核无关

13. 关于左侧面神经核上瘫的叙述,下列哪项是正确的?( )

A. 指面神经核上半部损伤   B. 右侧面肌瘫痪   C. 左侧面肌瘫痪

D. 额纹对称   E. 右侧额纹消失

14. 关于锥体束的描述,正确的是( )。

A. 起始于中央后回及中央旁小叶   B. 区分为皮质脊髓束和皮质核束

C. 皮质核束支配双侧脑神经核   D. 受损后,反射消失,但肌不萎缩

E. 下行纤维都在延髓下端交叉

15. 左侧皮质核束( )。

A. 只支配右侧动眼神经核   B. 只支配右侧动眼神经副核

C. 支配双侧面神经核   D. 支配右侧舌下神经核及面神经核下部

E. 只支配右侧疑核

16. 光照患者左眼,左眼瞳孔缩小,右眼瞳孔不缩小,病灶在( )。

A. 左顶盖前区   B. 右动眼神经   C. 右视神经

D. 右外侧膝状体   E. 右视束

17. 右侧外侧膝状体损伤后出现( )。

A. 双眼视野颞侧偏盲   B. 双眼视野左侧偏盲

C. 双眼视野鼻侧偏盲   D. 双眼视野右侧偏盲

E. 右眼全盲

18. 两眼对光反射消失,但视觉存在,损伤部位为( )。

A. 损伤两侧顶盖前区   B. 损伤两侧视神经

C. 压迫两侧视束   D. 损伤两侧皮质视区

E. 无上述情况

19. 一般上运动神经元损伤不出现( )。

A. 随意运动障碍   B. 肌张力增高   C. 肌张力降低

D. 腱反射亢进   E. 提睾反射减弱或消失

20. 一般下运动神经元损伤不出现( )。

A. 随意运动障碍   B. 肌张力增高   C. 肌张力降低

D. 腱反射消失   E. 浅反射消失

21. 关于锥体外系不正确的是( )。

A. 调节肌张力   B. 执行随意运动

C. 协调肌肉活动   D. 调整姿势

E. 执行重复性或节律性动作

（范春玲）

第十七章 内分泌系统

 学习要点

1. 内分泌系统的组成。
2. 内分泌腺的无导管特点。
3. 甲状腺、垂体的位置、形态和主要功能。

第一节 概 述

内分泌系统(endocrine system)(图 17-1)是神经系统以外的另一个机体的调节系统,与神经系统共同维持机体内环境的平衡与稳定,对人体的生长发育、新陈代谢以及生殖等功能发挥着重要的调控作用。

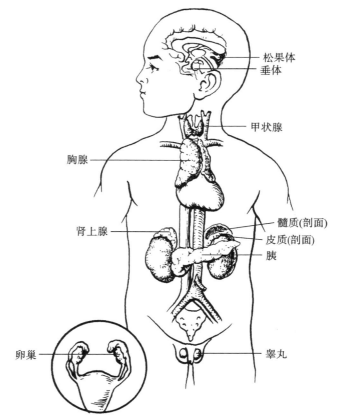

图 17-1 内分泌系统概观

内分泌系统由内分泌腺和内分泌组织组成。内分泌腺包括甲状腺、甲状旁腺、肾上腺、垂体和松果体等。内分泌腺无导管,细胞间有丰富的毛细血管和毛细淋巴管,分泌的物质称为激素(hormone),激素直接进入血液循环,每种激素作用的特定器官或特定细胞,称为该激素的靶器官或靶细胞。靶细胞上具有与相应激素特异结合的受体,激素与受体结合后产生生物学效应。某些内分泌细胞分泌的激素可直接作用于邻近细胞,称旁分泌。内分泌组织是指分散在其他器官内的内分泌细胞团块,如胰腺内的胰岛、卵巢内的卵泡和黄体、睾丸内的间质细胞等。

第二节 常见的内分泌器官

一、甲状腺

甲状腺(thyroid gland)是人体内最大的内分泌腺,红褐色,呈"H"形,由左、右两侧叶及中间连接两侧叶的甲状腺峡构成(图17-2)。左、右两侧叶呈锥体型,位于喉与气管的两侧,分上、下两端,前、后两缘,前外侧、内侧两面。其上端达甲状软骨后缘中部,下端位于第5、6气管软骨环之间;后方与第5至第7颈椎及第1胸椎相对。甲状腺峡横位于第2~4气管软骨环的前方,连接左、右两侧叶,有时自峡部向上伸出锥状叶,长短不一,最长可达舌骨。临床急救行气管切开时,应尽量避开甲状腺峡。

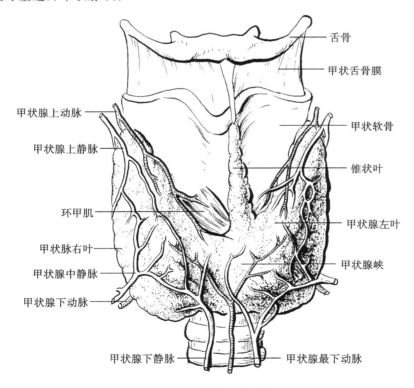

图 17-2　甲状腺前面观

甲状腺外被气管前筋膜包裹,形成甲状腺假被膜,称甲状腺鞘。假被膜内侧增厚形成甲状腺悬韧带,将甲状腺两侧叶和峡部连于甲状软骨、环状软骨和气管软骨环,故吞咽时,甲状腺可随喉上下移动。甲状腺鞘外的纤维囊称真被膜。纤维囊和甲状腺鞘之间形成囊鞘间隙,内有疏松结缔组织、血管、神经和甲状旁腺。甲状腺前面有舌骨下肌群,后外侧有颈总动脉、迷走神经和颈内静脉等。

甲状腺合成、储存和分泌含碘的甲状腺素,可促进机体的新陈代谢,维持机体的正常生长发育。甲状腺素显著影响婴幼儿的骨骼和中枢神经系统发育,小儿甲状腺功能低下致身体矮小,脑发育障碍,智力低下致呆小症。甲状腺功能旺盛导致释放过多的甲状腺激素入血,引起甲状腺功能亢进,加速机体的代谢过程。造成甲状腺功能亢进的最常见的是称为"Graves 病"的自身免疫疾病,在年轻女性中多见。

二、甲状旁腺

甲状旁腺(parathyroid gland)(图 17-3)为棕黄色、卵圆形或扁椭圆形、黄豆大小的腺体,位于甲状腺左、右侧叶的背面的囊鞘间隙内,有的甲状旁腺可埋入甲状腺实质内或位于甲状腺鞘外,气管周围的结缔组织中。甲状旁腺通常有上、下两对,平均重量每个约为 50 mg。上甲状旁腺位置恒定,位于甲状腺左、右侧叶后方上、中 1/3 交界处;下甲状旁腺位置变异较大,多位于甲状腺左、右侧叶后缘下端的甲状腺下动脉附近,偶尔可低至上纵隔的胸腺内。

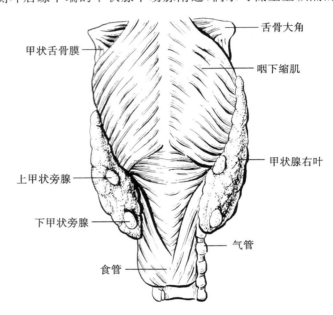

图 17-3 甲状腺和甲状旁腺后面观

甲状旁腺分泌甲状旁腺素,其主要功能是调节体内钙和磷的代谢,和降钙素共同维持血钙平衡。靶器官为骨和肾,对肠道也有间接作用。分泌不足,或行甲状腺切除术时误将甲状旁腺切除,可引起血钙降低,出现手足抽搐等症状;甲状旁腺功能亢进可引起骨质疏松,易发生骨折。

三、胸腺

胸腺(thymus)(图 17-4)呈扁条状,质软,由左、右不对称的两叶构成,两叶之间借结缔组织相连。位于上纵隔的前部,胸骨柄后方,心包上方和大血管前面,向上达胸廓上口,向下至前纵隔。胸腺表面覆有结缔组织被膜,结缔组织伸入胸腺实质把胸腺实质分成许多不完全小叶。新生儿和幼儿的胸腺重 10~15 g,相对较大,部分小儿胸腺可伸至颈部。青春期发育至最高峰,重达 25~40 g;随后逐渐萎缩,多被脂肪组织替代。胸腺肿大时可压迫头臂静脉、主动脉弓和气管,出现发绀和呼气困难。

胸腺属于淋巴器官,能直接产生 T 淋巴细胞,参与细胞免疫功能。胸腺兼有内分泌功能,

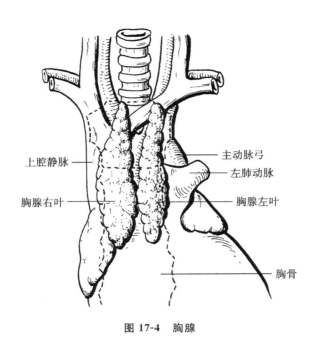

上腔静脉

主动脉弓

左肺动脉

胸腺右叶

胸腺左叶

胸骨

图 17-4 胸腺

可分泌胸腺素(thymosin)和促胸腺生成素(thymopoietin),促进 T 淋巴细胞成熟参与机体的免疫反应。

四、肾上腺

肾上腺(adrenal gland)为灰黄色,成对的内分泌器官(图 17-5)。左右各一,左侧近似半月形,右侧呈三角形,重 6.86~7.20 g。平第 11 胸椎高度,位于两肾的内上方,与肾共同包裹在肾筋膜内,属腹膜外位器官。肾上腺表面包有结缔组织被膜,部分结缔组织随血管神经伸入肾实质内,肾上腺前面有肾上腺门(suprarenal hilum),是神经、血管和淋巴管出入之处。肾上腺实质由周边的皮质和中央的髓质两部分构成。

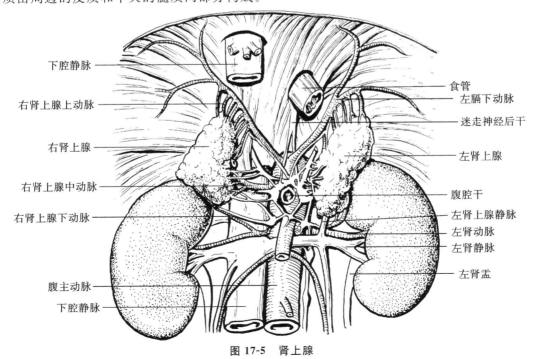

下腔静脉

右肾上腺上动脉

右肾上腺

右肾上腺中动脉

右肾上腺下动脉

腹主动脉

下腔静脉

食管

左膈下动脉

迷走神经后干

左肾上腺

腹腔干

左肾上腺静脉

左肾动脉

左肾静脉

左肾盂

图 17-5 肾上腺

肾上腺的毗邻左、右侧不同。左肾上腺前面的上部借网膜囊与胃后壁相隔,下部与胰尾和脾血管相邻,内侧缘接近腹主动脉;右肾上腺的前面为肝,前面的外上部没有腹膜,直接与肝的裸区相邻,内侧缘紧邻下腔静脉。左、右肾上腺的后面均为膈,两肾上腺之间有腹腔丛。

肾上腺皮质分泌盐皮质激素、糖皮质激素和性激素,调节体内的水盐代谢、碳水化合物代谢和影响第二性征等。肾上腺髓质分泌肾上腺素和去甲肾上腺素,主要使心跳加快、心肌收缩力加强、小动脉收缩以维持血压稳定和调节内脏平滑肌的活动。

五、垂体

垂体(hypophysis)(图 17-6)为一不成对的腺体,灰红色椭圆形,约黄豆大小,成年男性垂体重 0.35~0.8 g,成年女性垂体重 0.45~0.9 g,妇女妊娠期可稍大。垂体外包坚韧的硬脑膜,位于丘脑下部的腹侧,颅底蝶骨体的垂体窝内,借漏斗连于下丘脑。

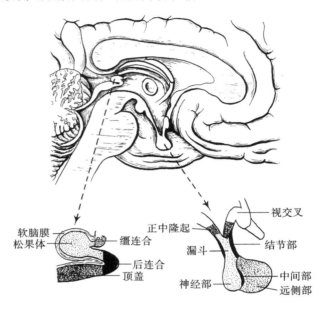

图 17-6　垂体和松果体

垂体所产生的激素可影响骨骼和软组织的生长和其他内分泌腺的功能。

垂体分成腺垂体(adenohypophysis)和神经垂体(neurohypophysis)两部分。腺垂体位于垂体前部,包括远侧部、结节部和中间部,远侧部和结节部合称垂体前叶,中间部和神经垂体的神经部合称垂体后叶。神经垂体位于垂体后部,包括神经部和漏斗部。漏斗部与下丘脑相连,包括漏斗柄和正中隆起。

垂体前叶分泌的激素主要有生长激素、催乳素、促甲状腺激素、促肾上腺皮质激素、促性腺激素等。生长激素可促进骨与软组织生长,如果幼年时该激素分泌不足可引起侏儒症;如果该激素分泌过多,在骨骼发育成熟前可引起巨人症,在骨骼发育成熟后则可引起肢端肥大症。催乳素可促使已发育且具备泌乳条件的乳腺分泌乳汁。促甲状腺激素、促肾上腺皮质激素、促性腺激素分别促进甲状腺、肾上腺皮质和生殖腺的分泌活动。垂体后叶主要储存和释放下丘脑分泌的抗利尿激素(加压素)和催产素。抗利尿激素主要作用于肾远曲小管和集合管,可重新吸收水,使尿液浓缩,血压上升,抗利尿激素分泌减少可致尿崩症。催产素可促进子宫平滑肌收缩,还可促进乳腺分泌。

六、松果体

松果体(pineal body)(图 17-6)为灰红色椭圆形腺体,位于背侧丘脑的后上方,是上丘脑的一部分,以细柄连于第三脑室顶的后部,重 120～200 mg。松果体表面包以软脑膜,结缔组织伴随血管伸入腺实质内,将腺实质分成许多小叶,松果体在儿童时期比较发达,7～8 岁后逐渐萎缩退化,腺细胞减少,结缔组织增生,青春期后松果体可出现大小不一的脑砂,为钙盐沉积形成,随年龄增长增多,脑砂可作为影像学颅内占位性病变的定位标志。

松果体合成和分泌的褪黑素(melatonin),影响机体的神经功能活动、生殖系统的发育及月经周期等。儿童期松果体发生病变可出现性早熟或生殖器官过度发育。

七、胰岛

胰岛(pancreatic islets)是胰的内分泌部,为许多大小不等、形状不一的细胞团(图 17-7),散在于胰实质内,以胰尾居多。胰岛细胞可分泌胰岛素和胰高血糖素等,调节血糖浓度,维持血糖稳态。

知识链接 17-1

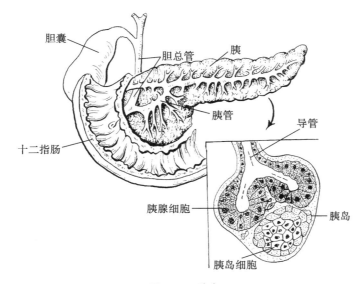

图 17-7 胰岛

八、生殖腺

睾丸(testis)呈卵圆形,微扁,是男性生殖腺,位于阴囊内,左、右各一,可产生精子和雄激素。雄激素由生精小管之间的间质细胞产生,经毛细血管进入血液循环,其作用是激发男性第二性征的出现,并维持正常的性功能。

卵巢(ovary)呈扁椭圆形,是女性生殖腺,位于盆腔侧壁的卵巢窝内,可产生卵泡。卵泡壁的细胞主要产生雌激素和孕激素。卵泡排卵后逐渐发育成富含血管的内分泌团,新鲜时呈黄色,称黄体(corpusluteum)。黄体可分泌孕激素和雌激素。雌激素可刺激子宫、阴道和乳腺的生长发育,出现并维持女性的第二性征。孕激素能使子宫内膜增厚,为受精卵的植入做准备,并使乳腺逐渐发育,为泌乳做准备。

案例思考

患者,女,43 岁。主诉:多汗,心悸伴乏力、消瘦半年余。

现病史:患者于半年前无明显诱因出现多汗、心悸症状,半年来上述症状逐渐加重且伴有焦躁易怒、疲劳乏力、体重下降明显、眼胀,为系统治疗来我院就诊,门诊以"甲状腺功能亢进症"收入院。发病来,饮食增多,小便正常,大便次数增多及排便稀,半年内体重下约 5 kg。

案例思考 17-1
问题解析

NOTE

入院后查体:体温 36 ℃,脉搏 115 次/分,呼吸 19 次/分,血压 140/90 mmHg 双眼突出,闭合障碍,眼睑浮肿,甲状腺Ⅱ度肿大,质韧,无压痛,血管杂音(+)。双手平伸震颤(+),肠鸣音亢进。

辅助检查::FT_3 7.09 pmol/L,FT_4 14.89 pmol/L,TSH 0.01 IU/mL。心电图:窦性心动过速,心率 110 次/分。超声检查:提示甲状腺Ⅱ度肿大。CDFI:可探及丰富血流信号,呈"火海征"。

诊断:甲状腺功能亢进伴浸润性突眼。

治疗:

1. 药物治疗。

2. I^{131} 治疗。

3. 对症治疗。

提问:

1. 简述甲状腺的位置。

2. 简述甲状腺分泌的激素的作用。

能力检测答案

能力检测

1. 试述侏儒症和呆小症的区别。

2. 试述肾上腺的位置和毗邻。

(郑 伟)

参 考 文 献

[1] 钟世镇.系统解剖学[M].北京:高等教育出版社,2003.

[2] 张雅芳,高振平,张书琴.人体解剖学[M].10版.长春:吉林科学技术出版社,2009.

[3] 罗学港.人体解剖学[M].北京:高等教育出版社,2010.

[4] 柏树令,应大君.系统解剖学[M].8版.北京:人民卫生出版社,2013.

[5] 柏树令.系统解剖学[M].2版.北京:人民卫生出版社,2013.

[6] 苏衍平,王春艳.组织学与胚胎学[M].南京:江苏科学技术出版社,2013.

[7] 柏树令.中华医学百科全书·人体解剖学[M].北京:中国协和医科大学出版社,2015.

[8] 臧卫东.护理解剖学[M].郑州:郑州大学出版社,2017.